AF496718

ONANISME

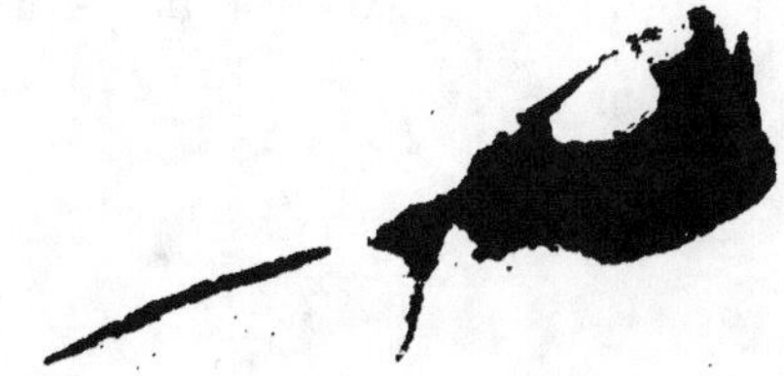

ONANISME

SEUL ET A DEUX

SOUS TOUTES SES FORMES

ET LEURS CONSÉQUENCES

PAR

LE DR P. GARNIER

NEUVIÈME ÉDITION

REFONDUE ET AUGMENTÉE D'UNE FORME INÉDITE

Avec 130 observations

PARIS

GARNIER FRÈRES, LIBRAIRES-ÉDITEURS

6, RUE DES SAINTS-PÈRES, 6

Tous droits réservés

AVERTISSEMENT

/Entre les nombreux et divers impédiments apportés à la Génération humaine, l'onanisme, dans ses
formes multiples et ses variétés infinies, est certainement le plus fréquent et le plus fatal./De quelque
manière qu'il s'exerce, isolément chez l'un ou l'autre
sexe ou bien ensemble, il est un agent direct et
actif contre la procréation. Dirigé spécialement et
volontairement contre elle dans la plupart des cas,
c'est toujours en y faisant échec qu'il est pratiqué
autrement, au sens vrai du mot, même chez les
enfants inconscients.

La faculté de procréer, en raison de sa supériorité
et de sa prééminence sur toutes les autres, n'est en
effet accordée à l'espèce humaine avec autant de
magnificence que par sa parcimonie. Ces deux
termes sont adéquats. Limitée au développement
complet de l'organisme et subordonnée à l'exercice
régulier de toutes ses fonctions, elle est encore
soumise à des lois rigoureuses dans son accomplis-

sement. On en jouit avec autant de délices dans les conditions normales du mariage que l'on en souffre en les transgressant. Toute infraction est préjudiciable à cette précieuse et délicate faculté, la trouble, l'altère, la diminue et va souvent jusqu'à l'annihiler. La génération est ainsi mise en échec par tous les excès, les abus et les maladies. C'est la loi inexorable dont la sanction est dans l'impuissance et la stérilité consécutives, les douleurs et les maladies inhérentes au célibat, la syphilis en particulier et son horrible cortège de maux et de souffrances de toutes sortes, se transmettant de génération en génération, comme elles sont décrites dans le *Mal d'amour* [1].

Chargé du rapport sur la restriction volontaire apportée dans la procréation, quant à ses conséquences individuelles et sociales, M. Layet de Bordeaux a conclu que cette restriction volontaire de la natalité est une cause d'amoindrissement et de déchéance pour l'avenir du pays en favorisant l'illégitimité. Elle est en effet la plus élevée dans les 9 départements où la natalité légitime est la plus faible: par contre, la moindre dans les 9 départements où la natalité légitime est la plus forte. Son coefficient est donc la natalité légitime.

Elle est aussi une cause de surexcitation du système nerveux. La comparaison des fous avec la

[1] Un vol in-12 de 494 pages, même librairie, Paris, 1891.

natalité montre que les 9 départements où celle-ci est la moindre ont aussi un nombre plus élevé d'aliénés séquestrés par rapport à la population, tandis que c'est le contraire dans les 9 départements où les époux ont le plus d'enfants.

/ Le remède à cette restriction volontaire est de favoriser les mariages, encourager et récompenser les grandes familles, développer les tendances colonisatrices du pays dans les départements où la restriction est le plus en honneur. (*Congrès de La Haye*, 1884.)

Ces règles inéluctables de la génération sont rappelées au fronton de ce livre pour avertir le lecteur des terribles conséquences de l'onanisme. Comme le distique du Dante, placé au-dessus de l'enfer de la *Divine Comédie* :

> *Lasciate ogni speranza, voi, che'ntrate.*
>
> Vous qui entrez ici, laissez toute espérance.

cet avertissement montrera le gouffre béant de souffrances, d'infirmités et de remords où quiconque se laisse aller à la funeste habitude de l'onanisme est menacé de tomber. Si facile et douce est la pente glissante de cet abîme que l'avis pourra servir et profiter à tous.

C'est en considérant l'onanisme comme l'ensemble de tous les obstacles artificiels apportés à la génération humaine, que ce livre a été conçu et exécuté. Les traités comme les articles spéciaux sur ce sujet n'ont guère envisagé jusqu'ici que la masturbation ou l'onanisme manuel dans ses divers procédés. L'onanisme réel, étymologique, consacré par l'acte d'Onan, c'est-à-dire vaginal, est resté déguisé ou sous-entendu sous diverses épithètes vulgaires n'en comprenant que certaines variétés. Quant aux autres formes : buccale, mammaire, anale, elles ont été oubliées, à peine indiquées ou reléguées séparément sous leurs titres spéciaux. On les qualifie de procédés bizarres, de pratiques accessoires chez la femme, sans les spécifier, ni les décrire autrement. Et cependant toutes ces manœuvres, stratagèmes, tricheries, fraudes ou perversions, sont absolument de l'onanisme, au sens le plus vrai et exact de ce mot, puisque l'acte d'Onan était spécialement de frustrer la génération. C'est donc un livre nouveau et unique en son genre que nous livrons au public. En voici le plan :

I. ONANISME EN GÉNÉRAL.

Étymologie. — Origine. — Mécanicisme. — Essence. Différences sexuelles. — Causes générales et locales. Signes. — Conséquences. — Traitement.

II. ONANISME MANUEL OU MASTURBATION.

Chez l'enfant, l'adolescent, l'adulte, le vieillard. Manuélisation chez la femme.

III. ONANISME PAR FROTTEMENT.

Modes divers. — Fraudes.

IV. ONANISME MÉCANIQUE.

Corps étrangers.

*
* *

Pour remplir ce programme, il faudra aborder des sujets bien scabreux et entrer dans des détails blessants pour la morale rigoriste et pudibonde des hypocrites, des dévots, toujours plus susceptibles aux mots qu'aux actes qu'ils représentent ou dépeignent. Sans vouloir rien enseigner, en ces matières indélicates, grossières même, qui ne soit déjà connu et pratiqué, il faut bien employer les termes applicables aux organes ou aux actes que l'on veut désigner, sous peine de ne pas être compris.

Dans un chapitre sur les organes génitaux et qu'à défaut de ce mot, il appelle en latin *partes obscœne* — parties obscènes — Celse, célèbre médecin romain contemporain d'Auguste, a été conduit à y réunir tout ce qui lui paraissait salutaire, « parce que dans le vulgaire, dit-il, chacun a surtout besoin de connaître le traitement des maux qu'il lui répugne le plus de montrer à autrui. »

Tâche d'autant plus difficile, dit Tissot dans sa préface, « par l'embarras d'exprimer des images dont les termes et les expressions sont déclarés indécents par l'usage » Pourquoi donc tant de scrupules à décrire des pratiques si communes et fréquentes ? « Nous prononçons hardiment, dit Montaigne, *tuer*, *desrobber*, *trahir*; et... *cela*, nous n'oserions qu'entre les dents ? » *Frauder* est devenu ainsi à la mode, parce qu'en sous-entendant des pratiques grossières et immondes, il n'explique rien. Comprend qui veut ou qui peut. Mais la science s'accommode mal de ces ambiguïtés; elle précise et exige la clarté pour que personne ne s'y méprenne. Quand ces détails ont pu être décrits dans le texte biblique et dans les ouvrages de tous les pères de l'Église, depuis saint Paul et saint Thomas, Tertullien et saint Augustin jusqu'au révérend Sanchez, qui s'y est appesanti, comme tous les casuistes en particulier, avec une prolixité dégoûtante et ordurière sans égale, pourquoi le médecin ne pourrait-il les exprimer et les faire accepter dans les termes consacrés par la science ? En l'obligeant à tout voir et tout connaître, son ministère sacré lui permet aussi de tout dire dans l'intérêt et pour la santé de tous. Les noms techniques ne sauraient être indécents; les mots vulgaires seuls le sont et nous n'avons pas à nous en servir/

Il s'agit d'étudier et de dévoiler les défauts les plus honteux de la nature humaine, ses désordres les plus corrompus, comme ses perversions les plus abjectes et abominables, diamétralement opposées à son bonheur et celui de la société tout entière. A cet effet, il n'est pas indispensable de s'appesantir sur l'histoire ancienne pour en relater complaisamment toutes les abominations et les turpitudes sexuelles. Elles ne sont que trop connues et imitées. A d'autres temps correspondent d'autres mœurs et la société actuelle, soumise à des lois différentes, n'a pas à suivre celles de l'antiquité ni à en profiter.

L'exposition ni l'interprétation, pas plus que la critique, n'en sauraient être faites exactement à des intervalles aussi reculés, ressortissant plus de la mythologie et la légende que de l'histoire. C'est donc un anachronisme de s'appesantir davantage, à mesure que l'on s'en éloigne, sur un sujet laissé alors aux plus affreux dérèglements, sans obstacles ni limites. D'où l'inutilité de relater à profusion toutes les histoires plus ou moins fabuleuses ou apocryphes, sinon les contes sans authenticité ni vraisemblance, transmis d'âge en âge par les auteurs de tous les temps, sur la foi les uns des autres, comme des médecins l'ont encore fait, faute de mieux, dans les derniers opuscules sur l'onanisme. Ces vulgaires compilations, sans originalité ni nouveauté que leur division, sont un moyen de faire de petits livres à l'usage du public, dont la curiosité, ainsi amorcée, se laisse d'autant mieux prendre à ces bagatelles de la porte, sans aucune utilité ni profit.

Il nous a paru plus pratique et conforme au positivisme régnant de dévoiler tous les détails secrets, cachés de ce mal individuel et social, susceptibles d'en éclairer les sources, les écueils et les périls. Les causes et les effets en sont indiqués et précisés autant que possible, avec ses modes de recrutement, d'entretién, dans ses formes les plus abjectes, à l'instar de la prostitution féminine. Tandis qu'il en prend et imite les allures suspectes, clandestines dans la rue, il est masqué sous le voile de l'innocence dans les internats et les gynécées. En les réunissant toutes ici, sous le titre générique d'onanisme, notre ouvrage se distingue explicitement de tous les précédents sur le même sujet.

C'était un devoir, une obligation particulière d'entrer ici dans ces détails minutieux pour mieux initier les lecteurs à des faits, des organes et des fonctions généralement ignorés des gens du monde. Ces secrets de la science sont utiles à divulguer, dans une œuvre de ce genre, pour le bien de tous.

Un écueil plus grave à éviter, pour la morale publique, eût été de s'étendre outre mesure sur ces histoires graveleuses, immorales des fraudes conjugales, relatées dans leurs détails les plus obscènes,

comme il en existe des exempl...aires. Des médecins honorables ont pu se laisser aller par conviction, dans un but social et philanthropique, à ces
observations prises sur le fait et par trop réalistes,
au point d'en former de petits volumes. Destinés à
l'instruction des jeunes médecins, ces livres, sous
une forme plus scientifique, seraient utiles en restant dans leurs mains. Par leur titre alléchant et
leur bas prix surtout, ils vont, au contraire, directement dans celles du public. Leur succès est dès
lors assuré; mais sans calculer tout le mal que ces
révélations cliniques, faites pour le médecin seul et
qui, d'après le serment d'Hippocrate, doivent rester
inviolablement secrètes, produisent sur l'esprit,
l'imagination et le sentiment des profanes. Pour un
lecteur qui saura en profiter, dix, cent, mille en
seront troublés, pervertis, corrompus par les funestes enseignements qu'ils y trouvent. On spécule
par là sur l'immoralité publique.

Tous ces livres à double entente, sur ce sujet spécial des fonctions génératrices surtout, sont plus
dangereux qu'utiles en s'adressant aux hommes de
l'art et aux gens du monde. Insuffisants pour l'usage
exclusivement médical, par leur défaut d'originalité,
de profondeur et d'étendue, ils sont toujours trop
techniques, prolixes et explicites pour le vulgaire
qui ne comprend pas ou comprend mal et applique
en conséquence les indications et les remèdes qu'on
lui enseigne. Cette forme ubiquitaire est irréali-

sable. Il faut absolument opter pour l'une ou pour l'autre, sous peine d'être le plus souvent fauteur de la science et complice du vice, c'est-à-dire inutile et dangereux à la fois.

Dans cette conviction et afin de ne pas tomber dans cet écueil, nous avons franchement écrit à l'usage des gens du monde, comme nos précédents ouvrages sur l'hygiène de la Génération, en cherchant à être aussi exact et précis que clair dans nos descriptions, avec la retenue et la décence qui s'imposent en parlant au public. L'exposition en est concise et les divisions à la portée de tous. Les termes techniques n'ont été employés qu'à défaut de synonymes décents ou équivalents vulgaires, sans faire un vain étalage de mots ni de démonstrations scientifiques. Le médecin ne peut s'y tromper et s'il y trouve des idées, des interprétations nouvelles, des faits originaux et quelques découvertes, elles ne sont ni exposées ni développées dans les proportions qui conviennent à la science.

Il y avait à redoubler de soin et d'attention, dans celui-ci en particulier, à ne pas répéter trop souvent des mots mal sonnants pour toute personne élevée décemment. En présence des systèmes philosophiques et scientifiques qui se disputent la priorité sur la production et les effets de cet acte anormal, il n'y avait à se prononcer ni pour ni contre : l'éducation, l'instruction n'en sont pas plus la cause unique

qu'une imagination trop vive, pervertie ou malade.
Il se rencontre dans tous les cas. Prétendre en faire
exclusivement, même dans ses excès, une aberration morale, une maladie de l'esprit ou folie, est
aussi erroné que d'y voir une irritation, une perversion purement génitale. Il est l'une et l'autre à
la fois ou séparément, une simple incitation naturelle ou une habitude vicieuse, comme il y en a
tant, sans aucune participation du moral, ni retentissement sur le physique. Il est tout ou rien, suivant les cas où on l'observe.

Il n'y avait donc pas lieu d'admettre sans restriction les dangers exagérés que des auteurs récents
persistent à lui attribuer, à l'exemple des anciens,
non plus que les immunités et même les bienfaits
que d'autres lui accordent, d'après l'exemple général. « Si tous ceux qui le pratiquent en éprouvaient
de si graves résultats, où en serait l'humanité? »
dit-on. Belle raison en effet, aussi peu concluante
que ces faits exceptionnels, ces histoires invraisem-
blables, répétés de siècle en siècle avec des comparaisons plus ou moins naïves pour en prouver la
nocivité, la fatalité inexorables. L'enseignement
moderne et les faits nouveaux à fournir à cet égard
sont assez nombreux pour ne pas *ressasser* éter-
nellement des vieilleries, des antiquités, sans application actuelle. Le temps change et modifie tout,
et si quelques exemples types, bien avérés, sont
toujours utiles à rappeler, il suffit de les citer sans

développements, étant à peu près connus de tous. Tel est le terrain neutre sur lequel nous nous sommes placé.

*
* *

Pour apprécier impartialement l'influence réelle de cet acte, il faut distinguer les cas, les conditions et la manière si différente dont il s'exerce, ainsi que ses causes déterminantes. Celle de la contagion ou de l'exemple a été très exagérée et surfaite, par le succès de l'*Émile* de J.-J. Rousseau, au détriment des causes morbides ou pathologiques, c'est-à-dire du côté médical trop négligé et ignoré qui y joue un aussi grand rôle. De là la nouvelle division introduite dans ce sujet et les généralités qui la précèdent. Trop en honneur autrefois, celles-ci sont tombées en discrédit comme inutiles, suivant le positivisme actuel. On les supprime en y substituant des expériences ou des observations microscopiques, des faits exceptionnels uniques, que l'on généralise à l'infini, en vertu d'analogies ou de suppositions fondées sur des raisonnements à perte de vue. On fait, on crée de la sorte des réalités factices que l'on élève trop souvent au-dessus des résultats de l'observation patiente et minutieuse du passé.

Tout est si confus, mélangé dans ces diverses pratiques onanistiques et leurs causes que ces généralités sont indispensables pour s'appliquer à l'ensemble. On se risquerait trop à faire des applications fausses, erronées, en spécialisant à l'infini dans un sujet si complexe et obscur par le secret, le mystère et le mensonge dont il reste enveloppé dans la plupart des cas. Cet ouvrage procédant d'un principe uniforme et du même esprit que les précédents, la méthode doit être identique.

Après une étude d'ensemble, toutes les formes et les variétés de l'onanisme, établies au foyer de l'histoire et l'observation de tous les temps et tous les lieux, sont décrites séparément suivant leur fréquence, leurs traits et leurs particularités distinctives. Des exemples à l'appui montrent leur extrême gravité dans certains cas, leur innocuité dans d'autres, et même leurs avantages sinon leurs bienfaits. Dans cet esprit d'observation analytique et impartiale, dégagé de tout système, pour éclairer utilement ceux qui, dans l'ardeur inexpérimentée de la jeunesse, se laissent glisser sur cette pente fatale du plaisir vénérien, aux dépravations de l'amour, il ne faut pas s'étonner ni se scandaliser de nous voir entrer dans des détails inédits et à peu près inconnus, excepté dans les œuvres scientifiques spéciales. C'est en plaçant chaque lecteur ou lectrice en face du mal ou de la plaie qui les dévore qu'ils en apprécieront mieux les dangers et les remèdes. L'essentiel est que la pudeur et la morale publiques ne soient pas plus offensées par les dé-

tails de ce volume que par ses aînés. C'est notre
espoir.

P. GARNIER.

25 septembre 1883.　　　　　　　　　61, rue de Clichy.

Arrivé à son neuvième tirage en dix ans, cet ouvrage,
par son succès même, devait être revu, corrigé, modifié
et augmenté. Divers documents inédits et des faits nouveaux devaient s'y ajouter avec les appréciations et les
réflexions en découlant. D'où le chapitre nouveau : ONA-
NISME PAR FROTTEMENT, avec ses divers procédés. Cette
forme, signalée incidemment, ici et là, dans les autres où
elle se rencontre accidentellement, n'en pouvait montrer
les dangers spéciaux constatés dans plusieurs cas cités ici
à l'appui.

Les causes de l'inversion sexuelle ont aussi été élu-
cidées, en ce qu'elles offrent de plus positif dans leur siège
et leurs différences, par de nouvelles observations. Certains pédérastes et sodomistes sont ainsi victimes d'un
centre érotique anormal; sinon ce sont des nerveux ou
des vicieux, mal équilibrés comme les masturbateurs
passionnels. L'essence de l'onanisme, par l'*Épuisement
nerveux génital*, résultant de ses abus et ses excès, en offre
la démonstration dans le nouvel ouvrage qui va paraître
sous ce titre et devenant par là le complément indispensable de celui-ci.

P. G.

Décembre 1894.

L'ONANISME

EN GÉNÉRAL

Tous les abus, les vices, les perversions, les dépravations et les aberrations génitales peuvent être implicitement réunis sous le titre précédent, dès qu'ils ont pour but et pour effet, par les manœuvres et les stratagèmes employés pour les réaliser, de faire échec à la Génération humaine et la frustrer. C'est la vraie signification de l'onanisme. Dans son acception la plus étendue, ce terme générique comprend tacitement aujourd'hui tous les modes et procédés divers usités isolément ou ensemble, par les deux sexes, pour se stériliser réciproquement. Ce mot n'est plus sous-entendu autrement dans le langage vulgaire, et à défaut d'en trouver une définition plus précise, après toutes celles qui ont été successivement proposées, celle-ci en est peut-être la plus exacte et la meilleure.

Le sens en était beaucoup plus restreint, il est

vrai, lors de son introduction dans la langue française. Il ne fut créé que pour remplacer le terme trop clairement défini de masturbation ou ses dérivés que l'on tenta, à diverses reprises, d'introduire à sa place pour en changer ou en affaiblir la signification. Mais aucun de ces nombreux synonymes, dont la naïveté le dispute à l'ambiguïté, comme on le verra, n'eut aucun succès en voulant attribuer aux deux sexes ce qui ne pouvait s'appliquer qu'à un seul.

Il en fut autrement de celui du crime ou péché d'Onan dont on se servit également longtemps pour désigner exclusivement la masturbation. De là le titre d'*Onania*, employé en Angleterre dans un ouvrage resté fameux dont l'apparition remonte au commencement du dix-huitième siècle, sans date précise. Ce titre seul fit son mérite et son immense succès. Tissot l'emprunta en publiant en latin, vers 1760, sa première édition de l'*Onanisme*, dissertation sur les maladies produites par la masturbation (Lausanne). Ce fut la naturalisation de ce nouveau mot dans la langue française que Voltaire, avec son génie, ne manqua pas d'accueillir et de populariser aussitôt en l'introduisant dans son *Dictionnaire philosophique*. Le premier, il en précisa la signification, en l'étendant au delà de l'acte manuel auquel il avait été improprement appliqué, d'après le récit de Moïse dans la *Genèse*.

Juda, marié avec la fille du Cananéen Scuah, avait eu trois garçons : Her, Onan et Scéla. Il maria son premier-né à une fille phénicienne, nommée Thamar, mais Her mourut bientôt, sans enfant, pour avoir été

méchant. Il s'agissait alors d'exécuter l'ancienne loi
des Israélites et des Phéniciens leurs voisins, conçue
dans les termes suivants :

Lorsque des frères demeureront ensemble et que l'un
d'entre eux viendra à mourir sans enfants, alors la femme
du mort ne se mariera point avec un étranger, mais son
beau-frère viendra vers elle et la prendra pour femme et
l'épousera, comme étant son beau-frère.

Et le premier-né qu'elle enfantera succédera au frère
mort et portera son nom, afin que son nom ne soit pas
effacé d'Israël.

S'il ne plaît pas à cet homme-là de prendre sa belle-
sœur, alors celle-ci montera à la porte vers les anciens
et dira : Mon beau-frère refuse de relever le nom de son
frère en Israël et ne veut pas m'épouser par droit de beau-
frère.

Et les anciens de la ville l'appelleront et lui parleront,
et s'il demeure ferme et qu'il dise : Il ne me plaît pas de
l'épouser.

Alors sa belle-sœur s'approchera de lui, devant les anciens, et lui ôtera son soulier du pied et lui crachera au
visage, puis, prenant la parole, dira : C'est ainsi qu'on
fera à l'homme qui ne soutiendra pas la famille de son
frère. (*Deutéronome*, XXV, 5-9.)

Le patriarche dit alors à Onan, son second fils :

Va vers la femme de ton frère ; prends-la pour femme
et unis-toi à elle comme son beau-frère, afin de susciter
des enfants à ton frère. Le premier-né du second mariage prenait alors le nom du défunt et continuait à posséder tous les droits héréditaires d'aîné de famille, comme
s'il en fût né. Cela s'appelait susciter des enfants à son
frère, suivant la coutume de ces peuples primitifs.

Mais Onan, par la mort de son frère sans enfant pour
lui succéder, étant réellement devenu l'aîné de la famille,

ne voulut pas perdre ce droit. La loi l'autorisant à posséder d'autres femmes, il pouvait espérer un fils, légalement à lui, pour perpétuer sa lignée. Il obéit donc à son père ; mais sachant que les enfants que Thamar pourrait avoir de lui ne lui appartiendraient pas et ne porteraient pas son nom, « il se souillait toutes les fois qu'il venait vers la femme de son frère, afin de pas donner d'enfants à son frère, qui eussent pris sa place. Et l'Éternel le fit ainsi mourir. *(Genèse*, XXXVIII, 1-10.)

Reste à déterminer qu'elle était la souillure d'Onan. L'auteur sacré ne le dit pas explicitement ; mais devant ce silence, cette réserve pudique du texte hébreu, les anciens traducteurs catholiques l'ont interprété en disant que Onan jetait sa semence par terre, *semen in terram*. Le péché d'Onan, d'après les casuistes, est ainsi l'abus de soi-même avec la main. Mais, physiologiquement, ce fait est improbable. La masturbation solitaire avec pollution, avant de copuler avec sa belle-sœur, l'en eût rendu incapable, et la copulation imparfaite ou incomplète ; dans le cas où elle eût été normale, physiologique et complète, malgré sa pollution préalable, il n'était pas assuré de rester infécond, c'est-à-dire de ne pas faire d'enfant.

L'éminent philosophe du dix-huitième siècle, Voltaire, a critiqué et renversé cette manière de voir, en démontrant judicieusement que Onan n'agissait pas autrement que tous les maris d'aujourd'hui qui veulent ne pas avoir d'enfant. Au lieu de compléter la copulation, il n'en pratiquait que le premier temps et se retirait au moment du spasme vénérien en éjaculant au dehors. Sa semence était bien jetée ou

répandue à terre, mais sans masturbation ni manuélisation.

Par cette dérivation directe de l'acte d'Onan, l'onanisme doit donc comprendre rigoureusement toute
pratique ou manœuvre volontaire ayant pour but et
effet l'émission ou l'effusion du liquide séminal hors
des voies naturelles de la génération de la femme. Cette
interprétation est conforme à la définition la plus récente des théologiens : *Effusio seminis extra vas per
voluntariam et volentam copulæ interruptionem ad ge-
nerationem impediendam*, dit le R. P. Nardi. Tout en
s'appliquant exclusivement à la copulation naturelle,
elle s'étend évidemment à tous les autres modes, dès
que le résultat est identique : prévenir ou empêcher
la génération. Tous les moyens *naturels et artificiels*,
employés par l'un ou l'autre sexe, ensemble ou séparément, pour frustrer ce résultat, est donc de l'onanisme. En ne l'appliquant qu'à l'ensemble des moyens
artificiels, comme le docteur Christian, on le dé-
tourne au contraire de sa véritable signification,
puisque c'est par la copulation incomplète que Onan
l'a consacré.

* *

Il constitue donc à la lettre le mal secret trop bien
mis à la mode en France par les positivistes modernes pour limiter sa progéniture à volonté. On s'en
aperçoit assez par la diminution croissante des mariages et des naissances. Pour satisfaire ses appétits
et ses passions, sans risque de se créer des charges
ni des embarras, on essaye de frustrer à son gré, par

tous les artifices et les fraudes possibles, la génération même, à l'exemple d'Onan. L'acte le plus spontané, idéal et mystérieux de l'organisme est prémédité, raisonné et matérialisé dans son but et sa fin, c'est-à-dire en ce qu'il a de plus involontaire et spiritualisé, pour en empêcher l'accomplissement.

En vertu de son étymologie, l'onanisme s'est étendu graduellement et logiquement à tous les actes et les abus, les vices et les dépravations ayant pour effet de faire naître l'éréthisme et le plaisir vénérien, sans que la génération puisse en résulter. Que l'on y mette obstacle en en interceptant les voies, que l'on se serve d'organes qui n'y sont pas destinés, de corps étrangers ou de voies artificielles, c'est toujours de l'onanisme et rien que de l'onanisme, c'est-à-dire le but d'Onan, exécuté seul ou en commun. L'addition d'un simple adjectif suffit à compléter la formule pour énoncer toutes les formes et ses variétés en les distinguant. L'onanisme buccal, anal ou rectal, clitoridien, mammaire, et tant d'autres, sont ainsi consacrés par les derniers travaux scientifiques à ce sujet.

Ce terme ne saurait plus être appliqué exclusivement à la masturbation, comme il l'a été longtemps par erreur, puisque l'acte d'Onan est tout autre et différent. Tissot, Deslandes et tous les auteurs des Dictionnaires de médecine du commencement de ce siècle, comme ceux d'aujourd'hui, l'ont employé abusivement pour désigner l'action manuelle, rendue bien plus claire et précise par le terme ordinaire. La masturbation en est seulement le procédé le plus fréquent et l'initiatrice de tous les autres modes, distingués aussi par des noms spéciaux en raison de leur ancienneté.

C'est en lui donnant cette extension, comme on le comprend actuellement, que ce titre convient mieux que tout autre. Il est justifié par l'origine commune de toutes ces formes et le lien étroit qui les relie entre elles. Appliqué spécialement à la masturbation, source de toutes les autres, il les désigne aussi exactement puisqu'elles en dérivent. Aucune ne se produit d'emblée sans qu'elle en ait été l'initiation par un procédé quelconque. Tout s'unit, s'enchaîne, se confond dans ce trouble, ce désordre du sens génital par l'abus des organes. Il est donc logique de les réunir sous un titre commun avec l'adjectif qui les distingue.

Celui de *fraudes*, que l'on a cherché à lui substituer récemment pour exprimer la chose d'une manière plus décente, ne caractérise pas suffisamment tous les plus horribles attentats contre la génération. Désigner l'onanisme buccal, anal, mammaire, sous le nom de fraudes, n'est qu'un euphémisme égal à tous ceux qui ont servi inutilement à remplacer la masturbation. Quand des mots expriment aussi nettement et exactement les actes qu'ils représentent, il faut les conserver, sous peine d'en altérer le sens, d'en affaiblir la portée, l'affadir même, et mieux faire tolérer les abominations qu'ils impliquent et sous-entendent.

Les partisans de cet acte contre nature peuvent seuls être scandalisés de cette interprétation et s'élever contre elle. Il est si commode de pouvoir voiler, gazer les plus grands vices, les crimes individuels et sociaux que la loi n'atteint pas, par des expressions qui les atténuent en apparence, comme tricherie, fraude, contrainte morale, que les époux les plus honnêtes s'y sont habitués, s'en servent et s'en autorisent pour mieux farder la vérité. C'est de l'*onanisme à deux*, a dit Dunoyer, membre de l'Académie des sciences morales et politiques. Répéter ce mot dans toutes ses applications, n'est-ce pas le plus sûr moyen de dégoûter et rendre honteux ceux qui en sont coupables, en leur inspirant la répugnance et l'horreur des actes qu'il représente? Voilà pourquoi nous l'avons choisi et préféré à tout autre.

Définir cet acte par une formule catégorique, comme on l'a si souvent tenté en vain, est impossible. Il est si varié, ondulant et divers dans ses formes qu'il échappe à toute restriction. Ainsi il n'est pas contre nature comme on l'a toujours caractérisé. La copulation naturelle y préside dans la plupart des cas et la masturbation est souvent le seul moyen de calmer les premières incitations naturelles pour l'adolescent novice, et de satisfaire les besoins encore plus impérieux chez l'adulte isolé ou au secret. L'analyse de ses manifestations peut seule donner une idée de l'ensemble.

Il n'est pas davantage le moyen *artificiel* de faire naître l'orgasme vénérien, comme le dit le docteur Christian, auteur de la dernière formule dans le *Dictionnaire encyclopédique des sciences médicales*. Il se réalise en effet le plus souvent aujourd'hui par une copulation incomplète, un coït irrégulier, anormal, frustre. C'en est le mode le plus usité et aussi le plus funeste. Il se confond si intimement avec les rapports normaux des deux sexes et ses effets morbides ressemblent tant à ceux des excès vénériens naturels, que ceux-ci en sont inséparables. On se demande même s'ils n'ont pas été parfois les promoteurs, les enseignes de certaines formes de l'onanisme, la plus ignoble en particulier. L'abus des plaisirs vénériens, dans leur plus large acception, en serait ainsi la plus simple définition, en le distinguant des excès des rapports normaux, s'il n'en était bien souvent que l'usage.

Tous les moyens employés par les deux sexes, isolément ou ensemble, pour produire l'orgasme vénérien complet, en dehors des conditions naturelles de l'acte physiologique de la génération, constituent donc l'onanisme. C'en est la plus large acception.

ORIGINE

A en juger par tout ce que l'histoire révèle de l'onanisme sous ses différentes formes dans l'antiquité la plus reculée, il doit se confondre avec l'origine même du monde et faire partie intégrante de l'humanité. Expression d'un besoin naturel, il a dû être pratiqué par l'homme primitif, sauvage et barbare, dès qu'il manquait de compagne, comme le font encore les prisonniers, les hommes isolés. Si la lutte journalière pour défendre l'existence dans l'état sauvage et pourvoir aux besoins les plus pressants de l'organisme sont des conditions peu favorables à la manifestation spontanée des besoins génitaux, les fonctions séminales ne s'en exécutent pas moins, dès que les organes existent. La vie du sauvage au grand air ou son ensevelissement dans les cavernes, son repos sous la hutte, n'ont pu le garantir du prurit vénérien et il a dû chercher à le calmer aussi bien seul qu'en compagnie. A voir les animaux qui s'en rapprochent le plus se livrer à l'onanisme, il n'est pas permis de douter que l'homme, par la facilité de la masturbation, n'en ait usé en cas de besoin.

La plupart des animaux, dit Montègre, lorsqu'ils sont séparés de leurs femelles, cherchent à assouvir leurs désirs d'une façon ou de l'autre. Voltaire croyait que les singes seuls s'adonnaient à l'onanisme comme l'homme ; mais il se trompait. Il suffit de mettre les animaux domestiques dans l'impossibilité de s'accoupler pour les voir chercher, par tous les moyens à leur usage, à satisfaire le besoin qui les tourmente. Ils n'en sont même pas exempts à l'état de liberté. Les cerfs en rut, privés de femelles, se frottent contre les arbres pour déterminer la sortie du sperme, et le chameau se jette indifféremment sur tout ce qu'il rencontre et le presse sur son ventre jusqu'à ce qu'il ait assouvi son besoin. Son conducteur n'est pas même à l'abri de ses entreprises.

Rien de plus gênant et désagréable, dans un salon, que d'être en butte aux tentatives des grands et petits chiens domestiques qui, en vous caressant, se cramponnent et se frottent contre vous. Un chien braque

s'établissait ainsi sur une chaise, en se renversant
sur le dos, et se croisait étroitement les pattes de
devant en formant une petite ouverture pour se
frotter le pénis. On verra plus loin à quelles perversions de l'instinct génital l'abstinence forcée conduit
certaines espèces. Les chevaux et les éléphants ne
sont pas exempts de ce vice ; on en a vus se rendre
malades et en mourir, comme des exemples authentiques en sont relatés à la *Masturbation*.

*
* *

Par l'importance et la considération superstitieuse
dont le membre viril a joui, comme symbole de la
force et de la fécondité, dans les temps primitifs, et
le culte odieux qui lui a été rendu dans l'enfance des
sociétés, le pénis a été évidemment le premier objet
des pratiques onanistiques. Adoré sous le nom de
Phallus en Orient et sous la monstruosité de Priape
en Grèce, il n'a cessé de fixer spécialement l'attention
plus que tout autre organe. L'acte générateur fut rendu l'objet d'un culte divin par les premiers législa-
teurs, pour modérer la fureur et contenir les débordements des passions humaines. De là aussi la mutilation féroce que les peuples sauvages faisaient des
organes génitaux dans leurs guerres. Pour mettre fin
à la coutume trop commune des Juifs de recourir à
cet ignoble attentat dans leurs combats, la loi
mosaïque condamnait la femme qui saisit l'homme
par ses parties naturelles à avoir la main coupée, de
même qu'elle rendait l'eunuque indigne d'entrer dans

2

l'Assemblée de l'Éternel. (*Deutéronome*, XXIII, 1 et XXV, 11-12.)

Si le peuple choisi d'Israël s'est livré sans frein au libertinage, dont le dur châtiment infligé à Sodome et Gomorrhe est resté le stigmate infamant, la civilisation grecque ne pouvait qu'imiter toutes ces turpitudes, sous l'influence du paganisme régnant, en les raffinant, comme les arts et les sciences. Babylone adora jusqu'aux organes génitaux; Athènes éleva des autels à Phallus et à Priape; partout les religions de la nature ont poussé la dévotion jusqu'à l'immoralité la plus dévergondée. Divinisant le corps et faisant de l'amour un dieu, elles élevaient des temples à Vénus, à Adonis, à Astarté, qui devenaient le théâtre des plus effroyables débauches dont les Bacchanales et les Saturnales offrent l'exemple. Le grand législateur Solon encouragea ainsi la prostitution, placée ensuite sous la protection des divinités païennes.

Au fond de toutes ces pratiques, il n'y avait primitivement qu'un hommage rendu au Créateur, adoré dans ce qu'il a fait de plus admirable: la fonction génésique et la faculté de se reproduire, si libéralement accordée à tous les êtres, et qui rapproche le plus l'homme de Dieu. Mais l'hommage dévia insensiblement et fit place à la dépravation. De l'excès naît l'abus, d'autant plus rapidement que le culte est plus naturel.

L'instinct religieux le plus pur et spiritualisé mène fatalement à l'exaltation érotique et, dans la marche naturelle de son développement, la faculté procréatrice détermine, dans les sensations qu'elle provoque, jusqu'au sentiment de Dieu même qui embrasse tout, dit Burdach. Tous les philosophes et les médecins ont été frappés du rapprochement qui relie l'exaltation religieuse à la perversion érotique. Le mysticisme n'est souvent que l'exaltation des sens, surtout dans les religions idolâtres qui personnifient ces mystères. Les visions de sainte Thérèse et de Marie Alacoque en sont des exemples, comme celles qui venaient troubler les anachorètes de la Thébaïde dans leur solitude.

La femme n'étant que l'esclave de l'homme dans la Grèce antique, certaines écoles philosophiques poussaient si loin le mépris pour elle qu'Aristote la considérait comme une irrégularité de la nature. L'onanisme était ainsi préféré aux rapports sexuels et la sodomie en particulier était si généralement pratiquée qu'elle reçut le surnom d'amour grec pour la désigner plus décemment. Les théories médicales régnantes portaient en outre aux manœuvres onanistiques, car, d'après Galien, le sperme était une chose nuisible dont il était nécessaire de débarrasser le corps. L'hystérie était aussi considérée comme résultant du défaut de satisfaction des désirs vénériens chez la femme et les matrones avaient inventé, pour la guérir, diverses manœuvres connues sous le nom de *confrication de la vulve*, c'est-à-dire l'onanisme féminin.

Le mépris que se portaient réciproquement les deux sexes, sous l'influence de ces doctrines, était si profond et leur éloignement si complet qu'ils imaginèrent séparément entre eux tous les raffinements de l'onanisme. Les écoles des philosophes étaient des maisons de débauche et la plupart des grands exemples d'amitié légués par le paganisme, dit le docteur Descuret, n'étaient qu'une infâme turpitude voilée sous une sainte apparence. D'autres s'y livraient avec tant de cynisme qu'une secte se forma sous ce nom dont Diogène, surnommé le Cynique, fut l'un des membres les plus illustres. Il se vantait de ne faire aucun cas des faveurs que lui prodiguaient les plus belles femmes de son temps et poussait l'impudence jusqu'à se masturber publiquement dans la rue, au milieu de la foule, pour faire imiter son exemple, non par volupté, dit Galien, mais pour se préserver de la tentation.

C'était d'ailleurs un dogme religieux pour les Grecs, comme pour les Romains ensuite, que la sagesse divine avait donné l'amour à l'homme en vue du simple plaisir. Zénon, qui naquit 362 ans avant Jésus-Christ et fondateur du stoïcisme, enseignait de même que l'amour est un dieu libre n'ayant d'autre fonction à remplir que l'union et la concorde. La génération en était donc bannie. Ainsi prit naissance le saphisme à Lesbos, où la belle Sapho fit école en lui donnant son nom. De là est venue depuis la corruption de tous les gynécées et les harems de l'Orient.

Telle est l'influence des institutions sociales de l'esclavage et la polygamie. Elles ont pour effet, chez l'homme, d'amener la satiété, le mépris de la femme, et, chez celle-ci, la perte du sentiment de sa dignité, l'ignorance, la réclusion. La prostitution publique et privée ou clandestine moderne produit les mêmes résultats et facilite de toutes façons les pratiques de la débauche la plus perverse et raffinée contre la génération : c'en est aujourd'hui la principale école où se pervertissent d'abord les jeunes gens, lesquels enseignent ensuite aux jeunes femmes ce qu'ils ont appris.

* *

L'Empire romain n'eut dès lors qu'à continuer, en l'imitant, cette longue tradition de dépravations génésiques. N'ayant pas d'autres dieux à adorer ni d'autre morale à suivre, le peuple tomba rapidement dans tous les vices d'une luxure effrénée et d'une lubricité sans bornes, à l'exemple même de ses empereurs. Sans limites dans leur puissance et leur autorité, les Césars n'avaient pas à s'en imposer davantage dans leurs plaisirs et leurs impudicités. Avec le droit de vie et de mort qu'ils possédaient sur tous leurs sujets, comment n'auraient-ils pas donné un libre cours à toutes leurs passions les plus viles et abjectes, surtout après les enseignements qu'ils avaient reçus de leurs prédécesseurs des contrées orientales? Après l'inceste et l'adultère, commis à satiété, on les a vus se prostituer publiquement à des eunuques, des affranchis et des esclaves. Jamais les mœurs ne furent aussi dissolues et dépravées chez les deux sexes que sur le trône des Césars. L'histoire n'est qu'un tissu de leurs abominations, d'après Suétone, et l'on peut juger de là ce qu'elles étaient dans l'armée et dans le peuple. Les Bacchanales, célébrées périodiquement, et les Saturnales éhontées décrites par Tite-Live, en sont les témoignages honteux. L'histoire en est trop longue et détaillée pour trouver place ici avec tous ses caractères. Elle sera plus utilement retracée à l'*Onanisme anal* en particulier.

L'ère chrétienne s'ouvrit heureusement pour mettre un frein à l'exaltation de ces turpides païennes. Ce fut le plus beau côté de son œuvre sublime. Mais ce que la parole des juges et des prophètes d'Israël n'avait pu empêcher au nom de Jéhovah, la nouvelle doctrine du Christ ne put l'arrêter tout à coup par l'enseignement de ses apôtres et ses disciples. Le paganisme résista, surtout sous ce rapport, à son influence salutaire, tant ces habitudes étaient invétérées, comme saint Paul le montre explicitement dans sa première Épître aux Romains :

C'est pourquoi Dieu les a livrés à des passions infâmes; car les femmes, parmi eux, ont changé l'usage naturel en un autre qui est contre nature.

De même aussi, les hommes, laissant l'usage naturel de la femme, ont été embrasés dans leurs convoitises, les uns pour les autres, commettant homme avec homme et recevant en eux-mêmes la récompense due à leur égarement. (I. 26, 27.)

*
**

! L'influence du christianisme et l'émancipation de l'homme et de la femme n'ont jamais réussi d'ailleurs à détruire, effacer tous ces affreux stigmates de l'humanité. S'il en est à peine question à certaines périodes de la civilisation européenne, ces éclipses momentanées, dues à l'influence des doctrines régnantes, s'effaçaient bientôt par des doctrines opposées. La démonomanie et la sorcellerie du moyen âge, avec leurs exorcismes et leurs pratiques imposantes, en se rapprochant du paganisme ancien, ne tardèrent pas à ramener une débauche physique et morale en France, analogue à celle de l'Empire romain avec des aberrations identiques sous toutes ses formes. Le célèbre procès du maréchal Gilles de Rays, compagnon d'armes de Jeanne d'Arc, qui sacrifia plus de huit cents enfants à ses appétits immondes, en est un des exemples les plus frappants, relaté à l'*Onanisme anal*.

C'est en confondant le vrai Dieu de l'Évangile avec les divinités mythologiques et païennes, et en les comparant souvent entre eux, que la religion romaine, transformée en rites et en pratiques idolâtres, ramena la démoralisation et tous les abus de l'Empire romain, surtout parmi les nations qui lui avaient été soumises. De là l'origine de la croyance aux Incubes et aux Succubes, imaginée à cette époque pour les besoins de la cause. Son influence produisit un satyriasis universel et une nymphomanie générale avec toutes les abominables orgies en résultant. Princes, reines et papes remplissent le monde de leurs impudicités, comme les preuves en seront relatées aux divers modes. La religion catholique, destinée à les faire disparaître, les fit revivre, augmenter, comme la casuistique actuelle en absout encore explicitement.

*
* *

La philosophie du dix-huitième siècle ramena l'épidémie érotique du moyen âge. Vivement préoccupés des choses de l'amour physique, ce qui était le reflet et l'expression de mœurs aussi dépravées qu'à aucune autre époque, tous les écrivains les traduisirent avec une hardiesse de pensée, une liberté de langage sous les formes les plus variées. La corruption s'empara de toutes les classes de la société, sans être aussi impétueuse et originale qu'au moyen âge et dans l'antiquité. Le tempérament n'était plus le même. Moins grandiose et monstrueuse, la débauche était plus raisonnée et philosophique. Dans ce siècle de l'Encyclopédie et de la vulgarisation, le vice ne se donnait plus la peine de se cacher; au contraire, il s'étalait au grand jour, comme pour se venger des réticences hypocrites et forcées que la fin du siècle de Louis XIV lui avait imposées. Il semblait vouloir s'expliquer et se justifier pour faire école.

De là l'éclosion de cette littérature immonde, décrivant tous les désordres et les aberrations des sens et les enseignant avec un mélange de frénésie et de méthode rationnelle, dont il n'y avait pas encore eu d'exemple. Une sorte de pédantisme cynique, dont les plus grands écrivains offrent une teinte plus ou moins prononcée, en est la caractéristique. Ces étranges obscénités étaient écrites en français, comme la langue la plus répandue et qui s'y prêtait le mieux. Débités presque ouvertement en France, ces écrits inondèrent l'Europe et le monde, bien qu'il n'en reste plus guère que de rares exemplaires. Sortis de la corruption, ils la formulèrent sous tous ses modes, même les plus abjects, et ils la propagèrent avec toute la fougue du prosélytisme, dit le docteur Mauriac.

Des ouvrages de médecine furent composés à cette époque pour réagir contre ces excès et combattre les abus érotiques, l'onanisme en particulier. Ce n'est pas que ce vice fût plus commun ni dangereux qu'antérieurement; le public seul prenait goût à ces lectures et trouvait dans ces détails techniques sur les organes sexuels, leurs fonctions et leurs maladies, un nouvel aliment pour satisfaire sa curiosité. De là leur vogue, leur succès augmentant depuis avec les dépravations dont ils traitent, et les maladies, les infirmités qui en sont la conséquence, comme l'abaissement de la natalité en France en est aujourd'hui la plus grande calamité.

Suivant la tradition du dix-huitième siècle, l'onanisme, sous-entendant la masturbation seule, était considéré comme le plus grand fléau de l'humanité, d'après l'opinion exprimée dans les ouvrages publiés à cette époque. Cette opinion fit leur succès. A moins d'un siècle d'intervalle, elle a complètement changé. C'est tout le contraire actuellement avec le positivisme régnant et le matérialisme en vogue. On ne considère plus ces monstruosités immorales, ces affreuses turpitudes, que comme remplaçant ou suppléant l'acte physiologique en cas de besoin, sinon comme des perversions, des aberrations morbides de la fonction génésique. On ne les incrimine plus et l'on invoque même l'hygiène, la santé et la maladie pour les justifier, les légitimer par des exemples et des observations concluantes. « Sachons le reconnaître, dit le docteur Christian, l'onanisme est une de ces maladies morales avec lesquelles l'humanité est obligée de vivre. » Loin d'en atténuer la fréquence, il proclame que nul n'échappe entièrement à son action. On ne l'avoue guère cependant que dans l'enfance, l'inconscience supposée de cet acte lui servant d'excuse.

Ainsi se trouve envisagée la question dans le plus récent dictionnaire de médecine en cours de publication, chargé d'exprimer l'état actuel de la science. On veut par là le réduire à sa plus simple expression. Les philosophes et les moralistes positivistes, s'inspirant de ces données pour tirer la morale de ces vices contre nature, n'auront plus qu'à les approuver et les absoudre. De là l'assentiment et l'accommodation générale à ces pratiques honteuses, qui forment la plaie actuelle de la société française en particulier.

Aussi bien, son état apparent est-il en parfaite conformité avec ces doctrines. Le relâchement des mœurs est ainsi rendu public par l'augmentation des unions bâtardes, le pseudo-célibat des deux sexes et l'illégitimité. On ne se marie plus, sinon exceptionnellement, parmi les nombreuses populations livrées au commerce et à l'industrie, que par calcul, comme dans la bourgeoisie. De là le retard des unions légitimes, dont le peu de cohésion ou la dissolution s'accuse ostensiblement par la progression des séparations, des divorces et la diminution croissante de la natalité en France.

N'y a-t-il pas mieux à faire ? Si, par l'effervescence des utopies généreuses dont il semble avoir eu le monopole, le dix-huitième siècle s'est exagéré la portée, la fréquence et les dangers de l'onanisme, en lui attribuant, à tort, plusieurs maladies dont il n'est

pas responsable, n'est-ce pas un excès aussi blâmable
d'y voir aujourd'hui « l'une de ces maladies morales
avec lesquelles l'humanité est obligée de vivre? » Oui,
sans doute, puisque cette maladie universelle a été
de tous les temps et de tous les lieux comme elle
l'est encore ; mais est-ce une raison pour en méconnaître les effets pernicieux sur l'individu et la société
et ne pas la combattre? Si, par exception, elle est un
effet naturel du tempérament et de l'âge, surtout dans
certaines conditions spéciales, la volonté, le devoir,
le régime et l'hygiène physique et morale ne sont-ils
pas de puissants moyens de réfréner ces incitations
charnelles, spontanées ou maladives, et de mettre un
frein à ce prurit de la jeunesse et du célibat continent? Il ne faut pas confondre d'ailleurs ces besoins
naturels si impérieux avec la démoralisation et le
vice prémédité, beaucoup plus communs et fréquents.
Il faut donc s'appliquer à réprimer ceux-ci dans
l'esprit et le cœur des nouvelles générations, en faisant vibrer les nobles sentiments de la pudeur, la
morale et l'amour, propres à l'espèce humaine, pour
l'élever et la distinguer.

*
* *

A quelle cause attribuer ce changement à vue, diamétralement opposé, à un siècle d'intervalle seulement, sur l'interprétation d'un fait qui n'a cessé de
préoccuper l'attention publique, dans toutes les civilisations, depuis l'origine du monde ? La direction
des esprits ne peut avoir fait aussi subitement volte-

face sans des raisons ou des motifs puissants. Personne ne les a indiqués encore d'une manière nette et précise. Des insinuations habiles, des restrictions mentales ont seules pu mettre sur la voie et les faire découvrir, sans que l'on ait osé en déclarer cyniquement les mobiles. Nos divers ouvrages sur l'hygiène de la génération nous ont permis de faire cette découverte et de la proclamer ici.

D'après son acception générique, l'onanisme, restreint à la masturbation, peut s'étendre à tous les modes et procédés artificiels, imaginés, inventés aux diverses époques du monde connu et promulgués, sous des noms distincts et spéciaux, pour faire naître le plaisir vénérien en remplacement de l'acte physiologique. Tous sont donc contre nature; d'où leur surnom de vices. L'histoire ancienne et moderne marque et flétrit ainsi d'un cachet d'ignominie tous les personnages qui s'en sont rendus coupables.

A ces époques reculées, il ne pouvait s'agir de faire échec à la génération, dont le mécanisme était absolument ignoré. Tissot invoquait encore les esprits animaux et le public n'avait que des idées confuses à ce sujet. Ces habitudes étaient l'unique expression de goûts immondes, d'appétits dépravés ou d'aberrations mentales pour assouvir des passions brutales, aiguiser ou réveiller des sens usés, engourdis ou pervertis. De là le mépris et la honte qu'elles ont toujours inspirés, malgré la tolérance des lois à certaines époques et l'inaction, le silence de la justice contre ces monstruosités. Elles ont toujours fait horreur au sentiment public et, par respect pour l'acte de la génération, déchaîné plus de satires et de malédictions que l'inceste et l'adultère, admis dans les mœurs du temps. Elles ont en effet pu être relâchées à ce point, sans que le devoir de la procréation en fût altéré ni diminué et ne cessât d'être en honneur. Les nombreuses lignées des familles patriarcales en témoignent dans la Genèse.

Le dix-huitième siècle ne tonna si fort et énergiquement contre l'onanisme des jeunes gens, — synonyme exclusif de la masturbation alors, — qu'en s'apercevant avec effroi qu'il tarissait à bref délai les sources même de la virilité, de la génération et de la vie humaine. Trompé par cette effrayante découverte, il en confondit les effets avec ceux de tous les autres excès vénériens et, prenant l'unité pour l'ensemble, il frappa inutilement dans le vide : ses coups ne portèrent pas. Au commencement de celui-ci, Lallemand, de Montpellier, tenta d'élucider et de préciser cet affreux mystère dans son fameux traité des *Pertes séminales involontaires* dont il fit tout le secret.

Tout cela est taxé aujourd'hui d'exagération et d'erreur, depuis que la stérilisation volontaire est devenue un art à la mode en France, dans le mariage et dans le célibat, comme nous l'avons montré dans les traités du *Mariage*, l'*Impuissance* et la *Stérilité humaines*. Avec la connaissance positive du mécanisme de la fécondation, la contrainte morale de Malthus, selon la pratique d'Onan, a d'abord été employée pour la frustrer; mais devant les fréquents insuccès en résultant, à l'insu même des intéressés, — la nature ayant encore plus de force et de puissance que le vice pour remplir ses desseins. — des voies et moyens étrangers, surnaturels, l'ont bientôt remplacée pour atteindre plus sûrement le but. Tous les procédés et les stratagèmes suggérés autrefois par le libertinage, la dépravation et le vice, sont ainsi mis à contribution contre la génération même. Satisfaire ses besoins naturels, sans augmenter ses charges, étant la loi suprême du positivisme moderne, toutes ces pratiques onanistiques — admises et justifiées comme légitimes, de par la liberté morale que chacun s'octroie, *motu proprio* — sont enseignées, reçues et acceptées, comme monnaie courante, dans tous les ménages où l'on ne fait plus d'enfants, dès qu'il en est venu un ou deux, sinon par erreur ou négligence.

De là l'assentiment tacite, sous-entendu, le *consensus* ou accord général qui s'est établi de nos jours sur l'onanisme et ses dérivés pour en atténuer les dangers et ne plus le trouver aussi coupable qu'autrefois. Inventé par la civilisation européenne moderne pour couvrir et remplacer les termes grossiers et mal sonnants employés par l'antiquité païenne qui désignaient toutes ses dépravations génitales, ce mot est devenu à son tour trop significatif et vulgaire. L'acte qu'il représente est si commun et fréquent dans tous les ménages, les unions légitimes ou non, qu'il semble malséant de l'entendre répéter à satiété. L'immoralité actuelle est si profonde et raffinée qu'elle met une certaine coquetterie à être faussement pudibonde et hypocrite. Elle n'a plus la franchise grossière et brutale d'autrefois. On a essayé ainsi d'adoucir ce mot choquant, pour le rendre plus supportable, et il est même sur le point de disparaître du vocabulaire usuel. Il est remplacé, justement dit-on, par celui de *fraudes;* synonyme pudique et décent qui, malgré sa signification de mauvaise foi et de contrebande, est employé maintenant partout, jusque sur la couverture de certains livres, sans effaroucher personne, quoique signifiant absolument la même chose. Frauder, fraudeur, fraudeuse sont les termes choisis pour les besoins de la cause, afin d'en indiquer clairement le but.

Appliqué spécialement à la génération, ce nouveau mot a fait fortune en comprenant en masse tous les artifices, les manèges et les souillures qui y font obstacle. Il est employé couramment pour les désigner tous, haut et ferme, sans adjectif ni phrase : toutes les anciennes épithètes usitées, à cet effet, paraissant trop grossières. Libre à chacun de l'interpréter à son goût individuel ou son usage particulier ; mais c'était un devoir de dénoncer publiquement ce passeport frauduleux donné par le dix-neuvième siècle à des pratiques immorales et honteuses pour les rendre plus acceptables en les dénaturant. C'est un faux pavillon ne protégeant qu'un infâme commerce de contrebande qui met le comble au vice et à la profanation de l'amour.

Fallait-il, en présence de l'acquiescement explicite par des organes autorisés de la médecine, à ce mal individuel et social, aussi profond que redoutable, le passer sous silence, après l'avoir indiqué dans nos ouvrages précédents ? En en constatant, chaque jour davantage, l'influence directe sur la virilité et la natalité nationales — par les nombreux cas d'impuissance et de stérilité en résultant qui s'offrent à notre observation — il nous a paru d'autant plus nécessaire d'y insister et le préciser que l'indifférence et la négligence à cet égard sont croissantes. Les médecins interrogent avec soin l'influence des excès sexuels, de la syphilis, de l'alcool, du tabac, dans tous les effets qu'ils sont susceptibles de produire, et ne s'inquiètent nullement de l'onanisme dans ses différentes formes, même intersexuelles. Son action immédiate et locale est à peine signalée en médecine légale. Elle n'est jamais recherchée autrement, alors que son extrême fréquence et le profond secret, le mystère dont on l'entoure, commandent d'y insister plus que sur toutes les précédentes. D'où la négation actuelle de sa nocuité sur les affections générales qui lui étaient attribuées autrefois, laquelle s'affirmera progressivement, d'après le positivisme moderne niant tout ce qu'il ignore et refusant systématiquement de le chercher.

L'impression salutaire produite par le nouveau chapitre de l'*Anaphrodisie* sur l'*impuissance morale* avec ses trois variétés distinctes : sexuelle, morbide et artificielle, où tant de victimes se sont reconnues, suffirait à me faire un devoir de traiter *in extenso* de l'onanisme qui en est la cause la plus active chez les deux sexes. Si ma faible voix n'a pas d'écho pour changer ni arrêter le courant fatal des esprits, j'aurai du moins tenté d'attirer et de fixer l'attention publique à ce sujet avec l'espoir, fondé sur le crédit et le retentissement de mes précédents ouvrages, de

fortifier ainsi mon œuvre sur l'hygiène de la Génération.

Ces abus sont donc de tous les temps et de tous les
lieux. Dans l'antiquité comme dans les temps modernes, hommes et femmes, possédés de la même rage
érotique, ne se contentent pas du fonctionnement
régulier des organes destinés à la satisfaire ; ils se
jettent à corps perdu dans les plaisirs illicites et
contre nature. Hébreux, Égyptiens, Grecs, Romains,
tombent à tous les âges du monde dans les mêmes
aberrations sexuelles. Les peuples de l'Asie, l'Afrique,
n'y échappent pas plus que ceux de l'Europe, ni le
nouveau monde que l'ancien. Le climat et la civilisation peuvent bien les faire changer, modifier et tem-
pérer ici ou là ; aucun pouvoir ne peut les annihiler.
Tout change, excepté les instincts primordiaux de la
bête.

* *

Il est pourtant évident, par le coup d'œil historique
précédent, que ce qui contribue le plus à propager et
répandre ces dépravations sexuelles, c'est l'exemple
venant des sphères supérieures de la société et surtout du trône. Ses effets sont alors des plus pernicieux
sur les masses populaires. Plusieurs causes célèbres,
sous le dernier Empire, ont montré à quel degré de
perversité il avait fait descendre les mœurs. La diminution croissante de la natalité française date de
l'avènement de ce fatal régime. C'est le mal redoutable
qu'il a inoculé à la nation par l'exemple public de

toutes ses jouissances, renouvelées des Césars, et dont la démocratie française n'est pas encore guérie.

L'identité de ces abus est encore plus remarquable et frappante. Ils aboutissent partout à des pratiques et à des inventions instrumentales ayant la plus grande ressemblance. Si la main est l'organe par excellence des habitudes solitaires, les moyens de l'onanisme en commun n'ont guère plus varié. Tels ils étaient autrefois, tels on les retrouve aujourd'hui : moins déchaînés, moins brutaux, sans l'impétuosité et l'indécence du paganisme ou des civilisations primitives, mais au fond parfaitement semblables à eux-mêmes dans tous les modes de leurs manifestations multiples. Ils s'exercent avec plus de discipline, de retenue, quelque chose de plus voilé et clandestin, comme la prostitution, mais aussi avec plus d'adresse et une lubricité plus raffinée. Sans progresser ni rien inventer, ils se sont perfectionnés d'après la science même. C'est toujours le thème primitif, mais avec des variations différentes, suivant la mode ou les goûts individuels, sans que jamais ces artifices aient pu mieux assouvir ces passions contre nature. L'appétit naturel n'est jamais satisfait, avec les différentes manières artificielles de s'alimenter aujourd'hui, sans la bouche.

Un mobile unique porte évidemment les deux sexes à la pratique de l'onanisme dans ses divers procédés, du plus simple au plus compliqué. Surexcitée par des besoins réels ou factices, l'imagination s'élance dans des rêves sans fin poursuivant le même objet : l'assouvissement du sens génital en dehors du congrès sexuel normal. Toutes les variétés et les raffinements des sensations que l'on puisse maîtriser à loisir, calculer, suspendre, renouveler, retarder et prolonger à volonté sont inventés à cet effet pour faire parcourir à la jouissance toutes ses gammes et rendre son dernier paroxysme plus vif, profond et pénétrant dans l'organe même, afin d'en augmenter les irradiations sur toute la machine nerveuse. De là les diverses inventions lubriques que chacun peut croire nouvelles et qui sont aussi vieilles que le monde. Du premier coup, l'humanité a pu faire produire toutes les sensations naturelles ou artificielles dont le sens génital est susceptible. On ne peut aller au delà. La débauche est en somme assez pauvre en moyens, si on les mesure à l'immensité de ses aspirations. Elle est réduite à tourner sans cesse dans le même cercle : quoique la volonté créatrice ne lui fasse pas défaut, elle n'ajoute rien de bien nouveau à la tradition et ne perfectionne guère les pratiques et les instruments usités depuis l'origine. (*Mauriac.*)

„Dans l'impossibilité de remonter à l'origine primitive de ces procédés artificiels et instrumentaux, leur similitude dans tous les temps et les pays permet au moins de supposer qu'ils sont nés de l'excès ou l'exagération même des rapports normaux. La contrefaçon du pénis par les phallus de toute sorte en est la preuve. Ils ont pu être imités surtout des poses diverses inventées pour suppléer aux vices de conformation ou aux maladies y mettant obstacle. La masturbation chez les deux sexes n'est ainsi que l'imitation des attouchements naturels recommandés à l'homme, sous le nom de préludes, pour exciter l'éréthisme vénérien chez la femme : « en maniant « ses parties génitales et petits mamelons, à fin « qu'elle soit aiguillonnée et titillée, tant qu'elle soit « esprise des désirs du mâle, afin qu'elle prenne vo- « lonté d'habiter et faire une petite créature de Dieu ». (A. Paré, 6e édition, 1607.) L'onanisme mammaire et le clitorisme ont bien pu être enfantés par ces procédés, de même que les baisers naturels, si efficaces et voluptueux par l'extrême sensibilité des lèvres, ont pu faire recourir à l'onanisme buccal en dirigeant contre la génération même tout ce qui devait la favoriser.

Toutes les poses, les postures anormales de la lubricité portée à son comble paraissent donc bien être des imitations variées et contrefaites des positions prises contre les vices de conformation ou des maladies s'opposant aux rapports normaux. La position renversée, si utile dans le phimosis, l'hypospadias, et certains déplacements de la matrice pour favoriser la fécondation, est le plus souvent employée comme un jeu pour lui faire obstacle dans l'onanisme vaginal! De même des positions latérales, imitées des renards, ressource ordinaire de la luxure impuissante ou d'une salacité dépravée. Elles ont bien pu résulter de leur indication et leur usage fréquent contre les déviations de la matrice. Il n'est pas jusqu'à l'oblitération du vagin qui n'ait pu conduire l'homme à la sodomie.

Cette interprétation toute naturelle est d'autant plus problable que l'onanisme ne débute pas exclusivement dans l'enfance ni l'adolescence. Il se développe

sous ses différentes formes à toutes les périodes de la
vie, dans la vieillesse comme dans la jeunesse. L'âge
mûr ou de retour en est le plus menacé, par suite du
priapisme qui se manifeste spontanément à cette
époque chez les deux sexes, mariés, célibataires ou
veufs. La satiété de l'homme qui, par ses débauches
et ses dépravations, a épuisé la coupe des plaisirs
normaux et naturels, enfante principalement les rapports contre nature à cet âge. Pour rallumer la
flamme qui s'éteint et réveiller les sensations dési-
rées, il fait prendre à sa compagne des poses lascives,
puissants aphrodisiaques des êtres blasés, dépravés.
De là l'origine du saphisme, de l'onanisme buccal et
anal et de toutes les abominations possibles dans les
unions légales ou libres. Il survient ainsi dans le mariage même, après avoir usé des rapports naturels,
par une sorte de lubricité morbide résultant de l'irritabilité du centre génital dont la cause sont les flu-
xions, les congestions qui s'opèrent spécialement à
cet âge sur les organes génito-urinaires. Ceux-là
même qui ont le plus abusé du coït sont particulièrement enclins à ces perversions. Qu'une circonstance
fortuite se manifeste alors dans leur existence,
comme la maladie du conjoint aimé, son abandon ou
sa mort et, laissé à lui-même, le délaissé peut être
conduit dans son isolement à toutes les dépravations
onanistiques. Des pères et des mères, pour avoir trop
voulu limiter leur famille, sont les victimes de ces
perversions. La salacité perverse de certains vieillards,
comme les satyres de la belle Suzanne au bain, confondus par Daniel, n'a pas d'autre cause.

3.

⁎

La preuve indirecte ou comparée de cette origine spontanée est d'ailleurs fournie par les animaux domestiques qui s'y livrent comme l'homme, d'après les exemples précités. Sans recourir aux singes, personne n'ignore le manège public des jeunes chiens entre eux. Il est devenu proverbial par son impudicité. Les vaches taurelières en offrent un autre exemple probant. Les étalons et les taureaux se trompent aussi parfois de lieu, en voulant s'accoupler, au grand détriment des femelles. Où pourraient-ils donc avoir pris la connaissance de ces actes contre nature, s'ils ne la puisaient directement dans l'instinct de leurs rapports normaux par le besoin impérieux qu'ils en éprouvent à l'époque du rut? Contrairement à l'homme, ils n'en contractent jamais spontanément l'habitude en compagnie de leurs femelles. Les exemples de masturbation du chien, du cheval et de l'éléphant, relatés à ce mot, paraissent avoir été recueillis dans l'isolement de ces animaux. C'est donc une leçon de haute moralité donnée à l'homme.

MÉCANISME

Ses procédés, malgré les formes variées et différentes qui constituent l'onanisme, se réduisent en définitive à l'imitation grossière, déréglée ou brutale, du mécanisme ordinaire de l'acte normal et physiologique de la génération. L'orgasme vénérien ne peut se produire chez l'homme que par le frottement du pénis ou sa pression. Là se trouve l'unique foyer érogène et le plaisir n'en peut naître autrement. A sa portion externe, apparente, se limitent tous les procédés imaginés et employés depuis l'origine du monde, sans qu'il soit possible d'en augmenter le nombre ni d'en changer le mode.

Il en est de même chez la femme. La multiplicité de ses foyers érogènes en est toute la différence, en en faisant varier les procédés suivant les divers organes ; mais c'est toujours par l'attouchement, le frottement ou la titillation d'une manière quelconque que la volupté s'en dégage. Loin de changer, ils sont toujours les mêmes et ne varient qu'en s'enchaînant ou se métamorphosant les uns les autres, sans que l'on puisse rien inventer à cet égard. Cette débauche tourne ainsi dans le même cercle, depuis le commencement du monde. Malgré l'immensité de ses aspirations, la diversité de ses goûts, elle n'a jamais su que se répéter. Les viveurs d'aujourd'hui n'en savent pas plus long que les contemporains de Pétrone, de Martial et de Juvénal.

Sauf l'onanisme manuel et mécanique pouvant s'exercer isolément, tous les autres exigent absolument, en vertu même de cette loi, la réunion et le concours de deux individus, soit du même sexe, soit d'un sexe distinct. Démonstration que tous ces différents procédés, si variés et métamorphosés qu'on les réalise, ne sont jamais que la contrefaçon grossière, artificielle et dénaturée de celui de l'amour même.

Aussi n'en donnent-ils pas plus les joies pures, les voluptés ineffables que les résultats.

Au lieu d'être uniforme, leur usage diffère suivant les goûts, les individus et les conditions, les circonstances où ils ont pris naissance. L'onanisme accidentel, passager, sous l'influence d'une violente passion, pourra parcourir toutes les gammes de ce clavier lubrique, surtout entre les deux sexes, quoiqu'elles ne puissent guère s'exécuter d'emblée. Un certain apprentissage est toujours nécessaire, excepté pour l'onanisme manuel, le plus usité, dont l'origine est spontanée. Il sert ainsi d'initiation à tous les autres procédés. C'est d'après le choix fait par chaque personne dans l'onanisme habituel, réfléchi, qu'un mode particulier est adopté de préférence, avec une prédilection si marquée parfois qu'elle exclut absolument tous les autres. Signe ordinaire d'une perversion profonde et qui ne laisse guère de ressources à la guérison.

Tant que l'onanisme est passager, accidentel ou forcé, quelle qu'en soit la forme, le procédé, il n'est rien ou peu de chose, surtout quand il résulte d'un mouvement irréfléchi, spontané et déréglé d'érotisme, comme il arrive si souvent dans les excès sexuels sous l'influence de l'âge, de l'inexpérience ou de l'exemple. La tête n'est pas alors dans son état normal et les sens excités, troublés, perdent facilement leur direction naturelle dans cet état de folie amoureuse. Ce sont les incidents ordinaires de l'érotisme poussé à l'excès. La meilleure preuve de son innocuité est d'en éprouver ensuite du remords, du dégoût. C'est la garantie qu'il n'est pas constitutionnel et ne deviendra jamais une habitude, une passion, une maladie.

L'unique danger, en pareil cas, est de ne pas ressentir, de sang-froid, cette espèce de répulsion pour un acte anormal. Dès qu'il ne paraît pas blâmable. odieux, dans le for secret de la conscience, on est bien près de retomber dans le même abus ou tout autre analogue. Que de personnes, initiées accidentellement à des rapports anormaux dans un mouvement d'égarement, y sont revenues ensuite en y découvrant une nouvelle source de sensations ignorées et s'en sont fait peu à peu une habitude ! Le danger de la prendre est d'autant plus grand qu'elle s'allie et se concilie avec bien d'autres préoccupations, comme celle de rendre les rapports plus immédiats, dans le cas d'obésité par exemple, ou de frauder et de prévenir la fécondation. C'est là le péril. On le reconnaîtra à ce critérium de la conscience ou du sens moral, qui ne fait jamais défaut dans une âme bien née, pour ne pas tomber dans ce fatal guêpier.

Dès qu'il est pratiqué avec préméditation, de propos délibéré, et que l'on y revient dans ces conditions, l'onanisme est plus grave et tend toujours à devenir tôt ou tard un vice, une habitude, sinon une maladie. suivant les diverses circonstances où l'on se trouvera. Ce n'est pas autrement qu'il élit si souvent domicile dans le lit conjugal, et le danger en est ici d'autant plus grand, pour l'un et l'autre des époux ou des conjoints, qu'il est choisi, adopté et pratiqué de préférence aux rapports naturels. Dès que l'on ne se respecte plus réciproquement, par ces dépravations physiques et morales, on se démoralise. C'est l'apprentissage ordinaire où les époux commencent à se tromper mutuellement, comme nous l'avons expliqué dans le *Mariage*.

.·.

Une distinction fondamentale est à établir entre cet onanisme habituel, réfléchi, fonctionnel pour ainsi dire, toujours réglé, mesuré, soit seul, soit à deux, et l'onanisme morbide ou pathologique dépendant d'une surexcitation nerveuse ou d'une aberration morale avec perversion des sens. Le premier, toujours secret et privé, peut sans doute conduire sans transition au second, ordinairement public, désordonné, par la pratique et surtout l'abus, en déterminant graduellement les mêmes lésions qui le produisent spontanément. Il est facile de les reconnaître à ces caractères et on peut les distinguer entre eux par leur début. Autant celui-ci est rapide, spontané, marqué par des excès de toutes sortes, portés d'emblée à leur maximum, autant celui-là est lent à se manifester d'une façon aussi intense et remarquable. Des mois et des années sont ordinairement nécessaires à son évolution, tout en suivant la même marche et en conduisant aux mêmes résultats.

La confusion établie entre ces deux variétés différentes nous semble être l'erreur de la distinction établie généralement et combattue dans tout le cours de cet ouvrage. On la justifie, il est vrai, en admettant une certaine prédisposition des premiers à devenir malades; mais c'est là une supposition logique, sans démonstration possible. Une prédisposition qui met des années à se manifester, malgré l'exercice prolongé et actif des causes qui la mettent directement en jeu, n'est pas admissible. Quand l'usage d'une habitude aussi vicieuse et perturbatrice que l'onanisme existe, — fût-elle atténuée, mesurée suivant le procédé manuel le plus simple, isolé ou réciproque, comme on l'observe si communément avec un parfait état de santé et sans entraîner souvent aucune conséquence, — ne peut-elle déterminer également, à un âge ou un moment donné et dans certaines conditions, cette horrible et épouvantable névrose locale, incurable et souvent mortelle, du centre génital ? Elle en produit bien d'autres plus généralisées, comme des exemples en sont la preuve aux différentes formes de l'onanisme. Toute autre interprétation semble donc systématique pour l'innocenter dans ses procédés les plus usuels et mitigés.

De ces détails ressort une division de l'onanisme en deux formes principales qui se dégagent invariablement de ses divers procédés : seul et à deux, soit entre individus du même sexe, soit d'un sexe différent. Le but unique est sans doute de faire naître le spasme vénérien, mais les conséquences en sont toutes différentes suivant la forme et les moyens employés à le produire. C'est ce qu'il s'agit de distinguer.

L'*onanisme isolé*, en thèse générale, est la première forme et la plus dangereuse par son caractère artificiel et l'ébranlement nerveux en résultant d'après l'action unique, physique et morale, de celui qui le produit. Seul, l'individu de l'un ou de l'autre sexe est libre et maître de diriger l'acte qu'il exécute et de le renouveler jusqu'à extinction. Suivant l'intensité des impressions, des sensations qu'il éprouve, il les augmente ou les diminue et en ralentit ou prolonge le dénouement à volonté. De là l'excitation, la tension ou l'ébranlement variable du système nerveux, suivant le mobile qui l'incite. Si c'est la passion, l'âge, la maladie, il s'y abandonnera avec excès et tous les plus graves accidents en résulteront. Il le réglera, au contraire, si c'est le besoin, la raison. Tel anaphrodite, homme ou femme, — en réalité ni l'un ni l'autre, — arrive à se satisfaire plus rapidement et facilement seul qu'à deux, surtout avec le sexe qui lui est antipathique. Des personnes ont ainsi recours toute leur vie à la masturbation isolée, sans en éprouver aucun dommage, en arrivant à une verte vieillesse, comme des exemples en sont relatés à ce mot.

L'*onanisme partagé*, ou seconde forme, est tout différent, l'effort physique et l'excitant moral étant toujours partagés. A deux, la liberté n'existe plus : l'un subit réciproquement l'action de l'autre, son influence, et, suivant qu'elle est faible ou forte, il est obligé de s'y laisser aller malgré lui, sans résistance possible. En se rapprochant de l'acte normal par cet accord préalable et nécessaire de deux volontés, de deux forces, au lieu d'une, c'est une garantie que la manuélisation ne sera pas aussi facilement renouvelée ni abusivement pratiquée.

Tous les procédés exigeant ce concours sont donc

moins dangereux et malfaisants, sauf de rares exceptions. Avec l'inversion des goûts, des sentiments,
sinon la perversion des organes, — qu'il faut bien
admettre chez les personnes du même séxe se livrant
ensemble à des actes contre nature, — il est évident
que l'effet est absolument le même, au moins pour
l'un des conjoints. Le succube remplissant le rôle
actif dans la sodomie et le rôle passif dans la succion
buccale est dans ce cas. A quel paroxysme doit s'élever le système nerveux de la femme qui la subit ou la
remplit, par exemple, surtout avec sa pareille !

Sans insister sur ces comparaisons dégoûtantes
pour en faire apprécier les différences, on voit que
l'onanisme à deux, entre les mêmes sexes, se rapproche de l'acte normal. Il ne peut avoir en général
la durée, la fréquence ni l'intensité de la masturbation
solitaire. Il est presque la même chose, sauf l'immoralité, entre sexes distincts, surtout avec la ressource
d'intervertir alternativement les rôles pour mieux en
jouir. C'est pourquoi il est devenu si commun de nos
jours, dans le mariage ou l'union libre, au grand détriment des mœurs publiques et de la génération.

Tout en paraissant procéder le plus souvent d'un
besoin intersexuel, destiné à disparaître aussitôt qu'il
trouvera sa satisfaction naturelle, ce rapprochement
contre nature dans le vice peut aussi être la manifestation d'une inversion génitale à son début, véritable
monstruosité morale. Elle se manifeste parfois sous
des apparences innocentes. On a vu de jeunes adolescents se rechercher mutuellement en pension, au
collège, au séminaire, en éprouvant une vive et tendre

affection l'un pour l'autre, sans éveiller aucun soupçon. Mais tandis que l'un, sain d'esprit, se dégageait de ces liens trop tendres à certaines révélations suspectes, en actes ou en paroles, qu'il ne partageait pas, on a vu l'autre en devenir jaloux, furieux, au point de commettre des actes répréhensibles et des crimes même.

1. — Deux séminaristes, Rimbaud, jugé à Marseille en 1859, et Janson, à Pont-à-Mousson dix ans après, — pour avoir assassiné l'objet de sa passion avec tentative d'incendie consécutive de l'établissement, — en sont des exemples trop célèbres pour être révoqués en doute. C'étaient des fous, a-t-on dit. Ils n'en ont pas moins été condamnés.

Un grand danger existe donc pour ceux qui se laissent entraîner dans ces rapprochements trop intimes : c'est toujours une faute grave de se prêter à ces intimités compromettantes, scandaleuses, immorales, quand elles ne compromettent pas l'avenir et l'existence même.

ESSENCE

Est-ce un vice, une perversion du sens génital ou une maladie ? La question mérite d'être posée devant l'antagonisme des opinions anciennes et les doctrines modernes à ce sujet. Pour nos devanciers, à moins d'un siècle d'intervalle, la première opinion n'était pas douteuse. L'onanisme ou masturbation, comme on l'entendait, était un vice, un péché, une passion criminelle devant Dieu dont l'individu était absolument responsable. Tissot, déclamant à ce sujet, le qualifie même de « crime obscène, parce qu'il est un acte de suicide, car ceux qui se tuent d'un coup de pistolet, qui se noient volontairement ou qui s'égorgent ne sont pas plus comptables de leur mort ».

C'est une maladie des nerfs, dit-il encore, d'accord en cela avec Hippocrate et tous les grands médecins de l'antiquité, qui, en en fixant les effets les plus marqués dans la moelle, ont mis évidemment le doigt sur la plaie.

On n'en fait plus aujourd'hui qu'une funeste habitude, un acte contre nature dans la plupart des cas. C'est la définition généralement adoptée par les derniers auteurs qui se sont risqués à le qualifier. Les plus positivistes médecins n'en font même que la satisfaction passagère, accidentelle, d'une surexcitation de la sensibilité génitale provoquant les désirs vénériens. Elle dégénère rarement en habitude, selon M. Christian, et quand cela arrive, il y a en jeu des causes individuelles, c'est-à-dire un état morbide, sinon une maladie nerveuse ou morale.

Ce serait moins encore pour les matérialistes radicaux « dont l'esprit est affranchi de tout servage religieux et métaphysique, comme le docteur Letourneau. En prétendant que dans ses qualités comme dans ses défauts, dans toute sa vie mentale, l'homme obéit passivement à son organisation », ils en font une simple fatalité, dont personne ne serait responsable que la matière même et son défaut aveugle d'organisation.

Réduit à cette simple expression, pour le rendre plus tolérable, l'onanisme n'est presque rien en apparence, quoiqu'il n'ait pas changé en réalité. C'est toujours le grand mal secret de l'individu, de la famille et de la société, diminuant ou altérant leur vitalité et leur virilité. Son augmentation est même flagrante et avouée par ceux qui lui accordent le moins d'importance. C'est précisément de son extrême fréquence, des conditions et des circonstances diverses qui le produisent, autant que de ses conséquences variées, aussi graves que légères, que vient la difficulté de le renfermer dans une formule. Ne pouvant vaincre la difficulté, on l'évite en réduisant cette plaie sociale à ses moindres proportions. Ainsi le veut le positivisme : expliquer tout, même ce que l'on ignore, d'après ce que l'on sait.

S'il n'est le plus souvent qu'un effet accidentel et passager de l'âge ou de la constitution, de conditions spéciales, l'onanisme apparaît aussi comme un vice persistant, un signe de dépression ou de perversion des facultés morales ou affectives. Il conduit dès lors aux plus funestes habitudes, aux penchants les plus honteux et dégradants, aux crimes les plus abominables et à des maladies graves et souvent mortelles. Tel est, en résumé, ce mal si léger et insignifiant en apparence au début et dont les suites sont parfois épouvantables. C'est pourquoi, tout en le considérant presque inoffensif au physique, M. Christian, au point de vue moral, le qualifie de crime contre nature, de crime contre l'espèce, que l'on ne saurait flétrir trop énergiquement.

Plusieurs médecins aliénistes actuels sont d'avis que cet onanisme persistant, sous quelque forme qu'il s'exerce, dès qu'il devient une habitude invétérée, est toujours l'effet d'un état spécial et préexistant du cerveau. Sans l'avoir jamais vu ni distingué, ils le préjugent d'après les actes de ces individus. Le professeur Lasègue leur imposa ainsi le nom de *cérébraux* pour indiquer cette tare, sans en préciser le siège ni la nature. Ils comprennent la plupart des *héréditaires* qui apportent en naissant le stigmate d'une dégénérescence transmise par les parents, et des fous *raisonnants* qui, après avoir mené la vie la plus extravagante, échouent dans un asile d'aliénés. En d'autres termes, tous les onanistes endurcis, d'après cette interprétation, auraient un grain dans la tête, comme on dit vulgairement, ou une araignée au plafond. Ils ne feraient donc qu'obéir à leurs instincts pervers d'après leur organisation, dont ils ne sont pas responsables ; ce qui équivaut à la fatalité des matérialistes radicaux.

L'idée d'attribuer l'onanisme invétéré à la folie a été poussée si loin par les médecins aliénistes que certains auteurs anglais en ont fait une variété spéciale ayant ses caractères particuliers. D'après leurs observations, ces fous, ces aliénés, ne le sont ou ne paraissent tels que dans leurs excès vénériens ou onanistiques. En dehors, ils raisonnent et se conduisent parfaitement, comme dans toutes les passions humaines. Ce sont, en un mot, des fous raisonnables, deux mots qui hurlent ensemble en s'excluant réciproquement, sauf dans leur délire localisé ou particularisé.

Contradictoirement à cette interprétation, une autre

s'est produite récemment sur l'autorité de **MM. Charcot et Magnan**. Des individus, ni fous, ni pervertis, ni débauchés, sont portés candidement, pour ainsi dire, dès l'éveil de l'instinct génésique et pendant toute la durée de leur existence, vers les individus de leur sexe à l'exclusion de l'autre. Quelques-uns résistent à ces sollicitations instinctives, mais l'impulsion anormale n'en existe pas moins, comme un exemple — un seul — en est relaté à la *Pédérastie*, d'après la propre confession d'un homme de lettres de 31 ans. Il n'y aurait donc là rien de comparable à la déviation momentanée des facultés affectives — si souvent observée chez les adolescents des deux sexes, victimes des absurdes promiscuités entretenues dans les internats — ni à ces cérébraux, à ces fous raisonnants, dégénérés ou détraqués, dont tant courent le monde sans rien offrir de semblable. Ce serait là une simple *inversion originelle du sens génital*, une anomalie de l'instinct, comme d'autres naissent avec un pied bot. Cette comparaison la rattache donc simplement à un défaut, un vice d'organisation congénitale du cerveau, conformément au système des matérialistes radicaux dont ce cas serait la confirmation évidente.

Si nouvelle soit-elle, cette interprétation paraît la plus logique et vraisemblable. Au lieu des deux exemples connus, un dans chaque sexe, bien d'autres seraient à signaler, si tous ceux qui sont frappés de cette inversion du sens génésique en faisaient également ment l'aveu simple et naïf à la sollicitation active et scientifique du médecin. C'est en les considérant comme des anaphrodites que les exemples en sont passés inaperçus. Nous en avons relaté plusieurs cas à l'anaphrodisie dans l'*Impuissance* et les *Anomalies sexuelles*.

2. — Tel était ce peintre ayant contracté l'habitude de l'onanisme en pension et parvenu à l'âge de trente ans sans que ses sens eussent jamais été émus par la vue d'une femme lorsqu'il consulta Alibert. Il s'était passionné pour la beauté des formes masculines en étudiant le dessin, et l'aspect des hommes lui inspirait une émotion extraordinaire, sans aucun rapport avec la sodomie. De même du licencié ès lettres de vingt ans, arrêté dans un urinoir en 1874 pour outrage aux mœurs, et observé par M. Legrand du Saulle. Les deux militaires, examinés par nous également, en sont des exemples, quoique l'un fût adonné à la sodomie. J'en ai rencontré un troisième depuis, chez un beau garçon de vingt-sept ans qui, dès l'âge de six à sept, ne convoitait que les petits garçons à son école, quoique les filles y fussent mêlées. On pourrait en réunir davantage, si tous les cas semblables étaient connus et étudiés ; ce qui permettrait de juger ces perversions chez les femmes.

⁎

Toutes ces opinions si diverses en apparence aboutissent, il faut bien le remarquer, à un point unique, commun. Que la folie, une tare cérébrale ou héréditaire soient la cause de l'onanisme, elles émanent également du système nerveux. On ne saurait les placer ailleurs, soit qu'on les fasse consister dans un défaut d'organisation, soit une difformité du sens génital, puisque toute idée, tout désir vénérien viennent du cerveau ou y remontent. Elles contribuent donc également à en fixer le siège dans le cerveau ou dans la moelle épinière et c'est là, en définitive, qu'il faut le chercher.

Les différentes formes d'onanisme, auxquelles se livrent la plupart de ces infirmes du sens génésique, dépendent souvent de cet état moral et des conditions où ils sont placés. Leur imagination, leurs sens étant insensibles et réfractaires aux excitants naturels, le centre génital ne peut en être impressionné et ils restent impuissants, excepté à la vue et au contact de leur propre sexe. C'est en se complaisant dans l'onanisme manuel qu'ils se laissent ensuite aller à d'autres procédés. Il en est pourtant qui y sont invariablement fixés, comme dans les exemples précités. Chacun a d'ailleurs ses préférences marquées, indiquant par là les différents degrés et l'intensité variable de cette difformité, toute morale, sans maladie ni lésion primitive appréciable. Celles-ci sont ordinairement consécutives aux abus vénériens contre nature, déterminés par cette difformité, comme elles résultent aussi de l'excès des rapports naturels. L'imbécillité et l'idiotisme les produisent de même, mais en faire la seule et unique cause, c'est prendre l'exception pour la règle.

Les passions les plus honteuses et les plus violentes n'entrent pas d'abord dans le cœur de l'homme avec toute leur difformité, dit excellemment le docteur P. Moreau. Un sentiment imperceptible s'y développe peu à peu, s'accroît et se multiplie comme la boule de neige ; puis à un moment donné, sous l'influence de la cause la plus minime et insignifiante, une explosion terrible se produit, entraînant à sa suite les effets les plus funestes ». *Aberrations génésiques.*)

Faire absolument de la sorte un état morbide organique de l'onanisme, suivant la forme qu'il affecte avant ou après l'adolescence, c'est méconnaître l'influence puissante, quoique lente et insensible, de l'habitude. Elle est surtout progressive quand il s'agit d'une excitation aussi vive et voluptueuse. La preuve en est évidente dans celle du tabac, de l'alcool et d'autres stimulants dont les effets sont aussi redoutables qué ceux de l'onanisme. Ne voit-on pas fréquemment des buveurs, des fumeurs arriver graduellement à toutes les perversions du goût par la simple habitude? Les uns en viennent à préférer les plus dégoûtantes boissons, pourvu que ce soit fort ; les autres trouveront un vieux brûle-gueule plus succulent que le meilleur cigare.

3. — Un employé de quarante-cinq ans environ, nullement débauché, jouissant de tout son bon sens, en est arrivé graduellement, par l'habitude de la chique, à ne pouvoir plus s'en passer ni nuit ni jour. La plus excellente est pour lui un vieux culot de pipe ou le bout d'un cigare fumé. Il s'en délecte, et la simple carotte à côté est sans goût ni attrait. C'est sa passion et il y consacre une bonne partie du revenu de son travail, quoiqu'il ait à sa charge deux petits orphelins qu'il aime bien. Comme le joueur passionné qui met sa dernière pièce ou le sou qui lui reste sur un dé, au mépris des plus pressants besoins et ceux de sa famille, celui-ci achèterait plutôt une chique que du pain, aussi bien pour lui que pour ses enfants.

Il en est de même de beaucoup d'onanistes. Voici par exemple une personne arrivée à la masturbation par imitation, contagion ou spontanément par l'âge. Il suffit qu'elle soit simple, timide, isolée, sans famille, ni incitation sexuelle bien prononcée, pour que le besoin génital ainsi satisfait par habitude, celle-ci persiste indéfiniment, si l'occasion favorable du mariage ou du coït n'y vient mettre un terme. Elle s'entretient comme celle des excès vénériens naturels, dans les dispositions opposées, et entraîne aux mêmes abus. Cette comparaison directe est la démonstration la plus évidente que l'onanisme peut naître de même et sans aliénation de l'esprit ni de la raison.

Le célibat, en persistant, augmente surtout cette habitude solitaire et la fait dégénérer en vice constitutionnel. La honte primitive disparaît bientôt et l'on s'autorise même tacitement d'exemples semblables. Si, par les hasards de la vie, ces personnes rencontrent des acolytes plus dépravés, criminels ou malades, elles seront fatalement initiées à toutes les aberrations génitales, susceptibles de les partager et d'en encourir toutes les conséquences, sans que leur raison soit aliénée. Elles cèdent à leurs suggestions par les perversions mêmes du sens génital dont l'appareil nerveux est troublé, irrité, en raison de l'abus qui en a été fait. L'anaphrodisie sexuelle chez l'homme et la frigidité de la femme en résultent de la sorte par la perversion des sentiments, sans rien de morbide.

D'après les médecins aliénistes, c'est toujours une preuve de la faiblesse ou la dépravation du moral. « Dès que l'onanisme n'est pas déterminé ni entretenu par le besoin de se satisfaire autrement, presque toutes les autres causes agissent sur le cerveau et par le cerveau. L'aberration génitale se rattache à une aberration cérébrale. C'est l'imagination qui est malade, c'est l'imagination qui, surexcitée d'une manière quelconque, se met à la quête de jouissances nouvelles, de raffinements extra-naturels. » *(Christian.)* Comment l'admettre, quand ces onanistes débauchés jouissent pour tout le reste d'une raison parfaite et de toutes les facultés qui leur permettent de remplir, avec distinction parfois, les plus hautes fonctions, en ayant assez de prudence et de retenue pour cacher leur vice et se mettre à l'abri de la loi et la justice ? Dans ces cas assez nombreux, ils ont donc la conscience entière de leurs actes et en sont complètement responsables.

Quand on sait qu'à certaines époques et chez divers peuples, l'onanisme a passé dans les mœurs et est devenu une coutume banale, jusque dans ses procédés considérés actuellement comme les plus abjects, les plus honteux et des aberrations passibles des lois, on se demande si la civilisation moderne, les mœurs actuelles, plus hypocrites, ne sont pas tout le secret de l'opinion qui le fait considérer comme une faute, une perversion, une folie! On tolère de grands abus de la prostitution clandestine et de la syphilis qu'elle engendre et propage, de l'alcoolisme, du nicotinisme, du jeu et de tant d'autres plaies individuelles et sociales, et l'onanisme seul est regardé comme une perversion, une aberration mentale. S'il l'est en réalité dans quelques cas, c'est évidemment dans la minorité et peut-être plus rarement que dans ces autres perversions.

Selon nous, c'est une erreur et un grave danger, personnel et social, de considérer autrement que comme une habitude vicieuse l'onanisme persistant, quelle qu'en soit la forme, dans la majorité des cas. Ou il est primitivement le signe d'un trouble, d'une lésion nerveuse quelconque, comme chez les satyres, les nymphomanes, les idiots, les aliénés, ou bien il les produit à la longue par ses excès même et ces individus doivent être également séquestrés pour ne pas nuire, car ils sont irresponsables. Tous les cas intermédiaires sont du vice fonctionnel, plutôt que de la maladie. Ils doivent être réprimés ou traités rigoureusement, car ils sont aussi nuisibles et malfaisants que les premiers. Les considérer comme inoffensifs, c'est encourager ce vice et le propager.

DIFFÉRENCES SEXUELLES

En raison même de leur conformation distincte et spéciale, l'homme et la femme ont des aptitudes différentes à se livrer aux plaisirs solitaires ou séparément entre les personnes du même sexe. L'onanisme isolé reste ainsi borné, limité aux foyers érotiques de chaque sexe, malgré tous les divers moyens que l'imagination pervertie s'est imaginée à inventer de part et d'autre. Ses formes les plus variées et multiples résultent du concours lubrique des deux sexes, soit ensemble, soit séparément.

Entraînés par les excès et les abus de l'amour entre eux, à toutes ses profanations sous les différentes formes de l'onanisme à deux, les deux sexes sont également exposés à ressentir séparément l'amour de leurs semblables et conduits à se livrer ensemble à des rapports contre nature. Hommes comme femmes se rapprochent et s'accouplent avec leurs pareils par divers procédés ayant certaines analogies. Les causes de ces perversions sont évidemment les mêmes, quoique aussi obscures et cachées dans la plupart des cas; mais les effets en sont rendus beaucoup plus apparents chez la femme, en raison même de leur rôle différent en amour. N'étant pas plus réservé avec ses pareils qu'avec la femme, l'homme dévoile ses goûts et ses habitudes les plus immondes en les satisfaisant publiquement; tandis qu'en recherchant l'ombre et le mystère dans leurs entrevues clandestines, les femmes réussissent mieux à les cacher. De là toute la différence de la connaissance de leurs vices respectifs.

Des mobiles différents les portent aussi à s'y livrer. Si des causes identiques y conduisent généralement les enfants des deux sexes, il n'en est plus de même ensuite, sauf l'habitude. Une timidité exagérée peut bien y entraîner le jeune homme efféminé ou anaphrodite, sinon la crainte de contracter des maladies vénériennes; sous l'influence excitante de la masturbation, la jeune fille y est retenue au contraire par sa pudeur native et surtout le danger de devenir enceinte. C'est évidemment la principale des causes pour un grand nombre de jeunes filles qui pâlissent, maigrissent et se fanent, bien plus sous l'influence de l'onanisme que sous celle de l'amour, comme on dit. Ces différences expliquent précisément comment la femme se rend beaucoup plus rarement coupable d'outrages publics à la pudeur que l'homme. Quand elle en est inculpée, il y a toujours lieu d'examiner, dit Tardieu, si ce n'est pas sous l'empire d'une perversion des facultés morales ou affectives, d'une véritable nymphomanie qu'elle s'y est livrée.

Beaucoup de femmes mariées pratiquent même l'onanisme pour s'éviter les fatigues, les peines et les douleurs de la maternité, encore plus que ses dangers. C'est pourtant là le seul motif allégué, en s'autorisant même de l'avis du médecin qui, par les difficultés de l'accouchement ou la gravité des suites, prévient parfois timidement : qu'il ne faut plus avoir d'enfants.

.·.

La fréquence comparée de l'onanisme solitaire chez les deux sexes, ou séparément entre eux, ne peut être précisée, ni fixée, car cette habitude est encore moins avouée et connue chez la femme que chez l'homme. Les femmes sont en général plus réservées dans leurs aveux et l'onanisme, quel qu'il soit, reste secret, caché, ignoré chez elles, d'après Esquirol. Leur persistance à le nier va jusqu'aux cas de flagrant délit. Un médecin est-il appelé à extraire du vagin ou de la vessie un objet qui ne peut avoir été introduit dans ces organes que par des manœuvres solitaires, elles essayent encore de donner le change en invoquant mensongèrement des causes inadmissibles. On ne peut dès lors établir son influence sur leurs maladies. A ce degré d'évidence, l'homme se tait, et ce mutisme est un aveu. Une statistique quelconque est donc impossible à cet égard ; il faut s'en tenir aux probabilités physiologiques pour apprécier cette fréquence relative.

On a grand tort de moins soupçonner l'onanisme chez les filles que chez les garçons, dont on se préoccupe trop exclusivement. Il est aussi à craindre et encore plus redoutable chez celles-ci. Les filles nerveuses, exaltées, hystériques sont les plus exposées à s'y livrer. Il faut les surveiller comme les garçons, dès qu'elles pâlissent et deviennent tristes, rêveuses, mélancoliques. La mère ne le découvre pas seulement par le désordre du lit comme chez ceux-ci ; on s'en fait une idée bien plus exacte par la rougeur, le gonflement et le suintement même des parties génitales en les découvrant et en écartant les lèvres. Le développement exagéré, l'érection du clitoris en est le meilleur signe.

A première vue, ce vice semble prédominer chez l'homme. Des auteurs l'affirment même, sans pouvoir le démontrer. La conformation distincte des parties sexuelles paraît le confirmer par leur saillie chez les garçons et l'attouchement qui en résulte pour la miction. Le frôlement des vêtements est une autre cause d'excitation et l'érection spontanée qui se produit chez les enfants sous plusieurs influences locales, comme la plénitude de la vessie ou la constipation, sont autant de raisons qui peuvent les porter machinalement à la masturbation.

Le rôle actif et agressif de l'homme dans les rapports sexuels et l'ardeur plus considérable qu'il y montre, en général, sont encore des raisons d'admettre que son tempérament le pousse plus impérieusement que la femme à se satisfaire lui-même, lorsqu'il ne le peut autrement. Le mâle prend l'initiative dans toute l'échelle animale, et joue toujours le principal rôle : il attaque et subjugue. Au contraire, la femelle attend le plus souvent et paraît subir les assauts, quand elle ne s'y dérobe ou ne résiste pas ; elle reste passive dans l'acte sexuel et l'on est fondé à admettre par là que la femme est rarement poussée à se livrer à l'onanisme.

Une thèse contraire, opposée, peut cependant être soutenue avec des arguments encore plus positifs et concluants. Et d'abord, la déhiscence des parties sexuelles chez la femme et la sécrétion, l'humidité, les écoulements dont elles sont le siège peuvent être des incitations aussi puissantes chez l'enfant d'y porter la main. La rougeur, l'irritation qui s'y développent rapidement par la malpropreté sont, pour la jeune fille, un appel plus impérieux de se frotter que chez l'autre sexe. Si par son éducation plus intime et retirée au sein de la famille, sa pudeur native et jusqu'à ses vêtements, elle est plus en garde contre cette fatale habitude que le garçon, celle-ci peut toujours se développer pendant la nuit.

Sous ce rapport, l'excitation ordinaire de la mens-

truation doit être, surtout par le prurit, la démangeaison en résultant, une épreuve redoutable, notamment chez les jeunes filles nerveuses, hystériques.
Il n'est pas jusqu'aux spasmes et aux coliques
utérines qu'elles éprouvent dans le bassin, dont elles
font souvent un secret par excès de pudeur, qui ne
puissent fixer leur attention sur ces organes. Le tempérament essentiellement nerveux, impressionnable
de la femme et l'extrême sensibilité en résultant sont
en outre des conditions organiques propres à lui
faire ressentir plus vivement les besoins de l'amour
et, dans son isolement surtout, à les solliciter artificiellement.

Si la pudeur et la moralité plus grande de la femme,
en général, la protègent contre ce vice, la continence
forcée qui y porte naturellement, en étant plus fréquente chez les filles et les veuves que chez l'homme,
les y prédispose de même, surtout celles qui sont
nerveuses, impressionnables, passionnées, comme les
hystériques et les névropathes. Son rôle passif et sa
vie retirée lui permettent aussi de la supporter plus
facilement que l'homme et de résister à l'onanisme.
Néanmoins, on est en droit de le soupçonner en particulier chez celles qui ont des liaisons intimes, exclusives entre elles et qui, fuyant le mariage et les
occasions où il peut se rencontrer, le refusent sans
motifs ni raisons plausibles lorsqu'il se présente.

L'*absence des seins* ou leur exiguïté, leur peu de développement, chez celles qui sont dans ces conditions, est capable de déceler cette habitude. La coïn-

cidence fréquente de cette difformité avec d'autres malformations internes plus graves de l'appareil génital, donne une grande valeur à ce signe extérieur, surtout lorsqu'il se joint à l'irrégularité douloureuse des règles, leur modicité ou leur défaut. La *glabréité* ou l'absence de poils est aussi à prendre en sérieuse considération. Une surveillance attentive est nécessaire en pareil cas, sinon un examen direct du médecin, pour s'assurer si l'onanisme existe, afin d'en prévenir les conséquences ultérieures en y mettant fin.

Un *tempérament utérin* ou *génital* a été attribué à certaines femmes pour indiquer leur extrême propension aux plaisirs vénériens. En raison même de leur organisation nerveuse, elles sont complètement dominées par cette faculté et paraissent vivre exclusivement pour elle. Chez quelques-unes, le tempérament arrive à des proportions que celui des hommes les mieux doués n'atteint presque jamais. Les héroïnes de l'amour : Sémiramis, Cléopâtre, Julie, fille d'Auguste, Agrippine et tant d'autres courtisanes célèbres en fournissent des exemples consacrés par l'histoire.

> Ce n'est plus une ardeur en ses veines cachée.
> C'est Vénus tout entière à sa proie attachée,

dont Messaline est restée le type, en pouvant être lassée sans être jamais rassasiée : *lassata sed non satiata*, dit Juvénal. Catherine de Russie avait jusqu'à douze amants à la fois et elle passait pour les bien choisir. Le docteur Guillemeau raconte, dans sa *Poly-génésie*, qu'à Patani, dans la péninsule de Malacca, les hommes nus sont obligés de mettre des ceintures pour se défendre des entreprises du sexe féminin. La dépravation des femmes peut donc être aussi grande et même surpasser celle des hommes, parce que leur système nerveux, naturellement plus excitable, se laisse moins dominer par la raison, quoique cette sage conseillère ne soit guère écoutée ni de l'un ni de l'autre sexe dans les emportements de la passion.

Ces attributs ou plutôt ces propriétés du tempérament génital sont évidemment répartis d'une manière plus inégale chez les femmes que chez les hommes. Des différences profondes de force, d'activité et de durée des facultés sexuelles se rencontrent chez ceux-ci, mais sans comparaison avec celles qui existent d'une femme à l'autre. Chez quelques-unes, l'appétit de ce sens est nul ou il sort à peine de sa torpeur à force d'excitations ; chez d'autres, non seulement les désirs ne s'éveillent pas, mais la copulation a quelque chose de répugnant et elles ne s'y soumettent que par complaisance ou parce qu'elles ne peuvent s'y soustraire. Si l'on compare ces natures froides, impassibles, à celle que l'ardeur, les exigences de leurs sens et la passion sous toutes ses formes, en ce qu'elles ont de plus violent, maintiennent dans une surexcitation frénétique presque continuelle, on constatera des nuances très nombreuses et variées entre ces extrêmes, beaucoup plus accentuées que dans la moyenne du tempérament masculin. Les intermittences que doit subir forcément l'homme, quelle que soit la puissance de sa faculté génitale, en est la principale différence par ses pertes séminales ; mais cette émission ne peut l'expliquer à elle seule. L'onanisme, chez la femme et l'enfant, montre que l'élément nerveux y joue le premier rôle par les effets considérables qu'ils en éprouvent sans aucune perte séminale.

C'est pourquoi l'onanisme solitaire est particulièrement dangereux et malfaisant chez la femme. Tandis qu'elle peut rester passive dans l'acte vénérien et s'affranchir, quand il lui plaît, de toute participation corporelle et morale au congrès sexuel, — ce qui permet aux prostituées de faire impunément leur métier fort longtemps en servant de moyen à des excès qui tueront l'homme, sans retentir sur leur organisme, — il en est tout autrement lorsqu'elle se livre à l'onanisme. Quel que soit le procédé employé, elle n'a alors qu'un but : faire naître la volupté. Dès qu'il y a sensation voluptueuse et autant de fois que le spasme a lieu, c'est aux dépens du système nerveux, qu'il ait été excité, surmené à cet effet dans le cerveau ou dans la moelle épinière. Autrement, il ne s'ensuit chez elle qu'un peu d'écoulement vaginal.

L'épuisement nerveux est donc ici, comme chez l'enfant qui n'a pas de sperme, la cause principale de tous les mauvais effets de l'onanisme. Leurs manifestations sont plus rapides et plus graves que chez l'homme adulte, dont l'émission du sperme est le terme naturel et forcé de ses efforts. Leur prolongation indéfinie, sans ce calmant de leur excitation, et que la fatigue seule remplace, en forme précisément le danger.

Toutes proportions gardées d'âge et de tempérament, de forme et d'intensité, l'onanisme est plus nuisible, funeste et malfaisant chez la femme que chez l'homme. Son impressionnabilité plus grande et le défaut d'émission séminale en sont les principales raisons. Seule ou entre le même sexe, elle peut le prolonger indéfiniment jusqu'à extinction des forces ; mais il n'en est plus de même entre les deux sexes, l'un y mettant fin, comme dans le coït, malgré les nombreuses exceptions à cet égard.

En portant à leur maximum les conditions organiques et fonctionnelles qui donnent au sens génital toute son énergie et sa fougue chez les deux sexes, le système se trouble et s'altère ; l'onanisme surtout, en y ajoutant un fonctionnement irrégulier, déréglé, brise l'harmonie de ce sens, si développé soit-il, avec toutes les autres fonctions de l'économie : nutritive, circulatoire, nerveuse, etc. On n'est plus alors en présence d'un tempérament exalté, c'est une imminence morbide ou une prédisposition pathologique, maladive, qui menace l'individu. Elle ne peut manquer de se développer par la persistance et l'exagération même de ces excès ou ces abus dont l'onaniste sera fatalement la victime. Il est ainsi conduit à toutes les pratiques de cet onanisme qui, loin d'être une simple habitude vicieuse, est une névrose horrible, incurable et souvent mortelle.

Le *tempérament génital* a donc une grande importance chez les deux sexes, puisqu'il les conduit presque fatalement aux excès ou aux abus vénériens dont les effets, à peu près identiques, sont aussi menaçants. D'où l'utilité d'en connaître et d'en fixer les caractères. Mais il n'a pas des traits appréciables, constitutionnels, comme le tempérament sanguin, bilieux ou lymphatique. Il se confond intimement avec le tempérament nerveux et ne s'en distingue que par ses effets. De là sa plus grande fréquence chez la femme, surtout en raison de la prédominance de ses foyers érogènes ou de l'amour. L'action de ceux-ci resterait même obscure sans la connaissance du centre génital. D'où la nécessité d'en faire connaître les différences, chez les deux sexes, pour mieux apprécier les manifestations diverses de ce tempérament et savoir dans quelle partie de l'organisme humain réside le vice qui produira tôt ou tard cette névrose entraînant la consomption génitale.

Tardieu en a tracé le tableau suivant chez la femme hystérique dont la prédominance du système nerveux exalte surtout les pensées et les sentiments érotiques. Il est caractérisé par une certaine ampleur des masses charnues et l'abondance du système pileux, l'expression mobile de la physionomie, l'animation facile des traits, l'éclat brillant des yeux, la flamme brûlante du regard, l'épaisseur et la coloration des lèvres qui sont d'un rose vif tranchant avec la blancheur des dents ; enfin par le développement des seins et des organes sexuels. Ces femmes peuvent parfois résister pendant un certain temps aux pensées qui les obsèdent, mais bientôt, vaincues par la lutte inégale du devoir et de la raison contre le désordre et le dérèglement des sens, elles cherchent souvent dans les attouchements solitaires une diversion passagère à l'ardeur qui les tourmente. Puis ces attouchements se répètent et conduisent à l'érotisme, à la nymphomanie qui compliquent souvent l'hystérie. On les voit alors abandonner parents, amis, enfants et aller chercher dans la prostitution un remède impuissant à la triste fureur utérine qui les domine.

Une apparence analogue se retrouve chez les hommes en proie au priapisme ou au satyriasis, véritables fous raisonnants, excepté sur l'objet même de leur folie ou aberration érotique qui les conduit aux abus onanistiqués comme aux excès vénériens. Une érection violente, douloureuse et persistante, en est le principal signe. Extérieurement, ils se distinguent par un regard lubrique, brillant et fixe, avec les yeux injectés, la bouche voluptueuse, souriante, le teint pâle, sinon couperosé par leurs excès alcooliques, des manières ou des paroles indécentes et une tournure provocante indiquant les pensées, les désirs et les passions qui les agitent.

La continence provoque parfois cet état morbide, par la rétention du sperme agissant comme excitant, chez les hommes d'un tempérament nervoso-sanguin, ainsi que le démontre l'exemple du curé de Cours. Le supplice des prêtres et des religieux chastes est d'être réveillés spontanément, plusieurs fois la nuit, par des érections violentes et douloureuses qu'ils ne peuvent calmer, éteindre que par des lotions, des aspersions locales d'eau froide. D'où la règle, instituée dans la plupart des ordres cloîtrés, de se lever plusieurs fois la nuit pour prier ensemble à la chapelle. Mais il est encore bien plus souvent produit par l'irritation des voies génito-urinaires et les excès, les abus vénériens. En surexcitant directement les centres nerveux, ces causes en déterminent le trouble, une irritabilité anormale, maladive. La preuve en est établie par les excès de coït ou les abus onanistiques qui précèdent le début de l'ataxie locomotrice, de même qu'au commencement de la rage, dont le siège tend à se localiser de plus en plus dans les centres nerveux. Ce sont donc là des névroses analogues à l'hystérie de la femme. Elles conduisent aux mêmes aberrations et à une impuissance finale chez l'homme, démontrée par les faits dans l'*Impuissance physique et morale*.

Les plus grandes différences existent au contraire dans les foyers érotiques des deux sexes, pour expliquer celles qui se manifestent dans l'onanisme, seul ou à deux, comme nous allons le montrer.

Foyers érotiques

La propriété toute spéciale de certaines parties du corps de porter aux plaisirs de l'amour, par les sensations voluptueuses qu'elles font naître et développent, est due au système nerveux par les filets nombreux, abondants et déliés, qui s'y rencontrent. Le cerveau, centre de ce système qui en émane comme le sang du cœur, est le siège de l'imagination qui incite et porte à ces plaisirs, et la moelle épinière, sa principale dépendance, est ainsi chargée, par ses cordons, d'en transmettre et d'en répandre le sentiment à l'économie tout entière. La main, les lèvres, les yeux en sont les meilleurs conducteurs par le réseau nerveux qui s'étend à leur surface.

Dans le sens génital de l'homme, un seul foyer érotique existe : le gland ; centre autour duquel toutes les actions viennent aboutir. Il est formé d'un lacis veineux excessivement riche en nombreuses ramifications, tellement entrelacées et serrées à l'intérieur qu'il est impossible de les suivre dans le tissu érectile et vasculaire dont elles constituent la trame. En s'épanouissant à sa surface sous forme de petites houppes, qui s'observent surtout sur la couronne, ces filets, extrêmement ténus et déliés, donnent lieu à cette sensibilité voluptueuse si exquise qui en fait le principal siège du plaisir. D'où l'impérieuse indication de tenir cet organe recouvert du prépuce, qui lui sert d'enveloppe, pour conserver intacte cette sensibilité si précieuse de l'amour, sans l'émousser ni l'altérer par le contact de l'air et le frottement des vêtements.

Il en existe manifestement un second à l'anus, chez de jeunes garçons, comme je l'ai constaté dans deux cas. La main y développe spontanément un chatouillement voluptueux qui suffit à provoquer l'érection et l'éjaculation immédiate. Ils se font ainsi manuéliser à ce siège par les prostituées, ce qui les porte fatalement à la sodomie passive dont deux exemples sont relatés à ce mot.

Le sens génital de la femme est beaucoup plus

compliqué. Au lieu d'un seul foyer érogène, elle en possède trois : le clitoris, l'utérus ou matrice et les mamelons, jouissant à divers degrés de cette sensibilité voluptueuse qui les fait entrer en érection comme le gland. Les deux premiers se confondent, il est vrai, en un seul, chez les femmes les mieux organisées à l'état normal. Ils donnent leur part d'action réciproque dans le coït naturel et le troisième y joint même ordinairement la sienne pour doubler, tripler la somme de volupté résultant de ce consensus pour mieux en assurer l'effet. Mis simultanément ainsi à contribution, comme il convient à l'état physiologique, les trois n'en forment réellement qu'un seul. C'est une véritable trinité sans miracle ni mystère.

Dans l'onanisme, au contraire, il en est tout autrement par son action artificielle. Et la preuve que ces foyers sont aussi isolés et distincts dans leur action que séparés dans leur siège, c'est que l'un est ordinairement choisi, préféré par la femme, à l'exclusion des deux autres, à cause des sensations plus voluptueuses qu'elle en éprouve, soit par sa sensibilité plus grande, soit par son excitabilité spéciale.

En général, le foyer clitoridien est le plus actif. C'est lui qui correspond directement à celui de l'homme. Comme tel, il prend ordinairement la part la plus active à la préparation et à l'accomplissement de l'acte réflexe spasmodique qui détermine la jouissance et la mène graduellement au maximum de son intensité. C'est par lui que la plupart des femmes entrent en éréthisme sensuel, quel que soit le procédé employé, direct ou indirect, c'est-à-dire naturel ou artificiel. Pour un grand nombre, l'intromission pénienne n'est que secondaire.

Pour d'autres, au contraire, elle est tout : il faut que le second foyer, utérin, soit touché, secoué et fortement mis en action, ébranlé si l'on peut dire, par le pénis ou un objet analogue, le phallus surtout. C'est là, pour cette catégorie, que s'élabore la sensation progressivement accrue et d'où s'élance l'irradiation terminale. Le foyer clitoridien ne joue qu'un rôle accessoire, sans que le volume plus ou moins minuscule de l'organe paraisse y contribuer. Ses excitations, ses titillations avec le pénis, la main ou la bouche sont insuffisantes à déterminer le spasme cynique. Il faut aller réveiller les sensations plus loin et jusque dans la profondeur des organes génitaux.

A ces deux modes d'onanisme chez la femme s'en ajoute un troisième : c'est le mamelon, aussi érectile et richement innervé que les deux autres. Beaucoup moins actif qu'eux, il possède ou acquiert exceptionnellement une telle faculté d'éréthisme voluptueux, que sa titillation uni ou bilatérale peut provoquer, dans toute leur plénitude et leur intensité, les sensations du spasme génital avec l'émission du liquide vulvaire qui l'accompagne. Plusieurs nourrices ont avoué à Cabanis que l'enfant en les tétant leur faisait éprouver une vive impression de plaisir, partagée à un certain degré par les organes de la génération.

Ce fait rare est authentique; des femmes très ardentes se masturbent ainsi, sans négliger les autres moyens naturels ou artificiels du spasme vénérien. D'où le procédé d'onanisme mammaire à joindre aux deux autres, sans rien d'incompatible. L'exemple en est relaté aux causes locales de l'*Épuisement nerveux*.

De cette pluralité des foyers érogènes, les manœuvres onanistiques doivent être et sont en réalité plus variées et diversifiées chez la femme que chez l'homme. Elle a toujours obtenu le prix d'adresse dans les jeux de l'amour comme dans ses abus. Bien mieux que l'homme, elle en connaît et réalise toutes les souplesses par la violence même de ses passions, l'étendue et la durée plus longue de ses voluptés. Elle a excellé de tout temps à en varier les poses et les postures imaginables, pour satisfaire les passions les plus lubriques, en leur donnant une apparence presque naturelle. La courtisane Cyrène en inventa jusqu'à douze dont les peintures décoraient les alcôves de l'empereur Tibère. Toutes les pratiques et les raffinements de l'onanisme se retrouvent ainsi dans la prostitution clandestine des femmes galantes. L'enseignement le plus dangereux en est là, d'où il pénètre trop souvent ensuite jusque dans les rapports conjugaux.

L'onanisme solitaire paraît pourtant devoir être plus fréquent chez l'homme dont l'unique foyer érotique est si puissant, par sa concentration même, et si facilement à la portée de sa main, qu'il est plus disposé à en abuser. D'autant mieux que, contrairement à la femme, il lui fait produire à volonté toutes les jouissances dont il est susceptible dans l'état normal.

La femme semble néanmoins infiniment plus portée

à s'y laisser aller par son nervosisme exagéré, son isolement et ses occupations sédentaires, inactives, laissant son imagination livrée à toutes ses pensées, ses sentiments et ses impressions. Son célibat ou sa viduité, auxquels elle est souvent condamnée malgré elle par sa laideur ou sa pauvreté, en sont encore des causes, surtout lorsqu'elle est privée de sa tâche essentielle de la maternité. Dans ces tristes conditions, des filles et des femmes commettent des actes solitaires ou partagés, comme le saphisme, dont les conséquences apparentes sont plus rapides que chez l'homme. La flétrissure ou le relâchement, la déformation des parties externes, l'extraction des corps étrangers introduits dans le vagin ou tombés dans la vessie et les maladies en résultant, assez fréquemment constatés comme les résultats directs de l'onanisme, sont des témoignages à l'appui de cette interprétation.

Centre génital.

Ce centre a été fixé primitivement dans la *moelle de l'épine du dos* par le fondateur de la médecine, d'après les symptômes qu'il avait observés des excès ou des abus vénériens chez les jeunes mariés et les libidineux. Il fut placé ensuite dans le cervelet par le célèbre phrénologiste Gall, en vertu de son ingénieux système des localisations de toutes les facultés dans la boîte crânienne. Cet organe, intermédiaire entre le cerveau et la moelle épinière, en formant comme l'épanouissement supérieur de celle-ci par la bosse occipitale placée en arrière de la tête, était pour lui le siège exclusif de l'amour physique ou de l'instinct de la propagation. Des coïncidences très curieuses et frappantes, entre le développement de cette bosse et la propension précoce ou exagérée aux plaisirs de l'amour, donnèrent un tel crédit à cette nouvelle doctrine que, pendant plus d'un siècle, l'instinct ou le sens génital fut exclusivement placé là.

Les blessures, les lésions de cette partie, en déterminant l'impuissance dans plusieurs cas chez l'homme, et la castration des jeunes animaux paraissant en empêcher le développement ultérieur, tout semblait le fixer définitivement là. Mais la vogue et le crédit de la phrénologie disparaissant par la mort de son auteur et de ses disciples, cette doctrine s'évanouit en y regardant de plus près et des exemples contradictoires se produisirent.

4. — Une fille de onze ans, adonnée à la masturbation, mourut ainsi dans un épuisement complet à l'hospice des Orphelins de Paris en 1861, après plus de quinze mois d'observation, sans que la moindre trace de cervelet fût trouvée par Combette à l'autopsie. C'était la démonstration que l'instinct et le sentiment vénériens pouvaient exister sans cet organe. Son voisinage ou plutôt sa contiguïté avec la moelle acheva de montrer la confusion. Sur 36 cas de tumeurs développées dans le cervelet, un seul avait coïncidé avec une érection permanente et l'autopsie montra que le tubercule, dans ce cas, comprimait la partie supérieure de la moelle. Dans 14 cas où il était ramolli partiellement, aucune érection n'existait; tandis qu'elle s'était manifestée deux fois par son ramollissement entier.

Il fut dès lors confirmé que l'erreur venait des rapports immédiats du cervelet avec la moelle. Les lésions de la partie supérieure de celle-ci par des blessures ou la pendaison déterminent ainsi l'érection. Toutes les blessures du cou, aussi près que possible de la bosse occipitale, la produisent spontanément, tant que la vie persiste dans les fractures ou les luxations des premières vertèbres. Il suffit même que la constriction, le serrement du cou arrête la circulation du sang, chez les pendus, pour que l'éjaculation s'ensuive. La présence du sperme sur le linge après la mort est un signe de la pendaison. L'observation suivante de Jolly en est la démonstration péremptoire.

5. — Un coup de pistolet, chargé à poudre, est tiré à bout portant sur la partie supérieure et externe du côté droit du cou d'un individu qui jouait à la boule. La mort eut lieu en moins d'une minute et l'on trouva sur sa chemise les traces d'une éjaculation récente, comme chez les pendus. Toute la masse apophysaire des deuxième et troisième vertèbres du cou était brisée.

Il suffit également d'introduire un stylet dans le cervelet d'un cochon d'Inde pour déterminer l'érection, et l'éjaculation s'ensuit en le poussant jusque dans la partie inférieure de la moelle. C'est par suite de ces expériences que le siège précis du centre génital a été fixé récemment au niveau de la quatrième vertèbre lombaire, c'est-à-dire en bas, dans la partie correspondante aux organes génitaux.

L'opinion actuelle est ainsi revenue, par l'expérimentation et l'observation directe, à celle d'Hippocrate, formulée explicitement il y a plus de 2,200 ans en précisant le siège de ce centre. Preuve de la fragilité des systèmes et des théories imaginés pendant ce long intervalle pour la remplacer. On ne saurait donc nier l'influence de la moelle sur l'exercice des fonctions génitales. Les impressions morales du cerveau, les désirs créés par l'imagination, si vifs qu'ils soient, n'agissent pas directement sur les organes génitaux pour les mettre en éréthisme. L'intermédiaire de la moelle est indispensable pour leur donner une force active. L'instinct profond, inconscient, qui agit en dehors de la volonté et la subjugue, réside dans ce cordon nerveux, tandis que la volonté est impuissante à le réveiller, s'il est endormi, comme à le créer s'il n'existe pas ou s'il est éteint, paralysé.

De là les impressions diverses, opposées, produites par les maladies de la moelle sur les fonctions sexuelles. Elles sont augmentées, activées, dépravées même, quand la moelle est excitée, irritée par une blessure, une compression, une lésion quelconque ; elles diminuent et cessent dans le cas d'affaiblissement, d'anémie par une altération, une dégénérescence ou la division de ce cordon nerveux. De là l'impuissance la plus fréquente ; l'instinct génital peut même être complètement anéanti, quand les relations de ces organes avec le centre nerveux du cerveau sont affaiblies ou interceptées.

La cause de tous les excès vénériens, surtout contre nature, réside donc primitivement dans la moelle. En réagissant à leur tour sur ce foyer exubérant d'innervation, ces abus suscitent en lui des altérations de tissu qui l'affaiblissent, le détruisent et entraînent une impuissance irrémédiable par le *tabes dorsalis* ou consomption dorsale dont le grand Hippocrate a tracé le tableau le premier.

Si le cerveau a une très grande part, comme centre d'incitation de l'amour, par les désirs, les idées, les images, les souvenirs qui y naissent spontanément dans les régions où siège l'imagination, l'action n'en vient-elle pas surtout des impressions nerveuses émergeant de la pulpe des doigts, de la surface des lèvres, de l'intérieur des yeux, et en particulier de la moelle épinière et des nerfs qui se distribuent aux organes de la génération?

*
* *

De cette commune origine nerveuse de l'instinct génital, chez les deux sexes, des effets analogues résultent fatalement des excès vénériens et des abus de l'onanisme, émanant de la même source. Ceux-ci, par leur caractère artificiel, en exigeant le plus souvent pour se manifester une action isolée, concentrée et soutenue sur un seul individu, autant que par leur facilité de se renouveler, sont encore plus redoutables que les excès naturels. Les preuves en sont dans l'ébranlement nerveux qu'ils produisent et la faiblesse qui y succède par son retentissement dans tout l'organisme. De là aussi les maladies nerveuses : l'hystérie, l'épilepsie, les paralysies et la folie même, qui en sont également la conséquence chez les deux sexes.

L'onanisme se produit alors de la manière suivante : que le cerveau soit sain ou malade et l'imagination, surexcitée par la vue ou le toucher, des idées lubriques, des rêves ou des pensées amoureuses, transmet aussitôt cette impression au centre génital par le courant nerveux établi directement entre eux. En réagissant à son tour sur les foyers érogènes qu'il dirige et gouverne, ceux-ci en sont spontanément impressionnés, selon leur excitabilité spéciale, et manifestent cette impressionnabilité par l'éréthisme particulier qui les fait entrer en érection. C'est le mécanisme normal du sentiment amoureux.

Mais si, dans cet état d'excitation, d'exaltation érotique, l'homme adulte est seul, isolé, cloîtré et privé de sa compagne indispensable pour lui communiquer ses impressions et les lui faire partager, afin d'en obtenir l'un et l'autre la plus parfaite satisfaction, il aura fatalement et forcément même parfois recours à la masturbation solitaire ou à une main étrangère pour s'exonérer du besoin qui le tourmente. L'adolescent n'y arrive pas autrement, en raison de sa timidité et les faibles impressions de son âge, de même que la jeune fille et la femme en général par la pudeur, la honte et la retenue qu'elles éprouvent à manifester leurs sentiments et leurs désirs à cet égard. La seule différence est dans l'intensité moindre de ce besoin génital par son défaut d'exonération et les ressources que la femme possède pour le satisfaire isolément.

Les exceptions à cette règle presque physiologique dépendent exclusivement de la surexcitabilité des centres nerveux sus-indiqués ou de leur dépression, leur affaiblissement. L'atonie ou le défaut d'impressionnabilité du système nerveux général et du centre génital en particulier, laisse plus ou moins froids et indifférents hommes comme femmes aux sentiments de l'amour. L'anaphrodisie et la frigidité des deux sexes n'ont pas d'autre cause, heureusement fort rare, malgré des exemples évidents.

En les surexcitant au contraire par l'excès et l'abus des organes génitaux, ces centres se congestionnent, s'irritent et s'altèrent. C'est par l'habitude de la masturbation que le cerveau ne raisonne plus les actes et que la volonté s'affaiblit d'autant plus facilement et plus vite qu'il est moins bien équilibré ou malade. Les idiots, les imbéciles, les maniaques et tous les individus nerveux s'y laissent aller avec fureur. Les sensations des foyers érotiques se pervertissent en s'affaiblissant et l'on voit des individus des deux sexes arriver successivement, d'abus en abus, à parcourir toute la gamme des jouissances lubriques sans en être jamais rassasiés.

Tous les mauvais résultats de ces excès et ces abus chez l'homme ne doivent donc pas être attribués exclusivement, comme on le fait, à la trop fréquente émission du sperme. C'est la seule différence qui existe entre lui et la femme ; et encore ces pertes séminales sont-elles remplacées chez celle-ci par les pertes mensuelles du sang des règles. Leur action se limite, de part et d'autre, aux organes qui en sont le siège. Celle du sperme est localisée sur les réservoirs de ce fluide et le mécanisme de son éjaculation, suivant la fréquence de sa répétition et la manière dont elle est provoquée. D'où les pollutions involontaires, la spermatorrhée qui en sont la conséquence, comme les dérangements de la menstruation, les pertes ou les hémorrhagies chez la femme.

Les abus de l'onanisme, provoqués souvent par une irritation du centre génital, impriment aussi primitivement leurs plus pernicieux effets sur le système nerveux. Si la trop fréquente émission du sperme en était l'unique cause, ils se manifesteraient chez l'homme seul. Leur développement plus rapide et plus grave chez l'enfant et la femme en indique l'origine réelle dans l'appareil nerveux. Sa faible résistance chez l'enfant l'expose ainsi à ressentir les plus graves effets de la masturbation solitaire, sans éjaculation; son extrême impressionnabilité chez la femme fait naître de même ces névroses et ces névropathies multiformes dont la localisation fréquente dans les organes génitaux décèle l'origine. Les paralysies consécutives et les troubles de la vue, la cécité et la folie même, n'en sont souvent que les résultats éloignés par les altérations de ce système.

Ces conséquences de l'onanisme entre les deux sexes, quel que soit le procédé employé, sont toujours infiniment plus graves pour la femme que pour l'homme. Dès que celui-ci s'exonère, son système nerveux n'est plus ébranlé comme en renouvelant le coït par l'attrait qu'il y trouve; en se prolongeant indéfiniment chez la femme, il est soumis aux plus rudes épreuves. De là les affections nerveuses qui en résultent inévitablement pour elle, et les maladies locales qui en sont si souvent la suite.

De toutes les causes physiques, susceptibles d'engendrer l'indifférence et la frigidité de la femme, la manuélisation solitaire et partagée, les fraudes conjugales, la tribadie, le saphisme ou onanisme buccal, et tout ce qui ressemble à ces infâmes pratiques, est certainement le plus puissant déterminisme de l'anaphrodisie féminine. Malgré la difficulté égale de constater la cause et l'effet, on peut juger de cette influence de l'onanisme, aussi bien sur la sensibilité des organes que sur le sentiment et l'imagination ; mais elle est généralement encore plus marquée sur ceux-ci, et c'est pourquoi il est si préjudiciable à la femme.

CAUSES

Malgré l'ancienneté et l'universalité des aberrations sexuelles, on n'a pas encore réussi à en fixer ni en déterminer la cause d'une manière précise et positive. Attribuées au relâchement des mœurs dans l'antiquité, puis à la débauche physique et morale du moyen âge, elles sont rapportées aujourd'hui, au moins dans leurs excès les plus honteux et dégradants, à l'aliénation mentale, à la folie. Ce serait un délire du sens génital, comme le délire partiel ou la monomanie régnant sur un objet exclusif, avec une raison intacte et parfaite sur tout le reste. Il se rencontrerait particulièrement chez les intelligences anormales, d'après le docteur P. Moreau, constituant un véritable trait d'union entre la raison et la folie. Un caractère bizarre, excentrique, des idées fausses, délirantes, distingueraient ces individus et l'hérédité en serait souvent le stigmate. (*Aberrations du sens génésique*, Paris, 1880.)

Il est assez probable que ces causes ont agi séparément, dans les conditions relatées plus haut, comme elles continuent de le faire individuellement dès qu'elles se rencontrent. L'exemple des mauvaises mœurs et de la débauche n'a cessé d'être et sera toujours du plus pernicieux effet. Mais c'est là une de ces causes simples, générales, communes ou banales, comme on dit, et qui n'ont rien de spécifique. L'essentiel est donc de découvrir celles-ci pour s'en préserver ou les combattre, les annihiler même si c'est possible.

*
* *

Le besoin ou l'impossibilité de se livrer au coït en serait la cause primordiale et essentielle, d'après le docteur Christian. Son indépendance de tout élément accessoire est telle qu'il le détermine chez les animaux. A défaut de pouvoir invoquer cette cause chez les enfants, une surexcitation nerveuse, anormale ou morbide, produite par un état organique ou par maladie, le provoquerait. C'est l'expression ultime, simple et catégorique, que le positivisme le plus radical peut exiger.

S'il est possible, au point de vue exclusivement médical, d'envisager ainsi l'onanisme à l'état morbide ou pathologique, il en est tout autrement en le considérant sous le rapport hygiénique et social que nous devons surtout viser ici. C'est dans ses débuts, ses formes variées et la manière dont elles s'engendrent qu'il s'agit de l'étudier. Chercher une seule et unique cause, toujours la même, à des effets aussi disparates, multiples et protéiformes, serait illogique et erroné. Elle ne pourrait rendre compte ni de leurs variétés ni de leur marche. Loin de se manifester, se développer et persister uniformément, ces effets s'arrêtent, changent ou se modifient, se transforment, se métamorphosent même, sous l'influence de conditions opposées à celles qui les avaient fait naître. L'issue dépend souvent du milieu où l'individu se trouve placé à ce moment décisif. La plupart des enfants des deux sexes, livrés à la masturbation, s'en guérissent spontanément dès que, constitués normalement au physique et au moral, ils sont entraînés aux réunions, aux jeux et aux plaisirs de la jeunesse. Il n'est même pas rare qu'un certain nombre se laissent aller ensuite à tous les excès vénériens, au point d'en devenir malades. D'où la confusion fréquente des résultats des excès avec les abus vénériens.

Malgré leur extrême diversité, ces causes peuvent être séparées en deux classes : générales et locales ou externes et internes. Les premières sont communes, banales et peuvent agir sur tous les individus, sans qu'ils en éprouvent la même influence. Les secondes, au contraire, toujours spéciales et particulières, agissent d'une manière spécifique. Souvent morbides ou pathologiques, elles sont même indépendantes de la volonté. D'où l'importance de les distinguer, bien qu'elles se compliquent, se superposent et agissent parfois simultanément, ce qui en rend l'action d'autant plus pernicieuse.

Causes générales ou extérieures.

Si l'onanisme est de tous les âges, l'influence spéciale de chacun n'est pas moins distinctement marquée uniformément chez les deux sexes, par les causes différentes qui en naissent et le provoquent dans ses formes variées. L'onanisme manuel est assurément le plus fréquent de dix à vingt ans, chez les deux sexes, comme l'onanisme vaginal est ensuite le plus commun entre eux durant l'âge mûr de la virilité. C'est la plaie des générations actuelles. De ces mœurs déréglées naissent les turpitudes passives auxquelles se livrent les vieillards, à défaut de pouvoir l'exercer activement.

/Il commence ordinairement chez les plus jeunes enfants en s'amusant entre eux. C'est comme un jeu, une curiosité/et, sans conscience de leur acte, en riant, ils se regardent et se touchent les parties génitales ; la succion commence même sur ce mode simple, innocent. Plus tard, en rencontrant avec préméditation un acolyte disposé comme eux, ils se les frottent ensemble et le saphisme et la pédérastie peuvent en résulter. D'où l'indication de leur apprendre de bonne heure, en les lavant, de cacher et respecter ces parties avec soin sans les toucher. Il faut même leur enseigner bientôt tout le mal qui résulte de cette faute et de cet abus, en surveillant leurs jeux privés et en cachette.

Un défaut d'éducation, d'instruction, les mauvais exemples, en sont, d'après Tissot, les plus fréquents mobiles. Une nature grossière, sans culture, s'y laisse aller publiquement. Tandis que l'individu instruit cache ce vice avec le plus grand soin, l'autre le montre volontiers, sans ménagement, comme s'il n'en comprenait ni l'horreur ni la honte. C'est par l'ignorance, le défaut de civilisation que l'homme se rapproche ainsi de la brute. De la compagnie de ces êtres viennent surtout l'instruction et la perversion des autres.

l'imitation est la première à signaler, non seulement par son rôle considérable, mais parce qu'elle agit tout d'abord et spécialement sur les enfants. Tous les auteurs ont indiqué ce grave danger avec raison comme le plus redoutable, chez les deux sexes, surtout pour les enfants précoces, à imagination vive. C'est en ne prenant nulle précaution dans leurs paroles, leurs conversations, leurs actes devant les enfants que les parents sont souvent les premiers fauteurs ou instigateurs de leurs habitudes vicieuses. Par sa nature essentiellement nerveuse, impressionnable et son extrême curiosité pour apprendre, l'enfant saisit avec avidité tout ce qui peut lui procurer des sensations aiguës. Les plus vifs et intelligents, les mieux doués, sont surtout disposés à profiter de ces leçons pernicieuses comme des meilleures. D'où le tort pour les personnes âgées de ne pas être circonspectes en leur présence, sous prétexte qu'ils sont trop jeunes pour comprendre ou trop vieux pour n'être pas instruits. Toute idée lubrique, semée dans ces imaginations ardentes, suffit à en ternir la pureté.

On ne prête ordinairement pas plus d'attention, sous ce rapport, aux jeux, aux goûts, aux lectures des enfants qu'à leurs camarades, ni les maîtres ou les domestiques auxquels ils sont confiés, non plus qu'aux employés ou amis. Tout le mal de l'avenir vient souvent de cette négligence coupable et ce premier abandon de l'enfance. L'exemple est surtout pernicieux, à ce premier âge, par l'imitation aveugle qui en est le principal caractère. L'enfant imite tout ce qu'il voit, le bien comme le mal.

« L'éducation, le milieu social, mais surtout les mœurs de la famille et les exemples que l'enfant a constamment sous les yeux dès que son intelligence s'éveille, jusqu'à ce qu'il quitte la tutelle de ses parents pour vivre de la vie sociale, impriment à sa manière de sentir, de penser et d'agir, telle ou telle direction qui est, suivant les cas, de nature à favoriser ou à réprimer ses mauvais penchants, s'il en a, ou à lui en donner s'il n'en a pas. » (*Mauriac.*)

Les écoles, pensions, lycées, collèges et séminaires comme les gynécées sont ainsi le premier apprentissage de l'onanisme, seul et à deux, par le défaut de surveillance rigoureuse des élèves.

Les livres, romans, dessins, tableaux, statues ont été de tout temps des initiateurs obscènes. Les peintures découvertes à Pompéï des douze postures licencieuses de l'amour, inventées par Cyrène, dont Tibère décorait impudiquement ses salles, ne le cèdent en rien aux dessins de Jules Romain faits pour l'Arétin, ni aux magnifiques gravures des Carraches au seizième siècle. Ceux qui ont mis le talent de ces grands peintres à contribution pour reproduire « *toutes les souplesses de l'amour,* dit Venette, n'ont jamais si bien réussi à montrer que la femme les a toujours mieux connues que l'homme. Elle est aussi plus habile à les inventer et à s'y livrer, en raison même de l'intensité et la prolongation de la volupté qu'elle en éprouve sous toutes les formes, par sa vive imagination et son excessive sensibilité. »

Ces leçons en peinture de la lasciveté, la lubricité et le vice, sont les moyens les plus dangereux d'exciter les sens et de les pervertir. Elles sont mises de nos jours à la portée de tous en cartes transparentes et en photographies microscopiques dont le nombre s'élève jusqu'à 32. Le commerce clandestin qui s'en fait sur la voie publique n'est pas moins pernicieux que les gravures pornographiques et les détails licencieux de certains livres et journaux dont la publication vient justement d'être défendue, proscrite. Certains romans en disent assez pour que la représentation ne vienne éclairer les plus simples et ignorants de ce qu'ils ne peuvent comprendre autrement. Par ses images indécentes de son histoire des Césars, Suétone, en dévoilant toutes leurs turpitudes sodomistes, a corrompu le maréchal de Rays et déterminé ses crimes et sa mort ignominieuse.

Le théâtre, les bals et les danses sont également des écoles d'immoralité dans certains lieux. Le bouffon populaire des Turcs, Karagheuz, ne recule sur la scène devant aucun geste ni aucun acte obscène, et le théâtre chinois n'est guère moins licencieux. Dans une comédie jouée à Tien-Tsin, **M. Watremey a** vu une jeune femme reprocher à son époux, vieillard impuissant et cacochyme, de négliger complètement les devoirs intimes imposés par le mariage. Ce vieillard, sortant de scène, revient bientôt tout joyeux en lui présentant un des phallus gommo-résineux fabriqués à Canton et qui se vendent publiquement. « Voilà ce dont beaucoup de femmes dans votre cas se contentent, » lui dit-il, en ajoutant, par sa pantomime significative : faites comme elles.

Si rien de semblable n'est à craindre sur nos grandes scènes théâtrales, que de mots lestes et de chansons grivoises, de poses, de gestes indécents, de nudités provocantes ne sont pas risqués sur les théâtres légers et dans les bals populaires en particulier ? Dans ces lieux où la morale devrait être le plus strictement observée, et où la police veille pour le maintien des mœurs, il est aussi dangereux pour le père d'y conduire son fils que la mère sa fille, si l'un et l'autre ne s'y rendaient souvent clandestinement à leur insu.

Jusqu'à la puberté, la réunion publique des deux sexes est presque sans danger et préférable aux jeux privés et séparés des garçons et des filles. La pudeur native du premier âge et le défaut d'incitation réciproque les empêchent généralement de se rien communiquer. Ils sont toujours beaucoup plus libres séparément entre eux, garçons et filles n'y voient pas autant d'immoralité, et c'est pour eux un simple amusement de s'entretenir, se raconter ce qu'ils ont vu, entendu ou éprouvé. Trop d'intimité est pourtant dangereuse, dès qu'il se trouve parmi eux un être malade ou perverti, comme dans l'exemple suivant :

5 *bis.* — Quatre garçons de 15 à 18 ans se trouvaient réunis, pour leur éducation, dans une famille ayant trois jeunes filles de 7 à 12 ans. La plus jeune était si lubrique qu'elle les provoquait tour à tour, séparément et en secret, à des attouchements par ses câlineries agaçantes et ses caresses audacieuses, en se plaçant entre leurs jambes ou sur leurs genoux lorsqu'ils étaient assis. Seule, elle se mettait à cheval sur le bord d'une chaise pour se masturber. Une méningite aiguë ne tarda pas à l'enlever, qui démontra la nature morbide de cette extrême salacité précoce. Mais il arriva ensuite que les jeunes gens, à leur tour, provoquèrent les sœurs aux mêmes manœuvres, par l'extrême liberté dont ils jouissaient dans ce milieu insouciant.

L'imitation volontaire ou forcée n'est pas moins fréquente et dangereuse entre les mariés. Il suffit que l'un des époux ait un vice ou une habitude particulière pour chercher à les faire contracter à son conjoint. Dans l'impossibilité de ressentir ni d'éprouver dans les rapports normaux les violentes sensations qu'il se procurait artificiellement, il ou elle fait tous ses efforts, par la persuasion d'abord et la contrainte ensuite au besoin, pour les lui faire partager. Il n'est sorte de subterfuges, de roueries d'une fausse tendresse qui ne soient employés à cet effet. Hommes et femmes ayant l'habitude invétérée de la masturbation sont surtout d'une habileté infernale pour provoquer aux attouchements. Dans leur impuissance, des hommes ont pu même recourir à la complicité morale du médecin pour réclamer de lui, sous prétexte de l'extrême froideur de leur femme, un aphrodisiaque pour lui administrer et arriver plus sûrement à leurs fins. L'onanisme à tête-bêche n'est pas moins ingénieux et les rapports de Tardieu montrent que des sodomistes ont pu se marier avec la préméditation avouée de choisir spécialement une femme pour leur servir de victime à cet effet.

En restant profondément cachés, ensevelis dans l'alcôve conjugale, ces dangers du mariage sont peu connus. C'est souvent par la souffrance, la maladie, que les victimes en font timidement l'aveu au médecin, comme dans les pratiques sodomistes. De rares exemples se produisent à huis-clos devant les tribunaux. Leur gravité doit pourtant les faire mettre au jour, pour en révéler la possibilité aux familles et permettre d'en éviter les tristes conséquences. Un cas récent en étant venu à notre connaissance, nous avons résolu d'en relater des exemples authentiques plus loin.

La prostitution clandestine de l'onanisme, sous ses formes les plus honteuses, existe dans les grandes villes et capitales, à l'instar de la prostitution tolérée. L'une et l'autre sont parfois exercées alternativement par les mêmes personnes et n'en font ainsi qu'une. Hommes et femmes s'y livrent séparément à la recherche d'adeptes et de complices, en en faisant un métier, une profession. Chacun a ses promenades favorites, ses lieux de rencontre et de réunion, où ils se reconnaissent à certains signes conventionnels. Des écoles *privées* de ces vices se tiennent même dans des réunions *particulières* qui prennent le nom de soirées

par leur caractère nocturne. C'est là, dans des salons
ou des cabinets particuliers, après des libations copieuses, toujours plus ou moins aphrodisiaques,
offertes et données sous le nom de rafraîchissements,
que se commettent les plus horribles attentats. De là
les rendez-vous, les moyens de se voir pour ces individus et d'entretenir leurs infâmes relations. Ces
faits sont particulièrement précisés, d'après Tardieu,
à l'*Onanisme anal.*

/L'*oisiveté*, issue de la paresse ou de la richesse, est
la plus mauvaise conseillère et la source de tous les
vices par l'ignorance et la misère qu'elle engendre
fatalement/L'excitation, le prurit spontané des organes
génitaux, surtout par la malpropreté, est comme le
premier appel secret qui y attire la main de l'enfant
oisif et inconscient. A plus forte raison si l'exemple
s'offre et si l'oisiveté se joint à l'isolement. Elle com-
plique ainsi, dans la plupart des cas, toutes les causes
qui semblent déterminer plus directement l'onanisme
manuel. L'oisiveté dans la jeunesse, en laissant le
corps et l'esprit inoccupés, porte essentiellement aux
excès et aux abus vénériens par le rôle prédominant
de l'appareil génital chez les deux sexes ; c'est encore
par les réminiscences provoquées dans l'âge mûr ou
la vieillesse qu'elle est le plus fatal ennemi des gens
seuls, ignorants et inoccupés.

Les plus grands observateurs de tous les temps ont
consacré cette vérité. Celui qui ne fait rien, dit Franklin, est bien près de mal faire, et Latena ajoute :
L'homme oisif est comme l'eau qui dort : il se cor-

rompt. La lubricité, selon Burdach, tient plus au vide de la tête qu'à la réplétion des testicules. Une occupation qui exige toutes les forces du corps ou de l'esprit et s'en empare, est donc le meilleur remède pour tous ceux qui se trouvent dans cette voie fatale, selon le conseil du vieux Montaigne : « Si on n'occupe les esprits à certain subject qui les bride et contraigne, ils se jettent desreglez, par cy par là, dans le vague champ des imaginations et n'est folie ny resverie qu'ils ne produisent en cette agitation ». (I, ch. VIII).

/*L'isolement* est, par opposition à l'exemple, l'une des conditions les plus propres à faire naître et développer spontanément, chez l'enfant comme chez l'adulte, le goût et l'habitude des plaisirs solitaires, surtout dans l'inaction./ La masturbation commence ordinairement la nuit, par l'excitation de la chaleur du lit, le repos du corps et l'inoccupation de l'esprit, Le désœuvrement du lit est le plus fatal et l'enfant n'y doit jamais rester que pour dormir s'il n'est malade. L'exercice de la marche et des jeux, dans les intervalles de l'étude, est le meilleur moyen de combattre cette prédisposition, en sollicitant le corps au repos par un sommeil réparateur et continu du soir au matin. Les enfants éveillés, nerveux, à l'imagination vive, et surtout les petites filles turbulentes, querelleuses, coquettes, maniérées, exposées aux maux de tête, inaptes à l'étude, ont particulièrement besoin de ce calmant, ce sédatif puissant de l'exercice, la fatigue même au grand air, à défaut de pouvoir les occuper et les faire travailler autrement.

La garde des troupeaux, confiée souvent à de jeunes pâtres dans la campagne, paraît une cause spéciale de cette fatale habitude en restant isolés dans les champs ou les bois des journées entières. Laissé à lui-même, sans rien pour exercer son attention ni occuper son esprit, s'il en a, l'enfant tourne naturellement ses idées vers la lubricité, surtout en ayant sans cesse sous les yeux l'exemple de l'accouplement de ses animaux. En contemplant ses organes génitaux, il imagine de les exciter avec tous les objets à sa portée, soit en les introduisant, soit en titillant le canal de l'urèthre. Le grand air semble aussi un excitant pour eux. La plupart des viols ou des attentats criminels et contre nature, par des vieillards sur des enfants ou de jeunes gens sur des vieilles femmes, qui ressemblent tant aux perversions génitales, se commettent principalement dans l'isolement des bois ou des champs, comme si ces conditions en étaient une cause spéciale.

En se combinant à l'abstinence, l'isolement forcé d'hommes jeunes et vigoureux engendre encore l'onanisme chez les matelots sur leurs navires, isolés pendant de longs mois au milieu de l'Océan, sans relâche possible ni aucun moyen de satisfaire l'instinct génital. La vapeur annihile heureusement cette cause aujourd'hui, en rendant la navigation plus rapide. Les armées en campagne n'y sont plus guère exposées non plus, excepté pendant les longs sièges comme celui de Paris. Mais il n'est jamais que passager en pareil cas.

Il en est autrement dans les prisons, les pénitenciers, les asiles d'aliénés et les colonies à sexe séparé.

6.

La dépravation ordinaire de leur population le fait apparaître et persister sous toutes ses formes et leurs variétés, avec la perniciosité de l'exemple et de l'imitation. Il ne tarde pas à se montrer ainsi partout où l'autre sexe fait défaut. Son existence est rendue présumable par là dans les couvents, les cloîtres fermés des deux sexes, malgré le régime sévère et la discipline qui y règnent. Cette fonction involontaire, dès qu'elle n'est pas satisfaite naturellement, suscite toujours des révoltes ou des troubles organiques, d'autant plus aigus pour les religieux que la contemplation et l'ascétisme les exposent plus à ressentir les aiguillons de la chair que ceux dont le corps est fatigué tous les jours par un travail manuel.

L'isolement à l'âge de retour, quand l'homme prend sa retraite ou que la femme veuve vit seule, n'est pas exempt de ces effets périlleux. Que de vieillards isolés dans leur oisiveté deviennent salaces et lubriques à l'excès, au point de contracter des habitudes qui déshonorent toute une vie familiale de travail et d'honneur ! En cherchant à se distraire, à occuper leur temps, ils sont plus exposés que les jeunes à faire des connaissances dangereuses qui spéculent sur les faiblesses de leur âge et exploitent leurs passions. C'est à tort que, en se retirant des affaires actives, l'homme abandonne tout travail au point de n'avoir plus qu'à s'occuper de lui. Tant qu'il conserve une certaine activité de corps ou d'esprit, il doit l'employer utilement, sous peine d'être préjudiciable à lui-même ou aux autres. C'est la sauvegarde de sa santé, de sa vie et jusqu'à son honneur.

Il ne faut pas confondre ces effets de l'isolement à tous les âges avec ceux de la continence et du célibat qui s'y joignent ordinairement ; l'oisiveté en est peut-être encore un accompagnement plus dangereux. Malgré la difficulté de les distinguer, les analyser, leurs manifestations chez l'enfant, l'adolescent et le vieillard démontrent son action nocive propre, séparée. Le mariage en est le remède infaillible, en annihilant simultanément les deux autres facteurs.

La *continence* volontaire ou forcée, par le défaut de satisfaction des instincts génitaux, est la cause la plus essentielle et fatale qui conduise à l'onanisme. Elle est sans doute possible et même relativement facile à certaines personnes, surtout celles qui ne l'ont jamais enfreinte, car pour l'appareil génital plus que tous les autres, moins il est sollicité et moins il est impérieux. Mais c'est tenter le ciel et exposer la santé que de l'imposer à des sujets jeunes et bien portants. C'est assurément la plus efficiente cause de l'onanisme chez tous les hommes jeunes et vigoureux, comme les marins et les soldats. A défaut de pouvoir se satisfaire naturellement, ils sont conduits et portés à le faire artificiellement par les érections renouvelées et persistantes qui les assiègent et les tourmentent. C'est parfois le seul moyen de calmer leur sommeil.

L'exemple frappant de cette influence est donné par les animaux privés de leurs femelles à l'époque du rut. Ce n'est pas sans raison que les campagnards désignent, par le nom significatif de folie, l'état des animaux ne trouvant pas à se satisfaire naturellement.

L'instinct de la reproduction s'égare alors et se transforme. Ils sont pris de telles aberrations que les espèces les plus antipathiques peuvent s'accoupler. La femelle prend parfois pour époux de simples compagnons de captivité d'une espèce différente. On a vu s'unir, dans ces conditions, le lion et le tigre qui, libres dans leurs déserts, ne songent jamais à de tels accouplements. Entre espèces depuis longtemps domestiquées, entre animaux élevés et nourris ensemble, la communauté d'habitudes, la familiarité journalière favorisent la déviation. Montègre a vu des paons s'accoupler avec des femelles de canards, et sans avoir pu s'assurer précisément si le coït était réalisé, cet acte était répété assez fréquemment pour juger qu'il en résultait une sensation agréable.

Ainsi s'expliquent divers amours bizarres entre eux. M. de Quatrefages a pu constater une contradiction flagrante du proverbe qui fait du chien et du chat des ennemis irréconciliables. Seuls, ils se livrent à l'onanisme de différentes manières, soit entre eux, soit en se frottant aux objets à leur portée. Dans l'impossibilité de s'accoupler, dit Montègre, ils cherchent par tous les moyens à assouvir leurs appétits. Tant il est vrai que dans la série immense des êtres qui s'étend de l'homme à la brute la plus grossière, tous sont mus par un sentiment commun : la volupté ! (CONTINENCE in *Dictionn. des sciences méd.*)

De là le danger pour les jeunes marins de contracter de mauvaises habitudes pendant leurs longues traversées, aussi bien que pour les jeunes soldats par leur contact journalier et nocturne surtout.

Les prisons et les pénitenciers, où les deux sexes sont relégués séparément, offrent les plus frappants exemples des effets de cette continence forcée, malgré la discipline rigoureuse qui y règne. Excités par l'âge, les conversations et tout ce qui se voit et s'entend, ces êtres corrompus se livrent isolément ou entre eux à toutes les souillures. C'est là surtout que les natures semblables se recherchent et s'excitent mutuellement. Comment des liaisons d'hommes jeunes, ressentant tous les aiguillons de l'instinct génital et le plus souvent sans conscience ni espérance pour les réprimer, ne s'établiraient-elles pas ? Si la sodomie n'existait de toute antiquité, elle eût été inventée dans ces lieux immondes. Un témoin oculaire écrivait ainsi dans le *Temps* que le soufre et le feu qui détruisirent Sodome et Gomorrhe ne suffiraient pas à purifier la Nouvelle-Calédonie de ses souillures. (17 juillet 1879).

Invoquant la raison et la volonté qui le distinguent, l'homme a tenté d'établir sous ce rapport une démarcation en sa faveur avec les animaux, en prétendant réprimer ses passions et les réfréner à son gré. Son pouvoir spécial de faire l'amour en tout temps est un autre argument ; les positivistes ont ainsi voulu concilier la morale avec la raison, en réglant cette fonction à volonté pour mieux éluder les plus impérieuses lois de la nature. Mais les faits contredisent formellement ces prétentions. Le singe qui se rapproche le plus de l'homme, au point d'imiter sa position dans le coït, est de tous les animaux le moins continent et celui qui se masturbe le plus. Voltaire croyait même qu'il était le seul à imiter l'homme dans ce vilain défaut.

Quant à la continence que les moines, les prêtres, les religieux et les religieuses observent, soi-disant en vertu du privilège spécial conféré par les ordres sacrés, il y a longtemps que l'on sait positivement à quoi s'en tenir à cet égard par les désordres scandaleux d'un certain nombre d'entre eux. Il n'y a plus d'illusion possible, car il est avéré et reconnu, par les casuistes même, que les plus chastes, ne résistant souvent le jour qu'au prix des plus violentes luttes de la chair, sont tourmentés la nuit par des hallucinations lubriques, des rêves libidineux, des images érotiques amenant spontanément des pollutions ou pertes séminales involontaires. Leurs sens troublés, pervertis, ne retrouvent leur tranquillité que par cette exonération immonde et salutaire dont tout homme a honte et dégoût. On ne contrevient aux ordres de la nature qu'à ce prix. Si le corps est rebelle et résiste, l'esprit intervient, l'imagination supplée au physique pendant son repos et à son insu ; l'acte s'opère alors en l'absence de la raison et la volonté.

Toutes les prétentions humaines à la continence volontaire sont réduites, par ces faits patents et indéniables, à leur valeur réelle. Dès qu'un organe existe, sa fonction est inévitable ; il faut qu'elle s'exécute d'une manière ou de l'autre, à moins de supprimer l'organe. Vouloir l'empêcher, c'est s'opposer à ce que le cœur batte. Devant ce dilemme, un médecin casuiste, le docteur Duffieux, ne pouvant contester ces faits, a assimilé ces exonérations séminales involontaires des religieux à la menstruation pour justifier leur célibat. « C'est une excrétion providentiellement ordonnée pour faciliter la continence, parce que Dieu n'a pas voulu que la maladie ou la mort fussent la punition de celui qui enfreint le précepte de l'accomplissement des fonctions organiques, en gardant la continence absolue. » (*Nature et Virginité,* Lyon, 1854.)

La continence prescrite par l'Église catholique romaine à ses ministres est donc une impossibilité physiologique radicale; leur célibat n'est plus qu'un grossier trompe-l'œil pour les simples et les ignorants, cachant une nécessité indispensable au maintien de sa hiérarchie et son autorité. Elle est surtout un danger pour la plupart, en entrainant les uns à l'onanisme et en y condamnant ceux qui ne veulent pas enfreindre leurs devoirs religieux. Ils en sont d'ailleurs avertis d'avance, car ce vice est aussi fréquent et commun dans les grands séminaires que dans toute agglomération d'hommes jeunes et vigoureux de vingt à vingt-quatre ans, pour suppléer aux folies amoureuses de cet âge, dont les étudiants du quartier latin offrent le type.

Les conséquences de ce régime forcé du célibat sont faciles à prévoir. Au lieu de cette tranquillité d'esprit et du corps, cette douce paix de l'âme et du cœur, — attribuées faussement à la vertu du célibat ecclésiastique comme une condition nécessaire de l'accomplissement des fonctions et des devoirs sacrés, — que d'orages et de troubles le sens génital, ainsi perturbé et révolté, ne doit-il pas soulever entre le cœur et la conscience du pauvre prêtre et des religieux ! Eux seuls pourraient en faire la description si la discipline ne s'y opposait sévèrement. La plupart sont réduits à les endurer en silence ou à y chercher un remède en violant leurs vœux. On ne sait que trop publiquement les excès auxquels sont emportés ceux que leurs passions entraînent. Les plus vertueux en sont souvent les victimes innocentes.

6. — Qui ne connaît les tentations de saint Antoine? L'histoire de toutes les religions montre ces martyrs de leur foi et, dans l'Iliade chrétienne, saint Jérôme est resté comme le type de la continence et de la chasteté. Un vieux chanoine italien de soixante-dix ans affirmait à Courier qu'il avait été fidèle à son vœu de chasteté, « mais, ajoutait-il, pour passer par les mêmes épreuves, je ne voudrais pas revenir à l'âge de vingt ans. J'ai souffert, Dieu le sait et m'en tiendra compte, j'espère; mais je ne recommencerais pas. » On connaît l'histoire du curé de Cours, près la Réole, qui, par sa continence, fut pris d'un satyriasis tel qu'il en mourut à trente-deux ans. (Buffon, *Histoire naturelle de l'homme.*)

La continence n'est pas absolument impossible sans doute à quelques hommes; il en est dans le monde qui l'observent passivement. A plus forte raison celui que la foi et la religion guident et que son genre de vie protège; mais tout dépend du tempérament, sans que la vie religieuse, même la plus sévère, ait une influence spéciale sur la chasteté ni la virginité. Un poète comme Lamartine a pu seul émettre cette prétention. La plupart de ceux qui sont privés de rapports sexuels arrivent ainsi d'autant plus facilement à l'onanisme, ou bien ils tombent malades physiquement ou mentalement. Les convulsions épouvantables déterminées par les excès vénériens : le priapisme et le satyriasis chez l'homme, la nymphomanie chez la femme, sont produits également par la continence forcée, comme on vient de le voir. Démonstration évidente de sa nocuité.

Aussi ne croit-on plus, comme on l'enseignait autrefois, qu'une continence absolue augmente l'énergie morale, l'étendue et la perfection des facultés intellectuelles. Elle n'a jamais eu pour effet de rendre les hommes plus spirituels ni courageux et l'abondance du sperme dans ses réservoirs est sans aucune influence sur l'imagination. Si tant d'hommes de génie, comme Pascal et Newton, ont pu vivre dans la continence, c'est que leurs travaux, soutenus avec ténacité et enthousiasme, absorbaient toutes leurs facultés, leurs sentiments. Plusieurs aussi, comme Platon, Lucrèce, Virgile, Horace, ont gardé le célibat pour conserver toute leur liberté d'esprit et d'action, sans être esclaves des devoirs et des soucis que le mariage impose. « La peinture est une jalouse qui ne souffre pas de rivale », répondait Michel-Ange quand on lui proposait de se marier. Ils en sacrifient les douceurs à leur passion dominante, leur idole, sans être pour cela absolument continents, comme Bacon, Gœthe, La Fontaine qui se marièrent seulement après l'apparition de leurs plus beaux ouvrages.

L'influence du moral est si puissante sur le physique qu'elle le domine chez certains individus. En dehors des besoins indispensables à l'entretien de la vie, comme de manger et boire, toutes les autres fonctions, celle de la génération en particulier, peuvent rester engourdies, suspendues, paralysées. L'âme fortement occupée d'un objet, éprise d'une idée sublime et persistante, rend le célibat utile et même nécessaire, comme l'amour trompé, déçu, la perte d'un être aimé peuvent le faire supporter long-temps.

Il y a pourtant des limites. La continence forcée que des époux gardent, dans leur viduité, par respect pour la foi jurée, les entraine parfois à l'onanisme solitaire. Les femmes sur le retour y sont particulièrement exposées. Sous ce rapport, le veuvage a des dangers, même pour les enfants. Afin de ne pas compromettre leur avenir, leurs intérêts, on refuse souvent d'introduire un membre étranger dans la famille, mais les liaisons illégitimes qui s'ensuivent leur sont souvent plus préjudiciables. Dans cet état, des veufs ont recours honteusement à tous les plus abominables abus déshonorants de l'onanisme pour ne pas avoir d'autres enfants. Un nouveau mariage eût prévenu toutes ces fatalités de la viduité.

S'il est vrai que l'exercice trop fréquent et actif des organes génitaux et les pertes séminales exagérées en résultant soient nuisibles aux facultés intellectuelles, c'est en vertu de cette loi commune à l'organisme vivant de ne pouvoir remplir ou exécuter, avec une égale perfection, deux fonctions aussi prééminentes et transcendantes, surtout à cause de l'étroite sympathie qui les unit. L'excès de l'une nuit toujours à l'usage normal de l'autre. Les exceptions à cette règle sont très rares et momentanées. Une extrême contention d'esprit ne coïncide guère avec l'exercice normal et régulier des fonctions génitales, mais celui-ci est parfaitement compatible avec les actions d'éclat et les œuvres du plus grand mérite. La rétention et l'abondance du sperme par la continence y paraissent étrangères, en présence d'exemples comme Voltaire et Buffon qui, octogénaires, conservaient encore la profondeur de leur pensée, l'élégance et la vigueur de leur style.

D'ailleurs, comment l'accumulation du sperme dans les vésicules séminales, résultant de la continence, agirait-elle sur le cerveau? Aucune communication n'est possible que par sa résorption dans le sang. Nullement démontrée, elle est même impossible par la solidité, la concrescence de ses principaux éléments. Aussi bien, n'est-ce pas par la perte seule du sperme dans les excès et les abus vénériens que s'expliquent tous les symptômes en résultant, la faiblesse et l'amaigrissement qui en sont les premiers et les principaux. S'il en était ainsi, l'enfant qui n'en répand pas avant la puberté en serait exempt, de même que la femme qui n'en perd jamais. L'exemple de leur dépérissement quelquefois très rapide est donc la preuve que les pertes séminales, même exagérées, n'y contribuent que pour une faible part.

« Tout l'homme est dans le sperme », disait Fernel, le célèbre médecin de Catherine de Médicis. Et de fait, les expériences ont prouvé depuis qu'il est sécrété par les testicules, de la naissance à la mort, sans être destiné à être également émis, expulsé. Sa permanence pendant un certain temps dans ses réservoirs naturels communique à l'organisme un degré de vigueur proportionné à la durée de la continence. La résorption de ses éléments soutient et accroît la force vitale par leur mélange au sang; d'où une sorte d'ubiquité spermatique qui se transforme en baume de la vie ou plutôt en un stimulant des plus doux et puissants.

Mais cette *liqueur de vie*, ajoute Buffon, la nature ne veut pas qu'on en renferme la surabondance, elle l'a destinée à se répandre et à passer de corps à corps, dans la force de l'âge ; *elle n'est même salutaire que pour ceux qui savent se modérer.* Pour peu qu'on exagère, on en éprouve des maux bien plus grands que ne peut en faire naître la continence. A partir de cinquante à soixante ans, on peut facilement garder cette liqueur ; *c'est même un baume pour l'âge avancé.* Ce qui donne la vie, sert aussi à la conserver.

/*Une nourriture succulente et excitante* est antagoniste de la continence par les stimulations de toutes sortes dont elle assiège l'organisme, le sens génital en particulier/ Les épices en sont des excitants spéciaux, comme la charcuterie, les ragoûts, le gibier, le poisson, les huitres, les écrevisses, le homard notamment. De là le régime sobre, maigre, végétal et aqueux, en usage dans les maisons religieuses pour combattre des désirs trop impérieux. Une bonne chère est essentiellement contraire au célibat, à moins d'un très grand exercice fatigant, comme la chasse.

Aussi l'on se demande comment curés et évêques font pour en soutenir les effets, s'ils la prennent aussi succulente qu'on le dit.

La nourriture abondante et tonique est rarement une cause d'excitation génitale pour l'enfant et l'adolescent en croissance. La nutrition active qui se fait à cet âge, et dont l'organisme a besoin pour son développement, suffit à en absorber à son profit tout l'effet excitant. Elle est plutôt utile que préjudiciable, à moins d'y mêler en excès des excitants, comme le vin, le café, les liqueurs. Garçons et filles de douze à dix-huit ans devraient être sevrés de toute boisson alcoolique, sauf les indications précises du médecin. L'eau rougie suffit à l'activité de la digestion à cet âge, s'il n'y a chlorose ou anémie, réclamant l'usage des eaux minérales gazeuses d'Orezza ou de Forges en particulier. Les eaux thermales sulfureuses sont au contraire spécialement excitantes à cet égard. De là la règle sage de ne servir que de *l'abondance* ou un petit vin de pays, sinon le cidre ou la bière, dans les pensions, lycées et séminaires, pour contre-balancer le dangereux effet de l'exemple ou de l'imitation qui s'y rencontrent. Cette mesure économique est parfaitement d'accord avec l'hygiène de l'appareil génital en particulier.

Le *climat*, ayant une action puissante sur les manifestations de l'instinct génésique, peut agir également sur ses dépravations. La puberté est plus précoce chez les habitants des pays chauds que dans les contrées froides et tempérées. Les filles sont ici plus tardivement réglées, avec une différence de trois à quatre années. Preuve d'une influence directe de l'élévation de la température, dont l'action excitante sur le système nerveux rend celui-ci plus impressionnable. De là l'extrême propension à l'amour des peuples du Midi dont la vie plus facile que dans le Nord peut aussi y contribuer; mais il faut y joindre l'oisiveté qui y règne.

En effet, cette influence extérieure paraît n'agir que très rarement d'une manière isolée sur la dépravation des mœurs, l'onanisme en particulier. Des différences considérables s'observent à cet égard chez les mêmes peuples aux diverses périodes de leur histoire, comme sous des latitudes identiques. Le climat n'a pas varié à Rome et, après la pureté des mœurs et la chasteté tant vantées, la corruption n'y a jamais régné aussi grande et généralisée que sous la domination des Césars qui en donnaient l'exemple. L'imitation, les lois, la religion, la civilisation et une foule d'autres causes adjuvantes s'y joignent généralement. Il s'agit d'en tenir compte et de les apprécier.

L'excitabilité spéciale du climat a d'ailleurs été démontrée expérimentalement. La ration d'orge, qui est l'aliment de force du cheval en Orient, comme l'avoine l'est en Europe, a suffi aux chevaux algériens pour leur donner une vivacité suffisante au service de la guerre, tant qu'ils sont restés dans leur pays d'origine. Lorsqu'ils ont été introduits en France pour remonter la cavalerie légère, on a observé invariablement que, sous l'influence de leur ration d'orge ordinaire, ils devenaient bientôt paresseux, mous, sans vivacité et qu'ils s'engraissaient. L'avoine au contraire, substituée à l'orge, les ramenait à leurs qualités premières. Il a fallu leur donner ainsi en France la ration d'avoine que les chevaux français y reçoivent réglementairement.

Par contre, lorsque des régiments montés en chevaux français ont été introduits en Algérie, on a constaté que leur ration habituelle d'avoine les rendait intraitables et souvent dangereux. Il a fallu la remplacer par l'orge et mettre les chevaux français au régime habituel des chevaux algériens, pour éviter les accidents nombreux qui se produisaient auparavant par leur état de surexcitation. Sans se manifester spécialement sur l'appareil génital, il est certain que celui-ci y participe autant, sinon plus que les autres, sous l'influence directe du système nerveux.

L'Afrique et l'Asie méridionale sont les contrées où les adultes paraissent le plus familiarisés avec les différentes pratiques immorales de l'onanisme, particulièrement dans les pays soumis à la loi de Mahomet et où la polygamie existe. Les femmes réunies dans leurs harems se livrent ainsi ensemble ou isolément, à l'onanisme vaginal par une foule de moyens factices pour apaiser l'orgasme vénérien excité par l'ardeur du climat. Il est donc évident que les institutions sociales n'y sont pas étrangères.

Le *printemps*, comme le climat, a une influence très marquée et positive sur les désirs vénériens.

Cette période du renouveau de l'année est la saison de l'ardeur génésique et de l'énergie prolifique de l'espèce humaine, sorte de rut périodique auquel l'homme est assujetti, jusqu'à un certain point, comme les autres espèces animales, et correspond au retour des premières chaleurs.

Toutes les statistiques recueillies en Europe confirment, en effet, par l'excédent du nombre des naissances dans le premier trimestre de chaque année, que les fécondations sont les plus fréquentes dans le second, c'est-à-dire d'avril à juin. La statistique judiciaire montre aussi que le plus grand nombre de viols et d'attentats à la pudeur a lieu au printemps. Wichmann aurait observé de même une recrudescence dans les pollutions diurnes et la nymphomanie à cette époque de l'année. Les pays froids, comme la Suède et le nord de la Russie, fournissent seuls des exceptions à cet égard.

Une surveillance spéciale doit donc être exercée sur les enfants dans cette saison, aussi bien dans les familles que dans les écoles et les diverses institutions où ils sont réunis en grand nombre. Une hygiène spéciale, comme un régime plus végétal et aqueux, de grands bains tièdes, les jeux et les promenades au grand air, combattront efficacement cette excitation printanière sur les organes sexuels.

La *confession auriculaire* est, plus souvent qu'on ne le pense généralement, la cause directe des pratiques onanistiques par les questions indiscrètes du confesseur, comme le R. P. Debreyne, de la Trappe, le reconnaît dans sa *Mœchiologie*. « La trop grande curiosité du confesseur est capable de perdre les jeunes gens de l'un et de l'autre sexe. On en a vu qui, après avoir été imprudemment interrogés sur le sixième commandement, ont essayé de faire ce que leur confesseur leur avait appris par son indiscrétion. » Plusieurs le font sans doute, d'après leurs manuels théologiques, sans en connaître ni en prévoir le danger ; les plus vertueux peuvent même être les plus dangereux à cet égard.

Il est facile de le comprendre. Un jeune confesseur, soumis par sa continence à une excitation génitale permanente, augmentée souvent par sa bonne chère, son isolement et son défaut d'exercice, peut-il se trouver secrètement face à face et presque bouche à bouche, au confessionnal, avec une jeune pénitente, lui faisant l'aveu de certaines fautes, sans en éprouver une surexcitation sensuelle qui le porte à s'appesantir et à insister sur les plus petits détails ? Il demandera ainsi si les mauvaises pensées, les tentations ne sont pas accompagnées de désirs ou suivies d'actes, de baisers, d'attouchements impudiques et de quelle manière ils se font. Si la femme est mariée, il s'enquiert si l'acte conjugal est normal, sans attouchements, ni poses impudiques, succube ou incube, et si l'émission séminale n'a pas lieu *extra vas* ou *indebito*.

D'autres questions aussi intimes et encore plus obscènes, formulées explicitement en latin dans les livres de théologie morale et érotique, sont faites tous les jours à de jeunes filles ou femmes innocentes,

7.

comme à de jeunes garçons, en les initiant à des détails que souvent ils ignoraient. Le confessionnal devient ainsi une école d'immoralité, quand il n'en est pas la pratique ou l'exemple.

Les femmes sont surtout les victimes de cet enseignement, non seulement parce qu'elles fréquentent plus le confessionnal que les hommes, mais parce que leur dévotion ardente et l'exaltation religieuse qui y conduit la plupart les poussent davantage à l'érotisme.

7. — Une veuve hystérique, sur le retour, en me consultant sur les tourments et les souffrances érotiques qu'elle éprouvait, m'avoua que son plus grand bonheur était d'aller se jeter dans le confessionnal de l'ancien couvent des Barnabites, aujourd'hui démoli, quand un certain confesseur l'occupait. Une autre dame m'a dit avoir perdu l'habitude de s'y rendre, après avoir été scandalisée, étant jeune fille, des questions de son confesseur; elle avertit aussitôt sa mère qu'elle ne ferait plutôt pas ses pâques que d'y retourner. Toute femme religieuse de bon sens, calme et froide, quoique convaincue, agirait de même.

Il a été démontré précédemment que les religions païennes de l'antiquité ont conduit à l'onanisme par le fétichisme des divinités immorales qui les représentaient et le culte qui leur était rendu. La contemplation et l'exaltation religieuses n'ont cessé d'être depuis une incitation à l'érotisme avec toutes ses conséquences, à défaut d'amant ou de mari, surtout chez les filles ardentes et nerveuses, comme le sont la plupart des religieuses dévotes. Elles conduisent fatalement les jeunes filles à l'onanisme, quand l'amour divin, personnifié en Jésus, si doux et aimable, est exprimé en chants aussi tendres et en phrases sensuelles et passionnées comme on le fait. Suivant le positivisme actuel, cette exaltation les conduit surtout au confessionnal à cause de l'homme qui s'y trouve. Si c'était une femme, les hommes iraient plus souvent.

La *civilisation* a été accusée par J.-J. Rousseau d'être la grande corruptrice et la plus coupable de ces abus. « Ce n'est ni par le tempérament, ni par les sens, dit-il, que commence l'égarement de la jeunesse, c'est par l'opinion ; ce n'est pas la nature qui le corrompt, c'est l'exemple. » (*Émile.*) Malgré l'exagération évidente de ce jugement, sa justesse est démontrée par une infinité de cas et peut-être la majorité. La mode est si puissante que tous ses enseignements se communiquent avec rapidité, encore plus ceux du vice que de la vertu, parce qu'ils ont plus d'attraits pour la plupart.

Cette grave accusation semble de plus en plus justifiée par tout ce que l'on observe actuellement. Mais la civilisation est complexe et se compose de divers éléments. Le perfectionnement des conditions matérielles de l'existence et le développement intellectuel et moral en sont sans doute les plus essentiels en apparence. L'extension et la diffusion des connaissances positives, en amenant un travail plus productif et rémunérateur, donnent le bien-être et les jouissances qu'il procure. Telle est du moins la philo-

sophie du dix-neuvième siècle et les maximes mises
en pratique. L'ambition s'est emparée ainsi de toutes
les couches sociales; d'où la vie active, enfiévrée, à
la vapeur, en résultant pour satisfaire au besoin d'apprendre, de travailler, et gagner le plus d'argent possible, afin de jouir davantage, sous toutes les formes,
en s'exonérant des devoirs de la famille et de la
société.

L'influence directe et spéciale des doctrines philosophiques régnantes sur les mœurs et les habitudes
peut surtout rendre la civilisation dangereuse et préjudiciable à cet égard. La licence et la dépravation
des mœurs ne furent-elles pas la conséquence de la
doctrine de Zénon, l'ancien philosophe grec : que
l'amour est un dieu libre, n'ayant d'autre fonction à
remplir que l'union et la concorde? La même doctrine s'est renouvelée au dix-huitième siècle avec un
grand crédit. Chaque homme, suivant l'élève de
Boerhaave et l'ami du grand Frédéric, porte le germe
de son bonheur avec celui de la volupté... Pour être
aussi heureux qu'il est possible de le devenir, il n'y
a qu'à s'appliquer à connaître son tempérament, ses
goûts, ses passions, à agir toujours en conséquence
de ce qu'on aime, à satisfaire tous ses désirs, c'est-
à-dire tous les caprices de l'imagination... Tout est
femme dans ce qu'on aime, l'empire de l'amour ne
connaît d'autres bornes que celles du plaisir. (De Lamettrie, *Œuvres philosophiques*, 1741.)

Une sanction plus explicite de l'onanisme sous
toutes ses formes n'a jamais été promulguée. Rousseau pouvait donc avoir raison sur la corruption de

son temps, surtout si, comme la chronique le rapporte, le grand Frédéric même donnait l'exemple de la sodomie, après que l'impératrice Catherine de Russie s'était livrée à toutes les dépravations.

N'est-ce pas sous l'influence du positivisme régnant que se manifestent, à de rares exceptions près, les conditions de la vie actuelle? Le pseudo-célibat des deux sexes devient à la mode, en vertu de la liberté individuelle dont chacun prétend jouir à son aise. Il n'y a plus de respect humain. En se mariant tôt au tard, toutes les fraudes sont employées réciproquement pour limiter sa progéniture, afin de mieux conserver la liberté de jouir sans embarras chacun à son gré. On ne s'occupe que de hâter le développement de l'esprit chez les enfants, en le surchargeant de connaissances variées, par une instruction précoce et l'on néglige l'éducation et les facultés morales. La religion n'est plus considérée comme nécessaire, sous l'influence des doctrines positivistes enseignées partout. On n'y sacrifie plus que comme à un préjugé. Émancipés de ce frein salutaire, les enfants s'affranchissent bientôt de la tutelle et la direction des parents pour se laisser aller à toute la fougue et les emportements de la jeunesse inexpérimentée.

Toute extérieure et d'apparat, cette civilisation factice n'en peut amener que les excès. L'activité fébrile qu'elle détermine, en surexcitant, en exaltant le système nerveux en particulier, doit conduire fatalement à la dépravation des mœurs par les jouissances physiques de toutes sortes qui, à la faveur du positivisme régnant, en sont le but exclusif. Celles de l'amour étant les premières et les plus délectables, on s'y livre surtout avec excès. L'enfant a d'autant plus de propension à l'onanisme que son imagination, surexcitée par l'étude, est attirée sur ce point par ses connaissances, ses lectures, et le relâchement croissant des mœurs. Sous prétexte qu'il n'y a plus d'enfants et qu'ils ne doivent rien ignorer, l'exemple, le spectacle même leur en est donné partout. De là aux excès vénériens, il n'y a qu'un pas, d'autant plus facile à franchir qu'en devenant le siège d'une excitation précoce et continue, le centre génital a plus de tendance à se congestionner, s'irriter, s'altérer et dégénérer. Les perversions, les aberrations sexuelles en sont les conséquences, comme toutes les maladies qu'elles engendrent ensuite.

La civilisation actuelle nous paraît contribuer ainsi aux perversions génitales à tous les degrés de l'échelle sociale. Les passions sont les mêmes partout, les causes qui les surexcitent varient seules. Pour ceux qui profitent de tous ses avantages matériels, c'est la satiété, le dégoût. Au contraire, c'est la misère, l'ignorance, la promiscuité pour les malheureux déshérités qui restent en bas sans culture ni profit. Les exemples les plus monstrueux d'onanisme s'observent surtout parmi eux par le sans-gêne, le cynisme qui y règnent. En haut, il y a plus de raffinement et d'hypocrisie; c'est toute la différence. Une seule cause commune préside le plus souvent, en haut comme en bas, à tous ces abus : c'est l'oisiveté.

L'histoire de toutes les grandes civilisations antiques, grecque et romaine, comme celle du moyen âge et de la Renaissance, sont marquées, ternies par les plus abominables dépravations génésiques. En ne s'exerçant que sur un champ très limité, toujours et partout le même, inspirées par un seul instinct et des passions identiques, elles ont peu varié dans l'une ou l'autre, ont prédominé ici ou là suivant le temps, les connaissances, les doctrines régnantes et surtout le but qui les incitait.

Les Chinois, qui ont tout inventé avant les peuples européens, ne sont pas en reste sur la lubricité. Ils y mettent surtout moins de pudeur. On vend publiquement à Tien-Tsin des images masculines du phallus, d'une certaine souplesse et coloriées en rose, et des albums représentant des femmes nues faisant usage de ces instruments, attachés à leurs talons. On en vend même en porcelaine, comme objets d'art et d'ornement.

Le réalisme de la peinture, se traduisant dans les actes et les paroles, les livres et les chants, doit exercer une funeste influence sur la jeunesse en surexcitant le sens génital.

Soumises au positivisme exagéré qui domine actuellement partout la civilisation européenne, les pratiques onanistiques sont différentes. Il s'agit moins d'exciter les sens que de les satisfaire, et les procédés se rapprochent autant que possible des moyens naturels. Elles consistent principalement à mettre obstacle à la génération par toutes les fraudes conjugales dont l'usage est particulièrement répandu en France pour atteindre ce but coupable, comme nous allons le montrer.

La préoccupation de ne pas se charger d'enfants est certainement la principale cause actuellement de l'onanisme en France. Devant les exigences de la vie et les habitudes de bien-être et de confort, d'indépendance et de luxe que chacun veut se donner, filles et garçons refusent résolument le mariage, si la position n'est pas bien établie et l'avenir assuré. Sans ces conditions, tout amour sérieux et projet de mariage sont mis de côté. Sauf de rares exceptions, l'âge de l'affectionnivité, des inclinations intersexuelles et de la nubilité est soumis à cette règle inéluctable. Et comme les sens, les passions, ne transigent pas avec ces calculs, l'onanisme solitaire en résulte, sinon des unions illicites, des ménages clandestins et la prostitution privée, dont l'augmentation dans les grandes villes est équivalente à la diminution des mariages.

Or, que se passe-t-il dans la plupart de ces unions libres, bâtardes, cachées ? Afin d'entretenir plus sûrement le mystère et l'empêcher de se découvrir, sans se compromettre ni s'embarrasser, on met résolument obstacle à sa manifestation. Pour mieux jouir de tous les plaisirs de l'amour secret et libre qui les unit, sans en courir les conséquences, les conjoints se livrent à toutes les fraudes, les artifices et les stratagèmes capables de s'opposer à la rencontre ou le contact des deux germes de vie, afin de prévenir la fécondation. De là toutes les plus grossières et abominables manœuvres pour la satisfaction ou plutôt la satiété des sens dans ces coïts frustres et incomplets. C'est l'éjaculation spontanée au dehors, manuelle ou buccale, et son renouvellement sous toutes

les formes possibles et les postures imaginables :
debout, assises, latérales, renversées, postérieures et
autres monstruosités, dont l'unique but est de déterminer la stérilité.

Pour l'obtenir plus sûrement, il en est qui remplacent même la copulation par des manœuvres directes ou simulées avec des organes étrangers, comme
la main, la bouche, la langue, les seins, c'est-à-dire
l'onanisme à deux par des rapports contre nature. Ces
aberrations immondes résultent précisément de l'aiguillonnement artificiel du sens génésique par les titillations et l'irritation de ces organes, auxquelles se
livrent, sans jamais les satisfaire, ceux qui ne recherchent que des jouissances physiques, sans rien de
moral.

Beaucoup de mariés agissent de même par crainte
d'enfants, dès qu'ils en ont un ou deux. Prévoyants à
l'excès, ils s'inquiètent de l'avenir, comme s'ils le
connaissaient d'avance, pour ne pas augmenter leur
progéniture, leurs charges, disent-ils. Sans convictions
religieuses et ne puisant aucune force morale dans
les paroles éternelles : « Croissez et multipliez »; n'admettant ni Dieu ni sa Providence et animés, au contraire, du positivisme actuel qui dirige tous leurs actes,
maris et femmes s'accordent à tout prévoir et assurer
eux-mêmes l'avenir. L'une allègue l'âge et les charges
du mari, l'autre les fatigues de la femme ou sa santé ;
ils prétendent régler le nombre de leurs enfants à leur
gré, sans compter avec les éventualités.

Plutôt que de s'abandonner avec confiance et espérance à leur bonheur, dans l'insouciance qui convient

si bien à la jeunesse et à l'amour, ils ont recours à des moyens analogues aux unions illicites ou adultères pour limiter leur progéniture. La liberté et la fréquence de leurs rapports, en amortissant leurs désirs, permettent ainsi la contrainte morale à un certain nombre qui règlent leurs relations aux époques contraires ou peu favorables à la fécondation, comme l'intervalle des règles, la grossesse et l'allaitement. C'est le devoir allié à la morale jésuitique et à la science avec la préméditation coupable de les rendre inféconds. Comme le jeûne ou la privation de certains aliments est la contrainte morale de la faim, on se prive de tout rapprochement dans les époques favorables pour ne pas encourir l'abstinence complète qui serait l'inanition, c'est-à-dire le suicide.

Devant l'insuccès fréquent de ces précautions, les époux sont réduits à l'unique ressource de recourir à l'onanisme vaginal dans les diverses variétés indiquées à ce mot. Mais aucune sécurité absolue n'existant avec ces tricheries de ménage, les coupables pris à ce jeu, par l'augmentation imprévue de leur famille, passent au seul moyen qui leur reste pour y mettre un terme : c'est l'onanisme à deux, manuel ou buccal, comme les amants. Il n'y a donc plus alors à argutier ni épiloguer : c'est bien de l'onanisme avec toutes ses plus fâcheuses conséquences, dont les exemples seront relatés plus loin.

D'autres causes générales pourraient encore être invoquées comme provoquant à l'onanisme par la stimulation qu'elles déterminent avant l'âge ou dans l'état de continence forcée sur les organes génitaux.

La station assise prolongée, comme dans les écoles et
les ateliers, l'usage de la machine à coudre chez les
femmes, l'équitation même, sont de ce nombre. Mais
on entre ici sur le domaine des causes spéciales, individuelles ou pathologiques, qui doivent être l'objet
de la section suivante.

Causes locales et internes.

En résidant dans l'individu même et souvent à son
insu, ces causes sont les plus redoutables par la difficulté ou l'impossibilité de s'y soustraire. Certaines
dispositions physiques et morales prédisposent à
l'onanisme, de même que les affections locales et
plusieurs maladies nerveuses. Elle peuvent agir isolément par leur influence directe et spéciale ; mais la
généralisation des causes externes, par leur action
simultanée, les fait souvent confondre entre elles et
empêche d'en distinguer sûrement le mode.

Les *causes apparentes* sont toutes les irritations
locales des organes génitaux ou leur voisinage. La
malpropreté suffit à les provoquer assez souvent, chez
les deux sexes, par la négligence des parents à enseigner à leurs enfants de nettoyer ces parties secrètes
avec autant de régularité et de soin que les plus extérieures, comme le visage. Par une pudeur mal enten-
due, ils n'y regardent plus après un certain âge.
Beaucoup d'enfants et d'adolescents y portent machinalement la main par la démangeaison en résultant,
pour se frotter ou se gratter, et contractent ensuite

l'habitude de la masturbation. La congestion et l'irritation des parties internes y prédisposent également, surtout les filles aux époques menstruelles.

Une constipation habituelle et la présence de petits vers blancs filiformes dans le rectum produisent les mêmes effets, comme les calculs dans la vessie. Il suffit même de rougeurs ou de boutons sur la peau de ces organes, ou alentour, comme certaines dartres, pour provoquer cette fatale habitude. Les soins sont plus nécessaires à ces éruptions légères que si elles existaient sur la face. Les parents doivent donc questionner et instruire leurs enfants à cet égard, et au besoin les examiner à défaut du médecin, les petites filles en particulier, comme étant plus exposées à ces diverses affections.

De là aussi la nécessité de faire pratiquer de bonne heure la circoncision des petits garçons atteints de phimosis, décelé par une longueur démesurée du prépuce. L'écoulement de l'urine en bavant, sans jet prononcé, par le rétrécissement du prépuce et la difficulté de découvrir le gland, sont les signes de cette difformité. Elle détermine parfois des hernies, par les efforts nécessités pour l'expulsion de l'urine, et entraîne presque fatalement aux différentes formes de l'onanisme. Il n'est pas rare de constater ce vice de conformation chez les pédérastes. D'ailleurs, il est une source d'obstacles aux rapports sexuels et une cause de maladies, sinon de stérilité de l'homme.

Les *vices de conformation des organes génitaux* portent aussi à l'onanisme un certain nombre de sujets. Heureusement, cette cause est très rare, car sur 20,413 conscrits appelés à la révision pour tout le royaume de Danemark, en 1883, 51 seulement furent réformés pour défauts dans les organes de la génération. Sans parler des difformités ou plutôt des maladies qui s'opposent à un rapprochement normal, comme l'hypospadias scrotal, l'exstrophie de la vessie. toutes les difformités apparentes prédisposent aux incitations anormales ou perverses ceux qui en sont atteints. Leurs désirs, leurs passions, leur lubricité en sont augmentés et d'autant plus violents qu'ils ne peuvent les satisfaire. Un pénis rudimentaire ou une hernie inguinale suffisent à retenir quelques-uns de ceux qui en sont affectés. La honte ou la crainte de les montrer, les découvrir et les affronts éprouvés par ceux qui s'y risquent, le déterminent parfois.

D'autres y portent directement par l'irritation en résultant, comme le phimosis, la rétention des testicules dans le ventre. Polinière a observé un cryptorchide, âgé de douze ans, qui se livrait à l'abus le plus immodéré des jouissances vénériennes et qui succomba à ses excès. Le volume démesuré du clitoris peut aussi y porter la femme, comme tous les cas de faux hermaphrodisme. Filles et garçons sont entraînés par ces fausses apparences à toutes les perversions sexuelles. L'absence ou l'oblitération du vagin sont pour plusieurs femmes la cause de leurs impudicités et leur dévergondage, et les portent jusqu'à la sodomie, comme de nombreux exemples en sont relatés dans l'*Impuissance physique et morale*. Supprimer ces causes est le plus sûr moyen de faire cesser les mauvaises habitudes.

Le développement exagéré du tissu érectile, qui entre pour une part si large et importante dans la structure des organes génitaux, constitue aussi une prédisposition à l'onanisme comme aux excès vénériens. Ce tissu n'est, d'après Rouget, qu'un muscle dont les capillaires forment les sinus caverneux. Le sang artériel y est retenu par leur contraction, qui en est l'élément et la base, en déterminant l'érection. Le volume exagéré du pénis serait donc une cause d'onanisme comme celui du clitoris. L'extrême lubricité des singes cynocéphales en particulier s'expliquerait, d'après Desmoulins, par la masse énorme de tissu érectile accumulé dans leurs parties sexuelles et autour, les fesses et le pubis surtout.

Mais il ne faut pas confondre ici la cause avec l'effet. Ce développement exagéré est encore plus sûrement la conséquence de l'onanisme que sa cause. Il résulte de l'exercice ou l'excitation immodérée de ces organes. La verge des boulangers est ainsi très volumineuse, d'après le docteur Mauriac, par les frottements qu'elle subit pendant leur travail sur les bords du pétrin.

Cette irritabilité exquise des organes génitaux dépend de leur richesse en éléments nerveux s'accroissant avec leur volume. De là l'augmentation de leur excitabilité par l'intermédiaire du centre génital. L'herpétisme — prédisposition aux affections de la peau ou dartres — et l'arthritisme excitent spécialement ce centre. Les goutteux, comme les phtisiques, aux périodes d'irritation, sont pris parfois de véritables accès de lubricité qui les entraînent à tous les excès et les abus.

Certaines affections internes des organes génitaux chez la femme, comme les végétations et les ulcérations du col de la matrice, le cancer même, provoquent aussi à l'onanisme par le prurit, la démangeaison locale qu'elles déterminent au début ou lors de la cicatrisation, comme un exemple le prouve à la *Manuélisation*. Leur action passagère en fait la distinction.

L'*absence des seins* ou leur extrême exiguïté, fréquent indice d'une mauvaise conformation des organes correspondants, est aussi une cause d'onanisme par la frigidité de ces filles pour les rapports naturels. L'étroite relation de ces organes avec les ovaires les empêche parfois d'être réglées ou elles le sont imparfaitement. Les célibataires ainsi conformées sont particulièrement taxées de goûts et d'habitudes contre nature. Elles se livrent surtout à la manuélisation solitaire, à la tribadie ou au saphisme, comme nous l'indiquerons.

/Les *névroses* étant des affections nerveuses générales, comme l'hystérie, la chorée, l'épilepsie, prédisposent surtout spécialement à l'onanisme/. L'excitation du système nerveux, de même que les excès onanistiques font naître également ces maladies, sans que l'on puisse vérifier si la prédisposition n'en existait pas comme la cause primordiale.

Une *névrose génitale*, la plus grave peut-être par son

siège local, se manifeste chez les ataxiques, comme Trousseau, l'un des premiers, l'a bien observée. L'incontinence d'urine, la spermatorrhée ou l'anaphrodisie, indiquant un trouble profond des fonctions génito-urinaires, en sont les prodromes ordinaires.

Des hommes, ayant mené jusque-là une vie des plus régulières, sont pris d'une sorte de priapisme qui leur donne la faculté singulière de pouvoir répéter le coït un grand nombre de fois dans un court espace de temps, à l'exemple des oiseaux et de quelques mammifères, comme le bélier, le taureau, le cerf. C'est là une déviation de l'état physiologique chez l'homme, dont l'acte vénérien doit durer un certain temps. S'il est trop rapide, c'est un signe de névrose et quand il est répété coup sur coup, cette apparence de virilité exagérée n'est souvent que de la spermatorrhée.

8. — Un ataxique couché à l'Hôtel-Dieu, salle Sainte-Agnès, n° 2, avouait avoir pu répéter le coït jusqu'à huit ou neuf fois par nuit avant d'entrer à l'hôpital. Un autre plus jeune disait avoir eu également jusqu'à huit à dix rapports sexuels dans les vingt-quatre heures. Ces travaux d'Hercule ne peuvent se produire aussi vite et facilement sans une maladie locale. La preuve en est dans les pertes séminales et l'incontinence d'urine les ayant souvent précédés ; elles peuvent même exister simultanément pour en révéler la nature morbide.

Que ces malades soient célibataires, adonnés à l'onanisme, sous une forme quelconque, et on les verra se livrer à des actes répréhensibles, sinon des crimes, pour satisfaire le priapisme qui les tourmente.

Les uns se débauchent tout à coup, courent les maisons publiques ou s'attaquent en plein jour, sans se cacher, aux femmes et même aux enfants se rencontrant sur leur route. Plusieurs commettent dans ces conditions des actes passibles des tribunaux ou contractent des maladies vénériennes graves. L'habitude secrète et cachée de l'onanisme manuel en est souvent l'origine, comme nous le montrerons.

D'où le danger de l'hérédité de ces grandes névroses, de plus en plus fréquentes par la vie enfiévrée que l'on mène et la surexcitation nerveuse en résultant. Il est nécessaire d'en examiner toujours l'influence occulte chez tous les sujets adonnés à l'onanisme. Porté au plus haut degré, il n'est souvent que la manifestation de certains états innés ou acquis, le produit direct ou la métamorphose de dégénérescences physiques, intellectuelles et morales, transmises par hérédité, et dont les éléments sains ou morbides existaient chez le père, la mère ou dans leurs ascendants. Les plus épouvantables fureurs du priapisme, du satyriasis et de la nymphomanie ne sont elles-mêmes que des névroses localisées dans le centre génital de la moelle épinière. Les accès d'hystérie et les convulsions épileptiformes n'en diffèrent que par leur siège plus généralisé.

Sans être, encore moins que le cervelet, le siège du centre génital, le cerveau prend une part considérable dans les excès et les perversions des plaisirs de l'amour. Centre puissant d'incitation par les idées, des images amoureuses qu'il provoque dans l'imagination des têtes exaltées, il entraîne facilement par la les organes sexuels dans l'abus et le désordre de leur fonctionnement. Permanente ou passagère, faible ou impérieuse et absorbante, primitive et autonome ou suscitée et avivée par d'autres anomalies nerveuses, cette disposition provoque essentiellement à l'onanisme un grand nombre de sujets.

Certains *états morbides du cerveau* provoquent aussi la lubricité, même chez les très jeunes enfants idiots, imbéciles, crétins ou épileptiques, spécialement enclins à la masturbation, comme nous en donnerons des exemples authentiques. L'extrême salacité de la plupart de ces infirmes des deux sexes exige parfois leur séquestration. Leur exemple et leur contact sont souvent des plus pernicieux. L'imminence des affections aiguës, comme la méningite ou fièvre cérébrale, provoque les mêmes accidents ; l'exemple cité page 97 en est la preuve.

La dépression ou l'affaiblissement du système nerveux, général et local, n'entraîne pas moins fatalement que sa surexcitation aux pratiques onanistiques. Dès que l'influx normal et régulier en est troublé ou altéré, en plus comme en moins, il provoque, par sa prééminence dans l'organisme humain, des perversions de l'esprit ou des sens dont l'instinct génital est le premier à se ressentir. L'intelligence et la raison faisant défaut pour le régler et le diriger, il se manifestera par des dépravations, comme on l'observe communément chez les crétins, les idiots et les imbéciles.

Comme la paralysie du centre génital entraine l'impuissance, son engourdissement et sa paresse à réagir aux incitations qui l'excitent naturellement se manifestent par le retard ou l'insuffisance de l'érection. De là l'excitation directe, immédiate de la masturbation ou des autres pratiques de l'onanisme. Sans éprouver aucune impression ni excitation sexuelle, les enfants et les adolescents ainsi constitués s'y laissent le plus souvent aller passivement par l'exemple, l'imitation ou la contagion. Elles ont la plus grande prise sur ces anaphrodites, garçons et filles, par les sensations voluptueuses qu'ils en éprouvent et qu'ils ne peuvent ressentir autrement par l'engourdissement, la torpeur même du centre génital. Il faut que les foyers érotiques soient directement secoués, tiraillés, excités souvent par les impressions les plus vives, immédiates et abjectes, comme celles de la bouche ou de la langue, pour le tirer de sa profonde atonie et l'éveiller.

Il est difficile de comprendre ni expliquer autrement l'impuissance absolue et l'éloignement, le dégoût de certains hommes pour les rapports naturels, tandis qu'ils se livrent avec passion et fureur à tous les abus des rapports contre nature. Des filles, des femmes partagent les mêmes goûts. En présence de leur raison parfaite et même de leur haute intelligence, on ne peut suspecter leur cerveau, à moins d'assimiler cette affreuse passion à celles de l'alcoolisme, du nicotinisme et tant d'autres aussi ignobles dont le siège est encore inconnu. Une probabilité en faveur de cette interprétation, c'est leur très fréquente coexistence chez le même individu ; mais leur isolement dans la majorité des cas ne permet de rapporter celle-ci qu'au centre génital.

A défaut de pouvoir s'en assurer, il est possible d'en juger par les conditions organiques propres à déterminer cette faiblesse nerveuse. Elle se rencontre ainsi de préférence chez les enfants apathiques, pâles, faibles, lymphatiques et souvent entachés de scrofule ou de rachitisme. Ils restent anémiques, sans énergie ni vivacité, et leur puberté tardive est toujours peu ou mal accentuée. Leur taille s'élance vite, mais ils restent minces, fluets, sans force, ni vigueur, ni volonté prononcées. Leurs mouvements sont lents, cadencés, comme leurs paroles et leurs actes, sans l'enthousiasme ni l'élan, la fougue caractéristique de la jeunesse dont ils ne paraissent pas plus goûter les plaisirs et les jeux qu'ils n'en ressentent les impressions sexuelles.

A cette période si favorable, pour les adolescents des deux sexes, d'abandonner la funeste habitude de l'onanisme solitaire, pour se réunir ensemble par l'incitation mutuelle qui les porte naturellement l'un vers l'autre, ceux-ci restent, au contraire, hésitants, indécis sur la direction à prendre. Loin d'être irrésistiblement entraînés comme leurs camarades, ils sont retenus à leur funeste penchant par leur timidité, l'attrait qu'ils y trouvent. Si quelques-uns s'essaient timidement aux rapports sexuels, ils ont recours à la Vénus errante, mais elle leur offre si peu de charme qu'ils s'en lassent vite pour retomber dans leur vice solitaire. Ainsi s'en établit l'habitude, comme un exemple frappant en a été relaté par nous dans l'*Im-puissance*.

9. — C'était un garçon de trente-trois ans, ancien soldat, grand et bien fait, d'une conduite irréprochable en dehors de ses habitudes onanistiques qui dataient de la première jeunesse, alors qu'il gardait les troupeaux dans l'isolement et le midi de la France. Timide et craintif, il ne s'était jamais adressé aux femmes, malgré ses prétendus désirs, et n'avait que fort rarement cédé, étant militaire, à celles qui le provoquaient. Quelques légers accidents vénériens en étant résultés, il conçut aussitôt une répulsion profonde pour les femmes. Il désirait une affection pure, un amour de cœur, et, dans son apathie, il ne tentait ni effort ni démarche pour le trouver et l'inspirer. Toutes les filles qui se montraient aimables avec lui, dans ses fonctions de facteur rural, puis de sergent de ville, n'étaient, d'après son idée, que des vertus suspectes et ne lui inspiraient aucun désir. Il continuait ainsi ses plaisirs solitaires, tout en ayant repoussé énergiquement et avec indignation les attouchements tentés par ses camarades de chambrée. Il s'y livrait lui-même par intermittences, avec frénésie, malgré la parfaite conscience du mal commis. Il le confessait avec candeur et repentir dans ses lettres fort correctes, indiquant un certain degré d'instruction élémentaire, de délicatesse et de raisonnement, mais sans volonté ni décision. Son écriture était fine et toute féminine ainsi que ses phrases, et les détails de sa correspondance montraient qu'il en partageait les idées religieuses un peu naïves, les goûts et les habitudes.

Tels sont les anaphrodites des deux sexes par constitution ou tempérament. Les jeunes gens sont en général craintifs et timides, simples ou peu intelligents, doux et inoffensifs, lymphatiques et efféminés, leur puberté ayant été ordinairement lente, tardive et peu marquée par les changements qu'elle imprime physiquement et moralement. Ils sont peu actifs, indifférents, mobiles, sans décision ni volonté dans leurs occupations, leurs affaires et leur carrière, s'ils n'y sont conduits, guidés, forcés. Ils vivent en général isolés, célibataires, sans amis en dehors de leur famille, tristes et mélancoliques, hypocondriaques même, par la conscience qu'ils ont de leur état d'infériorité sociale.

Loin de se prêter indifféremment à toutes les formes onanistiques ou de chercher à les provoquer, ils préfèrent exclusivement celle-ci ou celle-là, en ne comprenant pas et en repoussant toutes les autres comme abjectes et insensées. La plupart sont des masturbateurs solitaires, n'attaquant personne et ne faisant que subir l'action d'autrui. Il est même de ces pratiques à l'usage spécial de ceux qui les ont inventées, celle de se frotter simplement sur leur lit ou un acolyte complaisant, absolument comme les animaux. En dehors de ces particularités immondes, ils n'éprouvent que des sensations imparfaites, insuffisantes. On connaît le goût spécial des sodomistes pour le rôle actif ou passif, d'après les stigmates distincts et différentiels tracés par Tardieu dans son *Étude médico-légale sur les attentats aux mœurs*, et que ces habitudes impriment d'une manière ineffaçable chez ces individus. Tel succube refuse absolument le rôle d'incube et réciproquement, par le plaisir ou l'attrait différent qu'ils y trouvent sans doute, car l'immoralité est la même, bien que ces êtres démoralisés puissent en concevoir une différence.

Ce sont là évidemment des malades. La raison et la volonté sont si faibles et vacillantes chez eux qu'ils veulent et ne veulent pas. Ils résistent parfois à leurs passions, leurs perversions lubriques avec autant d'énergie qu'ils s'y laissent aller ensuite avec indifférence. La désharmonie ou plutôt l'anarchie qui existe entre leurs facultés intellectuelles et affectives les fait tomber d'un excès dans l'autre. N'étant plus libres ni maîtres d'eux-mêmes, ils succombent au courant qui les entraîne, suivant l'action ou la réaction provoquées par leurs aberrations. Celui dont l'histoire précède s'infligeait ainsi, après ses excès d'onanisme, le châtiment de se ligaturer la verge, au point de produire des ecchymoses sous-cutanées et des accidents consécutifs de rétrécissement de l'urèthre, pour ne plus succomber à ses *tentations infernales*.

Si extraordinaires que paraissent ces variétés singulières de l'onanisme, on peut les rapprocher et les comparer avec toutes celles de l'amour normal. Combien d'hommes et de femmes, dans leurs rapports conjugaux, ont des préférences aussi inexplicables pour telle position ou telle heure! La position normale n'est pas du goût de tous et le suprême bonheur pour quelques-uns est le jour, de préférence à la nuit, la lumière, au lieu de l'obscurité.

10. — Un homme de quarante-cinq ans, un peu obèse,

interrompait tous les jours ses travaux de cabinet, dans l'après-midi, pour faire un voyage à Cythère dans sa chambre où l'attendait sa jeune femme. Un jeune homme très libidineux nous avouait ne pouvoir faire l'amour qu'en reposant mollement sa tête sur une *gorge opulente*. Le frôlement d'une robe de soie était l'aphrodisiaque par excellence pour l'ami de Roubaud. Et combien d'autres caprices de l'imagination et des sens ! Ne suffit-il pas à beaucoup d'hommes de sortir de leurs habitudes pour rester impuissants ? Assez d'exemples en sont relatés dans l'*Impuissance* et les *Anomalies sexuelles* pour n'y pas revenir ici.

En dehors de ces anaphrodites des deux sexes par constitution, tempérament ou faiblesse nerveuse, il ne faut pas confondre ceux qui s'en distinguent par des conditions physiques tout opposées. Au lieu de l'extérieur timide, humble, efféminé et même eunuchoïde de ceux-ci, au regard fuyant, la tête basse, la démarche chancelante, ils ont un aspect hardi, effronté, avec un regard fixe, provoquant, l'œil brillant, la tête haute, absolument comme les satyres. Plusieurs ont un moral suspect, une intelligence peu développée et un caractère morose, violent, querelleur, fantasque ou excentrique. Parmi eux se rencontrent les onanistes endurcis, dépravés, livrés à tous les vices et les monstruosités, provocateurs effrénés et effrontés qui recourent même aux attentats, paraissant n'avoir souvent pas plus le sentiment de ce qu'ils disent que de ce qu'ils font. Ce sont les abrutis.

Il y a aussi les pervers qui par métier, paresse ou ivrognerie, font profession de tous les vices à la fois. Ils exploitent les précédents, hommes et femmes, et vont jusqu'à recourir au crime, à l'occasion. L'assassinat de la veuve Crémieux, à Neuilly, par deux jeunes vauriens qu'elle attirait chez elle, à 76 ans, en a fourni un exemple récent, venant à l'appui des assassinats d'hommes relatés par Tardieu. Ce sont là les pires ennemis de la société, sans aucune circonstance atténuante d'une perversion ni physique ni morale ; ils se livrent à toutes ces dépravations à la fois, sur leurs plus simples victimes, par un infâme calcul. Il n'y a pas d'autres causes à rechercher chez ces criminels que la bosse même du crime ou l'organisation vicieuse de la substance cérébrale, comme l'admettent les matérialistes radicaux.

Il y a loin de cette étiologie compliquée des différentes pratiques onanistiques à celle beaucoup plus simple des aliénistes actuels qui les font dépendre uniformément d'un état cérébral ou héréditaire, c'est-à-dire fatal et entièrement au-dessus de la volonté. Toutes les causes générales externes précitées n'agiraient ainsi que sur l'onanisme passager, accidentel, fortuit, qui cesse dès que l'adolescent peut se livrer au coït. « Il est si fréquent de dix à quinze ans que la pratique en est malheureusement presque générale, » dit le docteur Christian. D'après les hommes interrogés par moi à ce sujet, comme cause de leur état, plus d'un sur dix m'a répondu négativement d'une manière absolue et sans réticence, comme er ayant toujours eu un profond dégoût. N'exagère-t-on pas la fréquence de celui-là, afin de rendre plus rare l'onanisme habituel, persistant, invétéré, pour mieux en démontrer la nature morbide?

En effet, « les manœuvres solitaires ne persisteraient que chez les jeunes gens pâles, maigres, chétifs au physique et, au moral, timides, craintifs, pusillanimes, mal conformés, mal venus, portés à l'hypocondrie et au mysticisme. Parmi les adultes, l'onanisme pratiqué avec excès serait toujours le signe d'une maladie mentale au début ou d'une lésion organique des centres nerveux. Imbéciles, idiots, crétins, épileptiques, seraient les véritables onanistes, comme ceux qui, usés par toutes les débauches, s'ingénient à trouver des pratiques nouvelles pour procurer quelques jouissances à leurs sens épuisés. La perversion de l'instinct génital est si grande chez quelques-uns, comme le marquis de Sade et d'autres héros tristement célèbres, qu'il faut se demander si elle peut s'allier à l'intégrité de l'intelligence. Si ce n'est pas de la folie, c'est assurément une névrose, une *psychopathie sexuelle.* » (*Dict. encyclop. des sciences médicales.*)

D'où la conclusion que l'onanisme *pathologique,* c'est-à-dire habituel et persistant, le seul qui présente de vrais dangers, est par lui-même déjà un symptôme d'un état morbide du système nerveux. Considéré de la sorte, il n'y aurait donc guère plus de succès à attendre pour le prévenir que pour le guérir, sinon dans ses formes simples, incidentes ou accidentelles. Il n'y aurait même pas lieu d'en empêcher, restreindre ou punir l'exemple, les scandales ni les crimes, autrement que par la séquestration ou le bannissement de ses auteurs, puisque, en obéissant passivement aux effets d'une lésion ou d'une maladie, ils ne sauraient être logiquement responsables de leurs actes.

Mais ce nouveau système d'interprétation de l'onanisme n'est pas encore adopté par les médecins légistes appelés le plus souvent à connaître des attentats, crimes ou délits auxquels il entraine. La plupart de ces soi-disant malades ou aliénés, après mûr examen, sont renvoyés par eux, en général, devant les cours ou tribunaux, comme ayant agi en parfaite connaissance et coupables des délits ou crimes dont ils sont prévenus. Ils sont même condamnés ordinairement. Contradictions flagrantes de ce système démontrant, mieux que nous ne pourrions le faire, son peu de valeur et de crédit.

SIGNES

Aucun caractère physique ni moral, démonstratif de l'onanisme en général, n'existe d'une manière certaine, absolue. Il produit seulement un ensemble de traces apparentes qui le rendent assez probable, même aux yeux du vulgaire, mais sans rien de spécifique. Ce sont de simples probabilités, n'autorisant pas à en taxer ceux qui les présentent.

L'indifférence, l'antipathie marquée, l'aversion même des sexes entre eux à un certain âge, permettent de le supposer. Les liaisons intimes, exclusives entre célibataires du même sexe, fuyant le mariage et le refusant sans raison, sont aussi toujours suspectes. On ne peut accuser, mais il faut toujours craindre, soupçonner.

. De même de la maigreur et la pâleur chez l'enfant avec l'œil hagard, embarrassé et sans feu, n'ayant pas d'autre cause appréciable. Des boutons d'acné et même de vraies pustules suppurantes s'y joignent parfois sur la face des adolescents, aux yeux ternes, langoureux et sans éclat, avec nonchalance de tout le corps. Le regard fixe des adultes, ou la tête basse avec la taille élancée, en sont aussi des indices, mais rien que cela, sans qu'ils puissent être formulés en accusations positives. Toutes ces apparences banales sont trompeuses.

Des signes distincts, positifs et certains, existent bien chez les deux sexes et aux divers âges, pour déceler quelques formes ou procédés différents d'onanisme, mais ils sont secrets, cachés et inconnus. L'examen du médecin seul peut les découvrir et les constater d'une manière certaine, irrécusable, quand l'onanisme s'est exercé depuis un certain temps et avec excès. Ils forment alors des stigmates ineffaçables le plus souvent, et sont des effets ou conséquences de ces variétés d'onanisme plutôt que leurs signes. Ils seront indiqués à chacune de ces espèces distinctes.

EFFETS, CONSÉQUENCES

Dans l'impossibilité de distinguer, saisir ni fixer dans leur ensemble, les signes généraux de l'onanisme dans toutes ses variétés, il faut essayer d'en préciser les caractères par ses conséquences ordinaires, ses effets les plus fréquents. La vérité est qu'il ne laisse aucune trace apparente, ni effet appréciable dans ses formes simples et son exercice passager. C'est en devenant une habitude journalière, un vice, une passion, une maladie durable, qu'il imprime son cachet indélébile extérieur. Encore manque-t-il de spécificité et peut toujours être révoqué en doute, à moins de laisser des altérations stigmatiques sur les organes mêmes.

L'onanisme chez l'adulte et surtout dans le mariage passe ainsi inaperçu. C'est peut-être un malheur; s'il était plus facilement perceptible, il serait moins fréquent. On peut seulement le soupçonner chez une foule de jeunes célibataires isolés et dans toutes ces unions légitimes, en âge de parfaite virilité, n'ayant qu'un ou deux enfants. Si elles n'étaient aussi nombreuses, on y ferait attention et on pourrait leur jeter cette injure à la face ; mais elles forment actuellement la règle des ménages français. Chacun n'a ainsi rien à dire à son voisin et c'est en s'en autorisant tacitement de la sorte que tout le monde suit cette mode abominable. On remarque le contraire et l'on s'en étonne plutôt, tant il est rare et exceptionnel. Au lieu d'en être honteux et d'en rougir, on s'en fait publiquement un mérite et l'on dirait volontiers à ceux qui sont accablés par les charges d'une nombreuse famille : Faites comme nous, fraudez, trichez. A défaut de le dire tout haut, on le pense du moins tout bas.

Quand les rapports onanistiques se décèlent d'une manière aussi claire et patente dans les unions légitimes par la stérilisation volontaire en résultant, que penser de ce qui se passe chez les autres? Elles n'ont qu'à suivre et imiter l'exemple donné publiquement. Au lieu d'un ou deux enfants que l'on peut se permettre étant marié, on n'en a pas du tout. C'est le calcul, la promesse mutuelle de tant de célibataires de 25 à 40 ans, ayant des désirs érotiques et des besoins sexuels à satisfaire. Leur union n'a lieu qu'à cette condition absolue, *sine qua non*, surtout de la part de la femme qui a souvent appris dans le lit conjugal la manière de la tenir, si ce n'est un mari qui le promet à la jeune fille. Le long célibat de la plupart ne s'explique pas autrement que par ces intrigues scandaleuses et souvent adultères.

Toutes ces pratiques abominables, employées actuellement contre la procréation dans le mariage, altèrent, relâchent, dissolvent même les unions les mieux assorties, en produisant la démoralisation de la femme, la jalousie de l'amant et les soupçons du mari. La moindre froideur, un refus suffisent à justifier ces accusations réciproques et, dès qu'une grossesse survient de ces rapports irréguliers, artificiels, la femme est taxée d'infidélité. Plus d'une fois, nous avons entendu formuler ces doutes, ces reproches, au moment de l'accouchement. Heureux quand ils ne sont pas fondés sur des intrigues coupables, car, à ce point, on ne se respecte plus ni l'un ni l'autre. De là le désaccord, les ruptures et même la séparation. En se montrant trop faible ou exigeante avec l'homme, la femme perd son estime et son affection, seules bases solides d'une union durable.

Il est triste d'avoir à le constater et le dire : c'est à

ce degré que sont descendus la morale publique et le
patriotisme en France. On ne s'y rend pas compte
que c'est là le crime d'Onan dans toute son horreur,
c'est-à-dire l'onanisme dans sa plus réelle acception,
comme on l'a vu plus haut. En limitant les familles à
volonté, c'est leur extinction prochaine et d'autant
plus rapide, qu'en portant atteinte à cette sublime
fonction de l'organisme, il altère la santé, compromet
même la vie de ceux qui s'en rendent coupables. La
mort d'Onan en est l'exemple ; il entraîne, par suite,
l'affaiblissement de l'État, la ruine et l'anéantisse-
ment de la nation. Telles sont les conséquences inévitables de l'état de choses actuel, dont Sodome et
Gomorrhe sont l'emblème menaçant, si l'on ne revient bientôt de ce funeste aveuglement. « Les bonnes
mœurs sont l'âme des sociétés, dit le docteur Descuret
dans la *Médecine des passions*, elles peuvent seules y
entretenir la vie, la force et la prospérité. »

En suivant ces doctrines immorales et pernicieuses,
l'Angleterre avait au moins l'excuse de les avoir reçues directement de l'un de ses enfants : Malthus.
Elle les a répudiées, réprouvées au contraire à l'una-
nimité, quoique s'adaptant bien mieux à son caractère national, positif, égoïste et mercantile, qu'à celui
de la France généreuse et enthousiaste. C'est pourtant
elle, fille aînée de l'Église, qui a adopté et mis ces
doctrines sacrilèges en pratique. Désabusée, par l'esprit d'émancipation de la Révolution française, de
toutes les formes idolâtriques de l'Église romaine autant que de ses dogmes mystiques, son esprit despo-
tique et intolérant, elle en a abjuré toutes les croyan-

ces, sans même en conserver la morale. De là le scepticisme et le matérialisme qui la conduisent et la guident actuellement; tandis qu'éclairé par les traditions et les croyances positives d'une religion plus simple et vraie. l'Anglais froid et égoïste a compris que. frustrer aussi immoralement le mariage, c'était en méconnaître les lois physiques et morales, porter atteinte à la famille et affaiblir l'État en le déconsidérant. De là les nombreuses familles de six, huit et dix enfants qui se voient partout sur son vaste empire. et qui vont peupler ses colonies pour enrichir la métropole et la rendre plus puissante de jour en jour.

/Le caractère ou plutôt l'effet le plus saillant de l'onanisme actuel en France est la diminution des mariages et des naissances/Voilà ce qui accuse et démontre l'immoralité profonde de tant d'unions, à moins de l'attribuer à une stérilité nationale. Celle-ci existe sans doute, mais elle est volontaire. préméditée et ne devient le plus souvent involontaire et réelle que pour l'avoir voulue et cherchée trop longtemps dans la prostitution. le libertinage et le désordre.

* *

Comme ses causes, l'onanisme étant toujours un acte anormal. sous quelque forme et de quelque manière qu'il s'exerce. ne saurait jamais produire des sensations aussi voluptueuses que les rapports normaux et physiologiques. Les organes fussent-ils les mêmes. en n'étant plus impressionnés spontané ment par les désirs naturels et n'obéissant qu'à des provocations artificielles, des aiguillonnements pervers, l'effet en est tout différent pour les deux sexes. Dans leur délicatesse et leur exquise sensibilité, ils sont incapables de réagir et de développer la volupté profonde et retentissante, dont ils ont la faculté spéciale, le privilège, dès qu'ils sont détournés de leur rôle normal et de leur jeu régulier. Les artifices et les abus de l'amour, comme ses excès, ont toujours quelque chose de gêné, de troublé, de forcé qui en ôte le charme. En agissant sur le système nerveux, qui forme la corde sensible de cet appareil, ils le perturbent et l'altèrent si rapidement qu'il faut l'exciter sans cesse davantage pour en obtenir l'effet voulu. Ce sont des assauts, des combats, plutôt que des jeux. Quiconque en a commis peut s'en rendre compte par l'énorme différence voluptueuse éprouvée au troisième ou quatrième coït renouvelé à peu d'intervalle avec le premier.

La raison en est dans la fatigue imposée à ces organes pour en obtenir le degré de jouissance que l'on on attend. Son acuité n'est plus alors que de la cuisson et souvent de la douleur résultant de la surexcitation de leur sensibilité. Tel est le secret de l'inassouvissement de l'appétit vénérien chez les onanistes. Ils ne sont jamais satisfaits, rassasiés par l'intensité même, la violence des sensations qu'ils provoquent et prolongent à volonté. Le plaisir tout artificiel qu'ils en éprouvent les conduit insensiblement à inventer, dans leur imagination pervertie, de nouveaux moyens d'assouvir leur lubricité ; ils vont ainsi *crescendo* dans la voie de leurs odieuses manœuvres, jusqu'à faire servir des organes et des parties étrangers, sinon des objets matériels, à la satisfaction de leurs appétits dépravés.

De là de graves et dangereuses conséquences, générales et locales, résultant de l'onanisme. Les premières sont produites par son action élective sur le système nerveux et les altérations secondaires, directes ou indirectes, sur les appareils de la digestion, la circulation, la respiration. Les secondes proviennent exclusivement de son mécanisme et sont plus ou moins analogues ou semblables à celles des excès vénériens. D'où la confusion fréquente qui en est faite, sauf quelques rares caractères particuliers, spécifiques même, dans certains cas ou formes spéciales, qui seront indiqués à leur lieu respectif.

Leur fréquence comparative est inappréciable. Si les premiers ont un champ beaucoup plus vaste par leur retentissement sur tout l'organisme, leurs manifestations sont souvent lentes, indécises, incertaines ou tardives, tandis que celles des secondes sont ordinairement immédiates, flagrantes. Les conséquences de l'emploi de corps étrangers en sont la preuve évidente et la démonstration patente des profondes aberrations présidant à ces pratiques. D'où l'indication de les signaler en premier lieu comme les plus positives et indiscutables.

Effets directs et locaux.

Il semble, *a priori*, que les excitations incessantes,

manuelles ou mécaniques surtout, dont les organes
génitaux sont l'objet dans l'onanisme, doivent avoir
pour conséquence des lésions plus ou moins graves.
C'est une erreur. Une action forcée, comme dans le
viol ou la défloration, peut seule laisser de part et
d'autre des traces sensibles et encore s'effacent-elles
rapidement s'il n'y est pas donné suite. Tout l'effet
dépend d'ailleurs de la constitution des tissus et l'état
des parties sexuelles. On rencontre de jeunes prostituées, presque débutantes dans le métier, n'ayant jamais eu d'enfants, dont le vagin est plus dilaté,
agrandi, que celui d'une femme mariée après cinq ou
six accouchements.

Autrement, ce n'est jamais qu'à la longue et par
suite d'excès que l'onanisme laisse des traces locales,
visibles et apparentes chez les deux sexes. Elles sont
ordinairement distinctes et spéciales dans ses divers
procédés et en forment comme des stigmates spécifiques, toujours mieux déterminés et précisés chez
l'homme que chez la femme, même dans les formes
les plus abjectes, par la négligence ou le défaut de les
examiner avec autant de soin chez celle-ci.

Toute action violente exercée sur les organes génitaux des deux sexes, internes et externes, en y déterminant aussitôt l'appel du sang par leur extrême sensibilité et la délicatesse de leur organisation, laisse
immédiatement des traces. Leur jeu régulier et leur
fonctionnement normal ne peuvent être changés,
modifiés, forcés, comme dans l'onanisme, sans que
les effets ne s'en manifestent directement. Une vive
douleur en est le plus sûr avertissement, et comme

c'est toujours le plaisir et la volupté que l'on y cherche, elle est le meilleur thermomètre pour n'en pas fausser ni exagérer le mécanisme et s'arrêter à temps. Tel est le secret qui les fait échapper ordinairement à tout effet appréciable, malgré les fréquents attentats exercés sur eux.

La main, employée le plus communément à leur excitation artificielle, pour être la plus douce et la plus intelligente par son tact exercé, n'est pas toujours aussi innocente qu'on le croit. Elle laisse souvent des traces de son action plus ou moins violente par le traumatisme, excoriations ou déchirures, en résultant. Des stigmates persistants sur les deux sexes permettent toujours au médecin de les constater et les reconnaître.

Règle générale, ces effets accidentels, en se produisant, résultent de manœuvres lubriques, exercées de différentes manières avec des organes ou des objets divers. Ils sont ainsi purement mécaniques et directs, sinon par les maladies qu'ils peuvent déterminer secondairement dans la profondeur des organes génito-urinaires, comme les écoulements, les rétrécissements, etc.

Ces stigmates extérieurs de la masturbation ne sont que peu de chose, comparativement aux troubles moraux bien plus graves qu'elle amène presque fatalement chez les deux sexes, dès qu'elle persiste au delà de la puberté, c'est-à-dire de seize à dix-huit ans, sans que le sentiment naturel de l'instinct sexuel ait parlé. Filles et garçons sont dès lors entraînés fatalement à étendre, agrandir le champ ou l'action de

leurs plaisirs solitaires ou de leurs perversions génitales de plus en plus impérieuses avec l'âge. Ils n'ont
pas d'autre issue, dès que l'idée et le goût du mariage
ne se prononcent pas ou que l'occasion ne s'en offre
pas à eux. L'instinct génital et sa fonction doivent
être satisfaits d'une manière ou de l'autre. De là la
voie différente que chacun prendra suivant son tempérament, sa constitution ou ses dispositions morales.

Ceux dont les sentiments sont froids, torpides, indifférents, sans expansion, comme les lymphatiques,
les scrofuleux, idiots ou crétins, faibles, délicats, à
idées sombres, tristes, noires, égoïstes, surtout s'ils
sont simples, naïfs et timides, resteront dans leur
isolement en cherchant à satisfaire et aiguillonner
leur sensualité par de nouveaux moyens. Les garçons
sont ainsi conduits, par leurs idées lubriques, à se
servir de tous les organes ou les moyens mécaniques
pouvant déterminer l'érection par le défaut de la
main à la provoquer. Les organes les plus divers et
les objets de toutes sortes, métalliques, en verre ou
en bois, sont mis à contribution, pourvu qu'ils
s'adaptent aux éminences, aux saillies et aux cavités
à exciter, comme le canal de l'urèthre, le vagin et
l'anus. Il en résulte parfois de cruelles blessures, des
lésions irréparables qui forcent les individus pris au
piège à se dénoncer eux-mêmes en implorant les
secours de l'art. Les femmes sont encore plus fréquemment victimes de ces aberrations que les
hommes; mais leurs traces sont également ineffaçables chez les deux sexes.

9.

*
* *

Il en sera autrement des enfants nerveux ou sanguins, très vifs et intelligents, qui se montrent de bonne heure volontaires, absolus, emportés, capricieux, entêtés, sinon fantasques ou excentriques, dont les idées comme les desseins et les actes sont de premier jet et sans réflexion. Rien ne leur résiste : ils brisent tous les obstacles par des coups de tête, mentent pour se donner raison, chipent, volent pour satisfaire leurs goûts, leurs volontés, leurs passions. De l'onanisme infantile, ils passeront facilement aux excès vénériens dès l'adolescence, s'ils en éprouvent le goût et le besoin naturel, pour tomber rapidement dans tous les désordres, suivant les connaissances, les compagnies qu'ils rencontreront. Ils sont capables du bien comme du mal, dès qu'ils trouvent un aliment à leur activité dévorante ou à leur ambition, leurs besoins souvent immodérés. Les paresseux et les débauchés se jettent ainsi dans le vice de l'onanisme pour l'exercer au profit de leurs passions.

Pour ces natures ardentes, il n'y a pas de milieu. Dès que l'onanisme persiste après la puberté, ils sont entraînés à rechercher des compagnes et des compagnons ou plutôt des complices de leur sexe, partageant leurs idées et leurs goûts. Ils ne manquent jamais d'en trouver de plus instruits et avancés, par métier ou par vice, pour les pervertir davantage, leur enseigner de nouveaux modes d'amusement et leur faire parcourir graduellement toutes les gammes du clavier lubrique. Ainsi se forment successivement ces générations d'hommes et de femmes vivant isolément entre eux dans des relations abjectes, sans jouir des plaisirs ni des joies de la famille et de la société dont ils mériteraient d'être exclus.

Ce serait une erreur de croire que l'on n'arrive jamais d'emblée à ces pratiques immondes dont le saphisme et la sodomie sont le terme. Toujours elles ont commencé par la masturbation isolée ou enseignée qui en est l'initiatrice constante. C'est en passant graduellement par tous les intermédiaires que l'on arrive à ce dernier degré d'abrutissement, si ignoble et flétrissant qu'il est impossible à la nature humaine de le franchir d'un seul coup. L'imagination, les sens, les organes s'y refusent tout d'abord ; mais la surexcitation incessante qui leur est imprimée, le trouble et l'insensibilité qui en résultent ne leur permettant plus de produire des sensations assez vives, imparfaites ou incomplètes, on a recours à des organes ou des objets étrangers plus actifs pour en augmenter l'acuité.

De là la punition, la marque infamante de ceux que leur passion entraîne à ce point. Par ces habitudes contre nature, les organes subissent des altérations et des déformations apparentes et indélébiles qui sont de part et d'autre, incubes et succubes, des stigmates irrécusables, des preuves flagrantes de ces vices, punis par la justice dès qu'ils sont découverts. Qu'une inculpation d'attentat aux mœurs ou de viol se produise contre ces individus, et il suffira de ces marques infamantes, constatées par le médecin expert, pour les faire condamner comme auteurs ou complices, ainsi que des exemples en sont relatés plus loin.

Il est digne de remarque que des hommes tarés, masturbateurs ou pédérastes invétérés, se marient avec des jeunes filles dans l'unique but, en s'appropriant leur dot, de leur faire partager leurs goûts. Ils les choisissent ignorantes, faibles et timides spécialement à cet effet. Plusieurs exemples authentiques en déposent. C'est aux malheureuses victimes de ce guet-apens criminel ou à leurs familles de dénoncer immédiatement les tentatives de ces monstres à la justice pour qu'ils en reçoivent la juste punition.

Une autre localisation mérite encore d'être signalée en dernier lieu comme intermédiaire avec les effets généraux. C'est l'action élective de l'onanisme en général, la masturbation en particulier, sur le cerveau. Centre de l'intelligence et de toutes les facultés, il en est frappé aussi directement que les organes génitaux. L'onanisme bientôt les alanguit, les affaiblit et les paralyse. Il les détruit même en conduisant un grand nombre de ses victimes à l'idiotie, la démence, la folie, sans lésion apparente ni appréciable. Conséquence primitive ou consécutive des diverses maladies nerveuses, comme l'épilepsie, la mélancolie ou l'hypocondrie, la paralysie générale, c'est la déchéance morale entraînée par la déchéance physique avant la mort; fin commune et flétrissante de tous les excès, les abus et les vices de l'humanité.

Différentes maladies, succédant plus ou moins immédiatement à l'onanisme, se manifestent encore sur

les organes mêmes. Les accidents vénériens et syphilitiques en sont des phénomènes immédiats, en se
montrant sur diverses parties étrangères à l'acte normal, comme la bouche, la langue, les yeux, le nez,
l'anus notamment. Ils en sont des caractères accusateurs et c'est en n'y insistant pas suffisamment que
les syphiliographes n'ont pas élucidé parfaitement
cette cause spéciale. On la trouve explicitement indiquée dans les rapports et les travaux des médecins
légistes appelés à les constater directement, comme
des preuves en seront données.

La *nymphomanie* chez la femme, comme l'*érotomanie*, le *priapisme* et le *satyriasis* chez l'homme, n'ont
souvent pas d'autre cause. C'est à force de s'y livrer,
en irritant de plus en plus le centre génital, que ces
épouvantables névroses éclatent. Si une continence
absolue les détermine parfois, comme chez le curé de
Cours, l'incontinence, l'onanisme et tous les excès
génitaux en sont bien plus souvent l'origine. De la
simple surexcitation des organes génitaux, la maladie
s'élève le plus souvent au délire avec cet entraînement
irrésistible qui domine la volonté et détruit les autres
facultés ; c'est la folie dans tout ce qu'elle a de plus
dégradant. Hommes et femmes se livrent également
aux dernières dépravations en recourant aux pratiques
les plus immondes pour exciter leurs sens et leurs
organes épuisés. Des objets de toutes sortes sont employés à cet effet ; on en a vu recourir à de jeunes enfants inconscients, à des statues, des cadavres, et
jusqu'à des animaux pour satisfaire leurs brutales

passions et leurs appétits dépravés. Un jardinier devint ainsi amoureux d'une statue de la Vénus de Milo placée dans un parc.

Des *écorchures*, *déchirures* et jusqu'à des *maladies* des organes génito-urinaires sont souvent aussi la conséquence de tous ces abus, de même que dans le coït pratiqué brutalement. L'engorgement des organes est la conséquence de leur congestion persistante. Des hémorrhagies, des tumeurs s'ensuivent, chez la femme surtout.

Par son voisinage, la vessie ressent l'impression morbide de tous ces excès. La difficulté d'uriner et la douleur en résultant sont très fréquentes à la suite de la manuélisation. Le col s'enflamme et provoque la rétention d'urine. De la vessie, ces effets peuvent s'étendre jusqu'aux reins. Ils sont redoutables surtout à l'âge mûr et dans la vieillesse, alors qu'ils se manifestent de préférence. On constaterait plus souvent l'influence de l'onanisme sur ces affections secondaires et tardives, si l'on s'appliquait mieux à la découvrir et à la préciser.

Les maladies de la prostate en sont fréquemment aussi le résultat, comme celles des vésicules séminales. De là, les pollutions involontaires, la spermatorrhée ou une éjaculation trop rapide dans le coït normal. Que d'hommes mariés restent stériles, inféconds, pour avoir abusé des différentes formes d'onanisme étant jeunes ! Il en est même dont les testicules ne fonctionnent plus qu'imparfaitement et qui sont frappés d'aspermatisme. La plupart des maladies et des altérations qui se manifestent dans l'appareil génito-urinaire, à l'âge de retour, ne sont souvent que les reliquats des folies et des abus de la jeunesse. C'est en interrogeant ces souvenirs lointains, en rappelant ces excès et en les confessant sincèrement au médecin qu'il combattra ces affections chroniques avec plus de sûreté, en en connaissant bien la source et l'origine.

Ces effets se confondent d'ailleurs étroitement, en provenant de la même source, avec ceux des excès sexuels. Le tableau suivant, tracé par le véridique Burdach, peut donc servir de confirmation au précédent. « Ils entraînent, non pas tant par la perte du sperme que par l'ébranlement du système nerveux, l'atonie des organes génitaux, le flux de semence, la faiblesse de la vessie, l'atrophie de la moelle épinière, le tremblement, les convulsions, la paralysie, l'hébétement des traits du visage, la surdité, les vertiges, l'affaiblissement de la mémoire, l'impossibilité de suivre les travaux qui demandent de la contention d'esprit, la perte des sentiments purement humains, l'idiotisme et la démence. »

Effets généraux.

Par leur généralisation dans tout l'organisme et leurs manifestations lentes, indécises, obscures et éloignées, ces conséquences de l'onanisme n'ont jamais la précision ni la certitude des précédentes. Leur confusion est toujours possible avec les effets intermédiaires de l'âge, de la constitution, de l'hérédité, des passions et des maladies intercurrentes. D'où l'exagération faite par les médecins d'autrefois dans le tableau qu'ils en ont tracé et copié tant de fois, sans en modifier le dessin ni les couleurs. Ne pouvant distinguer les effets de toutes ces causes déterminantes, contingentes ou aggravantes de l'onanisme, il les lui attribuaient exclusivement, dès qu'il existait dans ses formes les plus graves, sans tenir compte des abus, des excès préalables ou simultanés, ni des affections latentes, héréditaires qui le compliquent et l'aggravent ordinairement. Ainsi surchargé de presque tous les effets généraux de l'organisme dans ses divers appareils, ce tableau ne saurait donc être vrai. D'où l'inutilité de le reproduire, comme le font les auteurs actuels pour en rendre les défauts encore plus sensibles.

Ces exagérations sont telles, d'après les médecins positivistes ou réalistes du jour, qu'ils menacent de tomber dans l'excès contraire, en niant la vérité du tableau tracé par leurs devanciers. « Depuis plus de vingt ans que je vois des malades, dit le docteur Christian, jamais, ni dans les hôpitaux, ni dans les asiles d'aliénés, ni dans ma clientèle privée ou celle de mes amis, ni à la ville, ni dans les campagnes, je n'ai rien observé de semblable. » C'est en inférer tacitement qu'il est faux dans son ensemble et le fait est qu'il serait impossible de le rencontrer avec tous ses traits principaux dont voici le résumé :

Affaiblissement de toutes les facultés intellectuelles, perte de la mémoire, obscurcissement des idées, légère démence parfois. Inquiétudes, angoisses, vertiges, *troubles de la vue et de l'ouïe*, sommeil agité de rêves. Perte des forces corporelles, hypocondrie ou hystérie ; symptômes si graves qu'ils sont reconnus actuellement pour être le début de la neurasthénie sexuelle ou épuisement génital.

Toux, fièvre lente, consomption, parfois avec crachement de matières calcaires.

Vives douleurs dans toutes les parties du corps.

Boutons et vraies pustules suppurantes au visage, dans le nez et ailleurs. Des excroissances charnues sur le front ont été même observées.

Impuissance chez les uns, pertes séminales au moindre attouchement ou en allant à la selle. Gonorrhée habituelle, dysurie, strangurie, priapisme, stérilité.

Fonctions digestives troublées, dérangées : constipation, diarrhée, hémorrhoïdes, etc.

Chez les femmes, perte de l'embonpoint et du coloris, maigreur, teint plombé, peau rugueuse. Yeux ternes, sans éclat, langoureux, comme toute la machine. Lèvres pâles, dents gâtées, déformation de la taille.

Ce n'est pas à dire que tous ces caractères se rencontrent à la fois ni successivement chez le même individu. Toutes les observations des plus anciens et illustres médecins en témoignent, en ne signalant particulièrement que l'un ou l'autre de ces effets sur lesquels ils s'appuient. Tissot lui-même ne les a réunis et condensés en un seul tableau que pour en montrer l'ensemble. Il est évident qu'il n'a pu avoir en vue, comme ses prédécesseurs les plus éloignés et ses successeurs actuels, que des cas graves, anciens, invétérés. Les médecins de tous les temps n'ont pas eu à en connaître d'autres. Les exemples beaucoup plus nombreux d'onanisme simple, accidentel ou passager, leur échappent par le défaut d'effets morbides. Admettre le contraire serait étrangement fausser l'interprétation.

Or, dans ces conditions, tous les effets précités ne peuvent-ils encore se rencontrer, séparés et isolés, comme les conséquences directes des formes variées de l'onanisme à ses divers degrés, suivant les prédispositions individuelles de ceux qui s'y livrent ? Tout dépend évidemment de l'âge auquel il a commencé, des excès commis et de leur genre, de la constitution des individus et de leurs conditions d'existence. Si l'adulte sain, robuste, bien constitué, sans tare organique ni prédisposition héréditaire, peut s'abandonner longtemps impunément à la masturbation, même en s'y livrant avec excès de 25 à 40 ans par exemple, qui oserait dire que sa vieillesse n'en sera pas marquée et sa vie avancée par des affections aiguës et chroniques en dérivant ? Assurément l'homme nerveux, lymphatique, scrofuleux, diathésique s'en ressentira plus tôt. Les effets morbides fréquents des excès vénériens sont là pour le prouver, aussi bien que leur influence spéciale dans l'enfance et la vieillesse.

En l'absence de documents précis pour résoudre cette question, il n'y a pas de comparaison plus exacte pour s'en assurer. Il suffit de tenir compte de la nocuité encore plus grande de toute espèce d'onanisme pour avoir la solution du problème. Le défaut d'interrogation à cet égard et même d'examen direct, dans les maladies pouvant s'y rapporter, ne permettent pas de le résoudre autrement. On s'inquiète bien des excès vénériens, des causes syphilitique, alcoolique, nicotinique, héréditaire, diathésique ou constitutionnelle, et autres analogues : de l'onanisme, il n'est jamais question, excepté dans les accidents immédiats ou les maladies locales en démontrant l'existence. On ne peut méconnaître cependant son influence pathogénique, au moins aussi grande que celle des causes précédentes. Il y a d'autant plus d'importance à en scruter minutieusement les effets que, contrairement à ces dernières, celle-ci n'est jamais accusée spontanément ni même avouée publiquement. La honte, le secret et l'odieux attachés à cet acte, de quelque manière qu'il s'exerce, ne permettent pas encore de le confesser tout haut. Un interrogatoire spécial, à l'usage des praticiens, devrait donc être formulé à ce sujet ; l'examen et les rapports des médecins légistes ne pouvant suffire à élucider tous les cas ni les effets morbides variés qui en résultent.

Tout ce que l'on sait de positif à ce sujet, c'est qu'en agissant directement et spécialement sur le système nerveux, l'onanisme est le plus préjudiciable chez ceux qui l'ont très impressionnable et développé. Les enfants sont ses victimes de prédilection, les jeunes filles surtout, par tous les efforts solitaires et prolongés sans fin qu'elles font pour se procurer des sensations voluptueuses. Si les affections nerveuses, comme les convulsions, l'hystérie, la chorée, l'épilepsie y prédisposent, il contribue aussi à les développer ou les aggraver. De là la pâleur, l'amaigrissement et le dépérissement, la paresse et la nonchalance des adolescents qui se livrent à la masturbation solitaire. La congestion de la face et du cerveau par ces manœuvres prolongées détermine ainsi l'acné du nez et des autres parties du visage. Il en est tout autrement de ceux qui servent passivement à cet acte, comme la femme dans les excès vénériens. Ils peuvent n'en ressentir que des traces locales, sans réaction générale, comme on le constate chez les jeunes sodomistes frais et vigoureux. Tout le danger est dans le rôle actif, qu'il soit isolé ou réciproque.

La réaction du système nerveux sur tous les autres appareils qu'il innerve se manifeste ensuite par l'altération consécutive des voies digestives. C'en est ordinairement l'effet primitif et l'origine de tous ceux qui suivent par le défaut d'assimilation et de nutrition. La diarrhée n'est pas rare en particulier. L'appareil circulatoire se prend ensuite ; d'où la fréquence de la chloro-anémie ou pâles couleurs avec palpitations chez les jeunes filles. Le dérangement des règles y succède et notamment leur suppression. De là des troubles, des accidents de toutes sortes que rien ne pourra améliorer : ni ferrugineux, ni toniques, ni emménagogues, s'ils tiennent à des habitudes solitaires, persistantes et ignorées.

Le teint plombé et les rugosités de la face, les yeux ternes, sans éclat, langoureux, n'en sont pas des signes spécifiques sans doute, mais ils peuvent servir à les déceler. Il est dès lors rationnel de les prévoir et de s'en assurer, car le meilleur traitement, en pareil cas, n'est pas le mariage, comme on le conseille trop souvent, mais le déplacement, les voyages aux sources minérales, à la mer, en Suisse ou ailleurs, entraînant le changement d'habitudes et de lieu, les promenades et les distractions qu'il comporte.

Si, dans ces conditions critiques et suspectes, il existe chez l'un ou l'autre individu des deux sexes la moindre prédisposition, héréditaire ou constitutionnelle, à la tuberculose, on verra bientôt la toux survenir avec tous les autres signes de la consomption pulmonaire : fièvre lente, hémoptysies et crachements sanguins, absolument comme chez les nouveaux mariés.

Rien ne peut donner une idée plus exacte, nette et précise à tout le monde de ces funestes effets généraux de l'onanisme, comme des excès vénériens dans l'adolescence, que l'amaigrissement, l'énervation résultant d'une croissance excessive et qui suffit à imprimer au jeune homme l'apparence du masturbateur. Les ostéomyélites des membres, les abcès, les caries des os survenant à cet âge chez les filles et surtout les garçons surmenés, en apprentissage ou autrement, comme le fait est constaté par de nombreuses observations authentiques, en sont encore l'analogue. Il est trop fréquent de voir des jeunes hommes de 25 à 30 ans n'offrir plus qu'une triste impuissance auprès d'un sexe vers lequel ils se sentent néanmoins impérieusement entraînés par une secrète impulsion ou un souvenir de volupté. Que de jeunes femmes à leur tour sont dans l'impossibilité de donner des enfants à leurs maris, par l'habitude pernicieuse de l'onanisme contractée de bonne heure ! Elle les poursuit parfois jusque dans le lit conjugal et il en est de même pour l'homme, comme des exemples en sont consignés à la *Masturbation*. D'où l'erreur fréquente de conseiller toujours le mariage pour y mettre fin.

L'*âge* exerce la plus grande influence sur les effets directs, immédiats ou éloignés de l'onanisme, quelle que soit la cause secrète qui y préside, de même qu'il agit sur ses différentes formes. Dès que l'enfant ou l'adolescent des deux sexes s'y livre, il en éprouve de fâcheuses conséquences proportionnées à son développement et sa constitution. Pendant toute la période de croissance, l'organisme réclame toutes les forces nutritives pour se perfectionner et se compléter. La moindre atteinte qui leur est portée se fait sentir aussitôt sur toute l'économie, et la surexcitation du système nerveux, par la masturbation surtout, trouble rapidement l'ensemble des fonctions et des facultés mentales. Il est aussi préjudiciable et plus encore dans la vieillesse, parce que l'énergie de résistance a beaucoup moins de vitalité, de concentration dans la phase régressive que dans la période formative ; elle s'épuise plus facilement et plus vite. Les effets mortels des excès vénériens chez les vieillards en sont la démonstration. Il imprime donc les plus profonds et rapides changements extérieurs chez les enfants, les adolescents et les vieillards, surtout s'ils sont faibles, délicats, maigres, strumeux ou valétudinaires.

Contradictoires en apparence de l'onanisme, ces dernières conditions en sont plutôt l'occasion pour les jeunes gens des deux sexes. Dès que la force, la santé, le développement du corps et de l'esprit qui président à la puberté, ne les portent pas naturellement à l'expansion, l'exercice, la gaieté, les ris et les jeux communs de leur âge, ils ont une propension secrète à s'y livrer dans leur isolement. Ils y sont plus enclins que les autres et en deviennent les victimes. Les prédispositions morbides qu'ils portent en eux ne manquent pas d'évoluer et éclater sous sa funeste influence. De là tout le cortège des maladies diathésiques et nerveuses se manifestant à cet âge : la chorée, l'hystérie, l'épilepsie, le rhumatisme et les maladies du cœur en résultant. C'est donc à eux qu'il faut regarder de préférence pour les prémunir contre cette fatale habitude, en leur offrant des plaisirs et des distractions par les voyages aux stations minérales, le séjour au bord de la mer et une excellente nourriture.

Les organes génitaux sont ordinairement les derniers à manifester les effets de leurs propres excès, sauf des écoulements blancs qui n'ont rien de spécifique chez les filles. Les élancements douloureux dans l'urèthre et la pesanteur des testicules chez les garçons sont plus significatifs. Ces effets locaux sont d'ailleurs en rapport avec les excès commis et le mode employé.

La *vue* et l'*ouïe* sont les plus immédiatement menacées par l'onanisme, à cause de son action élective sur le système nerveux. En émanant directement du cerveau, ces deux sens, qui excitent le plus au sentiment de l'amour, sont aussi les premiers frappés par ses excès. Dans l'animation de la face qui caractérise également les deux sexes dans leur congrès amoureux, l'injection et l'éclat des yeux n'en sont-ils pas le trait le plus frappant? L'homme en érection ou poursuivant sa conquête se distingue surtout à ce signe. L'action du coït est si retentissante sur la vue que l'œil se ferme spasmodiquement pour éviter le contact de la lumière. Les excès vénériens affaiblissent également la faculté visuelle, soit en agissant directement sur la rétine, soit indirectement sur le cerveau dont elle émane.

En présence de ces accidents nerveux chez la femme, le médecin qui s'informe s'ils ne sont pas dus à la manuélisation, en reçoit facilement l'aveu. Avec l'homme d'un âge mûr, il néglige de préciser et suppose plutôt des excès sexuels. L'oculiste suisse y rapporta ainsi faussement les troubles de la vue, l'affaiblissement de la mémoire dont se plaignait le masturbateur anglais de 32 ans, signalé à l'observation 221 des *Anomalies sexuelles*, p. 505. La myopie en est aussi aggravée, comme me le signalait récemment un jeune Liégeois.

Les bourdonnements d'oreilles après les excès vénériens sont si fréquents qu'il est à peine besoin de les signaler pour marquer l'action directe de l'onanisme sur ce sens. L'ébranlement nerveux en résultant est si intense que les enfants en sont abasourdis. Si les cas de surdité, procédant de cette habitude, ne sont pas plus souvent signalés, le défaut des spécialistes d'en rechercher l'influence, en interrogeant minutieusement les malades à ce sujet, peut bien en être la cause.

Ces effets sont parfois si éloignés de l'onanisme et cette cause reste si facilement cachée et niée que toutes les autres, incidentes ou simultanées, sont invoquées de préférence. La syphilis, l'alcoolisme, le tabac, l'hérédité surtout font mettre en doute celle de l'onanisme. Si elle existait, disent les sceptiques, elle se manifesterait également sur le goût et l'odorat, et il n'en est rien. Ainsi se trouve méconnue cette cause directe de cécité et de surdité dont elle doit être la principale source, lorsqu'elle est passée en habitude et s'exerce avec excès.

On a vu, aux effets locaux, qu'ils impriment rapidement leur cachet infamant spécial sur tous ceux qui en font un moyen de prostitution. Il n'y a donc pas à y revenir.

A l'âge mûr, l'organisme subit moins l'influence des excès et des abus génitaux. Les phénomènes nerveux se localisent de préférence sur le cerveau, la moelle épinière ou sur les organes mêmes. Les affections nerveuses psychiques, même légères, comme l'hébétude, la faiblesse intellectuelle, l'oblitération du sens moral ou bien une impressionnabilité, une exaltation excessives, doivent surtout inspirer des inquiétudes pour l'avenir.

La débilité nerveuse, la déchéance intellectuelle et morale en sont aussi les résultats dans la vieillesse et l'on voit s'accumuler, en un temps très court et prématurément, des infirmités que rien ne faisait prévoir. Ces personnes tombent alors dans la cachexie sénile, d'autant plus rapide et profonde que d'autres excès ont usé la vie et produit des germes de décadence et de mort, implantés si solidement dans l'orga- nisme qu'il est impossible de les en arracher.

Il est pourtant d'observation que des célibataires, s'étant livrés toute leur vie à l'onanisme solitaire, sont restés sains de corps et d'esprit jusqu'à une extrême vieillesse, comme pour montrer que, même habituel et persistant, il n'est pas toujours une né- vrose psychique, une folie, ainsi que le prétendent certains aliénistes. Il manifeste même parfois son action morbide sur d'autres sens, comme la vue, l'ouïe et surtout les organes génito-urinaires, sans altérer l'intelligence, ni la raison. Si rares que soient ces exemples, ils mettent cette théorie en échec.

L'impuissance morale ou anaphroditique en est un effet peu connu et non explicitement indiqué jusqu'ici. Si la perversion des idées entraîne celle des actes, elle résulte également de celle des sensations. En variant et en différant même, d'après la sensibilité locale et générale de chaque individu, celles-ci peuvent réagir aussi sur les idées et les pervertir. Les sensa- tions génitales, en particulier, si vives, intenses et délicates, sont souvent émoussées et surexcitées par l'abus des organes. En réagissant à leur tour sur le cerveau, en relation intime avec eux, tous les excès, les abus et les perversions de ce genre ont une influence funeste sur l'intelligence et l'imagination. Le goût même peut en être altéré, perverti. S'ils sont tous dans la nature, selon le dicton vulgaire, celui-ci, si dégoûtant qu'il soit, peut bien naître par per- version. C'est là, du moins, l'explication ordinaire

qu'en donnent, comme excuse, ceux qui l'ont contracté.

L'onanisme exerce la plus fatale influence sur le
cerveau. On ne se livre jamais impunément à des
jouissances immodérées, dit le docteur P. Moreau,
sans qu'il en éprouve le contre-coup. Plus les plaisirs sont actifs, plus ils sont dangereux. Les passions
sensuelles principalement tiennent le moral dans une
fermentation telle que, chez certains individus, les
prétendus plaisirs qu'elles leur font goûter tiennent
véritablement de la fureur et de la rage.

La *folie* ou aliénation mentale est la conséquence
la plus positive de cette habitude/Des statistiques
très probantes la démontrent irréfutablement; mais
de ce que les aliénés y sont portés spontanément,
des doutes se sont élevés pour savoir si elle était
cause ou effet de l'onanisme sous ses différentes
formes. Les positivistes ont ainsi renversé les termes
de la proposition. Au lieu d'en être l'effet, la folie en
serait la cause, dès qu'il se rencontre à l'état pathologique, c'est-à-dire habituel et persistant. Les faits
montreront à quel point cette vue systématique est
fondée pour la masturbation.

Quand on voit cependant l'affaiblissement graduel
des facultés intellectuelles se manifester sous l'influence de l'onanisme comme des excès sexuels, chez
des jeunes gens intelligents auparavant, jusqu'à les
faire tomber dans l'imbécillité, l'idiotie et l'abrutissement le plus complet, comme on l'a constaté tant de
fois, n'est-ce pas la démonstration qu'il peut entraîner

la folie ? A moins de découvrir des traces d'hérédité, des prédispositions ou des signes antérieurs d'aliénation, on ne peut récuser cette terrible conséquence. Puisque le cerveau mal équilibré entraine à l'onanisme comme aux excès vénériens, pourquoi ceux-ci ne conduiraient-ils pas de même à la folie ? Les facteurs sont identiques ainsi que le mécanisme et le terrain. Ils peuvent donc agir de même en sens inverse. L'irritation cérébrale résultant de l'onanisme peut aussi bien produire l'aliénation que si elle existait antérieurement. Admettre un seul mécanisme, à l'exclusion de l'autre, n'a rien de positif. C'est supposer implicitement une cause spécifique, inconnue, cachée de la folie, dont le délire et le rêve sont la contradiction formelle.

L'hystérie dans ses manifestations protéiformes offre, après la folie, les plus étroites connexions avec l'onanisme chez la femme. Cette affection nerveuse, sans siège précis, lui est tellement inhérente que le mot passe aux yeux du vulgaire comme le synonyme et l'équivalent de tout ce que l'excitation génitale peut produire de plus excessif et de monstrueux. Il y a presque injure, insulte à l'appliquer légèrement, sans en définir explicitement la signification.

Attribut distinctif des femmes nerveuses, elle a pour caractère spécial de se rattacher essentiellement aux fonctions de la reproduction. Ses manifestations principales sont provoquées par les troubles, les altérations en résultant et les maladies qui s'ensuivent. Son siège a dès lors été placé dans les organes de la génération et les récentes et fameuses expériences de la Salpêtrière ont démontré positivement que, dans ses formes exagérées, les grands accès viennent directement des ovaires. Il a suffi, en effet, d'appliquer fortement la main sur ces organes, analogues des testicules, pour interrompre et faire cesser immédiatement ces accès. C'est l'épreuve la plus concluante de sa localisation.

Les excès et les abus des organes de la génération, l'onanisme surtout, font naitre et développer des symptômes hystériformes chez la femme. Leurs relations sont d'autant plus probables que le siège du centre génital est fixé dans le voisinage de ces organes et en rapport presque immédiat avec eux. Ils peuvent donc s'influencer réciproquement.

Ses manifestations sur l'homme, quoique extrèmement rares, sont aussi démonstratives. Elles n'apparaissent que sur les individus efféminés, d'une organisation physique très délicate et un caractère impressionnable qui les rapprochent de la femme. Or, ils se distinguent ordinairement par leurs habitudes onanistiques ou les excès vénériens qui les débilitent aussi profondément.

*

L'*hypocondrie* doit être également signalée. En confinant à la folie par les idées sombres et noires qu'elle enfante, elle y conduit souvent aussi. C'est le *spleen* des Anglais, correspondant à l'hystérie chez la femme. Quoique son nom paraisse en fixer le siège dans les flancs ou hypocondres, par la douleur et les sensations que le malade y accuse, le caractère délirant de ces souffrances la localise encore plus sûrement dans le cerveau.

Cette affection nerveuse, en se montrant particulièrement chez les célibataires des deux sexes, coïncide fréquemment avec des habitudes onanistiques comme dans l'observation relatée page 137. Elle peut sans doute en dériver aussi et y conduire de même, mais cette complication fréquente, sans permettre de résoudre le problème, est une raison suffisante pour l'indiquer.

De ces trois affections nerveuses ou névroses proprement dites, se manifestant sans lésions ni altérations appréciables, il est difficile, impossible même, de dire laquelle est plutôt la conséquence de l'onanisme qu'elle n'en est la cause. Elles peuvent être également l'une et l'autre et leur liaison avec celui-ci est si étroite que l'on en a fait aussi une névrose, une folie. Elles se confondent le plus souvent, sans qu'il soit possible de distinguer la cause de l'effet, surtout chez la femme, dans les formes si variées et multiples de l'onanisme entre les deux sexes. C'est leur caractère spécial et le motif qui nous les fait réunir ici dans le même cadre.

Celles qui suivent s'en distinguent par des caractères plus tranchés, un siège mieux établi dans la moelle épinière et des effets plus immédiats. Elles sont presque des maladies organiques par leur persistance, leur accroissement graduel, leurs lésions et la mort qu'elles entraînent souvent. C'en est assez pour en faire une classe à part.

L'épilepsie, en procédant surtout d'une irritation de la moelle épinière, par les convulsions violentes qui en caractérisent les accès, est fréquemment une conséquence de l'onanisme, surtout chez l'homme qui s'y livre souvent debout. Des exemples concluants en seront rapportés à la *Masturbation*. Mais tous les autres modes et jusqu'aux excès vénériens la déterminent chez les personnes nerveuses, en portant à son maximum et en prolongeant le spasme cynique, comparé si justement par les anciens à un petit accès d'épilepsie. L'onanisme buccal en est peut-être la forme la plus dangereuse pour les deux sexes, en élevant au suprême degré le chatouillement et l'éréthisme vénérien chez ceux qui le préfèrent.

Il n'est guère possible d'en mettre l'origine en doute, dans les cas où ces accès d'épilepsie symptomatique ont éclaté durant l'onanisme et se sont renouvelés ensuite pour cesser et guérir en y mettant fin. Absolument comme ceux qui l'éprouvent dans l'acte sexuel, à l'exemple de Napoléon Ier.

Une foule d'auteurs citent des cas semblables dont les exemples sont assez fréquents. Ce fait s'observe même chez les animaux. Un chien d'arrêt, de forte taille et très robuste, tombait en épilepsie chaque fois qu'il s'accouplait, avec convulsions, perte de connaissance d'une durée variable, sans avoir jamais rien éprouvé de semblable dans les intervalles. Néanmoins, des médecins invoquent encore une prédisposition spéciale et antérieure, comme si l'irritation du centre génital, portée à son *summum*, ne suffisait à en rendre compte, aussi bien que de toutes les autres névroses locales en résultant spontanément.

L'*ataxie locomotrice* ou incoordination de la marche est la conséquence fréquente de l'onanisme, comme des excès vénériens actifs et de la paralysie consécutive des membres inférieurs. Ce fait est démontré par l'augmentation considérable du pouvoir génital résultant de l'irritabilité de la moelle existant au début de cette affection redoutable. Dès qu'elle s'étend au centre génital, elle l'excite en en décuplant le pouvoir, comme on l'a vu page 132, pour s'affaiblir et s'éteindre bientôt par les progrès de la maladie et la dégénérescence de la moelle. D'où la paralysie générale et l'impuissance absolue pour l'homme.

En réagissant directement sur ce centre, l'onanisme exagéré, comme les excès vénériens, ne peut manquer d'en provoquer l'excitation et déterminer son irritabilité fonctionnelle. « Plus le système nerveux est excité, plus il s'affaiblit et plus il est disposé à l'excitation, » a dit justement Réveillé-Parise. L'onanisme actif engendre les plus redoutables complications sur la moelle épinière dont le pouvoir excito-moteur diminue à mesure que le pouvoir incitateur du cerveau augmente. D'où l'irrégularité des mouvements de locomotion, avec tremblement et incertitude des membres, puis leur faiblesse et leur perte inévitable. L'excès même de la vie produit la mort. Tant de personnes des deux sexes en sont tous les jours victimes, faute de méditer sur ce précepte laconique, éminemment vrai et profond.

TRAITEMENT

Les moyens à diriger contre l'onanisme, en variant selon les causes, la forme et le degré du mal, sont aussi divers que ce mal même. En prévenir l'invasion est la principale règle à suivre, la plus générale et la première à employer, car elle s'applique à tous les cas. Mais l'origine de ce mal est ordinairement si obscure, son développement si latent, secret et caché, qu'il ne se découvre souvent que par ses effets extérieurs. Alors il est si profond et enraciné que ni menaces, ni promesses, les remèdes les plus actifs, pas plus que les obstacles mécaniques, ni même les opérations radicales ne suffisent à l'extirper. Il est ainsi mortel dans bon nombre de cas, et plus souvent qu'on ne pense, soit directement, soit indirectement, par les maladies et les affections qu'il provoque à tous les âges et dans toutes les conditions.

En présence de conséquences si redoutables, le traitement se divise en deux espèces bien distinctes : préventif ou préservatif et curatif. Le premier est de beaucoup le plus important et, en s'appliquant à tous les cas, il doit être exposé ici en détail, tandis que le second y sera seulement indiqué dans ses traits principaux. En se restreignant aux formes particulières, il sera plus utilement décrit à chacune d'elles, suivant ses applications spéciales. L'ensemble en sera ainsi réparti et divisé dans ces différentes indications, sans former double emploi ni répétition.

Prophylaxie.

Prévenir ou empêcher l'onanisme de devenir une habitude doit être la préoccupation principale de tous ceux qui en comprennent la gravité et les dangers pour l'avenir de l'individu comme de la société. Toutes ses formes débutant par la masturbation, c'est à ce vice caché qu'il s'agit de parer, chez les deux sexes, dès la plus tendre enfance. La mère ne doit jamais cesser de veiller avec sollicitude sur son enfant à cet égard, dès qu'il est confié ou abandonné à des mains étrangères. Des nourrices mercenaires ont été assez coupables pour l'avoir inoculé à leurs nourrissons avec leur lait, en les chatouillant pour leur procurer une sensation agréable et apaiser leurs cris.

11. — L'exemple dont l'authenticité est garantie par le docteur Andrieux est encore plus abominable. Un enfant pourvu d'une nourrice jeune et vigoureuse dépérissait chaque jour. Les parents affligés en recherchaient vainement la cause, lorsqu'ils la découvrirent, à leur grande stupéfaction, en trouvant cette malheureuse, exténuée et sans mouvement, avec son nourrisson entre les jambes cherchant dans une succion inévitablement stérile un aliment que les seins pouvaient seuls lui donner. (*De l'onanisme*, par Deslandes, Paris, 1835, page 516).

Si rares et exceptionnels que soient ces cas, ils doivent servir à y porter l'attention.

De trois à cinq ans, l'onanisme n'est jamais un besoin naturel ; mais les bonnes remplacent souvent les nourrices dans ce fatal apprentissage, surtout chez les garçons en les nettoyant.

12. — Un garçon de trois ans, vif, éveillé, devint triste, pâle et dépérit tout à coup sans cause apparente, malgré l'examen du docteur Christian. On découvrit que sa bonne lui avait enseigné les pratiques solitaires.

La défaut de propreté des parties génitales suffit à en provoquer la démangeaison, surtout chez les filles. En se grattant, en se frottant pour éteindre le prurit, les enfants découvrent une source de jouissance par la sensation du plaisir et ils recommencent machinalement, inconsciemment. C'est l'initiation spontanée du mal, surtout pour les enfants précoces, vifs et éveillés, et exposés par là à succomber bientôt à la fièvre cérébrale, encéphalite ou méningite, sinon aux convulsions.

Éviter toutes les occasions qui peuvent le faire naître, d'après les causes générales précédemment énumérées, et traiter les états locaux, les maladies qui en provoquent la manifestation, sont donc les plus sûrs moyens de le prévenir ou de s'en préserver.

C'est à l'altération des traits avec pâleur et maigreur inusitées, sans cause appréciable ni malaise accusé, et la persistance de l'appétit que les parents ont à soupçonner ce vice secret. Ils doivent s'en assurer par tous les moyens possibles et, dans ces cas douteux, l'examen du médecin est indispensable pour découvrir la vérité. En s'occupant de leurs enfants, les parents s'aperçoivent bien vite du mal et en empêchent facilement le retour par des soins hygiéniques appropriés à une éducation attentive, morale et religieuse.

Les enfants devraient ainsi grandir sous l'œil de leurs parents jusqu'à sept ou huit ans au moins pour les garçons et onze à douze pour les filles. La mère peut suffire jusque là à leur inculquer les principes élémentaires de leur instruction future. Par sa surveillance discrète et affectueuse qui ne se relâche pas, elle dirige leurs jeux, prévient, empêche leur ennui, veille à ce que leurs vêtements soient amples et commodes, sans gêner ni irriter surtout les parties génitales. En présidant à leurs repas, elle en détermine l'ordre et la mesure, comme du lever et du coucher, en s'assurant de leur sommeil.

Tout autre est maintenant le régime des enfants que l'on met de bonne heure, soit de sept à huit ans, en pension ou au collège pour s'en débarrasser, comme on dit. Soumis là à une règle commune, ils sont séquestrés pendant de longues heures dans des salles tristes, sombres, privés du mouvement, de l'activité si nécessaire à leur corps et surtout des distractions, des récréations indispensables à leur esprit, leur imagination, absorbés par des études abstraites et rebutantes. Ils s'étiolent et s'ennuient de la sorte, le travail leur devient un supplice, l'étude un tourment, ils s'aigrissent, s'inquiètent et, laissés à eux-mêmes, ils cherchent souvent, dans ces fâcheuses conditions, une diversion secrète à leur tristesse, leur ennui.

Ainsi naît si souvent l'onanisme dans les internats

des deux sexes, aux approches de la puberté. Tissot
raconte que tout un collège trompait quelquefois
l'ennui par cette manœuvre et cherchait à éviter le
sommeil provoqué par les leçons d'une métaphysique
scolastique qu'un très vieux professeur faisait en dor-
mant. Cette histoire est malheureusement encore de
tous les jours. Si le mal n'est pas plus grand, c'est
qu'il disparaît spontanément chez la plupart avec la
cause qui l'a produit. Mais il persiste chez un trop
grand nombre de ceux qui y sont prédisposés par
leur système nerveux pour ne pas tenter tous les
efforts propres à extirper cette lèpre des établissements d'instruction de la jeunesse dont elle est le stigmate. Il est déplorable qu'après toutes les réformes
opérées dans l'enseignement, celle-ci ne soit pas
encore exécutée.

Le problème serait pourtant des plus simples pour
quelques mentors à l'esprit absolu. Diminuer les
heures de travail intellectuel et rendre l'étude facile
et intéressante en renonçant à des méthodes suran-
nées ; augmenter les heures de récréation et les remplir par des exercices corporels proportionnés à l'âge
et aux forces des enfants, et tout serait pour le mieux
dans le meilleur des mondes. C'est bientôt dit. Mais
comment exécuter ce programme laconique et le
mettre d'accord avec celui des études si variées et
compliquées de l'Université ?

En voici un second, un peu plus détaillé et pratique : « Une bonne éducation particulière ou publique, avec tout ce qu'elle implique ; une surveillance
continuelle exercée avec réserve et habileté sur l'en-

fant et sur ceux qui vivent dans son intimité à titre de domestiques, de nourrices, de précepteurs, de camarades, etc. : une nourriture substantielle sans être excitante ; le choix d'un lit un peu dur, une bonne direction du sommeil ; un exercice quotidien au grand air, allant jusqu'à une légère lassitude musculaire ; la gymnastique, l'escrime, les jeux qui mettent en action les forces physiques, etc. » (docteur Mauriac).

Toutes ces excellentes prescriptions n'ont qu'un défaut : c'est d'être vagues et de ne rien préciser. On ne parle ainsi dans l'éducation ni de morale ni de religion et c'est surtout en s'appuyant sur leurs principes éternels que l'on pourra défendre l'enfant de s'abandonner à abuser de lui-même. Rien n'agit sur le corps si l'esprit est malade et une prière recueillie, simple et sincère, faite en famille, par le père ou la mère, sinon l'enfant même que l'on a le plus à protéger contre lui-même, peut le fortifier plus efficacement que tous les moyens physiques. « L'éducation est vaine et l'instruction stérile, si elles ne s'appuient sur la religion, car il n'y a pas d'homme sans dignité morale et cette dignité se puise essentiellement dans la morale divine du Christ, » dit Max Simon. (*Hygiène de l'âme et du corps.*) La religion chrétienne est la plus amie de l'enfance et c'est en en parlant aux enfants dès l'âge le plus tendre qu'ils comprendront qu'elle seule peut les fortifier contre les adversités de la vie, les consoler dans la souffrance et les préserver en tous temps de la tyrannie des passions.

Quand l'instinct érotique s'éveille hâtivement par quelque signe en annonçant les premières lueurs de

la puberté, c'est surtout aux parents de devenir les
confidents de leurs enfants. Il est préférable qu'ils
soient instruits par eux ouvertement qu'en secret par
leurs camarades ou les domestiques, sinon par quelque livre obscène. La réserve systématique adoptée
routinièrement à ce sujet est en général plus nuisible
qu'utile. La curiosité naturelle du garçon ou de la
fille ne se calmera pas, tant que la raison de ce qui se
passe leur soit donnée. Il faut la satisfaire à tout prix
et il vaut toujours mieux que les parents ou ceux qui
les remplacent s'en chargent. En leur donnant ces
témoignages de confiance, d'attachement et de raison,
on les grandit à leurs propres yeux et ils sont dès lors
moins disposés à abuser secrètement d'eux-mêmes.

Cette initiation délicate doit être méthodique et graduée. Les notions d'anatomie et de physiologie végé-
tales, en expliquant au jeune garçon le système sexuel
des plantes et leur reproduction, peuvent le conduire
graduellement, à mesure qu'il avance en âge, à étudier la reproduction dans le règne animal, en commençant par les espèces les plus inférieures et en se
bornant à l'essentiel. Rédigée spécialement dans ce
but, la *Génération universelle* servira utilement à cet
effet. En insistant sur la dignité et l'importance de ces
fonctions mystérieuses et le danger de les dégrader,
les profaner par un service prématuré et illicite, on
en donne à l'enfant une saine et juste appréciation.

L'abondance de la nourriture n'en doit pas exclure
la frugalité ; il suffit qu'elle soit assez réparatrice pour
compenser les pertes organiques et pourvoir au développement du corps. Mais les aliments seront simples,

sans assaisonnements, ni hors-d'œuvre appétissants, inutiles à cet âge. Point de thé ni de café, ni surtout de boissons alcooliques et le tabac qui en est l'accompagnement ordinaire. En faisant participer les adolescents à tout ce superflu des dîners et des soirées, on leur prépare un sommeil agité, interrompu de rêves, de pollutions, d'érections qui seront ensuite la cause déterminante de la masturbation.

La durée du sommeil doit aussi être réglée. De neuf à dix heures à sept ans, il doit diminuer graduellement d'année en année, jusqu'au terme normal de sept heures seulement dès l'âge de quatorze ans, en même temps que le travail et l'exercice augmentent proportionnellement. De deux à quatre heures par jour jusqu'à neuf ans, le travail s'élève progressivement d'année en année jusqu'à neuf, avec des intervalles de repos, tandis que l'exercice, en diminuant d'autant, n'est plus que de trois à quatre heures à quinze ans.

La marche, la course et tous les jeux qui mettent en action les forces physiques sont, avec la gymnastique, l'escrime, la natation, les exercices les plus favorables à cet âge. Les travaux du corps sont même utiles jusqu'à une certaine fatigue musculaire et c'est ainsi que l'apprentissage commence pour les enfants bien portants et développés. En les occupant modérément, en employant leurs forces, leur activité avec réserve, sans préjudice du développement organique ni de la culture intellectuelle, on peut encore prévenir l'onanisme.

C'est en effet dans le travail corporel, l'exercice simultané du corps et de l'esprit que réside l'hygiène préservatrice de l'adolescence. Un garçon de dix-sept ans, tourmenté de désirs qu'il avait peine à contenir, demandait à son médecin des remèdes pour les calmer. « Si j'étais votre père, lui répondit-il, je vous ferais fendre du bois pendant une ou deux heures tous les jours. » Le couper, le scier, le tourner ferait sans doute la même chose, comme tous les autres exercices musculaires, la chasse en particulier : Diane est l'ennemie née de Vénus.

Si, en pareil cas et malgré ces moyens, les jeunes gens sont tourmentés de désirs se manifestant par des rêves libidineux, des érections et des pollutions nocturnes, l'usage du petit lait ou d'un verre d'orgeat matin et soir, ainsi que des bains de siège doux, plutôt que chauds ou froids, des courses ou promenades, la natation et autres exercices fatigants, surtout avant de se coucher, pourront calmer ces accidents en diminuant l'irritation du centre génital. Une éponge imbibée d'eau légèrement vinaigrée et assujettie sur les parties génitales ou l'huile fortement camphrée et opiacée en onctions, embrocations locales sur le pubis, le périnée et la partie inférieure de la colonne vertébrale sont également usitées avec avantage. Quelques remèdes spéciaux, connus sous le nom d'anaphrodisiaques, comme le camphre, le lupulin, les extraits de nénuphar, de laitue ou *lactucarium* et surtout les divers bromures alcalins peuvent même être employés à l'intérieur. Mais la prescription du médecin est toujours indispensable à ce sujet.

Les mêmes règles générales devraient présider à l'éducation des filles. La manuélisation, le saphisme, ne sont pas moins fréquents et désastreux parmi le sexe féminin. Les petites filles et certaines célibataires hystériques se livrent à cet onanisme avec passion. Si la gymnastique et les exercices du corps, comme on les pratiquait à Sparte, ne sont plus en usage, on ne peut en méconnaître les bienfaits. C'est un grand tort de négliger complétement pour elles l'hygiène plastique. Les effets salutaires obtenus par les campagnardes de leur vie active, leurs exercices du corps dans les champs par le développement de leur taille et de leurs forces en sont la preuve. On les préserve sûrement ainsi de l'anémie, la chlorose ou pâles couleurs et surtout du nervosisme, l'hystéricisme ou la nymphomanie dont sont atteintes particulièrement celles qui vivent plus ou moins oisives et à l'ombre, dans leurs maisons ou leurs châteaux.

Le mariage, uniformément prescrit en pareil cas, reste souvent inefficace, sinon meurtrier, chez les filles faibles, délicates, énervées, anémiées. Celles qui étaient livrées avec passion à l'onanisme sont indifférentes avec leurs maris et ne peuvent leur donner des enfants. Elles restent stériles avec des écoulements ou des déformations vulvaires attestant leurs anciennes habitudes.

A défaut de pouvoir en faire de même pour les jeunes gens, on leur prescrit le commerce sexuel, toujours facile dans les grandes villes. C'est un avis bien risqué pour qui n'en a pas éprouvé spontanément le besoin à un certain âge. Il faut surtout y regarder à deux fois avec les jeunes gens faibles, timides, efféminés et souvent anaphrodites. En vou-

lant les prémunir de l'onanisme solitaire, on risque
de les y conduire par défiance d'eux-mêmes et l'insuccès de leurs tentatives, comme un exemple frappant
s'en est offert tout récemment à mon observation.

13. — Un Anglais, voyant son neveu de dix-neuf ans,
élevé avec des principes très sévères dans sa famille qu'il
ne quittait jamais, pâle, élancé et comme efféminé quoique
bien portant, vif et intelligent, lui conseilla d'y recourir
pour le préserver plus sûrement des mauvaises habitudes.
Heureusement celui-ci en avait une profonde horreur.
Envoyé à cet effet voyager en Angleterre et en Amérique,
où les occasions de s'essayer ne lui manquèrent pas, il se
risqua à plusieurs fois, sous l'empire d'un besoin rendu
manifeste par des rêves érotiques, des érections et des
pollutions spontanées. Ce fut toujours en vain, et, à cinq
ou six reprises pendant deux années passées à Londres,
New-York, Paris, il ne put jamais arriver à la péroraison
désirée, malgré toute sa puissance et sa virilité. Il n'y a
ni priapisme, ni impuissance, ni aspermatisme ; seule la
prostituée inspire tant de répulsion et de froideur à ses
sentiments délicats que son contact le paralyse. Effet tout
moral qui doit cesser infailliblement dans des conditions
plus normales et naturelles. Cherchez l'amour et vous le
trouverez, fut ma seule ordonnance, que la liberté du volon-
tariat a dû lui permettre d'exécuter. Il réussit seulement à
vingt-trois ans.

Ces ménagements sont inutiles avec les jeunes
gens tombés dans l'onanisme sous l'influence des
mêmes conditions et qui consultent aussi par crainte
d'impuissance. Il y a alors hyperesthésie des organes
dont la turgescence du pénis, au moindre attouchement pour l'examen, est le signe. L'indication essentielle est de modifier cette sensibilité au contact ma-

nuel par des rapports normaux et il les vaut encore mieux impurs que nuls : la timidité ordinaire de ces jouvenceaux les rendant souvent impropres à se les procurer autrement. C'est parfois un remède infaillible, comme je l'ai constaté chez plusieurs jeunes onanistes. Mais c'est là du traitement curatif dont il n'est pas encore question.

En se développant à tous les âges, et spécialement après le mariage dans l'état de viduité, de séparation ou de divorce, c'est par le mariage qu'il sera prévenu le plus sûrement. Au lendemain de ces terribles événements et sous le coup du chagrin, de la tristesse ou de la haine, du mépris qui les suit, il est facile de trouver de bonnes raisons d'y renoncer, surtout s'il y a l'avenir et les intérêts d'enfants en jeu. Mais il ne faut pas compter sur ces fermes résolutions, tant que l'on n'a pas dépassé l'âge critique ou de retour. Tout s'oublie avec le temps, le travail et les préoccupations, les luttes incessantes de la vie militante ; mais l'instinct génital persiste avec toutes ses exigences, ses besoins, ses orages. Que de jeunes mères, se sacrifiant au nom même de leurs enfants, en ont été victimes en tombant dans l'onanisme ou d'autres excès nymphomaniques qu'une union raisonnable eût prévenus ! Les dissensions même de la famille, l'abandon des enfants ou leur mauvaise conduite font souvent regretter, lorsqu'il est trop tard, de ne pas avoir pris un parti plus sage et conforme à son âge ou son tempérament.

Les vieillards lubriques, sanguins, ont à se prémunir aussi contre ce danger. Autrement, ils s'exposent

à tomber dans la paillardise aux yeux de leurs enfants, c'est-à-dire dans tous les excès déshonorants
pour eux et leur famille. C'est à chacun de connaître
ses habitudes, ses appétits et de s'y conformer.
Mieux vaut encore une union ridicule en apparence
que des malversations coupables, même cachées.

Le régime et le traitement anaphrodisiaques indiqués plus haut sont principalement applicables dans
ces dernières conditions. Les fins dîners, l'alcool, le
vin, le café, le tabac, dont il est si commun d'abuser
dans l'âge mûr et la vieillesse, doivent surtout être
mesurés, car ces excès conduisent inévitablement à
d'autres. Les anaphrodisiaques conviennent particulièrement aux femmes nerveuses, veuves ou célibataires, pour calmer, éteindre leurs désirs. Plus l'on
s'y abandonne en les satisfaisant et plus ils tourmentent.

Un moyen radical a été proposé par les anciens
philosophes considérant les personnes des deux
sexes, adonnées à l'onanisme solitaire ou entre elles,
comme les pires ennemis de la société où elles vivent
et dont elles partagent à tort les bénéfices et les avantages. « Elles devraient en être exclues, retranchées
et ne vivre qu'entre elles ou avec les animaux, dit l'un
d'eux. Par leur égoïsme honteux, leur isolement et
le célibat qu'elles gardent volontairement, en concentrant toutes leurs affections sur elles-mêmes ou leurs
semblables, ce sont de véritables monstres, indifférents aux sentiments sympathiques des deux sexes
entre eux. Leur mépris et leur éloignement des lois
sacrées de la nature reproductrice leur font ainsi

léser les intérêts de la société et violer les devoirs qui forcent tout individu à travailler à l'accroissement de la population et la force de l'État. »

Ces principes d'autrefois sont malheureusement en opposition formelle avec ceux des socialistes actuels prêchant l'amour libre dans la prostitution. L'onanisme ne tombe sous l'action des lois que par ses offenses aux mœurs, à la morale publique ou à autrui. Il y échappe dans la plupart des cas et des circonstances accablantes, en vertu de la liberté que chacun s'octroie de faire le mal à sa guise.

Traitement curatif.

La guérison de l'onanisme, quelle qu'en soit la forme, dès qu'il est passé à l'état d'habitude invétérée, de passion, est la plus difficile à obtenir, malgré l'arsenal des moyens directs, mécaniques et chirurgicaux, dirigés contre cette maladie. C'en est une en effet et d'autant moins accessible et curable qu'elle est toute morale et siège dans le cerveau ou dans la moelle épinière. On peut attacher, lier les mains des masturbateurs; cacher, dissimuler ou obturer les organes dont ils abusent ; cautériser, brûler ceux-ci et les enlever, comme on l'a fait dans certains cas graves, le mal persiste quand même par l'impossibilité de l'atteindre dans sa source. C'est pourquoi il est si important d'en prévenir le développement et la chronicité.

Tous les moyens précités, moraux et physiques, mécaniques même, doivent donc être mis en usage pour l'arrêter au début. Il faut s'attacher à le combattre sans relâche, dès que l'on en a découvert l'existence ou des manifestations patentes : le père en s'attachant à son fils, comme la mère à sa fille pour les moraliser. L'exemple des animaux châtrés, perdant leur sexe et leurs forces distinctives : le chapon, le bœuf, le cheval, est surtout à mettre sous les yeux des garçons comme le plus propre à impressionner leur esprit, à défaut des eunuques de l'Orient. En altérant l'appareil séminifère et les testicules en particulier, l'onanisme effémine l'adolescent et le rend plus tard impropre à la génération ainsi que la jeune fille. Lorsqu'il persiste la nuit, il convient de coucher séparément avec eux, si c'est possible, pour mieux les surveiller et les tenir en respect. C'est plutôt par la douceur, la persuasion, la distraction que par les menaces, les punitions, les corrections que l'on arrivera à un résultat. Ce rôle de la crainte, de la peur doit être réservé au médecin pour agir efficacement, en présentant la perspective des maladies, d'infirmités, d'une opération douloureuse et même de la mort, si l'on ne renonce absolument à cette funeste habitude. Donnée d'un ton sévère, cette prescription devra être suivie des moyens hygiéniques et thérapeutiques indiqués plus haut. L'occupation continue de l'intelligence avec des intervalles pour la fatigue corporelle, des distractions agréables, les voyages, serviront utilement à cet effet.

Ce n'est pas en poursuivant l'adolescent d'aussi près que l'on atteindra mieux le but. L'essentiel, dès qu'il est en état de se livrer au commerce sexuel, est

de le mettre en contact avec l'autre sexe dans des
réunions publiques ou privées, comme les promenades, les soirées, les bals, en compagnie d'autres
jeunes gens. Dès qu'il prendra plaisir aux propos
badins sinon licencieux de ses camarades, à leurs
jeux, leurs danses, il sera bien prêt de les partager
et, si son temps est occupé dans l'intervalle par le
travail et le sommeil, il ne pensera plus guère à sa
funeste habitude.

14. — On ne réussit cependant pas toujours. Convaincu
que c'était la meilleure méthode de guérison, un célèbre
hippiâtre de Troyes, dont le fils unique, âgé de dix-sept à
dix-huit ans, était livré passionnément à la masturbation,
contractée au collège, eut recours à tous les stratagèmes
pour le mettre en contact avec les femmes. Il en fit
entrer dans sa chambre et jusque dans son lit. Vains
efforts ! Il succomba deux ans après aux effets de sa fatale
passion.

Si la société des femmes est en effet utile, c'est à
la condition de bien choisir celles qui conviennent le
mieux aux goûts et à l'éducation, aux sentiments de
ces anaphrodites. Certaines privautés et des libertés
de langage plaisant à quelques-uns seront pour
d'autres un objet de dégoût et d'aversion. Le plaisir,
l'excitation qu'ils y trouvent est la condition du succès. De là la difficulté de les choisir pour eux. D'autant plus que l'important est d'arriver à la réalisation
d'un premier coït dans les meilleures conditions. Ce
n'est pas chose facile après les pratiques onanistiques, chez certains individus apathiques. Des excitants directs sont souvent nécessaires, comme les

frictions, les fomentations ou onctions locales. La flagellation modérée est même utile parfois et il ne faut pas craindre de recourir aux aphrodisiaques internes : l'armoise, la rue, la sabine, le safran et jusqu'au phosphore et à la cantharide, pour exciter les organes génitaux.

Dans l'impossibilité d'appliquer cette ressource aux jeunes filles autrement que par le mariage, il n'y a pas plus à en faire une panacée à leur usage. Le mieux est de laisser parler leur cœur et leurs sens pour découvrir la cause de leur tristesse, leur ennui et d'y faire trève en les occupant et les amusant autant que possible. Il n'y a guère à s'en préoccuper tant que la gaieté persiste et que la santé n'est pas altérée.

Quant au traitement des accidents chloro-anémiques et hystériformes développés par l'onanisme chez elles, il est plutôt dans l'exercice, les promenades, les distractions, les voyages à la mer ou aux eaux, que dans cette foule de préparations ferrugineuses, cette quantité innombrable de médicaments, sous forme de poudres, vins, sirops toniques ou fortifiants dont on surcharge leur estomac.

Une hygiène bien préférable pour y mettre fin est de fatiguer le corps pour rétablir l'appétit et occuper l'esprit de pensées étrangères à leur funeste habitude.

Sauf les gredins, débauchés ou *chanteurs*, faisant leur infâme métier de l'onanisme sous toutes ses formes, et les hallucinés, fous ou malades, dégénérés ou détraqués, s'y adonnant inconsciemment avec passion, très peu d'onanistes adultes, raisonnables et conscients, ayant persisté longtemps dans cette fatale habitude, tendent à la quitter. L'anaphrodisie dont ils sont frappés près des femmes, de même que la frigidité de celles-ci près des hommes, en est la principale cause. La souffrance, la honte, le dégoût ou les affronts, les insultes, les injures ou les scandales qu'ils en éprouvent pourraient seuls les conduire à se corriger ou se guérir. Ils préfèrent s'accoupler en amis, en camarades et former des ménages unisexués.

15. — Des guérisons très authentiques, comme le *masturbateur* d'Alibert parvenu à l'âge de trente ans sans que ses sens eussent jamais été émus par la vue d'une femme, montrent cependant qu'elle est possible, si la raison intacte s'accorde avec la volonté. Il lui suffit de renoncer à l'Apollon du Belvédère pour la Vénus de Médicis et la nature reprit graduellement ses droits. Il peut en être de même de l'inversion féminine, dès que les sujets ont conscience de leur déviation instinctive et s'en rendent compte.

/La meilleure voie à suivre, à cet effet, est de changer les coutumes, les habitudes où l'onanisme a pris naissance et s'est développé, et de vivre tout autrement/De la société des hommes, il faut passer à celle des femmes et réciproquement ; à la solitude, il faut opposer la société, le monde, et, dans le cas contraire, fuir le bruit, les dissipations pour l'étude et le calme. Le travail soutenu, une étude approfondie, l'examen d'un sujet de science ou d'histoire, doit occuper le corps ou l'esprit pour contenir celui-ci. L'étude fut aussi d'un grand secours au malade de M. Charcot contre ses pensées sensuelles de l'homme nu, comme l'Apollon du Belvédère. Il faut même changer ses goûts, ses passions, car celles-ci, en absorbant moins que ceux-là, peuvent rétablir la régularité des désirs pervertis ou disparus.

Le changement de lieu et de climat, par le passage d'un pays froid dans un pays chaud et réciproquement, est surtout favorable. Il modifie le physique par l'excitation ou le calme qu'il en éprouve, et en changeant les relations, les idées, il transforme le moral.

En observant quels sont les aliments occasionnellement utiles ou préjudiciables à sa passion, le masturbateur se tracera un régime de vie alimentaire convenable. Si le vin, les liqueurs, le café ou les excitants analogues troublent, perturbent les sens, il faut se mettre à l'eau, très convenable à certains tempéraments nerveux, avec une nourriture frugale et simple. Agiter le sang et le système nerveux par des aliments stimulants et du vin généreux, dans les cas opposés.

Des topiques analogues sont applicables localement, soit en réprimant les érections intempestives par des ablutions d'eau froide ou tiède deux ou trois fois par jour sur les organes génitaux, soit en les excitant, les commandant au moment favorable par des frictions sèches ou excitantes chaudes, des fumigations aromatiques. Un bain de siège sinapisé réussit surtout à cet effet.

L'emploi d'une potion aphrodisiaque est parfois nécessaire, en vue d'assurer le succès d'un prochain congrès. La prescription du médecin étant indispensable, il faut y recourir sans crainte ni honte, car la masturbation, dit Deslandes, conduit plus de malades devant le médecin que le coït. Mais il est toujours dangereux, en pareil cas, d'avoir recours aux cantharides, ce brûlant élixir de vie, dit Michelet, où l'amour se change en poison.

> Garde-toi de puiser dans ce philtre perfide
> La vigueur que réclame un amoureux congrès;
> Le myrthe qu'a piqué l'ardente cantharide
> Se change en funèbre cyprès.

ONANISME MANUEL

ou

MASTURBATION

———

Exécutée spécialement avec la main, cette forme
d'onanisme, à la portée des deux sexes, est probablement la plus ancienne par sa simplicité et sa facilité
élémentaire. Aussi est-elle la plus connue et la plus
fréquente, soit isolée et secrète, soit à deux entre
chaque sexe, séparément ou entre eux. C'est le type
de l'onanisme qui, à de très rares exceptions, débute
généralement par ce procédé. La masturbation devient
ainsi l'initiatrice de tous les autres. Les généralités
précédentes s'y rapportent donc en grande partie. De
là les divers synonymes de manustupration, mastu-
pration, manuélisation, vice manuel, cheiromanie,
péché d'Onan, vice contre nature, vice solitaire, habitude solitaire et tant d'autres expressions populaires
qui lui ont été appliquées. Elles sont remplacées

aujourd'hui par le nom d'onanisme tout court, sans autre distinction.

Son danger spécial est précisément d'avoir incessamment la possibilité de s'y livrer ; de pouvoir être pratiquée en tous temps et en tous lieux, seul, isolé, la nuit comme le jour, c'est-à-dire debout, assis ou couché. De là sa principale distinction avec les autres formes exigeant le concours de deux individus, et sa gravité supérieure dès que la main tient lieu de l'autre acolyte. L'usage en est connu et répandu partout, à tous les âges, depuis la première enfance jusqu'à la décrépitude, à la ville comme à la campagne, dans les divers climats et sous toutes les latitudes. C'est le mal universel, la maladie sans douleur, le vice odieux et funeste qui entraîne la ruine du corps et de l'esprit.

L'ébranlement nerveux en étant l'effet le plus redoutable, immédiat et constant, ses dangers sont proportionnés à l'intensité de cette commotion convulsive. La manière dont il s'exerce, la position prise et l'âge du sujet ont la plus grande influence sur ce résultat.

Pratiquée isolément, seul, la masturbation est toujours plus nuisible et malfaisante qu'à deux ou partagée, en raison même de l'excitation, de l'effort à produire pour arriver au spasme vénérien. L'un exerçant sur l'autre sa part d'action doit la diminuer d'autant et si tout est relatif, en pareil cas, aux conditions et aux circonstances individuelles, comme dans l'acte normal, la prolongation ordinaire de la masturbation isolée est en faveur de cette interprétation. Il en est même qui la prolongent à volonté, en se relâchant pour leur plus grande satisfaction, mais en augmentant d'autant plus le mal.

*
* *

La station debout, choisie par un grand nombre de masturbateurs, est, de toutes les positions, la plus malfaisante et préjudiciable. L'état de raideur générale et permanente de tout le corps, pendant un temps très long, en est la principale cause par la contraction prolongée des muscles. Elle est parfois poussée si loin que des crampes douloureuses se manifestent et la fatigue oblige alors l'acteur à prendre un moment de relâche et à suspendre un instant ses efforts. L'excès de tension du fluide nerveux qui les anime détermine de la sorte la faiblesse des membres inférieurs et jusqu'à leur paralysie. La congestion lente, croissante de la moelle en est aussi une conséquence fatale qui augmente progressivement l'excitation du centre génital.

Beaucoup d'individus ont recours à cette position gênante, à défaut de pouvoir s'y livrer autrement. Elle est même indispensable à son accomplissement pour d'autres qui ne la pratiquent que dans leurs rencontres avec des camarades. De là ses effets rapides sur les jeunes enfants qui la préfèrent, par sa prolongation illimitée et... sans issue. C'est le danger spécial de la masturbation solitaire dans le jour et l'on peut dire ainsi qu'elle est plus malfaisante que celle de la nuit.

Elle est encore plus dangereuse dans le coït pratiqué de cette manière gênante et incommode, soit à la dérobée, comme c'est le plus souvent le cas, soit prémédité pour ne pas avoir d'enfant, comme beaucoup de gens le croient. Il n'est ainsi qu'un mode déguisé d'onanisme.

16. — Tissot raconte qu'un homme ayant le goût singulier des Vénus du plus bas étage, ne les voyait que dans les coins de rue et debout. Un épuisement accompagné de maux de reins les plus cruels avec maigreur, atrophie des cuisses et des jambes s'ensuivit bientôt. La paralysie complète y succéda et il mourut, six mois après avoir gardé le lit, dans un état inspirant autant de pitié que d'effroi. (Page 112.) Vingt exemples semblables ont été relatés par Bourbou dans sa thèse en 1859. Et pour les rendre plus démonstratifs et mettre en évidence le danger direct de cette position sur la moelle épinière, l'autopsie des victimes en a révélé les altérations anatomiques dans sa partie inférieure.

La position assise, plus fréquente chez les filles que chez les garçons, est moins fatigante et perturbante. Aussi est-elle préférée par les masturbateurs habituels, qui connaissent les effets de la station debout sur la fatigue générale, l'épuisement.

Reste la position couchée, étendue, la plus commode et la moins fatigante. Mais ces avantages sont annihilés par le danger de se prolonger ou se répéter jusqu'à extinction des forces naturelles. La chaleur du lit et les sueurs en résultant affaiblissent plus que les autres, à moins de savoir se limiter, comme beaucoup d'adultes et de vieillards continents qui, par besoin ou habitude, remplacent ainsi l'acte naturel. C'est le seul cas où la masturbation solitaire ne soit pas nuisible et puisse même avoir des avantages,

comme le démontrent des exemples chez l'homme
adulte.

*
* *

Le jeune âge rend surtout la masturbation funeste,
tant que l'organisme n'est pas arrivé à son développement complet. Toutes les atteintes portées aux organes génitaux lui causent le plus grave préjudice,
comme la castration en est l'exemple, aussi bien sur
l'homme que sur les animaux. La chair du mâle émas-
culé avant l'âge reste douce, fade et tendre, et l'organisation de l'eunuque conserve en grande partie les
attributs de l'adolescence. Il ne les perd que pour
revêtir ceux de la vieillesse sans passer par la virilité.
Il reste aussi faible, lymphatique, mou, efféminé, lan-
guissant au physique, que timide, craintif, lâche et
égoïste au moral. En abusant de ses organes avant la
puberté, le masturbateur comme le libertin acquièrent également ces caractères dégradants.

Plus cette mauvaise habitude est contractée avant
la puberté, plus elle est dangereuse et malfaisante ; au
contraire, ses mauvais effets sont d'autant moindres
et redoutables, dans une proportion arithmétique,
qu'elle débute plus longtemps après. C'est une loi
absolue et sans exception, quoique subordonnée dans
les deux cas à la constitution, au tempérament et aux
forces de ceux qui s'y livrent. La raison en est toute
simple : l'enfant ou adolescent n'obéit en pareil cas
qu'à l'exemple, une imagination troublée, pervertie,
sinon un prurit, un chatouillement local et parfois

même une irritation maladive. Il s'y livre alors d'autant plus souvent et longtemps que sa manœuvre est sans résultat. En naissant au contraire, le plus souvent, d'un besoin physiologique d'exonération après la puberté, la masturbation cesse dès qu'il est satisfait et ne se renouvelle que par intervalles. De là son innocuité relative.

De même de la vieillesse qui prétend jouir encore des privilèges des années antérieures. Tous les plaisirs vénériens doivent cesser naturellement avec l'âge, sous peine de compromettre la santé et abréger l'existence en tarissant les sources même de la vie. Artificiels, ces plaisirs sont les plus dangereux. C'est pourquoi nous étudierons spécialement plus loin la masturbation suivant les âges, à cause des variétés différentes qu'ils lui impriment. Exercée sans la main par l'enfant, elle se réalise aussi moralement plus tard par divers procédés morbides qui doivent être distingués et précisés.

*
* *

Elle est particulièrement dangereuse chez les malades, les scrofuleux, les rachitiques, les blessés et les opérés. Ceux dont la santé est déjà altérée par cette habitude en sont rapidement les victimes en y persistant. L'état le plus grave n'est malheureusement pas toujours un empêchement.

17. — « J'ai vu, dit Pinel, un jeune homme atteint d'une fièvre ataxique, entièrement épuisé, dont l'habitude était telle que le sixième jour de sa maladie, il provoquait

encore ses organes flétris, alors que sa mort était annoncée par de sinistres présages. »

La convalescence des maladies est souvent arrêtée,
suspendue par des actes de cette nature. Tissot rapporte l'histoire d'un amputé qui, sur le refus de sa
femme d'accéder à ses désirs, se masturba. La fièvre,
le délire, des convulsions et d'autres accidents, probablement tétaniques, déterminèrent la mort quatre
jours après.

Un signe particulier a même été remarqué par le
docteur Baraduc comme décelant la pratique de la
masturbation chez les opérés et les blessés. Ce sont
de petits boutons, des points d'un blanc jaunâtre, peu
saillants, comme des grains de millet, apparaissant
sur les plaies en voie de cicatrisation. Huit cas en ont
été observés chez de jeunes opérés, notamment un
garçon de quinze ans ayant une fracture de la jambe
gauche. Deux petites ulcérations à fond jaunâtre appa-
raissaient spontanément sur la cicatrice de la plaie,
trois semaines après l'accident. En coïncidant avec
certains traits du visage, il l'accusa d'onanisme et en
obtint l'aveu naïf.

Les affections mentales produites par la masturbation en sont souvent exaspérées. Une mélancolique
de la Salpêtrière, observée par Falret, était dans ce
cas. « Une dartre pustuleuse généralisée chez un jeune
homme, dit Alibert, n'était jamais plus intense que
lorsqu'il se livrait à la masturbation sous cette influence. » Les maladies nerveuses en sont surtout ag-
gravées par le trouble en résultant.

La jeunesse, une constitution nerveuse sous une température élevée, un climat chaud, y prédisposent spécialement en surexcitant la sensibilité génitale. Son origine est le plus souvent spontanée par l'excitation, le prurit ou la démangeaison de ces parties. En y portant machinalement la main, l'enfant découvre la sensation particulière du plaisir voluptueux qui s'en dégage par l'attouchement ou le frottement et il recommence. A défaut de cette découverte, les révélations, les confidences, l'apprentissage mutuel ou l'exemple ne manquent pas d'y suppléer. C'est l'enseignement par autrui, dont Deslandes a fait justement le second mode d'incitation à ces manœuvres.

L'isolement, dans l'oisiveté surtout, est une cause principale, essentielle de la masturbation solitaire, notamment à l'approche de la puberté. Il est encore plus efficient et dangereux que l'exemple et l'enseignement réunis. L'attention et l'esprit de l'enfant inoccupé se portent naturellement sur ses organes génitaux, en raison de sa curiosité native, par les phénomènes nouveaux qu'il y observe, ou les sensations qu'il en éprouve. Il est conduit à les exciter, les titiller de toutes manières avec la main. Beaucoup de jeunes pâtres sont devenus ainsi victimes de leur profession.

18. — Le berger du Languedoc, dont Chopart a rapporté l'histoire, est un exemple frappant de toutes les manœuvres lubriques auxquelles ces malheureux sont entraînés par la facilité qu'ils trouvent dans leur solitude et leur oisiveté. C'est en gardant ses moutons dans les bois que la nymphomane de vingt-deux ans, amenée à Alibert, avait contracté sa fatale habitude en se cachant dans les broussailles.

Si la faiblesse, la simplicité d'esprit, l'idiotie même de ces individus, l'exemple permanent de l'accouplement de leurs animaux et l'action du grand air sont des excitants propres à compliquer et augmenter l'influence spéciale de cette cause, elle n'en reste pas moins démontrée par le même effet se produisant chez les adolescents et les adultes réduits à l'isolement forcé, comme dans les asiles, les prisons et les pénitenciers.

Une petite difformité locale, spéciale aux garçons, les y porte également à l'approche de la puberté surtout. C'est l'allongement exagéré de l'enveloppe du gland, avec rétrécissement de son ouverture, ne permettant pas de le découvrir pour uriner. Cet obstacle constitue le phimosis. Le bourrelet épaissi, gonflé et ridé de son orifice, en est le meilleur signe. L'irritation et la malpropreté causées par l'urine, en provoquant de la démangeaison, y appellent irrésistiblement la main et les frottements en résultant amènent souvent un écoulement blanchâtre par l'inflammation de ces parties. Des bains et des injections locales suffisent à calmer ces accidents. Quand le gland ne peut être découvert, le mieux est de pratiquer une petite incision ou la circoncision prescrite par Moïse à la naissance de tout enfant mâle du peuple juif, comme mesure hygiénique contre l'onanisme. Voy. ONANISME PAR FROTTEMENT.

* * *

Plus tard, l'adulte s'y laisse aller ordinairement par un besoin secret, impérieux. C'est la cause dont M. Christian fait la base de son système, en l'appliquant à la masturbation en particulier. « D'une manière générale, tout ce qui surexcite la sensibilité génitale et provoque les désirs vénériens devient une cause indirecte d'onanisme, dit-il, car une fois le désir éveillé, celui qui le ressent cherche à le satisfaire d'une façon ou de l'autre. Il est clair que nul n'échappe entièrement à l'action de ces causes générales et je crois, au total, qu'il n'y a guère d'individus qui, à un moment donné, n'ait pratiqué les manœuvres solitaires. » Cette appréciation toute personnelle, en indiquant la morale positiviste du jour, n'est heureusement pas justifiée par les faits. Sur 20 hommes pris au hasard à qui j'ai adressé cette question, de manière à exiger la vérité absolue, — en en faisant la condition de mon diagnostic et mon traitement pour le mal qui les amenait à me consulter, — 3 m'ont répondu négativement et un quatrième d'une manière suspensive, hésitante. 15 à 20 sur 100 y résistent donc étant enfants, adolescents et adultes, et ce nombre est assez élevé pour en tenir numériquement compte en réservant les vieillards.

Cette cause du besoin est particulièrement démontrée par les grands animaux qui, isolés à l'état domestique ou privés de leurs femelles à l'époque du rut, contractent l'habitude de la masturbation. Les étalons et les baudets se frappent le ventre de leur membre génital jusqu'à ce que l'éjaculation s'ensuive. Les juments se frottent le derrière contre tous les obstacles qu'elles rencontrent jusqu'à l'émission d'un liquide blanc et visqueux. Le terme est si exact que l'on a vu un cheval prendre une position spéciale, comme le chien braque cité page 24, pour se frotter le pénis entre ses deux membres antérieurs. Le mécanisme est donc identique.

Une cause spéciale, ignorée chez l'homme, y prédispose même l'étalon. C'est le début de la syphilis constitutionnelle, se manifestant par une infiltration œdémateuse des organes génitaux externes, alors que la santé générale n'est pas encore altérée. Cet œdème local provoque une surexcitation génitale rendue évidente par des érections plus fréquentes, une sorte de priapisme et l'onanisme qui en est la conséquence. La jument infectée se frotte de même la vulve sur les corps environnants et jusque sur ses voisins d'écurie et de pâturage.

L'exemple n'est d'ailleurs comparable qu'au jeune adolescent et à l'homme adulte, isolés, prisonniers et privés de femmes. C'est donc l'exception. Et quand on voit si souvent l'enfant et le jeune homme s'y laisser aller par la simple imitation, corruption, aberration ou vice, une difformité ou une perversion des organes, on peut juger de l'exagération de cette doctrine absolue, imaginée pour innocenter cette manœuvre et la justifier dans la majorité des cas.

On a dit encore à tort que la révélation du plaisir, produite par l'émission du sperme, était tout le secret de cet acte manuel. L'enfant et la femme, privés de cette émission, en s'y livrant avec plus d'ardeur et de passion que l'homme adulte, démontrent péremptoirement le contraire. L'excitation voluptueuse en résultant jusqu'au spasme en est tout l'attrait. C'est pourquoi l'acte physiologique et naturel entre les deux sexes, ayant le privilège exclusif de provoquer cette volupté au suprême degré par leur coopération réciproque, fait bientôt abandonner et délaisser ce plaisir imparfait, solitaire et artificiel. De là sa condamnation et tous les maux qu'il produit chez ceux qui s'y adonnent de préférence.

*
* *

Une telle perversion a fait admettre qu'elle procédait primitivement d'un trouble ou d'une altération quelconque du cerveau, d'une aberration morale, d'après l'exemple des idiots, imbéciles et crétins qui y sont spécialement adonnés. Mais ils ne forment qu'une minime exception parmi ceux qui y persévèrent. Le raisonnement sain d'un grand nombre de masturbateurs adultes et leur conduite irréprochable d'autre part, la font attribuer simplement à des goûts, des idées particulières à cet égard, sinon à une anaphrodisie, une frigidité intersexuelle dépendant de la constitution, du tempérament ou d'une innervation anormale des organes, comme elle résulte parfois de leur conformation défectueuse. N'existe-t-il pas dans les sentiments moraux les mêmes anomalies qui se manifestent physiquement dans les impressions, les goûts, voire même les couleurs?

L'analyse des cas pourrait seule en rendre compte par l'inversion du sens génital, indiquée page 58, et elle est impossible par le secret gardé ordinairement sur cette habitude. On avoue hautement tous les excès et abus commis avec les femmes, on s'en vante même comme des plus fameuses prouesses, tandis que le masturbateur le plus effréné et pervers a honte de confier ou de confesser les siens, même au médecin. Il n'en parle jamais qu'à ses pareils, en vertu du secret qui les lie, et ne les révèle que contraint et forcé. De là le petit nombre de faits connus. Les motifs, plus ou moins avouables, en restent ainsi cachés, ignorés. On ne peut en juger dès lors *qu'à priori,* sans rien de positif ni de certain. Devant le silence absolu des auteurs, il est nécessaire d'entrer ici dans quelques développements, la masturbation solitaire en étant toujours la première manifestation et pouvant en être la cause dans certains cas.

La névrose ou syncope génitale qui se manifeste instantanément chez l'homme, sans lésion ni maladie appréciable, en le rendant impuissant d'une manière accidentelle et passagère, montre que l'élément moral ou nerveux peut subjuguer le physique dans certains cas, au point de le paralyser complètement. Une simple impression morale la produit ainsi par le trouble nerveux en résultant. Mais il est aussi bien démontré que certains hommes en sont frappés d'une manière durable, persistante, par leur inaptitude à se livrer aux rapports normaux de l'amour aussi fréquemment que la plupart des autres, au milieu de tous les excitants naturels. Ils sont insensibles et réfractaires à leur action ; d'où l'absence de désirs et l'inertie absolue de leurs organes.

Tels sont les anaphrodites dont l'état originel ne se révèle d'ordinaire qu'à la puberté ou la nubilité, par le défaut d'impressions physiologiques du moral sur les organes génitaux. La frigidité se révèle de même chez la femme. Des exemples authentiques de ces anaphrodites incomplets existent exceptionnellement chez des hommes constitués physiquement comme tous les autres ; mais la plupart se révèlent sous les traits ordinaires du féminisme, de l'aspermatisme et de l'onanisme, comme l'anaphrodisie accidentelle a lieu particulièrement chez les hommes nerveux. Les maladies nerveuses, les affections morales la produisent, de même que certains médicaments, en agissant spécialement sur le cerveau, comme de nombreux exemples en sont relatés dans l'*Impuissance physique et morale*.

Tout ce qui agit profondément sur le système nerveux peut donc augmenter l'anaphrodisie originelle. Son état latent chez l'enfant rend ainsi l'influence de la masturbation beaucoup plus dangereuse chez ceux qui en sont atteints sans le savoir. Elle ne se découvre que plus tard, par l'absence de désirs et l'impuissance qu'il éprouve près des femmes. Cette anaphrodisie est d'autant plus marquée que le système nerveux a été vivement troublé, perturbé par l'onanisme durant l'enfance et que ces individus l'ont ordinairement

très impressionnable. Hommes et femmes ne s'aban-
donneraient ensuite à toutes les manifestations de
l'onanisme, avec des individus de leur sexe, qu'en
vertu de cette inversion primitive du sens génital,
accentuée par la masturbation infantile.

L'influence de celle-ci est encore considérable sur
les aberrations sexuelles ultérieures, chez les individus frappés à leur naissance d'une inversion du
sens génital. C'en est la plus fréquente origine. Elle
explique sa persistance et sa répétition chez l'adulte.
Sans cette aggravation, l'anaphrodisie eût pu être corrigée, diminuée, annihilée même chez les deux sexes
par une honte salutaire, une volonté énergique et un
traitement moral, comme l'institua Alibert. Elle
devient fatalement incurable, au contraire, par une
manuélisation anticipée.

*
* *

Si commun que soit ce vice solitaire chez les deux
sexes isolément, il n'est pas moins fréquent entre eux
à l'âge de la virilité. Il est répandu jusque dans le
mariage pour se mettre à l'abri des enfants. D'anciens
masturbateurs, mariés avec cette préméditation criminelle, habituent leurs jeunes femmes à ces manœuvres, sous cet unique prétexte. L'un d'eux éprouvant une résistance opiniâtre eut recours à un stratagème infernal. Ne pouvant consommer le mariage,
par son impuissance sans doute, il inventa un vice de
conformation de sa femme en me demandant la formule d'un aphrodisiaque *sans danger,* pour l'exciter.

Des explications furent heureusement réclamées et le mystère éclairci. Des hommes débauchés, corrompus et pervers, ont recours à la manuélisation clitoridienne pour initier leurs femmes et les exciter plus sûrement à ces détestables manœuvres, afin de se faire rendre la pareille.

Une confusion erronée existe implicitement entre la masturbation et les divers autres vices génitaux des deux sexes, comme le saphisme et la pédérastie. Tardieu ne les distingue même pas explicitement au point de vue judiciaire, sauf par quelques signes particuliers. Il semble que cette habitude entraine fatalement tous les autres vices. C'est là une grave erreur. Si la confusion, le mélange existent parfois, ils ne sont pas constants. Tel masturbateur avéré repousse inflexiblement et avec horreur tout autre procédé. Il est incapable de les subir ni les partager, comme tel qui s'y livre isolément avec fureur est impuissant à l'exercer à deux. Il y a des degrés, des variétés fixes et délimitées qui sont à établir, comme j'en ai rencontré des exemples. Le plus vicieux en ce genre peut se flatter justement de l'être encore moins que d'autres.

La masturbation chez l'homme se découvre parfois à certains signes locaux résultant de ses excès. Mais, toutes proportions gardées, ils sont toujours plus rapides et appréciables chez la femme adonnée à la manuélisation, par la délicatesse de ses organes, comme nous l'établirons. Des balanites, avec gonflement, rougeur du gland et du prépuce, compliquées d'écoulement, sont parfois la suite de sa prolongation. Des écorchures et des ulcérations peuvent même se rencontrer. Le pénis n'a pas toujours le développement exagéré qu'on lui attribue. Des masturbateurs solitaires l'ont souvent exigu. Son hypertrophie — caractérisée par l'agrandissement des sinus caverneux résultant de l'afflux renouvelé et prolongé du sang sous l'action directe de la main — n'existe que chez les masturbateurs effrénés et à deux. Tardieu ne l'a constaté comme un caractère médico-légal que sur des prévenus se livrant à cet infâme métier et amenés ainsi devant la justice. On le reconnaît surtout à l'extrême mollesse de l'organe en déplétion et à sa moindre dureté dans l'érection. Ce sont les meilleurs caractères pour le fixer sûrement avec l'apparence volumineuse du gland en battant de cloche. Ce signe révélateur est beaucoup plus sûr que l'hypertrophie du pénis qui manque souvent. Un homme de trente-deux ans me consultait dernièrement pour son impuissance près de sa jeune femme, en avouant s'être masturbé isolément jusqu'à son mariage. Son pénis lilliputien rendait bien mieux compte de ses fréquents insuccès.

Des attouchements violents et prolongés par une main étrangère déterminent surtout ces lésions, en ne ressentant pas la douleur qu'ils provoquent. Une vive inflammation de l'urèthre, des excoriations et des ecchymoses sur les bourses en sont aussi le résultat. L'arrachement complet de la peau peut même s'ensuivre, comme le docteur Foucher l'a constaté, le 26 mars 1860, à l'hôpital Necker, sur un couvreur de quarante-cinq ans, marié et père de trois enfants. A la suite d'une lutte avec deux pédérastes, la peau de la verge était retournée comme un doigt de gant depuis sa racine jusqu'au prépuce.

*
* *

Sans augmenter à plaisir les tristes effets de cette funeste habitude, il est manifeste que ses excès attaquent la vie dans sa source et pervertissent étrangement la sensibilité morale et physique. L'exemple en est rendu évident dans le jeune âge par le masque extérieur imprimé à tout le corps de l'enfant qui s'y livre. Il décèle cette habitude comme un mal profond, minant sourdement sa vie. Il s'affaiblit, maigrit, se dégrade, s'effémine physiquement et moralement par son défaut de résistance. En se complaisant dans son vice secret, par la facilité même qu'il trouve à le satisfaire, il perd souvent jusqu'au sentiment naturel de l'amour. Les deux plus graves accidents à en redouter sont l'étiolement en pleine croissance et l'arrêt de développement qui se produisent surtout à l'époque intermédiaire de la puberté, entre l'enfance et l'adolescence, période de sa plus grande fréquence.

Au lieu d'être immédiats, ces effets sont souvent éloignés, tardifs, dans le cours de la vie. Comme la plupart des fautes et des erreurs de la jeunesse, les résultats de l'onanisme n'apparaissent que dans l'âge mûr ou la vieillesse. D'où l'abus de ceux qui ne croient pas à son danger et le nient, dès que le mal ne se rattache pas immédiatement à cette cause. En ne voyant pas d'onanistes malades autour d'eux, ils la méconnaissent plus tard, quand l'origine du mal est depuis longtemps oubliée. Les souffrances sont alors faussement attribuées aux circonstances de la veille. Incapables d'apercevoir la chaine fatale qui les unit au passé, ces malades trainent parfois ce boulet toute leur vie, sans reconnaître la main qui l'a attaché. Ainsi sont méconnues, dans une infinité de cas, les conséquences de ce mal, à défaut de les rapporter à leur véritable cause ni de la vérifier.

Absolument dangereuse dans l'enfance et la jeunesse, la masturbation l'est spécialement au moment de la puberté chez les deux sexes. La chlorose et l'anémie, si communes alors, apparaissent fatalement dès que l'organisme est troublé dans cette crise, et ces appauvrissements du sang sont dès lors inséparables de l'onanisme comme des excès sexuels. L'ébranlement du système nerveux et la débilité fonctionnelle résultant des pertes séminales — alors que l'établissement d'une fonction aussi importante que la génération exige un surcroit de nutrition et de réparation — s'opposent surtout à la plasticité, l'épaississement du sang par les troubles apportés à la respiration, la circulation, la digestion et l'assimilation. L'appétit exagéré que détermine ce vice ne tarde pas à se dépraver avec douleurs de l'estomac, entrainant la diarrhée, la maigreur, puis la tristesse et l'hypocondrie comme conséquences.

Elle ne le devient plus tard que par ses excès relativement à la constitution, le tempérament de l'individu. L'abus commence pour l'un où finit seulement l'usage pour l'autre, de même que pour l'acte physiologique.

Ce qui est supporté sans inconvénient par un homme fort et bien portant, placé dans de bonnes conditions hygiéniques, dépasse facilement la force de résistance de quiconque éprouve le moindre trouble dans l'équilibre des fonctions.

Elle est toujours plus nocive et malfaisante que le coït normal, quoique les éléments de ces deux actes soient identiques : déperdition du fluide séminal et ébranlement nerveux. Mais le procédé diffère sensiblement. La facilité de renouveler seul la première à volonté et la nécessité de créer ou produire seul l'excitant du sexe absent pour arriver à la péroraison désirée, cherchée du spasme vénérien, en sont les raisons invoquées à l'appui et généralement admises.

Elles sont insuffisantes pour les positivistes actuels. L'épuisement nerveux jouant le rôle principal chez la femme et l'enfant, à défaut de l'émission du sperme, montre bien son affaiblissement et sa dépression rapides. Les principales fonctions s'altèrent si promptement chez eux que la santé, l'intelligence et même la vie sont compromises par la masturbation. Mais il en serait autrement chez l'homme, et « il n'y a rien d'absolu entre les deux termes, dit M. Christian : le coït s'exerce dans les conditions les plus variées d'excitation et, dans bien des cas, l'ébranlement nerveux atteint son paroxysme. » C'est vrai; mais les conditions n'en sont-elles pas diamétralement opposées? Sans tenir compte de cette différence entre un acte normal, une fonction physiologique et celle qui est provoquée artificiellement, ni de sa répétition, on argutie et l'on met cette doctrine en échec, malgré les effets comparables, constatés presque expérimentalement dans les cas simples. On la condamne même implicitement en ajoutant que Venette a avancé gravement — il y a plus de deux siècles — que l'union avec une belle femme épuise moins qu'avec une laide. Hunter et Deslandes ensuite ont pourtant exprimé la même pensée plus récemment, en soutenant que le commerce avec les filles publiques est moins énervant et affaiblissant que dans les conditions opposées.

C'est avec des distinctions aussi subtiles, données comme des raisons positives, que l'on cherche à ruiner les croyances anciennes et insinuer par là que l'onanisme manuel est sans grande différence avec l'acte normal, ni plus préjudiciable que celui-ci chez l'homme.

« Des désordres *semblables* arriveront presque sûrement, dit sir J. Paget dans ses Leçons sur l'hypocondrie sexuelle, et d'autant plus considérables que les individus sont prédisposés par hérédité, tempérament ou constitution à une affection nerveuse, comme l'irritation spinale, l'épilepsie, la folie. Ces accidents sont dus à la quantité des excès, non à la manière de les faire, et leur nocivité peut être évaluée d'après l'âge et la puissance du système nerveux. Je les ai vus aussi graves et nombreux à la suite de rapports sexuels excessifs qu'après la masturbation portée à l'abus. » (*Clinical lectures and essays*, traduction française, Paris, 1877.)

M. Christian va même jusqu'à exonérer la masturbation de ses propres excès, par une interprétation des plus hardies et originales, pour rendre l'assimilation plus complète entre eux et la démonstration claire, évidente.

L'erreur de ce raisonnement est patente. Par son caractère anormal, la masturbation solitaire entraîne l'individu à s'y livrer avec excès, comme l'amoureux, dans sa passion irréfléchie, tombe dans ceux du coït, sans aucune maladie préexistante. Il la fait naître au contraire par ses abus, comme le masturbateur. Prétendre assimiler tous ces excès à ceux qui précèdent le début de la paralysie générale, c'est ne pas tenir compte des passions humaines ni de leurs conséquences. S'il est vrai que la prédominance du système nerveux en soit une condition ordinaire, ce serait une grave erreur de partir d'un fait pathologique isolé, particulier, pour le généraliser et l'appliquer à tous les abus de la masturbation. C'est contraire à l'observation journalière.

Incitée ordinairement par une imagination vive, ardente, déréglée, ou une stimulation des organes génitaux, la masturbation ne tarde pas à devenir la propre cause de ses excès en provoquant directement la surexcitation du cerveau et des organes, même par leur usage anormal. Un foyer d'irritation s'établit bientôt dans le centre génital par le fait de ces manœuvres et, en retentissant directement sur le cerveau, par le souvenir des sensations voluptueuses éprouvées, l'attention, l'esprit, la pensée s'y fixent en maîtres. La facilité de renouveler l'impression manuelle entretient et augmente surtout l'habitude. Elle résulte ainsi de l'enchaînement de la surexcitation des organes et de l'imagination, réagissant l'une sur l'autre, par le système cérébro-spinal. Dès que l'une cesse, l'autre fait défaut. D'où l'indication positive de la combattre directement par les distractions de toutes sortes pour tirer l'esprit de sa préoccupation et calmer les organes par les bains et les divers anaphrodisiaques réputés à cet effet.

* * *

Par une contradiction flagrante, le même auteur refuse d'assimiler les effets de la masturbation à ceux des excès sexuels. La confusion établie entre eux lui paraît la principale cause qui a fait attribuer à la première tous les méfaits des seconds. Elle serait ainsi exempte de la consomption ou phtisie dorsale dont Hippocrate, le premier, et tous ses plus illustres successeurs l'ont rendue coupable. Il en serait de même de bien d'autres graves maladies nerveuses, la folie, en particulier, qui, chez l'homme adulte, est peut-être la conséquence la mieux démontrée de la masturbation. En voici les preuves : « Dès qu'une jeune personne de l'un ou l'autre sexe devient aliénée, il ne faut jamais perdre de vue les rapports génésiques, dit Guislain, le célèbre aliéniste belge. Quand l'aliénation se déclare sans qu'on puisse en indiquer la source, il faut, chez les jeunes sujets et dans l'immense majorité des cas, diriger son attention sur le vice de la manuélisation. »

« La folie sexuelle ou démence aiguë sur ce sujet, observée chez les deux sexes, les femmes surtout, dit le célèbre aliéniste anglais Maudsley, est attribuée aux excès sexuels sur le système nerveux. Il y a bien des raisons de croire que les habitudes de masturbation excessive ont été la cause de cette forme de dérangement mental, chez les personnes d'une faible constitution et d'un tempérament très nerveux ».

En servant de type à toutes les descriptions des effets de l'onanisme, en général, cette forme primitive, originaire de toutes les autres, a bien pu être chargée outre mesure. Elle est néanmoins la plus grave et la plus dangereuse, et ses effets réels, incontestables, ne peuvent être mieux démontrés que par l'exemple des animaux. Le premier des deux éléphants morts à Paris, dit Montègre, se procurait, par certains mouvements qu'il savait donner à sa masse, des éjaculations si fréquentes et si abondantes, qu'il en mourut d'épuisement après dix ou douze ans de ce manège.

Un cheval, observé par M. Prangé, vétérinaire, éjaculait trois à quatre fois par jour, en prenant une position qui lui permettait de frotter son pénis contre les deux membres antérieurs. Il était devenu très faible. Des bains froids, répétés matin et soir, pendant dix jours consécutifs, amenèrent sa guérison. (*Revue vétérinaire*, 1856.)

Si les animaux sont frappés aussi directement, comment douter des observations analogues faites sur l'homme? Elle provoque rapidement des pollutions involontaires ou pertes séminales en allant à la garde-robe ou en montant à cheval. Comme dans les excès sexuels, l'irritation et l'inflammation des vésicules séminales en résultent, et le sperme, altéré, modifié, appauvri, diminue de consistance et ne peut plus être conservé dans ses réservoirs. De là la spermatorrhée ou écoulement passif de ce liquide, qui rend l'homme doublement impuissant et stérile, comme nous l'avons démontré dans la *Génération universelle*, p. 306, 2ᵉ édition.

Ses effets généraux les plus immédiats et fréquents sont presque tous apparents et en forment les meilleurs signes. L'appauvrissement du sang entraîne directement la perte d'énergie corporelle et morale. De là les vertiges, les tintements d'oreilles, l'essoufflement, la débilité musculaire, l'affaiblissement de la mémoire, l'amaigrissement, les palpitations et la tristesse commune à tous ceux qui ont cette fatale habitude.

> Vois ces spectres dorés s'avancer à pas lents,
> Trainer d'un corps usé les restes chancelants,
> Et sur un front jauni qu'a ridé la mollesse,
> Étaler à trente ans leur précoce vieillesse :
> C'est la main du plaisir qui cause leur tombeau,
> Et bienfaiteur du monde, il devient leur bourreau.
>
> THOMAS, *Épître au peuple*.

Une impuissance précoce est presque fatalement la conséquence de cette habitude, dès qu'elle s'est prolongée durant la jeunesse et surtout après la puberté. Les adolescents et les adultes qui s'y sont adonnés sont privés de bonne heure du pouvoir de l'érection, car le tissu des corps caverneux qui la produit perd bientôt le ressort et l'élasticité qui lui sont propres après la dilatation, l'agrandissement de ses vacuoles déterminés par l'action immédiate et répétée de la main.

Après ces effets directs, les plus immédiats ont lieu sur les centres nerveux, le cerveau et la moelle, en déterminant différentes maladies dont la folie est le type, avec toutes ses variétés, qui apparaissent surtout chez l'adulte. L'influence de cette passion solitaire et concentrée est si directe sur le cerveau, qu'elle compromet l'intelligence des enfants qui s'y laissent aller. Elle pousse au mensonge et à la dissimulation, dit Lallemand, et imprime au caractère quelque chose de haineux, de sauvage. Elle flétrit le moral d'une manière indélébile et d'un profond égoïsme. Suivant Burdach, elle rend indifférent, morose, mélancolique, faible de volonté et dégoûté de la vie.

Si la masturbation est fréquente chez les aliénés, c'est par l'excitation même du cerveau. Les débuts de la folie sont marqués souvent par des appétits vénériens excessifs, comme dans l'ataxie locomotrice. Ce symptôme est d'une signification capitale chez les personnes arrivées à l'âge mûr et dont l'existence antérieure n'avait offert aucune anomalie de ce genre. Morel a observé une lubricité considérable chez les paralytiques généraux, au début même de leur maladie, au point de rendre l'intervention du médecin indispensable dans l'intérêt des malheureuses femmes victimes des perversions vénériennes de leurs maris.

L'onanisme manuel se manifeste aussi souvent dans les formes cyniques de l'hystérie, l'épilepsie et l'hypocondrie. Ces faits sont invoqués pour montrer

que ces maladies nerveuses le provoquent plutôt
qu'elles n'en sont la conséquence. Mais ces observations mal établies ne reposent que sur des suppositions, des hypothèses. On n'a pas même vérifié si
la masturbation avait ou non existé antérieurement,
tandis qu'il est démontré, par des faits nombreux,
qu'elle a été suivie de la folie chez l'adulte.

Un effet constant de la masturbation chez les deux
sexes, signalé par tous les auteurs, est d'entraîner
celui qui s'y habitue à se complaire exclusivement
dans ses plaisirs solitaires et de le faire passer progressivement de l'indifférence à l'aversion la plus
prononcée pour l'autre sexe. Hommes et femmes
adonnés à cette pratique s'y livrent parfois avec tant
de fureur que le coït n'a plus d'attraits pour eux. Il
en est même qui ont complètement renoncé à cet
acte naturel, selon Tissot. La raison en est toute
simple : au lieu de la satiété des voluptés génésiques,
engendrée par les rapports naturels, celle de l'onanisme ne fait que glacer les désirs de la copulation,
en laissant subsister et en accroissant même l'ardeur
de la passion, quelle qu'elle soit. De là le *crescendo*
qui l'entraîne inévitablement. Par cet éloignement,
le physique contracte un cachet particulier et le
moral se dégrade de plus en plus jusqu'à l'aberration,
l'hypocondrie, la folie.

Sous quelque forme qu'il s'exerce, seul ou à deux,
l'onanisme n'est pas moins dangereux pour la femme
que pour l'homme, en troublant, en pervertissant sa
sensibilité physique et morale, d'autant qu'elle est
plus émotive, excitable. La frigidité en résultant n'est

que relative sans doute, puisque la sensibilité génitale conserve un mode de manifestation ; mais pour
le satisfaire, la femme peut être entrainée aux plus
grands égarements. Elle ne connait plus de bornes
quand la passion l'emporte. De là le danger de ceux
qui jouent avec ce péril, en provoquant ou en entretenant cette passion de l'onanisme conjugal par des
fraudes contre la génération dans leurs rapports.
Elles sont toujours l'origine et la cause de la frigidité
consécutive et souvent même de la stérilité, chez
beaucoup de femmes mariées.

* *
*

Ses effets sur les principaux sens, comme la vue et
l'ouïe, sont les plus redoutables ensuite par leurs
rapports avec le cerveau. Les personnes prédisposées
héréditairement ont surtout à craindre de voir survenir prématurément la cécité ou la surdité. Malgré
les affirmations des anciens à cet égard, les faits
manquent de précision par la négligence même des
spécialistes à s'enquérir de cette cause. On en a jugé
plutôt par induction ou comparaison avec les excès
sexuels, que directement. Tissot exagère donc en
racontant qu'un homme de cinquante-neuf ans tomba
tout à coup dans l'aveuglement, trois semaines après
avoir épousé une jeune femme, et mourut quatre
mois ensuite. Il dit aussi avoir guéri parfois la goutte
sereine, occasionnée par des excès semblables, avec
les fortifiants internes et des poudres nasales cépha-
liques qui produisaient un plus grand afflux des

esprits animaux sur le nerf optique par l'irritation légère en résultant. La masturbation, comme les excès vénériens, d'après Roubaud, diminue la faculté visuelle, dilate la pupille, ternit le regard et cerne l'œil d'un cercle bleu et profond (p. 128). Mais on ne peut rien conclure de semblables assertions.

19. — En voici une observation assez probante : « Un jeune homme s'étant livré à la masturbation à l'âge de quinze ans et l'ayant exercée très fréquemment jusqu'à vingt-trois, dit Hoffmann, tomba alors dans une si grande faiblesse de tête et des yeux que souvent ceux-ci étaient pris de violents spasmes au moment de l'émission. Dès qu'il voulait lire, un étourdissement, comme celui de l'ivresse, se manifestait, la pupille était très dilatée avec douleurs excessives dans le fond de l'œil. Quoique mangeant avec plaisir, il était réduit à une extrême maigreur et tombait dans une sorte d'ivresse après son repas. »

Les rapports des maladies des yeux avec la masturbation sont si peu connus, que cette cause n'est pas même signalée dans les meilleurs ouvrages sur ce sujet.

20. — Rognetta seul dit avoir observé un jeune Italien de dix-neuf ans, n'ayant plus qu'une vue très faible à la suite de masturbations journalières répétées, et qui aimait aussi éperdument la pédérastie. Des observations exactes de Hutchinson montrent bien que tous les excès génitaux, comme les abus sexuels chez l'homme, provoquent l'apparition de mouches volantes et même des lésions de la choroïde et de la rétine. Une amblyopie s'est développée chez un garçon de cinq ans à la suite de la masturbation. Ce fait fut démontré par la guérison du phimosis qui l'avait déterminée. La vision est bientôt revenue à son état normal ensuite.

13.

21. — Fœrster a observé des cas très rebelles de catarrhe chronique de l'œil, chez des garçons de douze à vingt ans, en constatant que l'onanisme manuel en était la seule cause. Ces inflammations ne sont pas rares, d'après le docteur Landesberg, qui en cite plusieurs observations personnelles coïncidant, chez les deux sexes, avec l'acné ou les boutons du visage.

Cette influence oculaire est confirmée indirectement par les fréquents troubles visuels de toutes sortes résultant chez la femme des dérangements ou absence des règles. Les rapports sympathiques de ces deux appareils sont constatés journellement par tous les praticiens, surtout au début de la menstruation et à l'âge de retour. Mais ces effets congestifs sont étrangers aux troubles nerveux que nous avons particulièrement en vue d'établir, à cause de leur extrême gravité. Il est donc superflu d'y insister ici, de même que sur les effets analogues en résultant pour l'audition.

*
* *

Si nombreux et variés que soient les moyens préconisés contre la masturbation, ils consistent simplement à remplir les trois indications suivantes :

1° Prévenir une habitude aussi dangereuse ;

2° L'empêcher quand elle existe ;

3° Réparer les troubles et les désordres qu'elle a déterminés.

Quatre ordres de moyens sont à la disposition de chacun pour y pourvoir :

La persuasion ;

Une hygiène et des médications spéciales ;

Des moyens coercitifs et mécaniques;

Des opérations.

Tout le traitement physique et moral se réduit à l'emploi méthodique et rationnel de ces divers moyens, particulièrement applicables suivant l'âge, le sexe et les différentes conditions des individus, comme nous allons l'indiquer séparément chez l'enfant, l'adolescent, l'adulte et le vieillard des deux sexes. Un grand avantage de la femme à cet effet est d'avoir à son service un remède radical à cette funeste habitude : l'excision même de l'organe, inapplicable chez l'homme. C'en est la principale différence.

CHEZ L'ENFANT

La masturbation infantile est la plus redoutable en attaquant la vie dans sa source et en pervertissant parfois étrangement, chez les enfants qui y résistent, la sensibilité physique et morale dans l'avenir. Celle qui est contractée spontanément, sans exemple ni apprentissage, est la plus dangereuse et d'autant plus fatale qu'elle commence plus tôt, par le défaut de résistance de l'organisme. On a vu des enfants se masturber dès le berceau. N'étant jamais un besoin naturel, elle est toujours artificielle ou morbide. D'où la nécessité de rechercher dans ces deux ordres de causes celle qui l'engendre ou la provoque.

Il faut toujours interroger le système nerveux chez l'enfant qui manifeste de mauvaises habitudes. Son développement exagéré et sa prédominance sur les autres parties de l'organisme dans l'enfance constituent l'une des causes les plus puissantes de la masturbation. Ses parties centrales, le cerveau et la moelle épinière qui en est le prolongement, ont acquis une organisation presque complète, alors que les organes locomoteurs et le reste de la machine sont encore dans une grande imperfection relative. Les sens inhabiles à la naissance, comme la vue et l'ouïe, se développent avec plus de rapidité que les autres fonctions; d'où l'extrême sensibilité des enfants, au moral et au physique. C'est de la direction de cette faculté, par sa régularisation ou son développement exagéré, que dépend souvent tout leur avenir.

Une sensibilité exaltée invite certains enfants nerveux, dès l'âge le plus tendre, sinon à porter la main à leurs organes génitaux, du moins à se les frotter par une sorte d'instinct ou la concentration de l'irritabilité qui s'y produit. « L'appareil génital de l'un et l'autre sexe, dit Morel, est susceptible de devenir le siége d'une turgescence plus ou moins active, même au berceau. C'est la plus fréquente cause de la masturbation spontanée, et celle qui en entraîne le plus fatalement l'habitude avec toutes ses conséquences. »

22. — Un petit garçon d'un an avait la passion, d'après Vogel, de se frotter les cuisses. L'érection en résultant, quelques femmes en rirent. La mère défendit bien de tolérer cet abus, mais les larmes et les cris de l'enfant firent négliger ses ordres. Plusieurs fois par jour et même la nuit, cet acte se répétait durant un quart d'heure avec rougeur de la face, yeux étincelants, respiration entre-

coupée, après quoi, affaibli et inondé de sueur, il tombait
dans un profond sommeil. C'était donc là manifestement
un effet morbide plutôt du ressort du médecin que de la
nourrice. Il est toujours une menace symptomatique d'une
affection cérébrale qui réclame un traitement des plus
éclairés.

Diverses autres causes, apparentes ou secrètes,
peuvent également produire cette funeste habitude.
Elle est souvent enseignée par les nourrices qui chatouillent leurs nourrissons, sans mauvaise intention,
pour apaiser leurs cris en leur procurant une sensation agréable qui les distrait de leurs chagrins ou de
leurs souffrances. Les bonnes et les domestiques qui
les remplacent leur apprennent ensuite par libertinage et dépravation. Exemple l'enfant cité page 179
qui, de vif et éveillé, devint tout à coup triste, pâle et
dépérit sans cause apparente, d'après le docteur Christian. Les parents découvrirent bientôt que la bonne
était la seule coupable en lui enseignant les pratiques
solitaires. Quelques enfants y arrivent par hasard
en se grattant ou en se frottant pour une raison quelconque. Ils éprouvent une sensation de volupté et ils
recommencent. Le défaut de propreté ou la rugosité
de la chemise, le serrement du pantalon en sont souvent la cause, en déterminant des frôlements, des
excitations mécaniques sur les parties génitales.

L'irritation de la peau ou de la muqueuse des
organes génitaux, certaines dartres, comme l'éry-
thème, le prurigo, la gale, y portent spécialement par
la démangeaison qui en résulte. Les petits vers blancs
du rectum, qui en s'échappant du fondement viennent

irriter les parties génitales, chez les petites filles surtout, en sont une autre cause, comme les calculs ou la pierre dans la vessie par la démangeaison du méat urinaire qui y fait porter la main. Ces affections peu douloureuses, loin d'être un obstacle à l'attouchement par la souffrance, comme les maladies aiguës, provoquent plutôt le frottement. Le phimosis y prédispose particulièrement par l'irritation de l'urine et la malpropreté en résultant.

Quelle que soit la cause initiatrice de cette pratique, l'enfant est d'autant plus entraîné à répéter cet acte voluptueux qu'il est plus nerveux. Ignorant les résultats qu'il produit, il saisit toutes les occasions de s'y livrer sans autre motif. Puis l'usage de ce plaisir trompeur augmentant la sensation et le désir, par l'excitation croissante des organes, il s'abandonne avec fureur à ce vice qui doit bientôt le perdre et lui attirer des maux plus terribles que la mort même.

Sa pratique diffère entre les deux sexes par suite de leur conformation particulière et de la cause qui y préside. Si la saillie et la turgescence, la tension du pénis en érection spontanée appelle involontairement la main, comme l'envie d'uriner, à l'appliquer dessus pour calmer le chatouillement qui en résulte, la déhiscence ou ouverture des parties génitales chez la femme la sollicite encore plus vivement, après la miction, pour lutter contre la démangeaison, le prurit qui s'y manifeste. Mais sa pudeur native et la forme de ses vêtements s'y opposant, surtout en public, le frottement des cuisses et des jambes est souvent employé seul contre cette sensation par les petites filles. C'est leur mouvement instinctif plus encore que celui de la main.

De là les différences de la masturbation. Les petites filles s'y livrent par le simple frottement des cuisses et des jambes qui, en se communiquant à tout le bassin, l'imprime aux parties sexuelles. Ce mécanisme facile tend même à la rendre plus précoce et fréquente chez celles dont les organes génitaux sont doués, en naissant, d'une irritabilité spéciale. Une prédisposition du cerveau ou de la moelle en est aussi la cause. Ce n'est pas que les petits garçons au berceau ne les imitent parfois, comme le fait précité en est l'exemple ; mais ce qui est une exception très rare chez ceux-ci devient presque la règle chez celles-là.

*
* *

Malgré son étymologie, la masturbation est pratiquée chez les enfants sans le secours des mains. Garçons et filles peuvent tromper la vigilance en prenant des attitudes particulières. Assis, le croisement des jambes ou le simple frottement des cuisses leur suffit à provoquer l'excitation des organes génitaux et l'entretenir, sans mouvements apparents, les mains libres, en classe devant leurs maîtres, ou dans un salon, à table, au milieu de leur famille. En opérant par des pressions qui, chez des garçons, ont fini par déterminer une déviation permanente des corps caverneux du pénis, ils paraissent attentifs à la conversation, à une lecture, ou s'occuper d'un travail quelconque en s'exerçant à l'onanisme.

Les petites filles s'y livrent particulièrement en étant assises sur le bord ou l'angle d'un siège quelconque, en s'y plaçant à cheval ou à califourchon. Le tabouret, une barre, une table, un meuble comme l'angle d'un lit leur servent à cette supercherie, comparable au frottement de la vulve, par les femelles en rut, contre un objet quelconque.

On découvre ces pratiques par le maintien insolite et le silence, le mutisme absolu des coupables ou plutôt des victimes, des malades. Leur physionomie préoccupée, la fixité du regard, certains soubresauts de la partie inférieure du tronc et principalement l'émotion finale de ces enfants complètent ce tableau. Il permettra de les saisir et de les prendre sur le fait, d'après les observations suivantes du docteur Blache. Deux petites filles lui furent présentées avec l'habitus extérieur des modifications graves et profondes produites dans la santé : irritabilité extrême du système nerveux, perte de l'appétit, amaigrissement excessif, faciès d'une pâleur anémique caractéristique par le cercle noirâtre des yeux et leur enfoncement dans les orbites.

23. — La première, âgée d'un an à peine, amenée en juillet 1874, pratiquait déjà l'onanisme avec une sorte de fureur par un stratagème particulier. Elle demandait instamment à être assise par terre ou sur sa chaise et aussitôt elle se livrait à des mouvements du bassin et des jambes dont le résultat était d'amener le spasme vénérien. L'expérience directe fut faite en la plaçant sur un tabouret. Aussitôt elle se mit à faire des mouvements continus de va-et-vient, selon son habitude, pendant deux minutes environ ; puis, se renversant en arrière, elle se tordit convulsivement en poussant de petits cris réitérés. Revenue à elle, elle reprit sa position favorite et allait recommencer lorsqu'on l'en empêcha, ce qui détermina sa colère et ses larmes. Un écoulement vulvaire existait comme la cause et l'effet de cette funeste habitude.

24. — La seconde, âgée de dix-sept mois en novembre 1873, venait d'Épernay (Marne). Elle se livrait à ces manœuvres vicieuses non seulement avec ses mains, mais aussi avec ses cuisses et ses jambes pour exécuter les frottements nécessaires au spasme vénérien.

Cette habitude se rencontre rarement chez les enfants vigoureux dont le corps et l'estomac bien développés leur font éprouver un vif besoin d'exercer leurs membres et satisfaire leur appétit, sans avoir le temps de chercher d'autres sensations. La masturbation ne se fixe pas d'ordinaire chez les enfants vifs, livrés avec impétuosité aux jeux qui absorbent leurs mouvements et leurs efforts ; ceux dont les sens et l'esprit se grossissent d'une activité qu'une vie sédentaire ne permet pas d'utiliser autrement y sont le plus enclins, dit Deslandes. La plupart, ajoute Burdach, sont exposés à l'encéphalite ou fièvre cérébrale. Nous l'avons confirmé par l'exemple cité page 97. En voici un autre aussi caractéristique.

25. — Une petite fille de quatre ans se livrait instinctivement à la masturbation. En découvrant ce vice quatre ans plus tard, on employa inutilement tout ce que la prudence peut inspirer. Si on lui liait les mains, elle rapprochait ses cuisses et leur imprimait des mouvements ou s'asseyait sur un meuble convenable à cet effet. Elle était esclave de ses organes sans en connaître l'usage, quoiqu'ils fussent développés comme à douze ans ainsi que les seins. Elle succomba à cet âge dans le marasme avec tous les caractères de la puberté, empreints des flétrissures de la vieillesse. Sa main était constamment sur ses parties sexuelles et elle expira en se masturbant.

En pareil cas, il est à peu près incontestable qu'une tare organique du cerveau existe chez ces jeunes enfants. Qu'ils aient été initiés d'une manière quelconque à ces manœuvres ou que celles-ci aient été inspirées spontanément, la persistance d'une habitude aussi perverse et abominable ne peut s'expliquer sans une lésion, une altération pour y donner suite, malgré les moyens employés pour la combattre. L'influence de l'habitude est inadmissible ici ; elle n'a pas le temps de faire son œuvre toujours lente.' Dans plusieurs cas, dit M. Christian, ce sont des êtres maladifs ou mal conformés ; parfois de véritables monstres, comme le garçon, cité par Gall, qui présentait à cinq ans tous les attributs de la virilité et dont les parties sexuelles étaient entièrement développées. La plupart de ces enfants sont voués à une fin précoce et l'autopsie a souvent révélé des anomalies de structure dans le cerveau ou quelque maladie accidentelle.

De ces faits résulte l'extrême importance de distinguer les causes de cette habitude au début. Si les causes externes, apparentes, sont aussi faciles à découvrir et à combattre qu'à faire disparaître pour une mère attentive et intelligente, c'est le contraire des autres. L'intervention du médecin est d'autant plus indispensable, qu'elles se confondent et se compliquent réciproquement. Une habitude persistante à

cet âge est toujours un indice que le système nerveux est compromis. D'où l'utilité de faire la lumière
à cet égard pour instituer un traitement rationnel et
efficace.

* *
*

Prévenir la masturbation à ce premier âge doit être
le but principal, car il est encore plus facile d'empêcher qu'elle ne devienne une habitude que de déraci-
ner et détruire celle-ci dès qu'elle existe. La surveillance de la mère est toute-puissante à cet égard, et si,
depuis son berceau jusqu'à sa puberté et même ensuite, l'enfant rencontre parfois, au sein même de sa
famille, des êtres assez pervers pour le corrompre en
lui enseignant cette pratique, ce n'est jamais que par
une négligence coupable de la mère. Les nourrices
ne lés gâteraient pas à ce point, si la mère le nourrissait. A défaut de pouvoir le faire, son enfant ne doit
pas lui rester étranger. La nourrice sur lieu est faite
pour l'allaiter, l'habiller, le promener sous ses yeux,
et depuis que tant de filles-mères servent ainsi, il faut
surtout redoubler de précaution.

« Je ne vois qu'un moyen, dit J.-J. Rousseau, de
conserver aux enfants leur innocence : c'est que tous
ceux qui les entourent la respectent et l'aiment. Sans
cela, toute la retenue dont on tâche d'user envers
eux se dément tôt ou tard ; un sourire, un clin d'œil,
un geste échappé leur disent tout ce que l'on cherche
à taire ; il leur suffit pour l'apprendre de voir qu'on le
leur a voulu cacher. »

Une surexcitation morbide des centres nerveux étant la principale cause qui peut faire naître spontanément cette habitude, il est aussi dangereux de la provoquer par des exercices précoces d'instruction, de trois à cinq ou six ans, qu'une oisiveté absolue, une nourriture excitante. L'exercice par les promenades et les jeux, des bains fréquents pour la plus grande propreté du corps sont les meilleurs moyens, en empêchant l'ennui et en déterminant la fatigue et le sommeil, de combattre cette prédisposition chez les deux sexes. C'est en abandonnant d'aussi jeunes enfants à la garde des bonnes, des domestiques ou des employés que, par leur négligence, ils contractent ces mauvaises habitudes, comme un exemple frappant en est relaté à l'*Onanisme buccal*.

La masturbation est surtout désastreuse chez l'enfant et d'autant plus fatale qu'il est plus jeune. Elle mérite dans la première enfance tous les anathèmes dont on l'a chargée par l'épuisement nerveux qui en est la conséquence. Les tout jeunes enfants s'étiolent, pâlissent, deviennent stupides, engourdis, dès qu'ils en ont l'habitude. L'organisme n'ayant pas encore atteint le développement nécessaire à l'exercice de la fonction génitale, il dépérit dès que celle-ci est exercée artificiellement.

.*.

C'est dans la seconde enfance, de sept à quinze ans, qu'elle est la plus répandue. L'enfant commence alors à connaître la différence des sexes par l'éveil

des sens. Il éprouve des sentiments nouveaux indéfi-
nissables, dont il cherche à se rendre compte par sa
curiosité instinctive. La solitude est surtout pernicieuse à cet âge en la développant. L'enfant en apprentissage la contracte parfois ainsi. Il en sera bientôt instruit s'il rencontre un camarade plus avancé.
Telle est la plaie des écoles et surtout des internats de garçons et des pensionnats de jeunes filles
par l'enseignement, l'imitation ou l'exemple qu'ils y
trouvent. Il suffit que l'un d'eux y apporte un vice
quelconque pour le transmettre, le communiquer à
d'autres.

On n'examine pas assez l'enfant à cet égard lors de
son admission dans une institution publique ou privée.
Ce ne serait pas de trop qu'un médecin y présidât,
aussi bien pour découvrir ces habitudes vicieuses que
les affections physiques. Il ne suffit pas de constater
qu'il est exempt de toute maladie contagieuse, la gale
ou la teigne par exemple, comme la ville de Paris le
fait actuellement dans ses écoles primaires publiques.
Il est encore plus urgent de savoir s'il n'est pas atteint
de ces perversions morales si profondément cachées
qu'elles se dérobent aux yeux les plus clairvoyants,
quoique se communiquant aussi ostensiblement que
les autres.

Divers accidents nerveux s'ensuivent parfois immédiatement, bien que l'active surveillance des enfants
à cet âge empêche la manuélisation de se développer
au point de les produire. Aussi n'éclatent-ils en général que plus tard. Les maladies aiguës du cerveau
ou fièvres cérébrales qui en dépendent en sont plutôt

la cause que l'effet dans la plupart des cas. Des méningites tuberculeuses pourraient néanmoins être provoquées par cette habitude, que les médecins négligent d'interroger en raison de la mort menaçante.

Les *convulsions* étant produites par l'irritation des centres nerveux ou des filets qui en émanent, résultent fréquemment de la manuélisation infantile des deux sexes par l'ébranlement qu'elle y provoque. De là les accès d'éclampsie observés si souvent chez les enfants sans cause appréciable. Le défaut de regarder à celle-ci et de consulter les parents quant à l'onanisme empêche de les rapporter à la véritable.

La *chorée* ou danse de Saint-Guy en a été observée aussi comme un effet direct ; deux exemples chez des jeunes filles en sont relatés plus loin. Son action directe sur la moelle et la colonne vertébrale en amène parfois la déformation, des gibbosités et jusqu'à la carie des vertèbres avec abcès et paralysie consécutive des membres inférieurs.

26. — Un garçon de dix-huit ans, livré à cette habitude depuis l'âge de douze, fut reçu à l'hôpital de la Charité en 1806 avec une gibbosité très prononcée et un abcès par congestion à la partie supérieure et interne de la cuisse.

Les enfants lymphatiques, scrofuleux sont sans doute prédisposés à ces affections des os ; mais la manuélisation paraît contribuer aussi directement à les provoquer, d'après le fait suivant.

27. — Un enfant de sept à huit ans, adonné à la masturbation, fut reçu à la Charité pour une gibbosité avec paralysie des membres inférieurs. Des cautères appliqués sur la tumeur et l'usage de remèdes toniques et fortifiants amenèrent la guérison de la paralysie, malgré la persistance de la saillie vertébrale. Trois ans après, cet enfant, corrigé de sa mauvaise habitude, n'avait pas éprouvé de rechute. (*Deslandes*, pages 175 et 214.)

*
* *

Le danger est surtout pour ceux dont les parents se *débarrassent* de bonne heure, comme on dit, en les mettant en pension ou au lycée dès l'âge de sept à huit ans pour commencer leurs études. Alors que le corps en pleine croissance exige, pour son développement normal et complet, la vie au grand air avec le mouvement et l'activité dont ils sont susceptibles, on les enferme, assis sur des bancs, depuis six heures du matin jusqu'à huit heures du soir, dans des salles froides et tristes où rien n'égaye la vue et soumis à une discipline presque militaire. Et dans ces longues journées d'études, surpassant du tiers celles de l'ouvrier adulte, il n'y a pas même deux heures de récréation dans des cours fermées sinon couvertes. Et encore, n'en profite pas qui veut, car il suffit d'être distrait un instant, de rire ou de chuchoter avec un camarade pour en être privé, comme de la promenade du jeudi et du dimanche.

Devant cette règle de l'internat, comment s'étonner que de jeunes enfants ainsi séquestrés, privés d'air, de mouvement et d'expansion, astreints à des études abstraites et compliquées, ne s'ennuient, ne s'étiolent et se laissent aller à tous les travers d'une imagination vive, exaltée, surtout après la traduction des *Métamorphoses* d'Ovide ou certaine *églogue* de Virgile, apologie brûlante de l'onanisme et de la pédérastie ? Heureusement la plupart n'y comprennent rien ou ne se donnent même pas la peine de réfléchir.

C'est particulièrement à cet âge que, de solitaire et secrète, la manuélisation devient commune entre les enfants du même sexe. Elle débute d'emblée chez les plus timides par l'exemple et la corruption des autres. Ce n'est parfois qu'un jeu et il est toujours moins nocif qu'en étant isolé, privé, en ne pouvant se prolonger ni se renouveler aussi facilement. Mais les deux modes peuvent coexister, s'engendrer réciproquement, et ce double vice suffit à indiquer une perversion du sens génital.

Une distinction est pourtant à faire quant aux suites. La masturbation solitaire, isolée, étant souvent déterminée par l'exemple, la révélation ou la timidité, sinon l'effet de l'âge ou de désirs précoces, cesse d'ordinaire dès que l'occasion s'en présente. Partagée au contraire, elle suppose une imagination pervertie, le libertinage ou l'inclination vers son semblable. D'où sa persistance indéfinie et la menace d'autres perversions sexuelles. Telle est la différence souvent constatée.

La manuélisation nocturne, isolée, se découvre à certains signes chez les deux sexes. Le dérangement, le désordre du lit, contraste avec leur tranquillité apparente et leur sommeil souvent feint, simulé, dès que l'on s'en approche pour les surveiller. L'animation de la face, la sueur, une respiration accélérée sont des indices de leurs manœuvres. Ceux qui restent tranquilles, en les réveillant subitement, sont ordinairement innocents, mais dès qu'ils s'empressent d'enlever leurs mains du lit, c'est une preuve du contraire, car ils les tiennent généralement fixées sur les parties génitales, même pendant leur sommeil. On les reconnaîtra à ces indications.

Il faut aussi interroger l'état de la pupille. Au lieu de se trouver au centre de la cornée transparente, elle est placée en haut et le plus souvent de côté, en dedans ou en dehors. Elle est aussi déformée et se trouve oblongue, au lieu d'être arrondie comme dans l'état normal. Ce signe offre une certitude absolue en étant constaté sur les deux yeux à plusieurs reprises.

L'indice le plus certain et positif de cette habitude vicieuse est l'état des parties extérieures de la génération. Leur excitation fréquente ne tarde pas à imprimer des modifications dans leur structure et leur sensibilité chez les deux sexes. En hâtant l'apparition de la puberté, elle provoque aussi le développement de ces parties. Le pénis et les bourses sont plus volumineux que ne le comporte l'âge des garçons. Ils ont ainsi, de neuf à dix ans, le pubis recouvert de duvet avec émission d'un sperme liquide et mal préparé. Des grandes lèvres longues, la vulve agrandie et le clitoris turgescent en particulier, en sont des signes positifs chez les jeunes filles. Quand à ce développement exagéré des organes s'ajoutent leur mollesse, leur flaccidité, la présomption, suggérée par les indications précédentes, se change en certitude absolue.

Chez les garçons, en cas de doute ou de soupçon, il faut s'assurer de l'état des draps et du linge, dont les taches blanchâtres sont des indices positifs à un certain âge. L'examen microscopique de l'urine permet aussi de découvrir la vérité, sans le danger d'éveiller chez l'enfant des idées qu'il n'a pas. Elle contient toujours des matières muqueuses au fond du vase, sinon des spermatozoaires, dont la présence indique positivement des pollutions ou des pertes séminales. Telles sont les preuves d'une habitude vicieuse.

* *

Les enfants porteurs d'une tare cérébrale sont entraînés fort jeunes, et quoi qu'on fasse, à la masturbation. Un système nerveux impressionnable en est souvent la seule marque apparente. Ils sont irascibles, colères, emportés, rebelles aux remontrances, aux conseils, aux punitions même. Elle est surtout redoutable pour ceux-là par ses effets directs sur le cerveau et l'intelligence. Ils deviennent abrutis, idiots ou imbéciles, du fait même de cette habitude, alors qu'on attribue exclusivement celle-ci à la bizarrerie ou la faiblesse de leur esprit. De cause, celles-ci deviennent effet. Plus le cerveau est faible et plus il en reçoit une influence morbide.

Une fatale hérédité des parents, ne sachant pas reconnaître leurs propres défauts dans leurs enfants, en est souvent tout le secret. Ceux qui ont été portés de bonne heure aux excès sexuels ont parfois des enfants dégénérés qui se livrent à l'onanisme manuel. Ils expient ainsi leurs propres défauts dans leurs enfants. En tenant compte de cette remarque, ils dirigeront d'autant plus sagement leur éducation par la patience, la douceur et une surveillance continue, soit en choisissant une institution publique ou privée, soit en les conservant à la maison, sous l'œil d'un précepteur. Le mode mixte est en général préférable, en les envoyant à la pension ou aux lycées aux heures des études ou des cours, pour revenir à la maison dans l'intervalle faire leurs devoirs et prendre leurs repas en famille. Tous les avantages d'une instruction solide sont réunis par là à ceux d'une bonne nourriture et l'éducation familiale.

Les enfants arriérés, simples, idiots, crétins ou imbéciles, adonnés si fréquemment à la masturbation par leur oisiveté même, seront placés de préférence dans des maisons spéciales, fondées pour leur éducation, comme il s'en trouve aux environs de Paris. Un traitement leur est nécessaire et c'est surtout chez ces malheureux qu'il faut employer les moyens contentifs ou des appareils pour les empêcher de se livrer à leur fatale habitude.

Au premier degré, la masturbation se décèle chez l'enfant, en dehors de toute autre cause appréciable, par des signes très sensibles et apparents. L'animation du teint disparaît pour faire place à une pâleur blafarde, terreuse même à la longue; les yeux perdent leur vivacité et leur brillant; ils deviennent ternes, languissants, voilés; le regard n'a plus la même expression d'intelligence: il tourne à l'indifférence, à l'apathie, à l'hébétude. Les traits s'affaissent et se tirent, la physionomie change et prend quelque chose d'ennuyé, de préoccupé : les yeux sont couverts par les paupières, entourées d'une zone bleuâtre ou bistrée.

A ce changement de la physionomie, joignez la paresse musculaire, la nonchalance, la fatigue à tout exercice physique, l'émoussement des facultés intellectuelles, la diminution de la mémoire, digestions pénibles, appétit capricieux, anhélation, palpitations ; changements inexplicables de caractère : morosité, défiance, irascibilité, mélancolie, goûts solitaires. Telle est la première impression morbide que les excès, l'abus du sens génital et la masturbation en particulier, impriment à la jeunesse comme à l'âge mûr, alors que l'organisme est en dépérissement.

*
* *

A ces signes communs chez les deux sexes, la différence entre la fille et le garçon étant seulement apparente à cet âge, il convient d'opposer une hygiène très active par l'exercice, les distractions, la gymnastique, les bains, les voyages à la mer ou aux eaux, en occupant sans relâche la pensée, l'esprit et le corps du malade. Il est d'observation que le meilleur moyen de l'empêcher de s'y livrer est de le distraire, l'intéresser et l'amuser. Lui ôter l'occasion de ce vice, c'est lui en faire perdre l'habitude. Il faut occuper ces enfants toute la journée, sans qu'ils aient un moment à perdre : on arrive, en les fatiguant ainsi, à obtenir qu'ils dorment dès qu'ils sont au lit.

Cette hygiène reste encore trop souvent insuffisante à faire cesser la fatale habitude, surtout chez les enfants nerveux, même avec la précaution de les faire coucher en compagnie, bien que ce moyen soit un des plus efficaces. J'ai vu un enfant de douze ans, lourd et apathique, légèrement strumeux, s'en guérir en un à deux ans par l'habitude du père à partager son lit, sans permettre qu'il se couchât sans lui.

Le coucher à deux du même sexe, dans un grand lit, est aussi préférable que seul contre ces mauvaises habitudes. Au moindre soupçon, la mère ne doit pas hésiter à faire lit commun avec sa fille comme le père avec son garçon. C'est le moyen infaillible de leur révéler, sans le dire, que l'on a découvert leur secret et de les empêcher de persévérer dans leur funeste habitude.

A défaut de cette ressource, le lit doit être réduit à une simple paillasse de maïs et un traversin, avec des bains de siège froids, matin et soir, une course à pied et un verre de petit-lait ou d'orgeat avant de se coucher. Des lotions d'huile camphrée autour des parties génitales et une éponge ou une compresse imbibée d'eau vinaigrée appliquée dessus, calment aussi avantageusement l'éréthisme local du système nerveux. Un cataplasme froid peut même remplacer celles-ci. En redoublant de vigilance pendant que l'enfant est au lit, dans le bain, aux lieux d'aisances et même lorsqu'il travaille, si l'on observe une attitude douteuse, la guérison peut être obtenue.

En cas d'insuccès, il faut recourir au médecin. Lui seul peut juger si une maladie n'est pas la cause active de l'habitude. Après un examen minutieux, son autorité pourra être d'un grand secours en dénonçant tous les graves accidents qui peuvent suivre : la chorée, l'épilepsie, la folie. Des menaces peuvent même réussir. Un vieux chirurgien, au nez rouge et bourgeonné, menaça avec succès une jeune fille de lui appliquer un emplâtre sur l'endroit même et de venir tous les matins avec ses lunettes visiter s'il était dérangé. La perspective d'une opération douloureuse peut aussi être mise en avant et jusqu'à la crainte de la mort. Faites d'un ton sévère et appuyées immédiatement de l'application d'une ou deux ventouses légèrement scarifiées ou de petits moxas sur les côtés de la partie inférieure de la colonne vertébrale, ces menaces pourront avoir une impression salutaire sur le moral du malade. Il n'y a que des avantages à espérer de ces révulsifs locaux, à l'endroit correspondant au centre génital, surtout en les faisant suivre de l'usage des calmants du système nerveux, tels que les bromures, celui de camphre en particulier, le lupulin, le nénuphar, et les divers autres anaphrodisiaques. Le chloral sera spécialement utile contre l'insomnie.

*
* *

Les moyens mécaniques restent à employer, quand les précédents ont échoué, chez les jeunes enfants qui agissent inconsciemment ou sous l'influence d'un état morbide du cerveau. « Si bien entendus qu'ils soient, dit M. Christian, ils ne seront jamais que des palliatifs insuffisants. L'hygiène seule, en combinant les moyens moraux et physiques, pourra prévenir l'onanisme accidentel ou le guérir s'il existe. Quant à celui qui est la conséquence d'un état morbide, général ou local, il ne disparaîtra que si cet état lui-même est profondément modifié. » Dans l'incertitude où l'on est ordinairement sur la nature réelle du mal et devant les guérisons obtenues par ces moyens, dans des cas désespérés en apparence comme en théorie, il est donc plus sage d'y recourir que de ne rien faire.

Les premiers à essayer sont les caleçons dont l'ouverture, placée en arrière, est boutonnée ou lacée ; des chemises longues se fermant au delà des pieds avec une coulisse et emprisonnant tout le tronc, l'application de liens sur les mains pour les empêcher de se porter vers les parties sexuelles ; des camisoles se fermant par derrière et dont les manches jointes l'une à l'autre forcent les bras à rester sur la poitrine ; divers appareils, coussinets, morceaux de liège ou de bois, adaptés à la partie interne de chaque cuisse pour empêcher leur rapprochement, tels sont les moyens les plus usuels. Leur simplicité et la facilité de les fabriquer et de les appliquer rendent toute explication superflue. Ils ont un seul inconvénient : la gêne et la chaleur du corps résultant de leur emploi. En empêchant le sommeil, ils agissent directement contre leur but. Toute leur utilité consiste à concilier ces deux conditions. Des gants de toile métallique, mis aux mains de l'enfant pendant la nuit, peuvent aussi être utiles.

On obvie à l'insuffisance de ces moyens contentifs par différents appareils compliqués tendant à emprisonner les organes génitaux. Tels sont les corsets préventifs et les ceintures dites de chasteté, en souvenir des bandages métalliques avec cadenas que les anciens chevaliers appliquaient sur leurs dames en partant pour de longues campagnes ou de lointaines excursions. Ils pensaient de cette manière assurer leur fidélité... forcée, en en emportant la clef. Ces ceintures sont devenues beaucoup plus simples. C'est un justaucorps en toile, lacé par derrière, fixé en haut par des épaulettes et en bas par un demi-caleçon. Un écusson ou boîte métallique ayant la forme des parties génitales est fixé en avant pour les cacher, les enfermer. Triangulaire pour les filles, elle représente pour les garçons une sorte de moule dont la capacité est double de celle des organes à contenir. Elle se prête ainsi à leurs états différents et permet l'issue de l'urine par une ouverture. Un masque en fil de fer à mailles rapprochées peut la remplacer.

Tel est le bandage de Jalade-Lafont contre l'onanisme, dont il retira de bons effets. Tous les bandagistes en peuvent fabriquer sur mesure, afin de ne pas blesser les organes ni gêner les mouvements. Perfectionnés en tissus élastiques, ils sont à peine apparents sous le pantalon. On les conserve en place la nuit et il est même nécessaire, chez certains enfants, de ne les enlever momentanément que pour les nettoyer et entretenir la propreté indispensable des parties génitales.

L'expérience a montré leur efficacité chez les enfants

jeunes, faibles et dociles, mais ils n'atteignent pas
toujours leur but.

28. — Une petite fille de sept ans, dont la santé se
détériorait sans cause apparente, ayant été prise en flagrant délit de masturbation, fut soumise aussitôt par sa
mère à l'une de ces ceintures très bien faite et appliquée
exactement. L'enfant se rétablit avec rapidité et l'on
s'applaudissait d'avoir réussi, quand les accidents repa-
rurent, sans que rien eût été changé ni dérangé dans
l'appareil. Réveillé-Parise fut consulté et découvrit que
l'enfant usait d'un singulier stratagème pour continuer ses
manœuvres. Elle glissait une longue plume sous la cein-
ture avec une habileté infernale. En ne la quittant plus
ni jour ni nuit, la mère obtint sa guérison. (*Revue mé-
dicale*, 1828.)

29. — En poursuivant constamment, pendant cinq à
six ans, l'ensemble de ces moyens, le docteur Goupil obtint
un succès remarquable chez un garçon de dix-huit mois,
revenu de nourrice avec l'habitude de la masturbation. A
deux ans survinrent des accès épileptiformes avec perte de
connaissance, convulsions des muscles du visage et des
yeux, raideur des membres et parfois chute de l'enfant.
Ces accès augmentant de plus en plus de fréquence, ce
médecin fut consulté. L'enfant avait trois ans et demi et
ne cessait de se livrer à son habitude ; il était triste, morose
et comme hébété. Les premiers médicaments n'ayant rien
produit, on passa aux moyens mécaniques en appliquant
une espèce de corset pendant la nuit qui maintenait les
bras croisés sur la poitrine. Le malade réussissant à se
masturber dans le jour, malgré la surveillance, fut soumis
au caleçon lacé derrière avec un écusson par devant. En
le forçant à s'abstenir, malgré ses tentatives, ces obstacles
permanents permirent aux forces, l'embonpoint et la gaîté
de revenir graduellement, en même temps que les accès
épileptiques diminuaient. A dix ans, la santé était parfaite,

sans aucune trace de cette longue maladie onanistique, sauf un affaiblissement de la mémoire. (*Deslandes.*)

Devant l'art de certains masturbateurs, les précautions les plus minutieuses sont en effet déjouées, dit le professeur Fonssagrives dans son *Éducation physique des garçons*. Ces entraves mécaniques auraient même l'inconvénient d'éveiller par la gêne, le malaise, la chaleur et l'irritation locale qu'ils en éprouvent, une sorte de résistance et de révolte, en surexcitant l'imagination fixée sur ce sujet. Cette contrainte physique augmenterait ainsi leur dégradation ou leur perversion morale.

Des *cautérisations* au fer rouge, à la pierre infernale ou d'autres caustiques ont été pratiquées sur le prépuce de l'enfant pour l'obliger de renoncer à sa mauvaise habitude par la douleur en résultant. De l'huile de croton a même été appliquée sur le gland pour y provoquer une éruption de boutons. Aucun de ces moyens ne mérite crédit. L'habitude recommence dès que la souffrance a disparu et ces procédés exposent à de redoutables accidents.

L'*infibulation* a aussi été tentée chez les petits enfants des deux sexes. Elle consiste, chez les garçons, à tirer sur le prépuce en avant et à plat, en le traversant au milieu avec une aiguille armée de fil dont on réunit lâchement les deux extrémités par un nœud. Dès que les bords de la piqûre ne sont plus enflammés, le fil végétal est remplacé par un autre de métal flexible et non oxydable, comme l'or ou l'argent. Les deux extrémités en sont soudées et l'opération est faite, car le fil ne peut s'enlever ensuite qu'avec la lime. L'érection complète est ainsi prévenue par la douleur qui en résulterait. On peut de même prévenir l'onanisme vaginal, chez les petites filles, en passant un anneau métallique, une bague, entre les grandes lèvres ainsi réunies.

Très usitée dans l'antiquité chez différents peuples, cette opération, quelque peu barbare, est née de l'usage qu'en faisaient les Égyptiens et les Arabes, comme les prêtres en Perse, pour conserver la chasteté. Elle est encore un moyen de virginité forcée chez les femmes dans l'Inde et l'Afrique, au Darfour et en Nubie notamment. M. Blanc, médecin militaire français à Aden, en a constaté, il y a moins de vingt ans, des traces horribles chez des prostituées qui avaient été opérées de un à deux ans, selon l'usage, par la réunion des grandes lèvres.

Efficace chez le jeune garçon par l'étroitesse du prépuce, elle est sans avantage contre la manuélisation du clitoris chez les petites filles. C'est pourquoi Broca l'a heureusement modifiée depuis, tandis que le docteur Pozzi a appliqué en 1875, sur un jeune masturbateur, le procédé employé primitivement chez la femme. Il le guérit rapidement en lui passant un anneau au prépuce, comme on en met aux oreilles des jeunes filles. Des masturbateurs résolus se sont infibulés eux-mêmes en enfonçant un clou à travers le prépuce, aplati sur une table, et en le remplaçant ensuite par un fil de laiton. Tous ces procédés, issus de la barbarie qui leur a donné naissance, ont de très graves inconvénients en laissant des stigmates indélébiles et en empêchant la toilette de ces parties tant que la fibule ou l'anneau reste attaché. Il en résulte dès lors de la démangeaison et de l'irritation, aussi nuisibles que l'onanisme même. De là leur abandon général.

CHEZ L'ADOLESCENT

Les changements physiques et moraux opérés par la puberté font ordinairement cesser spontanément la masturbation chez l'enfant, en lui rendant la perception du sens génital plus nette et précise. Aussi est-elle rare, passagère ou accidentelle chez les jeunes gens. Les plus vifs, intelligents et avancés, que leur précocité y avait incités les premiers, y renoncent de même par la netteté, la vivacité et la pureté de leurs sentiments.

Dès que la jeune fille apparaît avec ses charmes aux regards de l'adolescent bien élevé et bien doué, elle le captive, l'entraîne en s'emparant de ses sens, son esprit et son cœur. Il s'y attache et ne désire plus qu'elle. Il abandonne facilement dès lors les plaisirs solitaires dont il conçoit un profond dégoût. C'est l'époque la plus favorable pour en perdre l'habitude, lorsqu'elle existe, en se mêlant à l'autre sexe dans ses réunions, ses jeux, ses plaisirs. C'est aux parents, chacun de leur côté, à favoriser ces réunions de famille et d'amis, en laissant aux garçons la liberté nécessaire pour s'y rendre. Rien de plus démoralisant que la solitude à cet âge d'expansion.

Le prurit vénérien croissant à mesure qu'il est satisfait, comme la démangeaison en se grattant, l'enfant masturbateur est d'autant plus prédisposé à persévérer dans sa fatale habitude lors de la puberté, surtout à certaines époques : le printemps et l'automne en particulier. Un danger spécial à cet âge est de se lier intimement avec un camarade ou condisciple ayant les mêmes habitudes. La sexualité peu prononcée à l'aube de la puberté peut les conduire, en s'embrassant ou s'amusant ensemble, à contracter des goûts pédérastiques et sodomiques.

30. — Aux exemples relatés aux *Anomalies de l'instinct sexuel*, celui d'un garçon de vingt-trois ans, me consultant récemment, les confirme. Envoyé à Paris dans ces conditions cinq ans auparavant, il reconnaissait en pleurant avoir contracté le goût de la pédérastie par les nombreuses occasions et tentations de ce vice. « Resté au village, je ne les aurais pas rencontrées, et les désirs naturels se seraient développés au contraire en allant danser et je ne serais pas victime de ce goût infâme qui m'obsède. »

Une grande attention doit être exercée à cet égard sur les jeunes gens lymphatiques, efféminés, dont les apparences de la puberté sont lentes, tardives ou peu marquées. Les garçons pâles, maigres, chétifs, mal conformés, mal venants, timides, peureux, craintifs, tristes ou mélancoliques, isolés, sans camarades ou n'en ayant qu'un seul, sont les plus portés à la pratique persistante de la manuélisation. Les excès commis sont souvent l'unique cause de ce retard.

31. — Un garçon de dix-sept ans m'écrivait qu'il s'y livrait depuis dix ans, au point de la renouveler seul de deux à quatre fois par jour depuis quatre ans. Aussi la taille avait pris tardivement un élancement subit avec yeux cerclés, enfoncés, appétit vorace. L'intelligence s'éteignait chaque jour davantage, malgré un bon sommeil et une santé relative.

Elle continue souvent chez les enfants torpides, mous, apathiques, ne s'y étant livrés que par imitation ou exemple. Des adolescents, guéris en apparence d'un premier accès de masturbation infantile, sont aussi exposés à y retomber. Ce mal reparaît d'autant plus facilement qu'il affecte la forme intermittente, irrégulière, propre aux affections nerveuses. Son action dépressive sur le moral et le physique prive l'adolescent de l'incitation et l'audace qui le stimulent et le poussent à rechercher l'autre sexe. Timide, hésitant, craintif, il ne s'y adresse qu'en étant encouragé par un camarade plus entreprenant ou s'il est provoqué directement. L'occasion est pour lui le point décisif, sinon il persiste d'autant plus fatalement dans son habitude qu'il éprouve un besoin moins impérieux d'en changer en le satisfaisant lui-même à volonté.

D'aucuns, en avançant en âge, éprouvent de vrais accès à s'abandonner avec une sorte de frénésie, de rage, à leur passion favorite, en s'y livrant le jour et la nuit pendant des semaines et des mois. Ce sont les plus malades. Tout en ayant conscience de leurs excès, leurs égarements, ils s'y laissent aller, sans volonté ni pouvoir d'y résister, disent-ils. Ils ne se les reprochent qu'après coup, pour les enregistrer et en tenir note, afin de s'en faire honte et s'en corriger ensuite. Plusieurs, en en éprouvant les effets, m'ont ainsi envoyé ou remis de longues statistiques pour justifier qu'ils avaient cédé, malgré eux, à ces atteintes du printemps surtout. Ils pensent mieux faire juger par là de la nature et la gravité des conséquences diverses et variées qu'ils en éprouvent, consignées aux *Anomalies sexuelles,* de l'observation 136 à 156 en particulier.

Au lieu de la main, certains adolescents substituent au frottement des cuisses des enfants, le frottement sur leurs draps en se renversant sur le ventre pour simuler la position normale du coït. Une véritable friction du pénis en résulte sous la pression du bassin, et l'excitation en est si efficace et voluptueuse que des jeunes gens, lymphatiques et froids, la préfèrent au commerce des prostituées. « Elle me réussit mieux, me disait un anaphrodite de vingt-deux ans, resté jusque là en échec avec elles ; ma pensée est fixée sur la femme et provoque l'éjaculation, tandis que la crainte et le dégoût la font errer ailleurs quand je suis en contact avec elles. » Plusieurs en restent là jusqu'à leur mariage, sans en éprouver aucun dommage. Ce procédé a du moins l'avantage sur la masturbation de n'être possible qu'au lit et couché. Des célibataires n'en emploient pas d'autre pour s'exonérer.

Sans être portée jusqu'à altérer la santé, cette habitude agit d'une manière très sensible sur l'intelligence et l'âme, dit de Montègre. Garçons et filles en sont ainsi pour la plupart éloignés des goûts et des idées, des jeux même de leur âge, en fuyant les réunions des deux sexes. Ils ne trouvent personne à leur goût. Celui-ci est trop petit, celle-là trop grande. Toujours des défauts ou l'absence de qualités. Ils ne sont nullement portés à parler de mariage ni de leur choix à cet effet. Tout le secret de ces anomalies est souvent de mauvaises habitudes dont les parents ont à être prévenus pour y faire attention.

Tous ces adolescents doivent être surveillés, interrogés sur leurs habitudes et leurs actes. Il faut même scruter leurs pensées pour les initier au besoin aux lois de la nature dans ses plus mystérieux secrets, en plaçant entre leurs mains notre ouvrage la *Génération universelle*. Un bon moyen d'entrer dans leur intimité est de les faire coucher, à défaut du père ou de la mère, avec une personne du même sexe, plus âgée qu'eux, pour les interroger et les instruire à ce sujet.

La crainte des maladies vénériennes est encore pour certains adolescents, naïfs et timides, une raison d'en rester à leurs plaisirs solitaires. Évidemment ce ne sont pas les mieux doués, car l'amour naturel ne doit jamais recourir à la prostitution publique ni clandestine. Les libertins seuls y sont entraînés.

L'habitude de l'onanisme n'est pas moins dangereuse et redoutable. Entre ces deux maux, il n'y a qu'à suivre la voie indiquée par le cœur : aimer pour être aimé.

**

La persistance de cette habitude s'explique encore par l'anaphrodisie, la frigidité aux plaisirs naturels de l'amour dont certaines personnes des deux sexes sont frappées à la naissance par l'inversion du sens génital. L'exercice de la masturbation pendant l'enfance ne peut que développer cette anomalie, en altérant la vitalité générale, la constitution, le tempérament, en pervertissant les idées et les goûts ordinaires. En se complaisant dans son vice secret, par la facilité qu'il trouve à le satisfaire, l'adolescent s'affaiblit, se dégrade, se féminise au moral comme au physique et perd bientôt le sentiment naturel de l'amour. Toute idée de conquête s'éloigne de son esprit par le défaut du besoin sexuel et l'absence de désirs que la sécrétion séminale, souvent affaiblie ou tarie, ne peut plus exciter. Il évite et fuit les femmes parce qu'elles lui rappellent sa fatale passion et le condamnent.

La plupart de ces jeunes gens se distinguent à leur taille svelte et élancée, des membres grêles et allongés, des formes délicates, une peau fine, blanche, glabre. Quoique chargés d'embonpoint, leurs tissus sont mous, les muscles flasques. Pâles et blonds en général, ils ont l'œil triste et morne, sans feu, avec la nonchalance, l'indifférence et l'insensibilité dans tous leurs traits. Leur démarche est lente et paresseuse, comme la pensée, la parole, la conversation. Leur voix aiguë, flûtée, criarde, *eunuchoïde*, les fait surtout remarquer. Leur timidité égale leur pusillanimité ; ils sont souvent bizarres, insociables et vivent isolés, célibataires. Leurs organes participent même à cette faiblesse organique et intellectuelle. La verge est grêle, exiguë, et sa flaccidité en érection s'harmonise avec la mollesse des autres tissus. Testicules petits et mous, dont un seul existe parfois.

Un péril spécial, résultant de cet état incomplet des organes, menace ces adolescents, lorsqu'ils tentent de se livrer au coït : c'est de ne pouvoir le terminer. Il se prolonge indéfiniment sans arriver à la péroraison. Le sperme ne manque pas ; ils en ont la preuve par des pollutions nocturnes ou une éjaculation normale avec la main. Cet aspermatisme apparent tient donc évidemment à leur état d'anaphrodisie, de froideur, d'insensibilité, de crainte ou de timidité, comme la surexcitation des érotomanes les rend impuissants devant leur idole. Ici l'érection est normale, sans priapisme, et ne tombe que par la fatigue et l'insuccès, autant que les conditions anormales où l'individu se trouve placé, comme dans l'exemple relaté page 187.

L'intimité la plus parfaite n'est pas toujours une garantie de succès absolu en pareil cas. Un jeune méridional de vingt-trois ans, d'une puberté un peu tardive par sa constitution délicate, s'est livré accidentellement à la masturbation avec émission rapide. La crainte sage de ses mauvais effets le fit s'adresser aux femmes, mais son coït a toujours été interminable. Trente à quarante minutes et même davantage sont indispensables à sa conclusion. Il reste frustre autrement et de fréquents échauffements en sont résultés. Des relations privées et un coït régulier tous les deux jours l'ont amélioré, mais quinze à vingt minutes sont toujours nécessaires à son accomplissement, sans autre altération appréciable qu'une anaphrodisie originelle et partielle.

En se révélant seulement après la puberté, cette affection essentielle, organique et constitutionnelle,

expose ses victimes à un double danger. Livré à lui-
même pendant de longues années, l'individu inquiet,
isolé, honteux, sans incitation sexuelle pour le diriger dans l'unique voie capable d'exciter et développer
ses sens engourdis ou mal formés, s'abandonne fatalement aux plaisirs solitaires. Ses désirs manquent
d'énergie pour le rapprocher de l'autre sexe et l'y
attacher. Il ne jouit même pas de la faculté d'être
entraîné aux démarches, aux tentatives, ni aux
caresses susceptibles de lui plaire et de l'attendrir.
La raison, l'éducation ou l'instruction lui font seules
le devoir de recourir à l'acte normal et il le tente alors
dans les plus mauvaises conditions. L'épreuve faite
pour le guérir tourne souvent à sa confusion.

Rebuté par ces timides essais, l'anaphrodite renonce
souvent aux rapports normaux et s'en dégoûte. Heureux si, dans son isolement, il ne rencontre pas un
confident plus avancé pour lui enseigner des plaisirs
secrets et impurs qu'il ignore. En les partageant, ils
consommeront souvent sa perte pour la famille et la
société, comme les individus s'abandonnant aux
femmes de mauvaise vie. Conduits à rechercher leurs
pareils qui les convoitent aussi, ces anaphrodites ne
peuvent manquer de se trouver pour se corrompre
mutuellement. Des sujets pervertis et dépravés existant toujours dans le nombre, les plus simples et naïfs
sont choisis de préférence par eux pour être exploi-
tés, corrompus. Les jeunes enfants en sont ainsi les
victimes innocentes. Le second danger pour l'adolescent est de tomber dans ces compagnies de gredins
affiliés, où tout le mal se rencontre sans aucun bien.

Un signe peut servir à le prévoir. Si l'enfant est susceptible de se livrer impudemment à la masturbation à deux, par le plaisir qu'il y trouve, l'adolescent qui a conservé des sentiments de pudeur en est ordinairement honteux. C'est l'âge où elle paraît le plus solitaire. Les libertins ou les coquins sont seuls capables de la partager par vice ou par métier et comme moyen de chantage. L'adolescent qui l'exerce à deux est donc bien malade ou perverti moralement et l'on doit presque désespérer de sa guérison. Il est fatalement entraîné par là à la pédérastie, l'onanisme buccal et ses différentes variétés.

La puissance occulte de cette perversion toute morale se démontre par des exemples remarquables. Des jeunes gens ayant pratiqué la manuélisation solitaire et à deux, jusqu'à quinze ou seize ans, entraînés ensuite dans leur village ou leur province à des relations sexuelles de dix-huit à vingt-deux ans, les ont abandonnées plus tard en étant transportés sur un plus grand théâtre. La facilité rencontrée dans les rapports des hommes entre eux, leur a fait délaisser les femmes, tout en en connaissant les différences. Ce sont là de vrais pédérastes, préférant être courtisés par leurs pareils que de remplir ce rôle près de l'autre sexe par le défaut de plaisir et d'entraînement qu'ils y trouvent. Les exemples 215 à 223 des *Anomalies sexuelles* en sont la démonstration.

** **

L'influence morbide exercée par l'état du cerveau est surtout active chez les adolescents. La masturbation est très commune à cet âge chez les idiots, les imbéciles, les crétins, les épileptiques. La salacité de ces infirmes rend souvent leur séquestration indispensable. Un jeune idiot de seize ans fut interné à l'hospice de Maréville, après s'être rendu coupable de nombreux attentats à la pudeur. Il se masturbait avec frénésie et avait un pénis énorme, comme le signe et la conséquence de cette passion.

Beaucoup de maniaques se masturbent avec rage.

32. — Un garçon de dix-sept ans, bègue et peu intelligent, ne cessait de se livrer à la masturbation jour et nuit pendant ses accès, tandis qu'il n'en avait aucun penchant dans les périodes de calme. Une jeune maniaque, dans le service du docteur Ritti, était dans le même cas, au point que, maintenue par la camisole dans le bain, elle se frottait encore la vulve avec les pieds restés libres.

Tout état nerveux, même peu marqué, comme l'hébétude ou la faiblesse d'esprit, l'oblitération du sens moral, une impressionnabilité ou une exaltation excessives, doivent inspirer des inquiétudes pour l'avenir. Ces dispositions s'opposent souvent à la guérison, en empêchant l'empire de la raison sur soi-même et la ferme volonté de guérir, toujours indispensables à cet effet, malgré toutes les ressources de l'art.

Cette faiblesse d'esprit et de volonté se révèle chez ces masturbateurs forcenés par les statistiques qu'ils apportent au médecin en le consultant, dressées jour par jour avec la date et le nombre des excès commis, afin, disent-ils, de se faire honte et se corriger. Ces accès de folie sont toujours suivis en effet d'arrêts de raison, de repentir et de sagesse plus ou moins prolongés en pleurant et gémissant sur leurs égarements et leurs fautes. Mais provoqués ou non par les douleurs, les souffrances résultant de leurs excès, ces intervalles de raison et de repos sont bientôt remplacés par de nouveaux accès de frénésie onanistique. De là ces listes interminables d'accès et d'arrêts intermittents de masturbation dont les exemples sont relatés aux *Anomalies sexuelles*, page 303, et à l'*Épuisement nerveux génital*.

Les signes locaux de cette habitude sont la puberté précoce qui en résulte ordinairement et le développement exagéré du pénis par son frottement immodéré. L'érection persistante et répétée en paraît la cause, par la stagnation prolongée du sang dans les alvéoles du tissu spongieux et érectile des corps caverneux. Leur dilatation en résulte et c'est ainsi par le toucher de la verge dans le relâchement, qu'elle donne une sensation mollasse et cartilagineuse, contrairement à l'état ordinaire. Un autre signe en est la preuve : c'est la dilatation comme variqueuse et très apparente de la veine dorsale de la verge, d'autant plus remarquable que la masturbation s'est prolongée de vingt à quarante ans.

Un scrotum pendant et lâche avec un prépuce se relevant facilement et complètement s'y joignent, mais en mettant spécialement à nu un gland pâle, décoloré. Son volume exubérant, en battant de cloche, relativement au reste de l'organe, en offre même la confirmation.

Sauf cette distinction très précise, ces caractères peuvent en effet se confondre avec ceux constatés par Tardieu sur 95 garçons de cinq à treize ans, examinés de 1858 à 1875 comme ayant été débauchés, corrompus par des femmes de dix-huit à trente ans. Les parties sexuelles étaient très développées, pénis long et demi turgescent, gland facilement découvert, méat urinaire rouge et enflammé, parfois humecté d'un suintement muqueux d'un blanc grisâtre. Le volume, la couleur et la forme du gland des masturbateurs peuvent donc seuls établir la différence, avec la dilatation de la veine dorsale.

Un caractère plus concluant est l'érection même, ou du moins la turgescence du pénis, se manifestant sous la main à la simple exploration de ces organes pour leur examen. Il suffit de découvrir le gland, souvent malpropre, rouge, irrité par l'effet de cette habitude et l'entretenant, d'explorer les testicules, l'épididyme ou le cordon et les diverses parties du canal de l'urèthre, pour qu'une turgescence marquée se manifeste involontairement. La face s'allume, rougit, les yeux brillent, et le secret est découvert.

Ces divers caractères du développement artificiel le rendent donc facile à distinguer de l'excès de développement naturel. De même de celui des aides-boulangers, dont le frottement de la verge sur le bord du pétrin pendant leur travail la développe très notablement. Les maladies de la prostate et les calculs de la vessie produisent un effet semblable par l'excitation en résultant, ainsi que les abus et excès consécutifs, d'après les exemples consignés aux *Anomalies sexuelles*, page 87 et suivantes.

Cette remarque personnelle, faite dans de nombreux cas, pourrait être vérifiée par les chirurgiens militaires préposés aux conseils de révision. J'ai cité ailleurs le cas d'un garçon anaphrodite qui dévoila ainsi son habitude solitaire au médecin qui l'examinait pour la conscription. Ce fut son début pour la partager.

Rien de semblable ne se manifeste chez les jeunes consultants pour des maladies résultant d'excès sexuels. Toutes ces parties sont touchées, palpées et explorées, sans aucune trace d'érection. Ils voudraient la produire spontanément qu'ils ne le pourraient pas; j'en ai plusieurs fois acquis la preuve. Ce signe particulier a donc sa valeur.

A ces effets apparents de la masturbation s'en ajoutent souvent d'autres cachés à l'intérieur du canal de l'urèthre. En l'examinant avec l'endoscope chez 331 masturbateurs, exempts de maladies locales, internes et externes, Gross a constaté une grande sensibilité au passage de l'instrument, avec renflement de la muqueuse rétrécissant son calibre, dans 88 p. 100 des cas examinés. A cette irritation, cette congestion interne s'ajoutait un rétrécissement du méat dans plusieurs cas. Ce qui explique la turgescence externe de l'organe, de même que les urèthrites, échauffements, blennorrhagie ou catarrhe uréthral, auxquels les anciens masturbateurs sont spécialement prédisposés dès qu'ils se livrent aux rapports sexuels.

*
* *

Ancienne ou nouvelle, cette habitude, à l'âge de seize à vingt ans, est des plus redoutables par ses graves conséquences. Quand l'éveil de l'instinct génital a lieu aussi anormalement, toutes les perversions et les aberrations sont à craindre avec le cortège des maladies et l'évolution des diathèses latentes qu'elles amènent fatalement. L'exemple s'en offre tous les jours par ces jeunes gens imberbes qui se laissent aller prématurément à tous les plaisirs, les excès et les débauches de la jeunesse. Ils se croient hommes, en en ayant seulement l'apparence, et s'en attribuent tous les privilèges, alors que le développement de l'organisme est encore incomplet. De là ces nombreuses faillites les arrêtant brusquement dans leur course folle. Les recettes ne suffisant pas à leurs dépenses exagérées, l'organisme s'affaiblit, s'altère, dépérit et porte souvent les stigmates ineffaçables de ces excès, quand la maladie et la mort immédiate n'en sont pas la conséquence.

Le principal danger de la manuélisation, pendant l'adolescence, est l'ébranlement du système nerveux. Toutes les fonctions principales de l'organisme en sont troublées par l'empêchement de leur développement harmonique. Il est moindre sans doute qu'avant la puberté par l'établissement de la sécrétion séminale qui forme la démarcation entre ces deux périodes. Son absence chez l'enfant est précisément ce qui en fait le danger absolu. Il n'en est plus de même pour l'adolescent fort et bien constitué, cédant passagèrement à un besoin instinctif que la timidité inhérente à sa jeunesse l'empêche de satisfaire normalement. En restant une exonération accidentelle, elle est sans nocuité ni préjudice. L'excitation naturelle chez les sujets nerveux et le danger d'en contracter l'habitude en sont les écueils par les effets qu'elle produit fatalement : l'anémie, l'épuisement nerveux, l'affaiblissement intellectuel, surtout quand elle est solitaire. Partagée à cet âge, elle est encore bien plus grave et dangereuse.

Toutes les aberrations génésiques remontent, sauf de bien rares exceptions, à la persistance de cette habitude. Une timidité extrême, une pudeur exagérée peuvent en être simplement les causes déterminantes; mais, en surexcitant la sensibilité génitale par le trouble et la perversion de la main, elle conduit fatalement aux rapports contre nature. La répugnance du masturbateur pour les rapports sexuels n'est pas seulement dans l'absence de désirs, mais dans la faible impression locale que le coït exerce sur ses sens émoussés, sa sensibilité pervertie. De là sa préférence et son ardeur pour tous les rapports violents, immédiats. Il suffit alors de considérer les suites directes et éloignées résultant de cette habitude, par le tableau des autres formes d'onanisme : mécanique, buccal, anal, pour s'arrêter épouvanté d'horreur. C'est l'âge le plus propice d'en concevoir toute l'abjection et de s'en préserver.

L'écoulement du sang par le canal de l'urèthre, sous

forme d'hémorrhagie, peut suivre des manœuvres répétées.

33. — Un garçon de dix-sept ans, ayant provoqué manuellement jusqu'à douze pollutions en un jour, rendit ensuite une grande quantité de sang vermeil, dit Kaula. Un malade de Tissot éprouva le même accident après des abus semblables.

Des douleurs excessives en sont ordinairement la conséquence par l'inflammation s'étendant à toutes les parties profondes de l'appareil génital, les testicules en particulier. Leur gonflement avec rougeur et douleur aiguë, c'est-à-dire l'orchite, en résulte souvent après ces abus.

L'*atrophie* ou fonte de ces organes peut même s'ensuivre.

34. — Schwartz a vu un jeune militaire, adonné à la masturbation, dont les testicules étaient réduits à la grosseur d'un haricot et l'observation du professeur Gosselin est encore plus démonstrative. Un garçon de vingt-deux ans avait pris l'habitude de la masturbation de dix à douze ans et la répétait deux à trois fois par jour en moyenne. Du gonflement avec douleur à la partie supérieure des testicules en résulta à plusieurs reprises. A dix-sept ans, une inflammation plus vive qu'à l'ordinaire fit disparaître le testicule droit. Par la persistance de cette fatale habitude, le testicule gauche devint douloureux et gonfla à vingt ans, puis diminua et s'amoindrit graduellement, au point de disparaître complètement, ainsi que les érections et les désirs vénériens.

Cette stérilité finale en est l'effet, plus souvent que l'on ne pense, par les lésions profondes des canaux si fins et déliés de l'appareil séminal, et les obstructions en résultant.

L'amaigrissement en est l'effet le plus immédiat, au point que, par son apparence, il est devenu l'un des signes les plus vulgaires de cette funeste habitude. « L'estomac se dérange, dit Aétius, tout le corps s'affaiblit ou tombe dans la pâleur, la maigreur, le dessèchement, les yeux se cavent. » Malgré son appétit féroce, boulimique parfois, l'adolescent maigrit rapidement par la spoliation forcée faite à l'organisme de la sécrétion la plus précieuse et la plus riche : le sperme. Des pollutions spontanées, excessives chez les sujets faibles, lymphatiques, le produisent également, comme les excès vénériens, par le trouble des fonctions digestives, des douleurs ou coliques et la diarrhée en résultant. Elle survenait après chaque masturbation, chez un jeune homme dont parle le grand Hoffmann. Un garçon de dix-neuf ans, qu'une surveillance active et des moyens mécaniques n'avaient pu arrêter dans ses manœuvres, est ainsi mort d'épuisement avec diarrhée en trois mois, à l'Hôtel-Dieu, en 1827.

La *voix* en est ensuite la plus vivement impressionnée par ses rapports sympathiques avec les organes de la génération. C'est pour la conserver pure et étendue que l'on infibulait autrefois les chanteurs et les comédiens. Elle devient faible, aphone chez quelques-uns, enrouée, discordante chez d'autres, après un accès de manuélisme, et finit par s'altérer, se perdre complètement, sous l'influence de cette habitude.

La *respiration* et la *circulation*, dont l'activité spéciale et régulière est si indispensable, ne tardent pas à s'altérer par les troubles apportés directement par la masturbation à ces fonctions si importantes de la vie. Qu'il y ait prédisposition ou simplement une poitrine peu développée, et un léger exercice suffit à amener de l'oppression, de l'essoufflement, des palpitations. Des rhumes, des catarrhes, apparaissent au moindre refroidissement et les affections les plus graves et mortelles peuvent s'ensuivre.

35. — L'un de mes condisciples, perdu de vue depuis trente ans, m'arrivait cruellement alarmé un matin par l'état de son fils de seize ans, condamné à mort pour une granulie pulmonaire. L'aîné était mort à dix-sept ans de tuberculose mésentérique. Ayant appris que la fille unique de l'un de nos amis communs, atteinte d'une affection analogue après un premier accouchement, avait été heusement conservée par mes soins, il me demandait en pleurant de l'accompagner pour visiter cet unique rejeton d'un nom des plus honorables. Parvenu comme lui à cette période suprême de la vie où l'on mesure tristement le chemin parcouru par les pertes et les déceptions, je n'avais rien à refuser à cette preuve affectueuse de confiance. Je constatai une granulie tuberculeuse généralisée des deux poumons par ces râles fins, disséminés, d'un caractère spécial, et qui ne laissait aucun espoir. Elle s'était déclarée trois mois auparavant au collège, où l'enfant avait contracté l'habitude de la masturbation comme le premier. Il succomba bientôt, victime de la tuberculose, sans aucune hérédité apparente, par l'onanisme manuel.

Que de jeunes gens des deux sexes, âgés de seize à vingt ans, unique espoir souvent de familles considérables, succombent tous les jours à cette terrible maladie, sans aucune hérédité apparente ni autre cause appréciable que ce vice latent dont on s'inquiète à peine !

Sa nocuité comparative avec les excès sexuels m'est d'autant mieux démontrée par ce fait que j'avais pu observer, un an auparavant, l'influence directe de ceux-ci sur un garçon mort phtisique à vingt-trois ans, par suite de l'hérédité positive de sa mère. Malgré les excès et les privations de toutes sortes, pendant le siège de Paris, il avait pu résister jusqu'à cet âge.

Son action directe, immédiate sur ces affections organiques des poumons et du cœur, la rend encore plus redoutable sur les centres nerveux du cerveau et de la moelle avec ou sans hérédité. La moindre prédisposition à une affection nerveuse quelconque la fait ainsi éclater à bref délai.

La forme convulsive, *épileptique*, en résulte fréquemment chez les adolescents en particulier et à voir le court accès, *epilepsia brevis*, produit par le coït, l'analogie est frappante. Certains individus sont d'ailleurs pris d'un véritable accès toutes les fois qu'ils s'y livrent, par l'excitation qu'ils en éprouvent. Plusieurs auteurs, depuis Galien jusqu'à Tissot et Haller, en ont rapporté des exemples authentiques dont Napoléon Ier

fut sans doute le plus illustre sujet, d'après le témoignage de la célèbre tragédienne Georges. Un chien d'arrêt, de forte taille et très robuste, présentait le même phénomène toutes les fois qu'il s'accouplait, sans jamais avoir éprouvé rien de semblable en dehors de l'accouplement. L'accès était caractérisé par des convulsions avec perte de connaissance dont la durée variait selon l'ardeur de l'animal.

Ce fait s'explique par le retentissement de l'acte vénérien sur la moelle épinière et les effets morbides qu'il y produit directement. Une femme fut ainsi frappée d'épilepsie. pour la première fois, trois jours après son mariage. Il est donc admissible que la masturbation, surtout étant pratiquée seul, debout et avec excès, détermine les mêmes accidents dont voici une observation due à Esquirol.

36. — Un garçon de douze à treize ans, fort et robuste, devint d'une susceptibilité extrême en se livrant à la masturbation. A quinze ans, des accès d'épilepsie éclatent, coïncidant avec le premier quartier de la lune. Ils survenaient tout à coup ; le malade était renversé en poussant un cri et pris de convulsions générales avec les yeux ouverts et fixes, injectés, pupilles dilatées, etc. L'accès passé, il demeurait accablé de fatigue pendant le reste de la journée.

Ce jeune homme était, comme la plupart des masturbateurs, très impressionnable, se chagrinant et se fàchant au moindre prétexte. Un traitement approprié — avec la cessation de l'habitude sans doute — suffit à diminuer les accès en six mois et, un an après, ils avaient disparu. La guérison paraissait complète, lorsque l'émotion du plaisir de revoir sa mère, dont il était séparé depuis deux ans, produisit une rechute. Les moyens précédents furent suivis du même succès et en se livrant ensuite au commerce et en voyageant beaucoup, ce jeune homme n'a plus éprouvé d'accès jusqu'à vingt-sept ans; il se maria alors en continuant de jouir ensuite d'une santé parfaite.

Devant un fait semblable, émanant d'un aussi grand maitre, comment mettre en doute que l'épilepsie résulte directement de la masturbation chez les personnes nerveuses? L'épilepsie, dit Guislain, est souvent la conséquence des émissions spermatiques fréquemment répétées. C'est pourtant la thèse actuelle des aliénistes, invoquant toujours une prédisposition originelle à cette épouvantable névrose, afin de ne pas en rendre les abus vénériens responsables; malgré les observations de plus en plus démonstratives qu'elle est généralement l'effet durable ou passager d'une simple excitation nerveuse. On peut juger comment celle de l'onanisme ne saurait la produire.

« Voici un épileptique, dit M. Christian : il a des attaques plus fortes et plus fréquentes chaque fois qu'il se livre au coït ou à la masturbation. La première attaque peut même avoir éclaté à cette occasion. Ou encore, après avoir disparu pendant un temps assez long pour faire croire à une guérison, les attaques ont reparu après des excès vénériens. En conclura-t-on que l'épilepsie a été déterminée par ces excès? N'est-il pas aussi légitime d'admettre qu'ils ont été une simple cause secondaire, accessoire et aggravante seulement d'un mal déjà existant? » A moins d'une hérédité directe, patente, pourquoi ces suppositions gratuites, opposées à la tradition séculaire, en l'absence d'aucun fait précis? Ce n'est pas là une critique sérieuse de faits positifs. En détruisant les croyances sans les remplacer, on sème le doute dans les esprits et on y fait le vide, alors que des observations constatent que l'épilepsie peut résulter directement de la masturbation et cesser avec elle. L'exemple de l'enfant épileptique, signalé plus haut, et confirmé par ceux qui suivent chez l'homme en sont des preuves évidentes. C'est en combattant énergiquement cette habitude, lorsqu'elle coïncide avec des accès du haut mal, que l'on aura le plus de chances de les voir s'arrêter. Il faut se rappeler que l'épilepsie essentielle et incurable ne consistait, d'après Lasègue, que dans l'asymétrie du crâne et de la face. Il suffira de donner simultanément le bromure de potassium à haute dose.

Les jeunes gens nerveux atteints de chorée ou danse de Saint-Guy dans leur enfance en sont repris chaque fois qu'ils se livrent à l'onanisme manuel. On peut les en accuser ouvertement à ce signe.

Les *pollutions involontaires*, diurnes et nocturnes, en sont aussi fréquemment l'effet, chez les sujets efféminés, anémiques ou nerveux en particulier. Les frottements prolongés nécessaires à déterminer l'éjaculation y prédisposent spécialement, en exaltant tout le système nerveux. Celui des organes génitaux en est altéré directement par la main en agissant sur les muscles qui la produisent, ceux des canaux éjaculateurs surtout, si ténus et déliés. Elles surviennent même après la masturbation frustre de l'enfant, l'abus prématuré du coït, sa prolongation et son renouvellement.

Ces pollutions ou pertes séminales nocturnes sont choses naturelles chez les hommes chastes. « Je n'en ai jamais rencontré un qui ne m'ait répondu affirmativement, dit sir J. Paget, l'illustre chirurgien anglais, dans ses *Clinical lectures*. Elles varient suivant le climat, le régime, les habitudes sociales, de une à deux par semaine ou d'une seule tous les deux ou trois mois, également compatibles, entre ces deux extrêmes, avec une bonne santé. Il n'y faut donc pas faire attention. »

L'émission rapide, précoce du sperme, s'effectuant sans la volupté vive et profonde qui en résulte ordinairement, en est le premier signe. Elle survient ensuite involontairement au moindre attouchement, même à une pensée lubrique, comme dans les rêves, les songes, en montant à cheval ou en allant à la garde-robe et sans érection notable. Son caractère particulier est de s'opérer tout d'un coup, en une seule fois, et d'être toujours séparée d'une autre par un certain intervalle. C'est ce qui la distingue de l'écoulement continu des pertes séminales ou spermatorrhée, beaucoup plus graves et qui en sont souvent la suite chez l'adulte, si l'on ne met fin immédiatement à son habitude favorite.

C'est alors une maladie ou altération du système nerveux due à une irritabilité excessive de la moelle épinière. Les principaux symptômes sont des douleurs dans le dos et les membres inférieurs, surtout après ces pertes, la facilité à se fatiguer et la souffrance en résultant avec faiblesse dans les reins et les membres, insomnies, défaillances et troubles intellectuels.

Chez les adolescents en particulier, ces pollutions sans attouchement constituent l'*onanisme moral* dont J.-J. Rousseau a fait une variété particulière en se l'appliquant dans ses *Confessions*. « Ce vice que la honte et la timidité trouvent si commode, dit-il, a un grand attrait pour les imaginations vives : c'est de disposer pour ainsi dire à leur gré de tout le sexe et de faire servir à leurs plaisirs la beauté qui les tente, sans avoir besoin d'obtenir son aveu. » Cette idée poétique exprime un fait réel sans doute, mais plutôt morbide que naturel. Il est le plus souvent l'expression de l'érotomanie ou manie de l'amour, dont on reconnaîtra l'exemple dans les faits suivants.

37. — Un jeune homme de vingt ans s'était livré avec excès à la masturbation de 15 à 18 ans, en la renouvelant jusqu'à quinze fois par jour. Des troubles graves en résultant bientôt sur son intelligence et sa mémoire, il s'arrêta. Rétabli après deux années de continence absolue, il entra chez un négociant où il s'imagina bientôt, à certaines attentions, être aimé de la femme de son patron. Il suffisait qu'il en reçût un regard, un coup d'œil pour entrer en érection et éjaculer spontanément aussitôt. Il était en outre tourmenté de fréquentes pollutions nocturnes qui l'obligèrent de quitter sa position.

38. — Un autre jeune homme, après des excès analogues qui avaient cessé depuis dix-huit mois, devint éperdument amoureux d'une demoiselle. Dès qu'il se trouvait en sa présence ou que son image se présentait à son esprit, il entrait en érection et un simple frottement du pantalon ou de la chemise déterminait l'éjaculation immédiate. Il lui arriva même d'avoir cette perte séminale en touchant seulement la main de la personne aimée.

L'exemple en est surtout frappant chez l'ami du docteur Bergeret dont il raconte ainsi l'histoire.

39. — D'une nature excessivement sensible et intelligente, il logeait dans la maison d'une jeune fille fort belle, dont il était passionnément épris. Il allait chaque jour la voir, faisait de longues séances près d'elle ; mais c'était une fille honnête qu'il était obligé de respecter.

À sa vue seule, son sang s'échauffait ; il était pris d'un priapisme si violent qu'un serrement de main, le frôlement seul de sa robe suffisaient pour déterminer chez lui une éjaculation spontanée. Il s'abandonnait avec frénésie à ce genre de jouissance et se l'accordait souvent plusieurs fois par jour.

Sa santé n'y put tenir longtemps. Il tomba dans une extrême énervation et venait à chaque instant me faire ausculter son cœur qui voulait éclater, disait-il, tant il éprouvait de violentes palpitations. Il fondait souvent en larmes et éclatait en sanglots. Je le déterminai à changer de logement et il ne guérit que fort lentement ensuite. (*Fraudes dans les fonctions génératrices*, p. 171.)

Il n'est pas rare d'observer chez les fiancés, faisant leur cour obligatoire, de véritables crises nerveuses et un amaigrissement remarquable dont le point de départ est dans l'éréthisme génital presque constant et sans conclusion naturelle produit par la vue et la fréquentation de la jeune fille.

Il s'agit donc, en pareil cas, de simples pollutions involontaires résultant d'une imagination exaltée ou d'une excitation morbide des organes génitaux, conséquences directes des précédents abus manuels.

Ceux qui s'y sont livrés dans leur enfance sont prédisposés à cet onanisme moral par la vivacité des désirs et le relâchement des canaux éjaculateurs ; ce que les médecins n'ont pas même cherché à élucider dans les cas précédents.

On dit, et le fait paraît réel, que les jeunes artistes commençant à fréquenter les ateliers sont particulièrement exposés à éprouver spontanément ces pollutions diurnes à la vue du modèle nu, par l'impression profonde en résultant sur leur imagination vive et leurs sens encore novices. La laxité des tissus chez les adolescents lymphatiques, strumeux, faibles ou délicats, peut bien suffire à la déterminer. C'est l'analogue de ces émissions involontaires, s'opérant la nuit sous l'influence de rêves libidineux ou de visions érotiques. L'action stimulante du sperme, accumulé dans les vésicules par une continence prolongée, peut sans doute en provoquer chez des hommes forts et robustes, aux tissus fermes et résistants, sous l'influence paralysante du sommeil ; mais pour s'effectuer aussi spontanément dans le jour, une faiblesse ou un relâchement local, sinon une lésion ou irritation, le prépuce ou son frein trop courts, sont toujours probables. L'onanisme moral semble ainsi une pure fiction.

Ces pollutions passives, involontaires, sont particulièrement une menace d'impuissance dans l'avenir, à plus ou moins courte échéance. Aux deux cas personnels cités dans l'*Impuissance par anaphrodisie,* je puis en ajouter deux autres encore plus concluants et inédits.

16

40. — C'est par la masturbation qu'elle est survenue chez un jeune et bel officier de trente-deux ans qui, après dix-huit mois de mariage, n'était pas encore parvenu à déflorer sa jeune femme par défaut d'érection. Jusqu'à vingt-deux ans, il s'était livré exclusivement à la masturbation solitaire et n'avait eu ensuite que des rapports rares et incomplets avec des prostituées jusqu'à son mariage. L'érection se produisait bien sous l'étreinte amoureuse ou les attouchements de sa femme, mais en tombant dès qu'il essayait de pratiquer le coït, malgré les divers stratagèmes employés. L'intromission, impossible au début et toujours incomplète ensuite, rendait l'éjaculation extérieure, sans que le volume exigu du pénis ni l'étroitesse du vagin en fussent la cause. A quoi donc attribuer cette impuissance, si ce n'est à la faiblesse et la perversion des sensations physiques et morales, résultant de la masturbation antérieure, chez un jeune homme un peu lymphatique, blond et efféminé ?

41. — Un grand garçon de trente ans, brun, fort et vigoureux, employé activement aux travaux de fortification, accuse une impuissance complète depuis deux ans, sans aucune érection ni jour ni nuit, malgré de fréquentes occasions de la provoquer. Aucun abus d'onanisme manuel ; excès vénériens passagers après son *bachot*. Une liaison amoureuse s'établit après la sortie de Saint-Cyr avec une jeune fille de sa connaissance qu'il devait respecter ne pouvant alors l'épouser.

Après cinq à six ans de séparation, il retrouve son ancienne amante, mariée et mère de famille. L'ancien amour n'est pas éteint et le souvenir persiste de part et d'autre. Il se rallume par la facilité des relations et des intrigues amoureuses s'établissent clandestinement en voiture. Pendant quatre à cinq mois de séjour, deux, trois et quatre heures sont passées ensemble, plusieurs fois par semaine, dans une érection continue, incessante, avec des pollutions spontanées provoquées par les baisers et toutes les caresses imaginables, sauf le coït qui était absolument défendu. De là l'impuissance consécutive après la séparation, par les perturbations du système nerveux local pendant ces entrevues répétées et prolongées.

*
* *

Tous ces principaux effets de la seconde période sont reliés entre eux par un ensemble de phénomènes généraux qui forment le début de la consomption menaçant les adolescents livrés à cette fatale passion. Des alternatives de chaleur et de froid, selon le temps et le régime, simulent de légers accès de fièvre. Avec la maigreur et la faiblesse croissantes, s'accentuent les vertiges, les éblouissements, les troubles de la vue et du sommeil. Des palpitations surviennent avec étouffements sous forme de crises, par suite de l'appauvrissement du sang et la prédominance du système nerveux perturbé. Les douleurs d'estomac se manifestent et la tristesse, la mélancolie, les idées sombres, noires y succèdent par l'ennui et le remords qu'éprouve le solitaire. Toutes les facultés diminuent ou disparaissent avec l'intelligence, la mémoire, le jugement, le sens moral. D'où les aberrations, les perversions et tous les abus en résultant, comme l'ivrognerie, le tabagisme qui s'y ajoutent souvent pour hâter et activer la marche des accidents en les aggravant.

Les organes génitaux sont les derniers à souffrir de leurs propres excès. L'érection se ralentit et demande un redoublement d'excitation. L'éjaculation s'accompagne d'élancements douloureux et profonds ou de pesanteur des testicules ensuite. Le sperme est plus fluide et même sanguinolent à la suite d'émissions répétées. Au contraire, les individus nerveux éprouvent des érections persistantes, continues. C'est un véritable priapisme sec. D'où l'aspermatisme en résultant. Ou bien ce sont des pollutions spontanées, jour et nuit, au moindre contact et même sous la seule influence d'une pensée, d'un regard voluptueux, par suite du trouble et des perturbations, sinon des désordres du système nerveux. D'où la faiblesse et l'impuissance signalées.

La résistance de l'organisme à des pratiques aussi profondément débilitantes, jusqu'à la fin de l'adolescence, est une preuve certaine, une garantie de sa solidité. Il est peu de prédispositions latentes, d'affections héréditaires, qui n'en subissent l'influence fatale et l'on peut s'en croire exempt en parvenant à cet âge. C'est pourtant une erreur trop fréquente de ceux qui ont résisté jusque-là de s'arrêter brusquement devant l'abîme entr'ouvert et de se marier aussitôt, comme un moyen assuré de ne pas retomber dans leurs habitudes. La menace de l'impuissance doit toujours les faire réfléchir et les retenir. Un apprentissage de l'amour ou plutôt l'épreuve des rapports normaux, dans des conditions physiologiques, est toujours indispensable pour être sûr de son aptitude au mariage. Il suffit aux masturbateurs de devenir amoureux pour être impuissants. L'épreuve en est dans les pollutions qui se produisent sans attouchement, à un coup d'œil, un serrement de main, un baiser. C'est l'onanisme moral.

Il en est même que ces avances font retomber dans

leur péché d'habitude, comme le poète Malfilâtre,
mort à la fleur de l'âge et du talent. Il ne manquait
jamais d'aller le dimanche, le lundi et le jeudi aux
jolies fêtes du Ranelagh à Passy, où il recueillait avec
avidité les plus gracieux types féminins qu'il pouvait
observer. Il en analysait les perfections en poète
d'une imagination antique et, en les rassemblant ensuite, il en formait un être idéal avec lequel ses forces
s'épuisaient. C'était une hallucination qui n'avait
de terme que dans l'extrême syncope. Il en est mort,
en confessant que sa manie solitaire était plus puissante que sa volonté.

Cet exemple est heureusement fort rare et très
exceptionnel. Le souvenir, l'illusion de la femme,
loin d'entraîner l'onanisme manuel, en détournent
plutôt. Sa vue et son contact suffisent ordinairement
à en dégoûter tous les adolescents bien constitués.
Aussi est-elle un remède par excellence de cette fatale
habitude. Ceux qui veulent y renoncer n'ont pas
d'autre moyen à employer. Elle cède toujours aux
premiers rapports sexuels normaux. « Si les fureurs
d'un tempérament ardent deviennent invincibles,
mon cher Émile, dit Rousseau, je te plains ; mais je
ne balancerai pas un moment, je ne souffrirai pas
que la fin de la nature soit éludée. S'il faut qu'un
tyran te subjugue, je te livre par préférence à celui
dont je veux te délivrer ; quoi qu'il arrive, je t'arrache-
rai plus aisément aux femmes qu'à toi. »

Un père voyant son fils résister à tous les motifs
qui pouvaient l'engager à s'abstenir de la masturbation, et ne sachant plus à quel moyen recourir pour

le sauver, lui donna enfin une femme dont l'influence le corrigea bientôt. Le doux ascendant exercé par l'objet de nos affections les plus tendres est ainsi plus puissant que toutes les considérations morales et les exercices les plus violents de la gymnastique.

Lisette demande à Sganarelle pour sa fille malade un mari. Il est impossible d'enseigner une femme sur ce ton dégagé à un jeune novice timide et incapable d'être marié. Il n'y a guère à s'en inquiéter dans les villes, où les instigations, les provocations sexuelles ne manquent pas de se produire à qui les recherche. On ne les rencontre que trop souvent et c'est bien plutôt contre ces tentations précoces, dangereuses, qu'il faut prémunir les deux sexes. Mais à la campagne?

Des parents, prévoyants à l'excès, connaissant toute la valeur du remède, peut-être d'après leur expérience, ont eu recours à un moyen préventif trop immoral pour être suivi. Soupçonnant et redoutant cette habitude chez leurs fils, ils ont osé conseiller, provoquer ou favoriser des relations intimes avec leurs servantes, femmes de chambre et les tolérer sous leur toit. Cette immoralité ne peut entraîner que de fatales conséquences et la plus simple prévoyance est de prévenir et empêcher au contraire des rapports semblables, aussi bien pour un garçon que pour une fille, à la ferme comme au château.

Le père qui soupçonne ou a découvert à certains signes que son fils de quinze à dix-huit ans est en proie à cette habitude, n'a que deux partis à prendre. C'est le moment décisif, psychologique; il n'y a pas

lieu d'atermoyer ni de tergiverser. La perte de beaucoup d'adolescents est due à cette coupable négligence. Aucun moyen mécanique ni chirurgical coër-
citif n'est applicable à cet âge, sinon chez les idiots,
les crétins, les aliénés. A moins de le placer dans une
école, un établissement spécial, pour sa guérison, —
comme on le fait avec avantage chez les jeunes gens
dissipés, déréglés, oisifs, en les forçant de s'appliquer
à l'étude ou à un métier, — sinon de l'engager dans
l'armée ou la marine, afin de changer par la discipline de mauvaises habitudes, il doit tenter de le
guérir lui-même, suivant son devoir. Ce moyen est
du moins applicable dans toutes les positions sociales.

Au lieu d'agir avec autorité, colère, menace, c'est
par la tendresse et l'amitié qu'il faut le subjuguer,
gagner sa confiance, si on ne la possède, pour obtenir
un aveu sincère, en s'adressant tour à tour à son
esprit, sa raison ou son cœur, sans se lasser dans
sa patience ni ses efforts. Ce n'est là, il faut bien se
le rappeler, qu'une des nombreuses passions variées
et opposées qui éclatent à cette période critique de
l'adolescence, contre lesquelles la plupart des familles ont à lutter et souvent à déplorer les suites.
Les moyens moraux sont dès lors mieux indiqués et
plus efficaces que dans l'enfance.

Obtenir un aveu complet est le point essentiel et
le plus sûr moyen d'assurer le succès : le secret de
ce mal étant parfois le seul motif et l'attrait qui y
fasse recourir. Il est possible alors d'en parler ensemble à tout moment, de découvrir les causes qui
l'ont déterminé, de saisir et pénétrer les motifs qui

l'entretiennent, en permettant de les combattre directement ou de les faire disparaître. La moindre difformité locale, vice de conformation ou maladie, doit être traitée immédiatement. Dans ces causeries intimes, l'autorité paternelle est toute-puissante et efficace, en montrant l'abjection et les périls d'un tel vice au point de vue du mariage dans l'avenir, pour persuader d'y renoncer. Scruter ses pensées, interroger ses désirs sur l'autre sexe, est la meilleure voie de les faire naître et de savoir s'il n'y a pas anaphrodisie.

Ce n'est ni par de vaines déclamations sur l'infamie de sa conduite, l'énormité de son crime, son infraction aux lois divines et humaines que l'on réussira. Des principes abstraits de morale et de vertu, des exagérations, des hypothèses ne sont pas faites pour persuader un jeune homme qui veut être dirigé par son intérêt réel, immédiat. Il faut lui montrer, s'il ne le comprend pas, qu'en détruisant volontairement ses forces et en se rendant incapable d'être utile aux autres, il ne doit attendre d'eux qu'un juste mépris. C'est dans la faiblesse, la langueur du corps et de l'esprit, produites par son habitude, qu'il faut lui en dévoiler les effets consécutifs. La comparaison de la santé et de la vigueur avec la nullité physique et morale à laquelle il s'expose influeront sur son esprit, et en exaltant celui-ci par tous les sentiments généreux dont la jeunesse est si avide, les efforts seront couronnés de succès.

Le meilleur moyen à cet effet est encore de partager son lit, non seulement pour le prémunir contre lui-même par sa présence, son contact, mais pour s'assurer de l'état du sommeil. S'il est tranquille, profond et continu, c'est du meilleur augure pour l'avenir. Un sommeil agité, après la fatigue du corps, indique une surexcitation morbide qui exige un traitement interne et externe. Les moyens topiques indiqués chez l'enfant sont encore applicables avec les calmants à l'intérieur, soit une cuillerée à bouche de sirop de chloral, dans une tasse d'infusion de fleurs de coquelicot, d'oranger ou de tilleul, soit une cuillerée à café d'une solution aqueuse de bromure de potassium au dixième avec quelques granules de bromure de camphre le matin et dans la journée. Ce traitement est même applicable, avec de grands bains tièdes, chez les jeunes gens qui ont des pertes séminales involontaires par suite de leurs désirs et de leur continence.

Ceux qui ont une allure efféminée et manifestent des dispositions anaphrodisiques doivent être traités autrement. Au lieu de les cloîtrer, les confiner ou les garder à vue, il faut leur donner de bonne heure plus de liberté qu'aux autres, pour leur développement physique et moral. Les changer de lieu, d'habitudes, de profession même, les faire voyager, leur offrir des distractions, des plaisirs, comme le bal, le spectacle, la société, pour exciter leurs sens, plutôt que de les destiner de préférence, à cause de leur faible constitution, à des professions sédentaires ou des études longues et absorbantes. Rien n'est plus contraire à cette disposition, sauf les ordres sacrés où la chasteté prescrite leur sera d'autant plus facile à observer. Le commerce et l'industrie, l'agriculture même, sont bien préférables, en les prédisposant hâtivement au mariage.

Le phosphore est si efficace pour relever les forces vitales affaiblies qu'il faut toujours y recourir en pareil cas, en l'administrant à l'intérieur sous forme de phosphates alcalins en poudre. Une limonade avec l'acide phosphorique et le miel suffit à obtenir la guérison rapide, chez plusieurs individus atteints de consomption dorsale. Le poisson en contenant une certaine quantité doit aussi faire partie de la nourriture avec le lait. Pris à la campagne, celui-ci est l'aliment par excellence de ceux qui sont énervés et affaiblis par tous les abus et les excès vénériens, avec l'usage des eaux de Spa ou de Bussang aux repas.

Les toniques et les amers, comme le quinquina et tous ses succédanés, donnent du ton aux organes et rétablissent la régularité des voies digestives. La natation ou les bains froids d'eau courante, ceux de mer en particulier, sont aussi applicables. Un jeune masturbateur qui passait les nuits dans l'insomnie la plus inquiète, et baigné tous les matins dans des sueurs colliquatives, en fut notablement soulagé. Dès le sixième bain froid, il dormit cinq heures et se leva sans sueur par le calme qu'en éprouva le système nerveux. Son affaiblissement, marqué par l'impuissance, fut combattu efficacement par l'emploi de quelques granules de strychnine.

Un régime frugal et tonique, sans aucun excitant, suffit quand l'adolescent n'est pas malade. Un travail doit absorber son esprit, ses pensées, en le combinant avec l'exercice du corps ; des promenades jusqu'à la fatigue, autant que possible en compagnie de la sœur, la mère, une parente ou une amie, surtout avant le coucher. Rousseau insiste pour faire marcher son Émile.

Les distractions laissées au goût de l'individu doivent être étudiées avec soin. Elles décèlent ses désirs secrets et deviennent la pierre de touche, le critérium de ses paroles. Sa recherche des jeux publics et des plaisirs de son âge avec l'autre sexe sont l'indice le plus rassurant. S'il y reste indifférent au contraire, préférant la solitude, l'isolement, à la société, ou son choix de certains jeux dans les réunions masculines, au cabaret ou ailleurs, l'inversion génitale ou l'anaphrodisie sexuelle est à redouter. Il faut alors faire naître autour de lui l'occasion d'aller dans le monde, de se mêler aux réunions publiques et, au besoin, le changer de lieu, de résidence, de climat, en le faisant voyager en société.

CHEZ L'HOMME

L'habitude de la masturbation ne se contracte guère primitivement de 20 à 30 ans, cette période étant spécialement dévolue à la génération. L'accouplement est alors si impérieux, qu'elle est plutôt accidentelle, passagère, sous l'influence de sa privation, par un besoin naturel pressant, irrésistible. Mais c'est à cet âge que les effets désastreux s'en observent, surtout chez ceux qui en ont abusé auparavant en tentant de se livrer aux rapports sexuels. Affaiblissement, impuissance, déformations, maladies, troubles, obstacles se rencontrent au premier essai. De nombreux et divers exemples en sont ainsi relatés aux *Anomalies sexuelles*, sous le titre de Masturbation, page 307. Si elle reste une habitude pour un certain nombre d'adultes démoralisés ou pervertis et ceux que le célibat y condamne, c'est évidemment l'infime minorité.

Sa cause essentielle est ici le défaut de satisfaction des instincts ou des besoins génitaux. Elle est d'autant plus impérieuse que la fonction s'est établie normalement et exécutée régulièrement. La manuélisation devient un expédient, dès que l'homme est privé de la femme par une circonstance quelconque. Toute agglomération d'hommes jeunes et vigoureux : armées en campagne ou matelots isolés, payent leur tribut à cette loi fatale; de même que dans les prisons, les asiles et les pénitenciers où les sexes sont séparés. C'est ordinairement une simple nécessité, en attendant mieux. Elle persiste seulement chez les prédisposés, les vicieux ou les malades qui s'y livraient en liberté. Ceux à qui l'espoir est enlevé par une condamnation à vie de leur isolement sont portés à en faire l'origine de toutes les autres variétés de l'onanisme des hommes entre eux.

Un caractère local, très facilement appréciable, distinguerait le pénis de ces masturbateurs exclusifs, d'après Tardieu. C'est un renflement globuleux de son extrémité par le gland élargi et comme aplati. D'où le nom de pénis en massue imposé, d'après cette res-

semblance, par le docteur Jacquemin, ancien médecin des Prisons de Paris, qui a surtout vulgarisé ce
signe par ses nombreuses observations.

C'est à deux qu'elle s'exerce le plus souvent à cet
âge, par le besoin mutuel que les individus ayant contracté définitivement cette habitude éprouvent de s'accoupler. Elle a lieu surtout entre acolytes du même
sexe qui se recherchent et se reconnaissent à leur
regard fixe ou oblique, en se suivant, se coudoyant,
et à d'autres gestes encore plus significatifs, comme
de se toucher la main. De là les outrages publics à la
pudeur, si fréquemment constatés dans les grandes
villes. Ils se commettent le plus ordinairement entre
jeunes et vieux, plutôt qu'entre individus du même
âge, contrairement aux enfants.

Elle a aussi lieu parfois entre les deux sexes. Il
n'est pas rare que, sous prétexte de ne pas vouloir
s'exposer à contracter des maladies vénériennes, des
masturbateurs pudibonds réclament ce service des
prostituées. C'est par raffinement que d'autres le préfèrent, sinon par impuissance. Connaissant la fréquence de ce vilain défaut de l'homme, il est même de
ces femmes, désignées d'un nom bien connu, qui
l'exploitent spécialement. Certaine difformité originelle peut aussi en réduire quelques-unes à ce rôle
infime. Une prostituée, signalée par Roubaud, était
dans ce cas. Privée de matrice et son vagin n'ayant
que la longueur du doigt, elle ne pouvait exercer le
coït sans douleur et trouvait son unique plaisir dans
l'attouchement de l'homme et la masturbation. On a
vu plus haut comment la manuélisation est devenue

commune jusque dans le mariage pour ne pas avoir d'enfants. En surexcitant l'éréthisme nerveux de la femme, ces manœuvres, comme tous les rapports anormaux, ne satisfaisant jamais ses appétits naturels, sont souvent l'initiation pour elle à la manuélisation solitaire. Plusieurs exemples le confirment à ce mot. L'infidélité en est aussi la conséquence pour trouver des satisfactions plus complètes en dehors de son ménage.

« Il est inconcevable, dit Doussin-Dubreuil, que les hommes, connaissant le danger de la masturbation, emploient ce moyen pour augmenter la jouissance de celles à qui ils sont unis par les liens les plus sacrés. On ruine ainsi la santé d'une personne chère. Que ces libertins forcenés, ces complaisants indiscrets, au-dessous du sage instinct des bêtes, sachent que la nature outragée les fera repentir tôt ou tard de leur indigne conduite. En naissant d'un besoin réciproque, l'union des deux sexes est imparfaitement remplie si des époux peuvent se passer de l'acte le plus délectable pour le satisfaire. Quiconque se soumet à cet étrange service s'expose, outre les accidents graves de celle dont il exalte et fatigue les sens à plaisir, à voir insensiblement ses soins et son affection accueillis par une froideur involontaire, sinon une répugnance invincible. » Il n'y a rien de plus honteux que de traiter sa femme comme une adultère, a dit saint Jérôme.

⁎_⁎

Diverses causes accidentelles peuvent la provoquer

ou y faire revenir les célibataires qui l'ont pratiquée avec une affection spéciale dans leur jeunesse.

42. — Un malade d'Olivier (d'Angers) commença la masturbation à 17 ans jusqu'à 20; un affaiblissement l'y fit renoncer. Deux blennorrhagies étant survenues après des excès sexuels, il reprit volontairement l'onanisme manuel à 25 ans, et l'effet fut l'apparition d'accidents paralytiques qui le réduisirent à l'usage des béquilles à 29 ans. Il vécut dans cet état malheureux d'impotence complète jusqu'à l'âge de 50 ans, avec ses facultés intellectuelles parfaitement intactes, comme le prouvait sa conversation facile et agréable.

Les chagrins, les pertes de fortune, les changements de position, comme le veuvage ou la séparation, en sont les principales. On dit même que l'avarice y porte certains harpagons la pratiquant devant une pièce d'or ou d'argent et qui la mettent ensuite dans leur poche en disant : autant de gagné. Elle devient ainsi l'habitude d'un certain nombre d'adultes auxquels rien ne serait plus facile que la satisfaction normale. Outre cette influence, il y a souvent dans ces cas une excitation morbide du centre génital ou une perversion du foyer érogène, sinon une anaphrodisie constitutionnelle. De même que le goût de l'alcool, du tabac, du jeu, comme de la prostitution ou des excès vénériens, domine à cet âge, on comprend que celui du manuélisme augmente également et que ces perversions aillent *crescendo*. Rien n'est plus simple pour ceux qui y trouvent un raffinement de leurs jouissances vénériennes.

*
* *

La fonction génitale étant une nécessité, il est bon qu'elle s'exerce à cet âge pour que l'individu reste bien équilibré. Son exercice normal est sans doute préférable à tout autre, mais, à défaut de celui-ci, la masturbation par intervalles, au besoin, vaut encore mieux que la continence forcée ou les pollutions nocturnes et involontaires. C'est la conclusion des positivistes modernes et le seul cas où elle puisse avoir des avantages, dès que l'on reste dans des limites sages, modérées. Mais combien tombent aussitôt dans les mêmes excès qui les avaient conduits à la ruine! Elle n'est donc pas une névrose spéciale ni une psychopathie sexuelle, puisque ces individus ont alors une ardeur égale pour ces abus qu'ils en ont mis toute leur vie dans leurs affaires.

« Cette pratique accidentelle ou passagère de la masturbation ne fait ni plus ni moins de mal que le coït pratiqué avec une fréquence égale et dans les mêmes conditions de santé générale », dit positivement sir J. Paget dans ses *Leçons*. Nous le croyons volontiers, à cet âge en particulier, à cause du développement normal de la fonction génésique. On peut même avancer que pratiquée avec mesure et régularité, selon le besoin qui s'en fait sentir chez les célibataires continents, elle est avantageuse et bien préférable aux pollutions spontanées s'opérant la nuit et qui jettent l'esprit et le moral en révolution. Elle est donc à recommander à tous ceux que leur profession ou leurs vœux condamnent au célibat et à la chasteté.

C'est l'unique moyen de s'exonérer artificiellement, pour ne pas être entraîné à des maladies dans l'avenir.

On ne peut concéder toutefois qu'il en soit de même aux deux âges précédents, comme le prétend l'auteur en disant : « Pratiquées chaque jour ou plusieurs fois par jour, *quel que soit l'âge*, la masturbation et la copulation sont susceptibles de produire des désordres semblables. » Non, mille fois non, cela est impossible, en raison même des conditions différentes où l'individu se trouve placé. Si l'origine est identique, les effets en sont tout opposés. Les excès sexuels amènent le plus souvent des accidents locaux, vénériens ou syphilitiques, tandis que la masturbation produit surtout des troubles et des accidents nerveux. Autant l'homme mûr est naturellement porté aux rapports physiologiques, par la facilité et la volupté qu'il trouve dans leur accomplissement, autant l'enfant y est peu disposé avant comme après la puberté, par l'embarras et la difficulté qu'il rencontre à les remplir. Aussi ne s'y livre-t-il prématurément qu'entraîné, perverti, corrompu, violé, et c'est pour en éprouver aussitôt des effets généraux et locaux considérables, comme le constatent les rapports médico-légaux de Tardieu.

La manuélisation, au contraire, est si fréquente parmi les enfants que beaucoup peuvent s'y livrer par intervalles et comme en jouant entre eux, sans en ressentir des effets remarquables. Elle passe ainsi inaperçue chez la plupart. Ses excès seuls sont capables de produire l'épuisement, le féminisme, une sensibilité et une nervosité exagérées chez les jeunes gens, comme le reconnaît l'auteur, alors que ce sont jeux de vice pour l'adulte. Les masturbateurs par métier en font la preuve journalière devant les tribunaux. La résistance de l'organisme à tous les abus vénériens est si puissante alors que leur exercice artificiel, la masturbation solitaire en particulier, est presque une garantie de ne pas la dépasser. Seule, la femme a le pouvoir d'entraîner l'adulte à des excès préjudiciables à sa santé dans ses rapports normaux ou anormaux.

Elle est d'autant plus supportable à cet âge que l'habitude en a été contractée plus tôt sans accidents. Ses victimes antérieures assurent les survivants de son innocuité. Le nombre en est très restreint. On les reconnaît à leur cachet ineffaçable de féminisme, par leur face entièrement rasée, leur sensiblerie et leur lubricité. Ils ne sont pourtant pas exempts de tout danger. En étant souvent l'effet d'un état morbide de l'esprit, comme les idiots et les imbéciles en témoignent, cette pratique peut aussi marquer le début, en persistant avec excès, de la démence, la paralysie générale ou toute autre forme de folie. Elle existait ainsi dans les accès de manie relatés page 298. Un jardinier de quarante ans, marié et père de plusieurs enfants, en proie à une lypémanie-suicide qui l'avait conduit à essayer de se noyer, en était venu à se masturber avec passion pendant son internement à l'asile de Maréville. Guéri de son délire, après quelques semaines de traitement, il cessa de même sa mauvaise habitude.

Il est à remarquer qu'elle se déclare le plus souvent, en pareil cas, après l'isolement des malades ; d'où résulte leur continence forcée comme chez les prisonniers. Il est même permis de se demander si ce n'est pas là un danger de leur internement, leur séparation de la famille, en vue de la guérison. Des grossesses ont été tentées avec succès, sur l'avis du médecin, chez certaines femmes lypémaniaques, et il pourrait bien en être de même chez l'homme, au moins dans quelques cas.

L'homme adonné à l'habitude secrète de l'onanisme solitaire, comme beaucoup de célibataires ou veufs, peut être entraîné soudainement à la déceler et la rendre très apparente par ses excès. L'irritation de la moelle épinière, entretenue par la masturbation et son retentissement direct sur le centre génital, prend une telle recrudescence au début de la paralysie générale, que l'individu laisse presque inconsciemment apparaître des habitudes solitaires et cachées jusquelà. La surexcitation morbide du système nerveux communique une telle activité au pouvoir génital que le sujet malade est entraîné, malgré lui, à ne pouvoir plus dissimuler ses habitudes. L'homme marié se livre ainsi à des travaux d'Hercule. Une sorte de priapisme peut même pousser le masturbateur ordinaire à commettre, par une force aveugle, tous les excès et les abominations possibles.

C'est là une circonstance atténuante aux faits délictueux et même criminels dont il peut se rendre coupable. Elle ne tarde guère à se manifester. L'ataxie et la paralysie survenant ensuite à bref délai, avec impuissance complète et radicale, sont les témoins à décharge irrécusables de l'acte d'accusation dressé contre lui. Ces signes montrent qu'il a agi par une impulsion morbide impossible à maîtriser et dont il n'est pas responsable.

* *

Mais l'onanisme manuel est loin d'être toujours un effet pathologique, comme le prétend et l'enseigne le docteur Christian, en raison même de ses fonctions qui ne lui laissent voir que des fous. « Le doute reste le plus souvent permis, dit-il. Un jeune homme s'est masturbé : il devient fou. Avant de décider que la folie est due à la masturbation, il faut se demander si celle-ci n'a pas été le résultat de l'excitation cérébrale déjà existante. » Il est vrai que, parmi les adultes qui s'y livrent, beaucoup sont usés par les débauches de toutes sortes : mais ceux-là ont ordinairement recours à d'autres pratiques pour procurer quelques jouissances à leurs sens épuisés. La perversion de l'instinct génital est devenue si profonde, chez ces êtres dépravés, que la masturbation est impuissante à exciter et réveiller leurs organes. Tous ces héros tristement célèbres de tant de procès scandaleux : le marquis de Sade, le comte de G..., le duc de M... sont des pervertis et non des aliénés. Ils ont toujours débuté par la masturbation et y sont revenus alternativement, comme à un péché mignon, tout en se mariant et ayant des enfants. De même qu'à la suite quelques-uns prennent des maîtresses, ceux-ci ont des amants ; d'autant plus qu'en se familiarisant avec leur péché d'habitude, ils tombent graduellement dans les autres formes de l'onanisme à deux.

La folie éclate surtout chez ces individus, au milieu de leur existence troublée, dépravée et souvent flétrie par toutes les passions et les vices, sans aucune trace héréditaire et comme la conséquence de leurs dérèglements. A voir les effets de la masturbation solitaire sur le système nerveux et l'intelligence de l'enfant ou de la femme, comment douter que ses excès ne puissent à la longue déterminer l'aliénation? S'il est démontré qu'un système nerveux surexcité, perturbé, provoque la manuélisation, comment son action directe en l'augmentant ne produirait-elle pas la folie et toutes ses variétés? Des cas très précis d'hérédité ou des actes de folie, antérieurs à cette pratique, peuvent seuls établir le contraire, au lieu du doute, des suppositions ou des affirmations mises en avant. L'opinion des médecins aliénistes les plus autorisés et les chiffres suivants en sont d'ailleurs la réfutation.

Pinel et Esquirol ont, les premiers en France, vérifié scientifiquement, après tous les auteurs qui l'avaient avancé, que cette habitude est une cause fréquente et comme le prélude de la folie. Sur 256 malades admis à Charenton pendant les trois années de 1826 à 1828, il y avait 44 hommes et 3 femmes dont la folie ne pouvait être attribuée qu'à la masturbation ou au libertinage. Le docteur Holst a confirmé simultanément le même rapport entre les deux sexes des aliénés en Norvège. Mais ce vice restant beaucoup plus caché et ignoré chez les femmes que chez les hommes, il est difficile d'arriver à une proportion exacte à ce sujet. Elle est fixée à 41 hommes pour 18 femmes sur les 59 aliénés admis pour cette cause à Bicêtre et à la Salpêtrière durant l'époque correspondante de 1825 à 1833 pendant laquelle 8272 fous furent reçus dans ces deux grands asiles. Esquirol a même admis, d'après ces différences, que la folie onanistique était plus fréquente chez les riches que chez les pauvres. La vie oisive, inactive des premiers en serait la principale cause, en les entraînant à se livrer à des rapports abusifs dans la vie conjugale, comme Guislain l'a confirmé.

Ce dernier aliéniste n'a pourtant constaté que trois ou quatre fois l'onanisme en un an, parmi ses aliénés de Belgique, tandis que Ellinger, sur 383 hommes internés à l'asile d'aliénés du Wurtemberg, en a rencontré 83 qui en étaient entachés. 119 étaient dans le même cas sur les 1345 admis dans l'établissement anglais du docteur Pitchie. Ces constatations toutes récentes, faites à l'étranger, rendent donc le fait incontestable.

Loin de nier l'action de cette habitude sur la folie, Guislain en donne l'exemple suivant : « Voici un jeune homme de vingt-huit ans que la masturbation a réduit à un état auquel on peut donner le nom de démence et de manie. On ne peut lui laisser l'usage libre de ses mains et l'on est obligé de le soumettre à une surveillance rigoureuse, afin de l'empêcher, au moins le jour, de se livrer à ses habitudes d'excitation. L'influence de cette cause se fait connaître chez lui à je ne sais quelles craintes et quels fantômes assiégeant son esprit. On constate chez lui une sensiblerie, une hypocondrie toutes spéciales, une profonde indifférence de caractère, un affaiblissement musculaire général. Lorsque vous voyez une jeune personne de l'un ou l'autre sexe devenir aliénée, il ne faut jamais perdre de vue les rapports génésiques. »

Tout en admettant que son influence a été exagérée, le docteur Hagenbach, sur 800 aliénés de son hôpital en 1880, en a trouvé 69 cas où elle se rencontrait comme cause. L'un entre autres, père de plusieurs enfants et en parfaite santé jusqu'à la mort de sa femme, se livra ensuite à la masturbation. Il déclina rapidement et mourut en complète démence.

De ce que les fous ou ceux qui sont menacés de le devenir sont fréquemment des masturbateurs, des médecins systématiques, au lieu d'examiner et de fixer lequel des deux facteurs avait commencé la scène morbide, ont aussitôt renversé les termes de la proposition. Loin d'être l'effet de la masturbation, la folie en serait toujours la cause, dès que celle-là se rencontre à l'état pathologique, c'est-à-dire habituel et persistant. Voici la réponse autorisée de Morel dans son traité des *Maladies mentales* : « Quelques auteurs ont pensé qu'on avait exagéré les conséquences de l'onanisme sur le trouble des fonctions intellectuelles ; je puis affirmer qu'il n'y a pas d'habitude plus désastreuse dans ses résultats. J'ai vu, chez un séminariste, des habitudes onanistiques effrénées amener transitoirement des accès de fureur érotique qui le poussaient à ne respecter ni ses sœurs ni sa mère. Lorsqu'il fut confié à mes soins, il en était réduit à un état de complète hébétude, avait perdu tout souvenir, sans la moindre trace de ses connaissances variées. C'était un être dégradé, un idiot. »

La démence en est surtout fréquemment la suite, comme Deslandes en a observé un exemple chez un garçon de vingt ans, livré depuis plusieurs années à cette habitude. Il perdit graduellement ses facultés mentales, prit ses proches et ses meilleurs amis en aversion et tomba dans une démence complète. La démonstration est donc positive.

La *mélancolie* et l'*hypocondrie* y succèdent aussi fréquemment, comme l'exemple signalé page 137 en offre surtout la preuve éclatante. S'il est vrai que la plupart de ces individus se sont fait remarquer dès leur jeunesse par une faiblesse native, des singularités de caractère, l'instabilité de la volonté, peut-on y voir avec certains aliénistes une tare organique et la cause première de leurs aberrations futures, morales et physiques? L'absence d'hérédité et le développement normal de l'intelligence et de la raison jusqu'à l'âge mûr, comme il en existe beaucoup d'exemples, contredisent cette interprétation. Dire que ce sont des cérébraux est trop facile, car chacun l'est à sa manière. Si l'ivrognerie, le nicotinisme, le jeu et tant d'autres passions énervantes, déprimantes, sont susceptibles de déterminer le naufrage de la raison à un moment donné, pourquoi n'en serait-il pas de même de la masturbation? La solitude, la crainte, le re-

mords en résultant y mènent encore plus directement.

La *manie* en est souvent la manifestation directe.
Que d'hommes vieux, dont la bonne constitution a
pu résister à tous les abus, se masturbent en rania-
ques! C'en est pour d'aucuns une véritable monomanie, dont l'exemple le plus horrible est celui du
sergent Bertrand, le déterreur de cadavres. Sa plus
grande jouissance était de se masturber en présence
du cadavre ouvert, mutilé d'une femme, en serrant
convulsivement ses entrailles de l'autre main, comme
il le déclare dans son mémoire. Dès l'âge le plus tendre, il se masturbait sans se cacher. De huit à neuf
ans, il pensa aux femmes et, de treize à quatorze,
cette passion devint si violente que la vue seule d'un
vêtement féminin l'excitait à se masturber de sept à
huit fois par jour. Quels troubles épouvantables de
tels excès ne doivent-ils pas déterminer sur le cerveau, la pensée, l'imagination à cet âge?
Aussi voyait-il dans ses hallucinations onanistiques
des femmes mortes qu'il tourmentait et profanait à
plaisir. Il exerça bientôt sa fureur sur les cadavres
d'animaux morts, puis il tua chats et chiens qu'il
rencontrait et en achetait même pour les mutiler.
C'est alors que, devenu militaire, l'idée de déterrer
les cadavres de la fosse commune lui vint d'abord à
Paris et bientôt il la mit à exécution. Du commencement de 1847 au mois de mars 1849, qu'il fut arrêté
au cimetière Montparnasse, il commit plus de trente-
cinq violations de sépulture à Paris et en province.

avec mutilation de tous les cadavres de femmes qu'il trouvait, après les avoir souillés de toutes manières. Ceux des hommes ne lui inspirant que dégoût et répulsion, il les respectait. Nier que l'habitude de la masturbation ait agi sur le développement et l'accomplissement de cette épouvantable monomanie — s'exerçant avec les plus grandes difficultés et des périls redoutables, au milieu d'un service militaire régulier et une raison si parfaite que personne ne s'aperçut d'aucune défaillance pendant ces trois années — n'est-ce pas se refuser à l'évidence?...

Cette forme d'onanisme manuel, la plus horrible, se rapproche évidemment de la profanation des cadavres ; perversion toujours maladive faisant exception à toutes les autres. Il en est pourtant question dès le temps d'Hérodote. « Quant aux femmes de qualité, dit-il, lorsqu'elles sont mortes, on ne les remet pas sur-le-champ aux embaumeurs, ni celles qui sont belles et qui ont été en grande considération ; mais seulement trois à quatre jours après. On prend cette précaution de crainte que ces embaumeurs n'abusent du corps qu'on leur confie. On raconte qu'on en prit un sur le fait avec une femme morte récemment, d'après l'accusation de l'un de ses camarades. » (*Mœurs des Égyptiens.*) Périandre, tyran de Corinthe, aurait, au rapport du même historien, cohabité avec sa femme après sa mort. En 1787, un médecin exerçant à Cîteaux, près Dijon, trouva un moine quêteur accomplissant le coït sur une femme morte. De célèbres anatomistes modernes ont été soupçonnés d'en faire de même dans leurs amphithéâtres de dissection.

Ces différentes formes de folie ne résultent pas tant de la masturbation seule que des divers autres procédés d'onanisme se succédant et se confondant avec elle. L'isolement, les appréhensions de toutes sortes, les querelles en résultant et les abus de l'alcool, du tabac, du jeu, qui les compliquent souvent, y contribuent de même. L'affaiblissement des facultés intellectuelles peut aller alors jusqu'à l'idiotie et l'abrutissement le plus complet, chez des individus très intelligents auparavant.

L'*hypocondrie sexuelle* paraît surtout fréquente en Angleterre, d'après le professeur J. Paget. C'est une forme particulière du *spleen*, se rattachant exclusivement aux organes et aux fonctions de la génération. L'objet des préoccupations délirantes est pour les uns la présence du sperme dans l'urine, l'influence du varicocèle pour d'autres. Celui-ci ne parle que de pertes séminales et celui-là de la masturbation dans ses rapports avec l'impuissance. Cette hypocondrie est si commune que le savant professeur a cru devoir prémunir ses élèves contre ces idées délirantes, en leur en montrant l'étrangeté et la folie dans ses *Leçons*. Quelques cas analogues s'observent en France, parmi les onanistes qui refusent de se marier et de quitter leurs habitudes sous prétexte d'impuissance. Les regrets, les remords, les inquiétudes de ces individus les prédisposent à cette forme.

Une autre variété de folie active a été constatée en France. C'est l'*exhibition périodique*, immorale et publique, des organes génitaux, sans aucune provocation ni tentative lubrique. Des hommes de vingt-cinq à trente ans s'en sont rendus coupables, mais elle s'est manifestée le plus souvent parmi les vieillards au delà de soixante ans. Les détails à ce sujet se trouvent à la *Masturbation chez les vieillards*.

.·.

Effet ou cause de l'état du cerveau, ce vice — qui en est un alors dans toute l'acception du mot — conduit fatalement à d'autres, quand il n'a pas produit d'effets morbides ou des condamnations judiciaires à un certain âge. Et lors même que le cerveau est solide et résiste à toute invasion, il engendre indirectement une foule d'affections nerveuses dont on ne pense guère à lui attribuer l'origine par ses excès éloignés dans l'enfance ou la jeunesse. Que de névralgies, de douleurs persistantes, surnommées rhumatismales, goutteuses ou simplement nerveuses, à défaut d'un adjectif plus exact, n'ont pas d'autre cause?

L'*épilepsie* éclate ainsi tardivement ou persiste même dans l'âge mûr en s'y rapportant directement.

43. — L'illustre Zimmermann a vu un jeune homme de vingt-trois ans devenir épileptique après s'être affaibli le corps par de fréquentes masturbations. Toutes les fois qu'il avait des pollutions nocturnes, involontaires ou provoquées, il tombait dans un accès complet. Il renonça quelque temps à cette pratique et n'eut plus d'accès ; mais étant retombé dans ses anciennes habitudes, les accès épileptiques revinrent avec plus de violence et il en mourut.

44. — L'issue a été plus heureuse chez un homme de trente et un ans, atteint depuis plusieurs années d'accès épileptiques des plus violents avec complication de manie furieuse nécessitant l'emploi de la camisole de force. Il se précipitait avec une sorte de rage sur les infirmiers et se serait brisé la tête contre les murs, si l'on ne s'était rendu maître de lui dans ses accès.

« L'aveu fait par le malade de la coïncidence de ses accès épileptiques avec des habitudes onanistiques, dit le docteur Morel, me fit aussitôt diriger tous les efforts vers sa moralisation. J'ai rarement obtenu, dans la pratique si pénible des maladies mentales, un résultat aussi consolant. Les accès diminuèrent de fréquence et d'intensité avec la disparition progressive des funestes habitudes. Les facultés intellectuelles reprirent une nouvelle énergie et une épreuve de dix-huit mois me permit de constater une guérison qui ne s'est pas démentie depuis six ans que cet homme, rendu à la liberté, put remplir au dehors une fonction honorable. »

Démonstration évidente qu'elle était bien due à l'onanisme, suivant l'adage : *Sublata causa, tollitur effectus;* supprimez la cause et l'effet cessera. Dans le doute, il faut surveiller les jeunes épileptiques et, si la manuélisation existe, ce qu'il est toujours facile de vérifier, elle doit être combattue énergiquement comme l'indication principale, car fût-elle l'effet même de la maladie, elle ne peut qu'en aggraver les accès et les rendre plus fréquents.

Alors apparaissent aussi ces affreuses perversions génésiques dans toute leur horreur : le *priapisme* et le *satyriasis*, par l'exaltation des organes génitaux dominant toutes les autres facultés et les absorbant. Des érections violentes, douloureuses, persistantes, se produisent sous l'influence de désirs actifs, de passions brutales ou de l'alcoolisme. La face est rouge, animée, avec saillie des yeux, la bouche écumante, absolument comme les animaux en rut. N'ayant plus la force morale de conserver le mystère, dit Deslandes, ces individus se dépouillent alors de toute décence et se livrent à chaque instant, en tous lieux et même devant témoins, à leurs sales manœuvres. De là des provocations ou des attouchements publics, sinon des viols sur des enfants.

C'est aussi dans ces conditions morbides que les individus isolés recourent à l'*onanisme mécanique* pour s'exciter, en se servant de toutes sortes d'objets ou d'instruments à cet effet. Les hommes passionnés, nerveux sont les plus exposés à ces diverses névroses locales. Des hémorrhagies de l'urèthre ou pissement de sang peuvent en résulter et jusqu'à la gangrène du pénis. La folie y succède souvent ou bien un épuisement général. Triste alors, mélancolique, honteux de ses excès, en proie à des tortures physiques et morales, le malade recherche la solitude, sinon la mort, quand il ne la trouve pas dans les excès, les crimes même qu'il a commis.

Des *tremblements* et des *contractures* avec raideur de tout le corps indiquent même son action spéciale sur la moelle épinière. Ce mal avait commencé par une raideur du cou et de l'épine chez un jeune homme vu par Tissot. Tous les membres furent successivement envahis, au point de ne pouvoir garder d'autre situation que le décubitus dans son lit, sans aucun mouvement possible des pieds ni des mains. On était obligé de lui mettre les aliments dans la bouche et il s'éteignit ainsi presque sans souffrance.

Des *paralysies* en résultent aussi, soit directement comme dans la paralysie générale, soit localisées à la suite d'affections nerveuses. La plus redoutable, au point de vue génésique, est l'impuissance physique qui en est fréquemment un effet direct. Que d'hommes de trente à cinquante ans accusent une impuissance prématurée sans cause, et qui, interrogés, avouent avoir pratiqué exclusivement le manuélisme jusqu'à dix-huit ou vingt ans, comme dans le cas cité page 291! Les excès sexuels ensuite ne font qu'en rendre l'action plus évidente quand, sans lui, ces derniers, si fréquents chez l'adulte, restent le plus souvent inaperçus.

La *paraplégie*, qui se manifeste sur les membres inférieurs seulement, est souvent la suite de la masturbation exercée debout par la congestion lente et croissante du centre génital, soit de la substance de la moelle, soit de ses enveloppes. Cette forme se distingue par la persistance de la sensibilité. Elle est grave, si l'on ne recourt à une médication énergiquement révulsive dès le début des accidents, marqué par la faiblesse des membres et le défaut de contraction des muscles.

A défaut de rapports ou d'excès sexuels, la masturbation peut en être la seule cause, quand il n'y a eu ni coups, ni blessures locales pour en rendre compte.

L'agitation, la contraction involontaire des muscles, ceux du bassin en particulier, avec spasmes ou crampes au moment de l'émission séminale, en sont des menaces, surtout lorsque celle-ci est suivie de faiblesse douloureuse dans le bas des reins. En se prolongeant et en se localisant là par une douleur sourde ou des fourmillements, obligeant de changer de place, cette paralysie se déclare lentement. Ces douleurs rachidiennes, parfois très vives et atroces, sont particulières aux masturbateurs, surtout ceux atteints de pollutions involontaires.

Les premiers signes sont des sensations de froid, d'engourdissement, de fourmillement dans les membres inférieurs avec crampes, tremblements ou mouvements convulsifs. Leur rétraction par contracture ou leur raideur s'y joignent parfois, comme les avant-coureurs de la paralysie complète de ces parties.

45. — Van Swieten a employé inutilement tous les secours de la médecine chez un jeune homme qui s'était attiré par la masturbation des douleurs vagues avec une sensation tantôt de chaleur, tantôt d'un froid très incommode par tout le corps, surtout au bas des reins. Un masturbateur écrivait de même à Tissot : « J'ai les nerfs extrêmement faibles, mes mains sont sans force, toujours tremblantes et dans une sueur continuelle, avec de violents maux d'estomac, des douleurs dans les bras et les jambes, parfois aux reins et à la poitrine. »

La plupart des douleurs nommées névralgiques ou rhumatismales, faute d'en connaître l'origine ancienne et la cause secrète, induisent le médecin en

erreur quant à leur traitement. C'est aux malades à se
souvenir de tout ce qui a pu contribuer à leur développement et à l'indiquer, aussi bien l'abus de soi-
même que des autres.

46. — Une erreur de ce genre faillit être fatale à un
homme de vingt-huit ans qui, le corps tout en sueur,
le 20 août 1824, manqua de se noyer dans la Sésia. Un
sentiment de terreur et de refroidissement amena des
spasmes, des vertiges, avec soif, inappétence, oppression,
faiblesse dans le bas des reins, constipation, douleurs des
membres inférieurs avec tremblements. Entré dans ces
conditions à l'hôpital de Vercelli, il fut traité par les sai-
gnées, suivant l'usage de cette époque. Onze lui furent
faites en peu de jours avec des purgatifs. Aucun succès
n'en résultant, il sortit un mois après, réduit à demander
l'aumône.

Soumis à l'observation du docteur Bertini de Turin,
le 18 octobre suivant, il est sans fièvre, ni mal de tête, ni
aucun dérangement des facultés intellectuelles, ni de
l'appétit. La douleur seule du bas des reins existait,
augmentant à la pression, avec fourmillement dans les
jambes et les pieds, tremblement général et agitation
l'empêchant de se tenir droit sans appui, ni même en
repos dans son lit.

Le malade avoua alors s'être livré à la masturbation
de douze à vingt-deux ans, en éprouvant des tremblements dans les bras et les jambes avec vertiges et maux
de tête. Une application de vingt-cinq sangsues, sur les
côtés de la partie inférieure de la colonne vertébrale,
diminua aussitôt le tremblement. Bientôt le malade put se
lever et se promener dans la salle et, huit jours après, il
sortit sans douleur ni tremblement, parfaitement apte à
gagner sa vie.

Si rare que soit cette forme tétanique, Dupuytren
en a rencontré un cas, au mois de septembre 1833, à

l'Hôtel-Dieu, chez un garçon de vingt ans, adonné sans frein à la masturbation. Il avait été pris subitement de paralysie, comme un coup de foudre, étant privé de tous ses mouvements. De là une atrophie des membres plus avancée à droite qu'à gauche. La rage de la masturbation fut regardée comme l'unique cause du mal par le grand chirurgien.

47. — Un homme de trente ans se plaignit de douleurs le long de l'épine dorsale, surtout en se courbant. Ses jambes étaient si faibles qu'il ne pouvait rester debout. Sa mémoire affaiblie le rendait stupide, sa vue était obscurcie et sa maigreur extrême. Après avoir longtemps dissimulé la cause de son mal, il avoua en rougissant à Weszpremi que c'était la masturbation et il guérit en quelques mois par un traitement convenable.

Des cas analogues sont relatés par Tissot et Olivier (d'Angers) dans son *Traité de la moelle épinière*, chez des adultes s'étant livrés alternativement à la manuélisation et aux excès sexuels, comme on l'a vu ci-dessus.

Il est alors difficile de distinguer l'influence spéciale de l'un ou de l'autre, et il est probable qu'une irritation du centre génital de la moelle en a été la principale cause. De là l'ataxie locomotrice, obligeant d'abord les malades à ne pouvoir marcher sans regarder leurs pieds pour les poser sur le sol; la paralysie générale ne tarde pas à se manifester et est inévitablement mortelle.

48. — J'en ai observé personnellement un cas en 1850, chez un riche ranchero mexicain de San Juan, en Californie, âgé de quarante-trois ans. Livré à l'onanisme manuel dans sa ferme isolée à garder ses bestiaux, il s'était marié à quarante ans avec une toute jeune fille sans fortune qui l'avait séduit par ses charmes. Deux jolis garçons s'ensuivirent à un an d'intervalle, mais bientôt l'impuissance survint qu'il n'hésita pas à rapporter à ses excès sexuels. Des symptômes de paralysie générale ne tardèrent pas à se montrer, sans que les dérivatifs ou moxas sur les côtés de la colonne lombaire aient pu l'enrayer. A mon départ, en 1852, il restait étendu sur son lit jour et nuit, incapable du moindre mouvement et réduit au dernier degré de marasme, sans que ses facultés intellectuelles aient jamais fait défaut.

Ainsi mourut le professeur H. Royer-Collard qui, tout paralysé, se faisait monter au fauteuil de la présidence de l'Académie de médecine. Il perdit ensuite la vue et se faisait conduire en palanquin par la ville.

Tel est le *tabes dorsalis* ou consomption dorsale dont Hippocrate a le premier tracé le tableau exact. On sait aujourd'hui qu'il résulte spontanément de l'inflammation de la moelle épinière, en entraînant la paralysie générale, sans abus onanistiques ni excès sexuels antérieurs. Mais il est aussi avéré que ceux qui s'y livrent sont particulièrement exposés à en être atteints, les masturbateurs surtout. Les faits précédents leur sont spécialement applicables, en y ajoutant un dernier caractère qui suffit à distinguer cette forme.

C'est la *spermatorrhée* ou l'écoulement involontaire, lent, insensible et continu de la liqueur séminale, se produisant sans érection ni désirs, ni aucune sensation vénérienne. Elle est parfois la suite de la continence et des maladies de la profondeur du canal de l'urèthre, mais elle résulte le plus souvent de l'incontinence et de la masturbation en particulier. Lallemand en a fait sa principale conséquence. Celle qui a lieu pendant l'adolescence est la plus dangereuse, soit qu'elle se continue ensuite, soit que les abus ou les excès sexuels viennent s'y ajouter. Des pollutions involontaires la précèdent toujours par l'inflammation ou la paralysie des réservoirs du sperme. Elle commence la nuit par l'émission de plus en plus fréquente d'un fluide blanchâtre et mal lié, ressemblant à une sérosité à peine filante, qui s'écoule même le jour en montant à cheval ou en s'asseyant sur un siège un peu dur.

Des stries sanguinolentes peuvent s'y mêler, dans le cas d'inflammation, avec chaleur et cuisson au fond du canal. Du pus s'y rencontre même. Cette maladie est aussi simulée par de simples écoulements blennorrhéiques n'ayant pas d'autre origine que la masturbation. Tissot parle d'un étudiant en droit qui se polluait manuellement deux ou trois fois par jour et parfois davantage. Il fut pris d'une *gonorrhée* avec faiblesse de tout le corps, attribuée au relâchement des vaisseaux séminaux et à la fréquente effusion de la semence. La rapide guérison obtenue en un mois, avec des astringents, montre que cette spermatorrhée résultait de l'inflammation des parties profondes du canal de l'urèthre et des vésicules séminales. Un jeune homme s'adressa aussi à Cless en 1764 pour un écoulement qui durait depuis six mois sans lui faire aucun mal. Il protesta sous serment n'avoir jamais vu de femme. Un excès de manuélisme, dont le malade avait contracté l'habitude avant la puberté, pouvait seul rendre le liquide âcre et d'un vert jaune. Des écoulements semblables ont été observés par Lallemand chez 13 enfants impubères n'ayant jamais eu de rapports sexuels. Les excès chez les nouveaux mariés en produisent également. Aussi cette forme inflammatoire est-elle la plus facile à guérir, par un traitement approprié, en mettant fin à la cause qui l'a déterminée.

La forme paralytique est beaucoup plus grave. Elle se distingue par l'émission d'un liquide transparent, filant à peine, sans cuisson ni souffrance, et le relâchement, la langueur, l'impuissance de tout l'appareil génital. Les toniques astringents, comme le quinquina et le fer, unis aux excitants du système nerveux, tels que le seigle ergoté, la noix vomique ou la strychnine en sont les meilleurs remèdes. Mais en s'alliant ensemble, ces deux formes entraînent trop souvent une incurabilité absolue.

Une opération radicale lui a été opposée cependant par le docteur Haynes, chirurgien américain, quand l'état de l'individu ne permet de recourir ni au mariage, ni à la ressource immorale d'une maîtresse pour faire cesser la masturbation. On ne peut conserver l'existence de ces malades qu'aux dépens de leurs facultés génératrices dont ils sont dans l'impossibilité de faire usage. La castration laissant des traces ineffaçables, elle a été remplacée par une opération équivalente et sans danger. C'est la résection d'un demi-pouce du cordon spermatique, au milieu de sa longueur, par une petite incision de la peau qui se ferme immédiatement. Trois applications faites sur des aliénés de vingt à trente-six ans, réduits au dernier degré de marasme et dont la vie était menacée, ont toutes réussi. La masturbation cessant immédiatement par l'absence de désirs, la spermatorrhée guérit et la santé ne tarda pas à se rétablir, comme en voici deux exemples.

49. — Un masturbateur, âgé de trente-six ans, ayant des pertes séminales depuis plusieurs années, avait l'esprit si troublé, qu'il était incapable de rien faire. Opéré le 21 mars 1872, il reprit bientôt après de l'embonpoint et des forces et put se livrer à ses affaires. Les testicules sont restés normaux en apparence, malgré la disparition complète de tout désir sexuel.

50. — Un dément de vingt ans, opéré le premier en 1845, devint ensuite un excellent garçon de ferme jusqu'en 1881, date de sa mort. On peut donc assimiler cette opération au *bistournage* que les vétérinaires pratiquent sur les jeunes moutons en tordant le cordon sur lui-même, sans ouvrir la peau. Ce procédé n'est-il pas aussi applicable à l'homme en pareil cas ?

Tous ces faits démontrent donc péremptoirement que l'onanisme manuel peut se développer et persister chez les sujets nerveux jusqu'à l'âge mûr, et produire tous les accidents qui lui ont été attribués, sans psychopathie sexuelle apparente, comme le prétendent certains aliénistes. L'habitude, la passion suffisent à cet effet. La mort de Malfilâtre en est un exemple concluant, tandis que la contre-épreuve en est faite dans la guérison obtenue par Alibert en changeant complètement les habitudes, à l'aide d'une volonté ferme et énergique. Ces deux faits suffisent à détruire la théorie que cette forme d'onanisme n'est rien, sinon une maladie. Il est au contraire, dans la plupart des cas, une simple difformité, physique ou morale, un vice ou une dépravation, sans aucune maladie appréciable.

CHEZ LE VIEILLARD

Des particularités singulières, étranges, s'observent à cet égard chez quelques vieux célibataires ou veufs. En conservant ses habitudes, on leur donne en vieillissant une importance et un caractères maniaques fort dégoûtants chez ceux-ci. Rien n'est plus ridicule que de vouloir paraître encore jeune quand on ne l'est plus. La perte de la virilité en étant le premier signe et le plus frappant, l'attention de ces vieux-jeunes se fixe spécialement sur cette fonction. Ils se touchent, se palpent, s'examinent, s'interrogent à chaque instant, pour savoir ce qu'il en est, et, malgré leur vieille expérience, ils prennent faussement une érection fugace, accidentelle, pour une preuve de virilité. « Savez-vous, disait Louis XV déjà vieux à l'un de ses courtisans, que j'ai encore des érections en m'éveillant ? — Alors urinez vite, Sire », lui répondit celui-ci. Le fameux lithotomiste Souberbielle, plus qu'octogénaire, faisait montre de ce prétendu phénomène à ses visiteurs matinaux.

Cette direction étrange de l'esprit s'observe particulièrement chez ceux qui ont le plus usé et abusé de leurs organes étant jeunes. Ils se vantent complaisamment de leurs anciennes prouesses et se plaisent à citer à l'appui les exploits incroyables dont ils sont encore capables. Preuve de la salacité de ces vieillards caducs dont les veufs et les célibataires sont spécialement atteints. Il en est même qui ont la folie de se remarier dans une extrême vieillesse pour établir publiquement leur virilité. Et pourtant ce sont encore les plus raisonnables pour ne pas se laisser entraîner à des actes répréhensibles. Tous les accusés d'attentats aux mœurs, examinés par Tardieu, étaient des vieillards presque septuagénaires, rentiers, commerçants retirés, oisifs, arrêtés dans des lieux publics au moment où ils se livraient à des exhibitions ou à des attouchements obscènes. Des vieillards lubriques pratiquent des manœuvres digitales sur de pauvres fillettes n'y comprenant pas grand'chose, mais qui pour leur malheur s'en souviendront ensuite. Plus l'âge des criminels s'élève et plus celui de leurs victimes s'abaisse. Des vieillards octogénaires se portent volontiers aux plus odieux attentats sur des petites filles. D'autres se font masturber par des hommes ou des prostituées.

L'activité de la circulation, en se concentrant physiologiquement sur les organes abdominaux au déclin de la vie génitale, peut bien expliquer cette lubricité persistante de certains vieillards. Des hommes sur le retour acquièrent un excès de désirs et de puissance vénérienne : sorte de priapisme qui se prolonge fort longtemps, augmenté par le repos et une nourriture succulente. Une dartre autour des parties sexuelles, en y déterminant une démangeaison incommode, une chaleur insupportable, peut aussi les porter à des attouchements ou des actes obscènes. Le nombre des cas en est limité par la fréquence des maladies des organes génito-urinaires, de la vessie ou des reins, qui y succèdent ordinairement : rétention ou incontinence d'urine mettant fin à toute réminiscence lubrique par la douleur en résultant.

Il est incontestable que de vieux célibataires, s'étant contentés toute leur vie de se livrer à eux-mêmes, comme M. Prudhomme après le décès de sa femme, continuent cette pratique jusque dans un âge fort avancé. Un vieillard de soixante-quatorze ans confessait à son chirurgien, à propos d'une opération, qu'il s'était masturbé toute sa vie avec modération, et qu'il y sacrifiait encore deux fois par semaine en s'en trouvant fort bien.

Ces cas doivent être extrêmement rares, peu d'anciens masturbateurs ayant eu assez de modération, de calme et de résistance pour ne pas tomber, durant une si longue carrière, dans quelques excès ou des promiscuités aggravantes. L'habitude d'un pareil vice ne comporte pas de ces réticences, excepté dans le célibat religieux. La plupart ne restent pas isolés, solitaires; ils forment des *ménages* à deux pour se livrer plus facilement à leurs abominables turpitudes. Les vieillards impuissants entretiennent ensuite des jeunes gens corrompus, sinon leurs domestiques ou leurs employés, qui les sodomisent.

18.

D'ailleurs, la masturbation est le plus redoutable dans la vieillesse par la débilité nerveuse et la déchéance intellectuelle et morale qui en sont les attributs ordinaires. Toutes les causes qui ont usé la vie viennent s'accumuler à cet âge et former autant de germes de décadence et de mort. La manuélisation n'en peut dès lors que provoquer et avancer le dénouement fatal.

L'exhibition publique des organes génitaux, signalée récemment par le professeur Lasègue, de si regrettable mémoire, nous paraît résulter directement de ces habitudes de manuélisation. C'est un onanisme mental. Les exemples cités se distinguent pourtant de ce qui se pratique communément; car ces exhibitions se font à distance, sans manœuvres ni aucune tentative lubrique. Ces individus se contentent de cette simple démonstration avec retour régulier aux mêmes lieux, aux mêmes heures, devant les mêmes personnes et non au hasard devant des passants. Il y a donc une véritable préméditation. Si c'est parfois dans une rue isolée ou un urinoir, le plus souvent c'est à la sortie d'une pension de jeunes filles, dans des églises, à des heures fixes. L'instantanéité de ces actes, leur répétition périodique, sans but ni provocation directe, indiquent bien clairement une perversion génitale chez des hommes n'ayant pas atteint nécessairement le terme de la virilité. La plupart avaient dépassé la soixantaine, mais il y en avait trois de vingt-six à trente ans seulement. Tous étaient célibataires ou veufs; chez l'un même, c'était dans l'année qui suivit le décès de sa femme, dont il éprouvait un violent chagrin.

L'enquête de tous ces faits d'outrage privé plutôt que public à la pudeur a montré surabondamment qu'au lieu d'hommes vicieux, démoralisés, ayant épuisé les débauches et réduits aux dernières ressources des excitations impuissantes — comme ces exhibitions immorales en sont ordinairement le signe — ceux-ci n'avaient aucun antécédent analogue. Ils avouaient tout sans s'en rendre compte ; ce qui n'exclut pas les habitudes secrètes de manuélisme pouvant toujours rester cachées et ignorées.

Cette perversion peut donc exister avec un exercice suffisant de l'intelligence pour rendre les individus responsables de leurs actes ; aussi la plupart ont-ils été condamnés. Elle indique cependant du trouble moral, un temps d'arrêt dans la démoralisation ou la débilité de l'esprit. Il y a eu aussi récidive, et tous ces individus ont fini par des accidents cérébraux : vertiges, troubles intellectuels, attaques d'épilepsie, d'hémiplégie ou de paraplégie. L'aberration génésique n'est qu'un anneau de la chaine des perversions intellectuelles ; c'est pourquoi la masturbation est si souvent un état intermédiaire entre la folie et la raison.

MANUÉLISATION CHEZ LA FEMME

Il est si rarement question de la masturbation féminine, qu'elle ne semble exister que par exception, à cause de la conformation spéciale de la femme. En réalité, l'application inexacte de ce terme à l'onanisme manuel chez elle en est la seule raison. Il consiste tout simplement, en effet, en une friction ou titillation exercée avec le doigt, plutôt que la main, sur le clitoris, en s'étendant sur les autres parties de la vulve. Le terme de *manuélisation,* plus exact et précis, devrait donc lui être spécialement réservé.

La lasciveté ordinaire des femmes livrées à ce vice l'a fait attribuer à tort au développement exagéré du clitoris. C'est une erreur, démontrée par la fréquence de cette habitude et la rareté de l'excès de volume de cet organe. Il est parfaitement reconnu que cette difformité ne prédispose aucunement à la manuélisation et n'existe pas, à son début, dans la plupart des cas, comme des exemples le prouvent à la Clitorismie, dans *l'Impuissance physique et morale.* Son hypertrophie ou accroissement résulte surtout du manuélisme, du tribadisme et du saphisme, comme on le verra. Il avait acquis le volume du petit doigt chez une malade vénérienne de Lourcine, qui avoua cette habitude invétérée du clitorisme.

Le tissu érectile, répandu à profusion, et les glandules existant dans l'aire de la vulve, en font autant de foyers de volupté que les femmes soumettent indistinctement aux frottements et aux titillations digitales. Le vagin et la matrice n'en sont pas exempts, ni le méat urinaire, dont le bourrelet érectile et les deux glandes siégeant sur les côtés font un foyer par excellence du plaisir érotique ; il est même exclusif pour quelques femmes. De là la fréquence et la préférence de *l'onanisme mécanique* par un certain nombre. Souvent même le frottement des cuisses, pressées ou croisées, suffit à l'excitation vénérienne de ce foyer érogène, lorsqu'il est pourvu de sa sensibilité normale.

L'excitabilité érectile du clitoris est ordinairement si exquise que les attouchements délicats ne manquent pas de l'augmenter. L'afflux répété du sang, par leur usage prolongé, développe et accroit même l'exiguité ordinaire de cet organe. L'habitude de la manuélisation s'entretient et augmente par l'orgasme persistant qui en résulte ; elle peut se découvrir ainsi à tout âge par le développement exagéré que cet organe a pris, suivant l'abus qui en a été fait.

Un autre effet inévitable de ces titillations, est la surexcitation immédiate des filets du nerf honteux qui se terminent dans le clitoris. Les masturbatrices deviennent nerveuses, hystériques, quand elles ne le sont pas primitivement, sans que, dans l'ignorance où l'on est ordinairement de cette habitude secrète, cachée, inavouable, le médecin puisse arriver à la guérison autrement que par l'excision ou l'amputation même du corps du délit.

Ces manœuvres sont confondues à tort et par erreur avec la tribadie ou frottement des femmes entre elles, voire même du clitorisme vaginal, et les variétés du saphisme ou succion buccale. La langue de jeunes animaux, chiens ou chats, est même mise à contribution à cet effet. D'où la difficulté d'en analyser les signes ou conséquences distincts, spécifiques. Ils sont d'autant plus imparfaitement connus, que ces différents procédés onanistiques se succèdent et se combinent d'ordinaire dans un ensemble dont les résultats sont rendus inextricables par le secret et le mystère que la femme en fait, en les niant obstinément.

Il est possible, au contraire, de confondre cette manuélisation avec celle des seins ; mais celle-ci est plutôt une palpation faite d'ordinaire dans un but normal et physiologique. Quand elle s'opère autrement, c'est de l'onanisme mammaire dont il sera question plus loin. Ce terme qualifie, limite et distingue donc bien exactement l'onanisme manuel de la femme.

*
* *

Rien de positif n'existe sur sa fréquence. « Le mal *paroit* avoir plus d'activité dans le sexe que chez les hommes, » dit Tissot. Assertion bien difficile à justifier. Deslandes la croyait égale dans les deux sexes, et, à l'opposé de M. Christian la supposant très rare *a priori*, les recherches spéciales du docteur Pouillet, à ce sujet, tendent à montrer que la femme, encore plus que l'homme, est vouée à la manuélisation. Il n'en fait pourtant pas la preuve, c'est une simple appréciation. « La sensibilité de son appareil génital ouvert l'y entraîne presque instinctivement, avec d'autant plus de puissance que son organisation nerveuse plus faible n'a pas la force nécessaire pour y résister. » (*L'onanisme chez la femme*, 1880.)

Isolée et toute personnelle d'ordinaire chez les petites filles inconscientes, cette pratique est manifestement plus rare que chez les garçons, qui s'en amusent publiquement, sans que l'on y fasse attention. Les foyers érogènes sont alors sans influence. Les exemples rapportés à la masturbation de l'enfant indiquent plutôt une cause morbide qu'une simple habitude, comme chez la plupart des garçons. Un trouble ou une surexcitation du système nerveux paraît exister dès qu'elle se découvre. N'est-ce pas là un indice de l'avenir? Il est vrai qu'elle ne tarde pas à devenir commune entre elles, dès que la pension les réunit : elles se chatouillent réciproquement. Ce n'est pourtant pas le jeu préféré des pensionnaires ; le saphisme ou frottement mutuel paraît plus fréquent. La manuélisation, solitaire ou partagée, est donc une exception maladive plutôt qu'une règle, jusqu'à la puberté, marquée par la menstruation.

Comment en serait-il autrement? Le foyer clitoridien, presque imperceptible, ne peut guère provoquer d'excitation, à moins d'un développement anormal. Or, il n'existe que par l'exercice même de cette pratique. L'habitude spéciale de passer la main sur leurs vêtements, après l'urination, peut seule contribuer à l'exciter et leur en faire découvrir le siège. Les éruptions dartreuses de ces parties, la présence des petits vers blancs qui de l'anus communiquent à la vulve et l'écoulement acide du vagin, provoquent bien plutôt, par la démangeaison, le frottement des cuisses et celui de la vulve, sur l'angle d'un siège ou le coin d'un meuble, que la manuélisation. Le grattage de ces parties peut sans doute produire un chatouillement voluptueux et en déterminer l'habitude, mais la propreté ordinaire, mieux surveillée et entretenue par la mère que chez les petits garçons, est une garantie contre son développement.

L'enseignement à la maison, par les domestiques ou employés, se produit aussi quelquefois. « Les domestiques femmes sont encore plus dangereuses à cet égard que les hommes, » dit Deslandes. Le plus sûr est de ne laisser une petite fille qu'entre les mains des parents ou amis.

Spontanément, elles ne s'y livrent guère que poussées par un état nerveux maladif, et avec une sorte de fureur d'autant plus grave qu'une véritable masturbation en résulte, portant indifféremment sur toutes les parties génitales externes, accessibles à la main. De là les attouchements étrangers qu'elles recherchent et provoquent. Elles impriment elles-mêmes de profonds mouvements à tout le bassin, en prenant des attitudes spéciales. C'est alors une névrose génitale dont le traitement est du ressort exclusif du médecin. Son intervention est rapidement indispensable pour prévenir les maladies du cerveau, qui en sont la suite ordinaire.

51. — « Le 12 mai 1835, dit Martin, de Lyon, je fus appelé près d'une enfant de quatre ans, d'une intelligence précoce, dont le corps, bien développé, présentait une inflammation des parties génitales, avec écoulement puriforme abondant.

« Elle était assoupie, le regard incertain, les pupilles contractées, la face pâle, plaquée de rougeurs, ventre ballonné, pouls petit et les autres symptômes d'une fièvre cérébrale.

« La dilatation du vagin était si considérable que la

cause directe était évidente. La domestique apprit qu'elle se livrait depuis peu à l'onanisme par un mouvement automatique.

« Malgré l'emploi immédiat de gants en toile métallique et le traitement des accidents cérébraux, l'enfant succomba peu de jours après. »

* *

L'enseignement et l'exemple sont les plus fréquentes causes de cette habitude, qui naît à la pension ou en apprentissage. Les liaisons intimes se forment encore plus facilement chez les filles que chez les garçons à cet âge. Le voisinage des lits au dortoir permet souvent de le partager. Les enfants de onze à douze ans se mordent ainsi les lèvres en s'embrassant, pour mieux cimenter, par ces baisers ensanglantés, l'ardeur qui les dévore et leur fidélité, comme la saisie de certains billets l'atteste.

52. — « Trois enfants de six, dix et onze ans, dit Tardieu, avaient été attirées par une voisine qui les corrompait par des pratiques obscènes. Pâles, étiolées, flétries, toutes trois portaient des traces d'attouchements répétés, par l'élargissement notable du vagin et un amincissement de l'hymen, sans qu'il fût possible de déterminer si ces déformations, marquées surtout chez les deux aînées, résultaient d'une main étrangère. Aucune n'était déflorée et n'avait subi de tentative de viol. »

Des attentats semblables ont été commis par des mères hystériques et atteintes d'un délire érotique, sur leurs propres filles de dix à douze ans, introduisant les doigts jusque dans leurs organes. Deux exemples en ont été rendus publics par la justice:

mais ce sont là des monstruosités, heureusement exceptionnelles, ressortissant de la médecine légale. Il faut signaler cette petite fille de sept ans, initiée par sa bonne à des attouchements qui l'avaient complètement déflorée. La gracilité de tout le corps et le développement complet des organes génitaux sont des signes qui doivent mettre les parents en garde contre cette habitude, pour lui opposer plus énergiquement, dès le début, tous les moyens mécaniques et les médicamenteux indiqués à la *Masturbation infantile*.

L'hérédité en est des plus redoutables. Si le fils imite les mœurs de son père, il en est encore bien plus fatalement de mère à fille. Jamais une mère lascive n'eut de fille chaste. La preuve en est dans cet exemple très frappant et authentique.

53. — Une fille de cinq ans se livrait à la manuélisation avec frénésie, jour et nuit. Sa mère, manifestement hystérique et privée de sens moral, lui promit, si elle s'en abstenait le jour, d'intervenir elle-même en la couchant. Elle tint si bien sa promesse, qu'elle la réalisa un soir devant une personne étrangère qui, stupéfaite, en reçut cette raison de sa coupable faiblesse. D'aussi monstrueuses aberrations ne peuvent naître que dans des cerveaux malades.

Il est superflu de relater de nouveau toutes les diverses affections, déjà signalées, dont l'enfant est passible. La susceptibilité nerveuse des petites filles les expose encore plus que les garçons à la méningite ou fièvre cérébrale, les convulsions, l'éclampsie, et surtout la chorée qui semble les atteindre de préférence.

54. — Une fille de huit ans, réduite à une maigreur inquiétante, avait une si grande agitation des membres qu'elle ne pouvait plus s'en servir, ni même rester dans son lit. On la tenait dans un fauteuil fermé. Les muscles de la face et les yeux étaient agités, grimaçants. On crut à la présence des vers, mais les vermifuges administrés restèrent sans succès. Le docteur Morelot, consulté alors, reconnut les effets d'une mauvaise habitude dont il se convainquit bientôt. Quelques conseils et une grande surveillance des parents, l'usage des bains froids, du musc et du camphre, amenèrent une guérison complète.

L'influence directe de la manuélisation était surtout évidente chez une fille d'un bon tempérament et sans antécédents de rhumatisme. Elle fut prise de chorée, à la suite de pratiques solitaires renouvelées jusqu'à quatre fois par jour. Envoyée à la campagne, elle ne tarda pas à guérir. Revenue à Paris, elle vivait, âgée de vingt ans, en 1875, avec un étudiant en droit qui, pour calmer ses désirs érotiques, pratiquait la manuélisation clitoridienne. Chaque fois, la chorée reparaissait pendant quelques jours, pour cesser jusqu'à de nouvelles manœuvres.

Ce n'est plus, en pareil cas, une simple habitude vicieuse, mais une véritable maladie résistant parfois à tous les efforts de l'art. C'est la nymphomanie dont Deslandes rapporte l'exemple suivant.

55. — Dès l'âge de trois ans, une petite fille, couchée sur le carreau et s'appuyant contre un meuble, se livrait avec fureur à la masturbation. Ni les caresses, ni les prières, la honte, pas plus que les menaces ni les punitions, ne réussirent à la corriger. L'enfant grandit, sans que cette affection diminuât. En société, à table, à la vue d'un objet agréable, elle s'abandonnait, par tous les moyens possibles, à ses manœuvres. Au moment de ses crises, elle semblait avoir perdu presque entièrement la vue et l'ouïe. Les menaces et les réprimandes ne purent que lui faire garder la contrainte devant ses parents. Elle recherchait la solitude, et on la trouvait souvent exténuée et assoupie. Cet état résista aux moyens de l'art. Le mariage ne fit que remplacer, par des pratiques plus légitimes, celles dont elle avait usé dès son enfance. Enfin, elle devint enceinte et succomba pendant son accouchement.

* *

Commencées de bonne heure, chez les enfants, ces manœuvres, solitaires ou partagées, flétrissent vite et relâchent les parties extérieures, par la force, la violence et la durée des frottements nécessaires pour obtenir les sensations voluptueuses cherchées. Il en est qui, dans leur excitation frénétique, vont jusqu'à s'excorier, se déchirer. Ces lésions supposent toutefois l'action d'une main étrangère.

Les effets les plus fréquents, chez l'enfant, sont une rougeur livide de tout l'intérieur de la vulve, avec écoulement d'un liquide séreux très pâle. Le clitoris a le plus souvent un développement exagéré et sa turgescence, son gonflement au moindre attouchement, sont les signes les plus évidents de la manuélisation. Les petites lèvres sont allongées, flasques, et la vulve est aussi plus développée, évasée, ouverte, que dans l'état ordinaire à cet âge. L'hymen est parfois relâché et refoulé, sans jamais être déchiré ni détruit. C'est la preuve qu'il n'y a pas eu viol. La conformation spéciale de ces organes permet de constater cette mauvaise habitude, bien plus tôt et sûrement que chez les garçons.

**

Pour la faire perdre à l'enfant qui n'en est pas malade, il faut d'abord essayer de changer sa vie ordinaire, sa nourriture et son milieu. De la famille la mettre en pension, en avertissant la maîtresse pour la surveiller ; l'en retirer si elle s'y trouve : transformer ses études ou son travail. L'exercice de la marche et des jeux, la gymnastique, des lotions froides ou des bains froids en été, l'hydrothérapie même seront utiles à cet effet.

La fatigue du corps est surtout nécessaire avant le coucher, pour provoquer le sommeil. Un travail manuel, comme tirer de l'eau au puits, moudre du café ou tourner un rouet, en provoquant la lassitude, a réussi dans quelques cas. Il faut y encourager l'enfant par une petite récompense, selon la besogne faite. Le même exercice, prolongé pendant plusieurs semaines, peut suffire à la guérison. L'enfant s'endort profondément en se mettant au lit et perd bientôt l'habitude de son vice. Le docteur Lachaise guérit en deux mois, par ce moyen simple, une fillette de sept ans devenue très maigre, avec des convulsions et une déviation prononcée de l'épaule droite, par suite de la manuélisation pratiquée depuis deux ans.

A défaut de succès, tous les appareils mécaniques, indiqués chez l'enfant, sont dès lors applicables, malgré les inconvénients pouvant en résulter chez les petites filles indociles, passionnées. Les efforts tentés pour surmonter l'obstacle et pénétrer le tissu serré ont ainsi déterminé des écorchures, des plaies. Une petite fille, apprise par sa bonne à se chatouiller le clitoris, et qui portait comme obstacle le bandage Lafont, finit par l'enfoncer dans les chairs pour exercer ses manœuvres. En présence de cette passion furieuse, qui menaçait l'enfant d'idiotie et d'épuisement, Biett conseilla l'excision du clitoris. Elle fut pratiquée le 26 juin 1834 avec succès. La malade retrouva le sommeil, perdu depuis longtemps, et reprit du calme, par l'absence des sensations voluptueuses disparues par suite de cette opération, légère et sans gravité.

Elle n'est pas toujours aussi efficace quand la manuélisation s'étend sur toute la vulve, comme chez les enfants qui agissent inconsciemment. Beaucoup de préjugés s'élèvent contre cette mutilation radicale à un âge aussi tendre, et l'on doit au moins tenter au préalable l'action interne de tous les calmants du système nerveux, conjointement avec les moyens mécaniques. Au lieu d'en faire l'excision, le clitoris, par son exiguité, peut être cautérisé, anesthésié par des applications locales qui en diminueront le prurit. Il est préférable de la retarder et de la réserver aux jeunes filles pubères, atteintes d'un développement exagéré de cet organe, et menacées par là de perdre leur sexe, en se livrant au saphisme, au tribadisme ou au clitoridisme.

Broca la rejeta pour ces motifs, en 1863, chez une petite fille de cinq ans, livrée à la manuélisation, et préféra pratiquer l'infibulation modifiée. Au lieu du procédé ordinaire de l'anneau, qui ne mettait pas le clitoris à l'abri de l'attouchement direct, il aviva les grandes lèvres en haut, et les réunit par quelques points de suture dans une étendue de 50 millimètres seulement. Caché et mis par là à l'abri de la main et du doigt, l'organe principal de la volupté, tout en persistant, ne pouvait plus être titillé, chatouillé ni excité. Néanmoins, la critique de cette opération innocente par la Société de chirurgie, en 1864, a empêché de la renouveler depuis, mais on pourrait bien la tenter en pareil cas.

*
* *

L'époque de la menstruation est la plus critique à cet égard pour la jeune fille, comme l'âge de retour pour la femme célibataire ou veuve. Son apparition, reconnaissable aux changements physiques s'opérant dans l'extérieur de l'enfant, ses habitudes, ses jeux, sa taille, peut même servir à déceler la manuélisation antérieure. Il est démontré que les habitudes solitaires ou partagées rendent la puberté plus précoce, chez les filles comme chez les garçons, par la surexcitation en résultant. Les petites filles réglées de onze à douze ans sont à examiner spécialement à cet égard. Le développement exagéré de la vulve et du clitoris en particulier en est le meilleur indice. On distingue alors la manuélisation généralisée aux caractères précédents, tandis que le frottement des cuisses, portant sur le clitoris en entier, en développe isolément le volume. Il est dur, volumineux et terminé en massue.

C'est la distinction la plus positive de ces deux procédés.

Une grande incertitude persiste néanmoins entre ces lésions et celles qui résultent du viol ou de rapports sexuels anormaux. La flétrissure des seins et des parties sexuelles, rencontrée par Tardieu chez une fille de dix-huit ans, violée au cimetière du Père Lachaise, fut aussi pour lui des traces d'habitudes-vicieuses, sans déterminer plus précisément en quoi elles consistaient. (*Observation XXVIII*).

Les profonds changements physiques et moraux, opérés par la puberté, font parfois cesser spontanément toutes ces mauvaises habitudes, chez les enfants strumeux, lymphatiques, ennuyés, sans sexe jusque-là, et qui s'y livrent machinalement sans trop savoir pourquoi. En s'établissant, les congestions, l'écoulement du sang et l'éréthisme du système nerveux, — qui leur révèlent leur sexe aussi clairement que les érections spontanées chez l'adolescent, — font naître des idées, des sentiments, des sensations nouvelles, pouvant y mettre fin. Au développement rapide des seins, il est facile de juger que les autres centres érogènes stimulent également l'organisme. De l'excitation plus ou moins vive en résultant, de l'éducation antérieure de l'enfant, des conditions sociales où elle est placée, et de l'état de son système nerveux par-dessus tout, dépendra l'issue de cette crise qui décide souvent de tout l'avenir de la femme.

Elle en est au contraire la cause primordiale par l'érotisme qui l'accompagne et le besoin des fonctions sexuelles pour le satisfaire. Les femelles domestiques en rut, placées en captivité, chattes, chiennes, chèvres, vaches, juments et les guenons surtout, en fournissent chaque jour la démonstration en obéissant à leur instinct. La pudeur native de la jeune fille et son éducation, sa réserve, l'empêchent de le manifester tout en l'éprouvant. De là le secret impénétrable qu'elle met à le satisfaire seule, tout en l'excitant plutôt que de le réprimer.

C'est sous l'œil vigilant d'une mère, quand elle a le bonheur de l'avoir, surtout vertueuse et prudente, que la jeune fille devrait toujours être placée à ce moment. En restant en pension ou au couvent, elle est exposée à ce que des compagnes perverties et coupables lui enseignent à ressentir des plaisirs illicites qu'elle ignore. Elle y sera alors d'autant plus entraînée qu'elle en éprouve le besoin. Les soins et les malaises de sa nouvelle fonction, rendus publics, sont l'occasion fréquente et naturelle de ces perfides confidences. Beaucoup apprennent la manuélisation, quand l'habitude solitaire n'est pas contractée spontanément, en restant assises de longues heures sur leurs sièges.

Celles qui sont en apprentissage dans de grands ateliers de leur sexe, sinon des deux, sont encore bien plus exposées. Toutes les incitations, les perversions sont possibles, en exemples, en paroles et en actes. Pour éviter les dangers de ces diverses conditions, la jeune fille doit être placée dans des maisons sûres, avec un petit nombre de camarades de son sexe et venir toujours prendre ses repas en famille. C'est un exercice salutaire et la plus sûre garantie qu'elle observera les principes de pudeur, d'honnêteté et de réserve, qui lui sont enseignés. En la surveillant, en l'interrogeant sur les détails de ses occupations, l'emploi de son temps, le genre de ses camarades et même en les connaissant personnellement, la mère préviendra des conseils ou des exemples pernicieux, sinon de mauvaises habitudes. Imprudente et coupable est la mère qui l'abandonne fatalement à son destin à ce moment critique. Il ne faut pas s'étonner si tant de pauvres fillettes, laissées sans tutelle à tous les hasards de la vie, tombent si fréquemment victimes de la perversité et du vice.

Les plus grandes précautions ne sont pas, il est vrai, une sauvegarde assurée pour certaines natures vicieuses. L'issue dépend de l'éducation infantile et du tempérament. Les filles nerveuses, hystériques, volontaires, indociles ou ennuyées, vaniteuses ou coquettes, dissimulées, menteuses, paresseuses surtout, se laisseront toujours accrocher aux épines du chemin. L'oisiveté et la paresse sont les deux plus grands écueils à cet égard, en nuisant au corps et à l'esprit. Beaucoup de fillettes abandonnées, sans éducation ni instruction, restent souvent plus réservées, par leur amour du travail et le besoin de s'occuper pour vivre, que les filles oisives et désœuvrées n'ayant qu'à jouer du piano ou lire des romans pour passer le temps dans leurs familles aisées, riches, opulentes. Le travail et l'activité, sauf quelques occupations particulières, sont les meilleurs préservatifs contre les habitudes solitaires.

Une bonne constitution avec du sang-froid et du raisonnement en sont aussi de précieux garants·

L'accomplissement régulier de la menstruation, sans troubles, ni dérangements, les prévient le plus sûrement. Les jeunes filles lymphatiques, faibles, délicates, maladives, scrofuleuses, anémiques, chlorotiques, ayant les pâles couleurs, nerveuses, hystériques ou épileptiques avec accès, exposées à ces dérangements par leur mauvaise santé, contractent aussi le plus souvent ces mauvaises habitudes qui, en réagissant à leur tour sur ces affections, en déterminent l'aggravation et l'incurabilité.

L'exercice et les distractions, indispensables alors, sont particulièrement nécessaires dans ces cas. Il est encore plus dangereux de tenir ces jeunes filles renfermées à la maison ou cloîtrées en pension, à l'asile, l'ouvroir ou le couvent, que de les laisser courir les rues, les champs, les soirées, les bals, le théâtre, les magasins, les fêtes et tous les amusements publics ou privés. On redoute les attractions sexuelles et l'on néglige les perversions génitales qui s'engendrent surtout dans les gynécées par les tendresses souvent excessives, les conversations et les confidences secrètes entre jeunes filles naïves, aimantes et confiantes, sur leurs impressions et leurs sentiments réciproques. Il est si naturel de se confier et s'abandonner à une compagne aimée, chérie, que l'on n'y voit aucun danger. Leur pudeur native, qui les rend si réservées avec l'autre sexe, ne l'est souvent pas assez entre camarades dans les embrassements, les cajoleries, les attouchements, les exhibitions et les démonstrations qu'elles se prodiguent. L'attachement tendre et passionné entre amies et compagnes de douze à seize ans devient plus dangereux, en s'y laissant aller sans mesure, que l'inclination et l'amour même pour un jeune homme par la réserve que la pudeur et la bienséance font ordinairement garder avec lui. De là le péril de les laisser ensemble jusqu'à un âge avancé.

L'instruction privée n'en est pas davantage un préservatif absolu. Un précepteur d'un certain âge, père de famille, instruisait deux petites filles à Strasbourg. L'aînée ayant témoigné un jour sa répugnance de prendre sa leçon, sa mère lui en demanda la raison et l'obligea de s'expliquer malgré sa résistance. L'enfant assista une dernière fois à la leçon et, en épiant le maître, le crime fut découvert, déféré aux tribunaux et puni selon la rigueur des lois.

*
* *

En dehors de la contagion, le manuélisme peut être provoqué spontanément par un tempérament génital et toutes les affections locales déterminant la démangeaison ou le chatouillement. Les écoulements muqueux sont surtout à surveiller. Certaines irritations de la gorge ou angines y porteraient spécialement, par la sympathie de l'appareil vocal avec les organes génitaux lors de la puberté. La station assise trop prolongée, comme le séjour au lit, peuvent aussi y donner lieu directement. L'action de certains métiers, les machines à coudre notamment, sont d'un danger réel à cet égard par l'*onanisme mécanique* en résultant.

Une nourriture excitante, des mets épicés avec le

poivre, la cannelle, le clou de girofle, la muscade, la vanille et les truffes, des boissons spiritueuses provoquent à ce vice. Les médicaments employés pour la menstruation : safran, absinthe, aloès, rue, sabine et tous les autres emménagogues, les odeurs ou parfums de musc, benjoin, patchouli, contribuent aussi à exciter le système nerveux des filles impressionnables par les congestions locales en résultant. La constipation et toutes les irritations de ces parties doivent être également surveillées.

Toutes les causes morales agissent encore avec plus d'empire sur les jeunes filles que sur les adolescents. Impressionnables et nerveuses, elles se montent l'imagination, au point de ne pouvoir résister à des attouchements solitaires. La lecture des romans fit naître cette passion avec tant d'impétuosité chez une jeune personne de Lille, dit Schwartz, qu'un tremblement des bras avec faiblesse de la vue en résulta bientôt.

D'où le danger des questions indiscrètes du confesseur exalté ou libidineux sur ces détails secrets indiqués page 116. Quand il en reçoit l'aveu, il doit se borner à en montrer l'impureté et le danger pour la santé, le rôle d'épouse et de mère dans l'avenir. Le médecin ne les risque jamais que sur des symptômes accusateurs ou indicateurs et pour opposer à cette habitude des moyens ou des remèdes curatifs. Un abus de la casuistique de Loyola a pu seul permettre au prêtre, au nom du salut de l'âme, de les prévoir, les supposer et s'en enquérir *a priori*. C'est de l'impureté, de la corruption au premier chef dont une jeune fille chaste doit être justement blessée, si elle n'en est infectée et corrompue. L'amour divin, celui de Jésus surtout, est exprimé en termes trop sensuels dans les livres mystiques et les cantiques pour que l'entretien direct de ce sujet au confessionnal ne devienne pas dangereux avec des esprits exaltés par leurs sentiments religieux.

Il est bien plus utile que le médecin y insiste davantage devant la mère, chaque fois qu'il soupçonne l'existence de cette habitude à l'ensemble des signes locaux précédemment indiqués chez l'enfant. Il ne suffit pas de s'en tenir aux dénégations catégoriques qu'on lui oppose. Son devoir est de s'en assurer par tous les moyens en son pouvoir. On le trompe souvent, sans s'en douter. Les mères peuvent difficilement croire à un pareil vice, malgré ses effets patents. Elles préfèrent les attribuer à des maladies supposées, plutôt qu'à la perversion de leurs filles, toujours innocentes et vertueuses à leurs yeux, suivant l'éducation morale et religieuse qu'elles leur ont donnée, tandis que leur vice vient souvent de là.

Tous les accidents locaux, survenant sans cause appréciable, doivent au contraire être scrutés, interrogés à ce point de vue spécial, par la mère ou le médecin, dès qu'ils persistent après l'emploi des moyens ordinaires. L'écoulement abondant de flueurs blanches en est parfois le signe prédominant, chez les filles lymphatiques comme chez les enfants. Les dérangements des règles n'ont souvent pas d'autres causes. Elles sont profuses, fréquentes, hémorrhagiques chez celles qui ont un tempérament génital.

Des écoulements de sang en sont résultés chez des jeunes filles et des enfants en bas âge. Ce sujet délicat ne doit jamais être omis, même contre les douleurs nerveuses, ovariennes, sinon les coliques qui se manifestent.

Un autre mode d'enseignement existe encore pour les jeunes filles : c'est celui des garçons. En les faisant asseoir sur leurs genoux, comme c'est l'habitude dans les campagnes, ils se livrent à toutes les privautés. Après les paroles tendres, les baisers, les palpations dans tous les sens pour élever l'érotisme de leur compagne au diapason du leur, ils glissent la main sur l'endroit sensible. Le souper, pris ensemble les jours de noce et de fête, est l'occasion ordinaire de ces leçons lubriques par l'excitation alcoolique en résultant de part et d'autre. Accouplés ensemble dans une chambre d'auberge, pour prendre le café ou les liqueurs, plusieurs groupes de jeunes gens se trouvant adroitement plongés dans l'obscurité, les plus hardis gaillards vont jusqu'à glisser leur main sous les vêtements féminins. Dans le Pas-de-Calais en particulier, la pudeur des jeunes filles est si élastique qu'en jurant leurs grands dieux ne vouloir pas se livrer à leurs amoureux pour un empire, elles se laissent manuéliser avec plaisir. Ainsi se fait l'apprentissage de l'onanisme conjugal.

La manuélisation entre les deux sexes n'a guère lieu que de cette manière, à cet âge, car ce n'est pas le vrai but. Un excès d'érotisme en est la cause plutôt que le libertinage. De là la retenue qu'ils peuvent garder ensemble Ce sont souvent des promis ou fiancés ne voulant pas se compromettre. Autrement, le jeune homme ne manquerait pas de profiter de ces avances. La publicité du lieu est l'unique sauvegarde de la jeune fille. Viennent un moment ou un endroit plus propices et ils ne s'en tiendront pas à ces généralités.

* *

En dehors des stigmates locaux déjà signalés chez l'enfant et qui s'accentuent à mesure que le manuélisme persiste, il n'est aucun signe extérieur capable de le découvrir sûrement. L'apparence physique des jeunes filles est encore moins concluante à cet égard que chez les adolescents. Il n'y a que des probabilités. Le teint pâle, blême, blafard et plombé, les yeux tristes, troubles, avec dilatation des pupilles, les paupières rouges, engorgées surtout en haut, avec cercle brunâtre en bas, le regard fixe et hébété, la face allongée, languissante, bouffie, se rencontrent avec une foule d'autres états morbides généraux sans siège déterminé. L'altération du sang, les troubles nerveux, si communs à cet âge, suffisent à les produire. Les phénomènes nerveux sont ainsi moins caractéristiques que chez l'homme, en se confondant avec la chloro-anémie, l'hystéricisme, le nervosisme si fréquents chez les jeunes filles exemptes de ce vice. Plus on accumule de prétendus signes spécifiques, moins on en trouve et c'est seulement par un examen minutieux et local que le médecin le plus exercé peut en soupçonner l'existence. A défaut de le pratiquer, le mal reste souvent caché, ignoré.

Quand d'ailleurs, l'habitude n'existe pas au point d'altérer sensiblement la santé, comment la découvrir? Elle se dévoile souvent par un signe moins apparent et qui reste inaperçu. C'est le refus ou le défaut d'entraînement de la jeune fille aux plaisirs de son âge, comme les jeux, les réunions, les bals et les soirées, où se rencontre l'autre sexe. Elle devient alors plutôt dévote que mondaine, pour expliquer ses refus de s'amuser et sa préférence de rester seule ou se coucher. Elle ne manifeste ni idée, ni intention, ni projet de mariage et rejette les propositions qui lui en sont faites, sans examen ou sous un prétexte frivole, pour y mettre une apparence de raison. On la voit préférer une amie à un amant. Telles sont les indications fréquentes de mauvaises habitudes, toujours à surveiller attentivement en pareil cas par le coucher à deux.

Des seins peu développés, coïncidant avec une menstruation irrégulière, imparfaite ou nulle, les pâles couleurs ou une grande impressionnabilité nerveuse, en sont des indices spéciaux. La flétrissure et la fonte des seins en est même résultée, comme celle des testicules chez l'homme et l'incontinence d'urine. Des exemples en sont relatés aux *Anomalies sexuelles*, pages 177 et 338.

Elle ne marque son empreinte sur les grandes fonctions de l'économie qu'à un degré avancé ou invétéré. Des flueurs blanches, des crampes d'estomac, des douleurs abdominales dans le trajet des trompes et partant des ovaires, en seraient des caractères spéciaux, d'après le docteur Guislain. De là l'amaigrissement, la faiblesse. l'anémie. la chlorose ou pâles couleurs avec syncopes, palpitations, simulant des maladies de cœur, et que l'assa fœtida et le mariage font disparaître. Comme chez l'adolescent, des accidents apparaissent du côté de la gorge ou de la poitrine par des essoufflements, des étouffements, des suffocations avec douleurs en avant ou en arrière. La voix est faible, enrouée, rauque, surtout chez celles qui par profession l'exercent constamment. Une toux sèche avec respiration entrecoupée de soupirs, une sécheresse de la gorge avec le *hem* caractéristique se manifestent et des bronchites surviennent. Celles qui ont une prédisposition à la tuberculose sont prématurément atteintes de la poitrine et en meurent.

56. — Une demoiselle de dix-huit ans, forte, fraîche et grasse, maigrit, pâlit en six semaines sous l'influence de la manuélisation. La toux avec crachement de sang survint : les règles se supprimèrent. Au soupçon de mauvaises habitudes, exprimé par le médecin, la mère protesta de l'innocence de sa fille alors courtisée par un jeune homme qui devait l'épouser bientôt. Malgré l'été passé à la campagne, une tumeur tuberculeuse du genou se déclara avec des accidents qui mirent la vie en danger. Une nuit, on la surprit dans l'exercice de ses manœuvres onanistiques. Elle tomba alors dans une véritable fureur utérine avec convulsions, délire, et succomba ensuite dans le coma d'une méningite tuberculeuse.

Une grande excitabilité de la rétine avec tremblement des membres, accès hystériques suivis fréquemment de paralysie, asthme, épilepsie, catalepsie, mélancolie et toutes les névropathies peuvent s'ensuivre. Les névralgies de la matrice en résultant entraînent souvent la stérilité anticipée. L'exemple suivant, cité par Bouteille, offre le plus fréquent type de ces divers accidents.

57. — Une fille de douze ans, adonnée depuis plusieurs années à la pratique énervante de la manuélisation, ayant éprouvé une grande frayeur en 1805, fut prise de mouvements convulsifs dans le pied et le bras droits, avec douleur du genou et de la plante du pied. Le bras était si agité qu'elle ne pouvait plus s'alimenter. Elle avait en outre des accès d'hystérie marqués par la tristesse, les sanglots, les larmes et parfois une gaîté folle. La vue et l'ouïe s'affaiblirent ensuite du côté droit avec mal de tête et vertiges. Tous ces accidents s'améliorèrent lors de la puberté seulement et par l'électricité, l'intelligence et la mémoire revinrent, mais la vue et l'ouïe restèrent dans le même état. (*Deslandes*, p. 167.)

Les os sont parfois atteints consécutivement de carie et des déformations de la colonne vertébrale en résultent. Ces conséquences sont même plus accentuées chez les filles que chez les garçons par leur moindre résistance et leur prédominance nerveuse.

La *syphilis* peut même être transmise par ces manœuvres onanistiques, comme Becquerel en a constaté des exemples à l'hôpital spécial de Lourcine. Des femmes, exemptes de vérole à leur entrée, l'ont contractée consécutivement à des attouchements mutuels avec des compagnes syphilitiques.

* *

De cet ensemble de symptômes, aucun n'est donc spécifique ni décisif pour affirmer l'existence du manuélisme chez les jeunes filles; il faut constater les altérations locales pour s'en assurer. Les plus persistantes sont les déformations vulvaires et clitoridiennes qui peuvent être positivement reconnues longtemps après qu'elles se sont produites. Le développement exagéré du clitoris et sa turgescence, son gonflement, avec allongement et plis du capuchon, se détachant du gland, est le signe spécial du manuélisme solitaire, comme il fut constaté chez la malade de Lourcine citée plus haut.

Le frottement des cuisses contribue essentiellement au développement du gland, tandis que le capuchon reste relativement intact. Il n'a pas l'allongement ni les plis produits par la manuélisation et ne se détache pas aussi complètement du gland. Celui-ci est au contraire dur, volumineux, proéminent en forme de massue, comme chez les jeunes masturbateurs. Deux femmes présentant ces caractères très nets et accentués, habilement interrogées, ont convenu qu'elles se livraient à ce mode d'onanisme plusieurs fois par jour. Ce signe peut donc se retrouver chez les jeunes ouvrières des machines à coudre, par l'onanisme mécanique en résultant, sans que l'on puisse les accuser de manuélisme.

Par son voisinage, le méat urinaire est ordinairement ouvert et notablement élargi. Les végétations ont même été constatées à son pourtour, et l'incontinence d'urine en est résultée chez des filles et des femmes. J'ai été souvent consulté, dit Girardeau, pour de jeunes demoiselles sujettes à l'incontinence d'urine dont la masturbation était la cause.

Les petites lèvres sont allongées, volumineuses, flasques et pendantes, au point de dépasser les grandes. Leur forme triangulaire exagérée les a fait comparer aux ailes de la chauve-souris. Leur surface est ridée et réticulée, comme les feuilles de sauge, et, en se parcheminant à l'extérieur, leur angle externe est parfois contourné en tire-bouchon. De rosée, leur coloration devient brune, jaune, grise ou ardoisée, surtout à leur bord libre, avec de petites taches noirâtres plus ou moins foncées. Des points jaunes ou blancs, saillants comme des œufs d'insectes, ont été signalés avec de petites cicatrices blanches résultant de coups d'ongles.

Constatées judiciairement sur des filles arrêtées pour attentats ou envoyées à l'hôpital spécial des vénériennes de Lourcine, ces déformations caractéristiques s'accompagnaient d'un tel évasement de la vulve, chez les toutes jeunes filles, que l'hymen intact et repoussé formait un enfoncement spécifique. Il se distingue même de l'évasement produit par les excès de coït prolongé chez les jeunes prostituées. D'aucunes ayant porté faussement l'accusation de viol, en persuadant leurs mères qu'elles en étaient réellement les victimes, il a suffi au médecin expert de constater ces apparences différentielles pour les confondre et déjouer leurs calculs de chantage envers des hommes s'étant compromis avec elles.

58. — Voici, comme exemple, le rapport de Tardieu sur Louise B., âgée de 14 ans, non réglée, très petite et lymphatique, chétive, pâle, et les yeux cernés.

I. Organes sexuels très développés, flétris et décolorés

grandes lèvres très épaisses et flasques, écartées à leur partie inférieure.

II. La vulve, dont l'entrée est fort élargie, est évasée en forme d'entonnoir, au fond duquel est refoulée la membrane hymen considérablement relâchée, mais sans déchirure, et formant une sorte d'anneau autour de l'orifice béant du vagin dont les dimensions permettent d'introduire facilement le doigt ; la fourchette est déprimée sans déchirure.

III. Aucune excoriation n'existe sur ces parties, lubréfiées par l'écoulement d'une matière blanchâtre de nature leucorrhéique.

D'où la conclusion que tous ces caractères attestaient une habitude déjà ancienne d'attouchements et l'introduction d'un corps plus ou moins volumineux dans le vagin. L'inculpé de viol fut reconnu innocent.

À ces stigmates ineffaçables, les filles peuvent être taxées de masturbatrices. Il est rare sans doute de les rencontrer aussi accentués et réunis, chez les femmes de la société qui s'y livrent isolément, que chez ces prostituées qui en combinent tour à tour les divers procédés. Le médecin peut cependant en constater des traces dans toutes les classes. Il trouve ainsi fréquemment à l'examen, ou dans un premier accouchement de jeunes femmes, des lèvres allongées, flasques, brunâtres à leur extrémité libre ou un clitoris mou, plissé, saillant. Ces signes révélateurs sont aussi positifs de l'onanisme manuel ancien que la forme du gland en battant de cloche de l'homme.

Sans être déflorées, ces jeunes filles sont plus dépourvues d'attraits physiques par cet aspect des parties génitales que celles ayant déjà eu des rapports normaux. La prise de possession du mari ne saurait d'ailleurs avoir lieu comme avec l'hymen intact, puisque Tardieu a pu en examiner plusieurs avec son doigt sans les déchirer ni déterminer la moindre douleur.

* *

« L'indifférence pour les plaisirs légitimes, déterminée par l'onanisme, est surtout fréquente chez les femmes, dit Tissot par une affirmation réitérée ; elle les poursuit jusque dans le lit conjugal comme l'homme. » Neutralisées par les plaisirs solitaires ou impurs dont elles ont abusé, elles sont en général froides, indifférentes aux rapports normaux et cette frigidité, sans entraîner leur impuissance, la détermine souvent chez l'autre sexe. Elles sont aussi inaptes au mariage que les masturbateurs, en ne formant que des unions impures et des générations dégénérées. La manuélisation clitoridienne en est susceptible plus que les autres formes par l'insensibilité que la femme trouve dans les rapports normaux. Elle persiste ainsi dans le mariage. Une jeune femme, mariée depuis cinq ans sans enfants, consulta Fabre pour un écoulement abondant de matière verdâtre, avec maux de tête, d'estomac et de poitrine. La chute des cheveux fit croire à une affection virulente. Mais devant l'inefficacité des remèdes, la malade lui avoua qu'une femme de chambre l'ayant mise dans le goût de se satisfaire elle-même, dès l'âge de 14 à 15 ans, elle s'y était livrée avec tant d'excès que l'approche de son mari lui était restée indifférente. Sa passion était si violente, qu'elle était obligée parfois de quitter la compagnie pour aller s'y adonner.

Le mariage, si souvent conseillé aveuglément en pareil cas, comme un spécifique à tous les maux, n'est donc pas infaillible. Un mari, un mari, un mari ! répète Lisette à Sganarelle pour sa fille malade. Il est d'autant moins indiqué que la manuélisation se rencontre principalement chez les filles nerveuses, hystériques, aux pâles couleurs, qui font le désespoir de leurs familles et n'accèdent souvent au mariage que pour détourner les soupçons et cacher leur vice. Il ne convient et ne réussit qu'aux filles fortes, bien portantes, vigoureuses, se laissant aller au manuélisme par besoin ou par chagrin d'un amour contrarié. C'est le remède spécifique, mais ces cas sont plutôt l'exception que la règle.

Il est préférable auparavant de persuader et convaincre la coupable de toute l'horreur et les redoutables effets de son penchant, solitaire ou partagé, pour l'y faire renoncer absolument. La coercition par les punitions, les menaces, les appareils mécaniques étant hors d'usage à cet âge, il faut s'adresser exclusivement à l'esprit, au cœur ou à la raison pour y parvenir. On obtient ce résultat en mettant entre ses mains des livres de morale, en changeant ses conditions d'existence, de travail, de relations, en occupant sans cesse l'esprit ou en fatiguant le corps par des travaux agréables et attachants, sans un moment de répit, excepté pour le sommeil. Il faut principalement éviter l'isolement et l'ennui dans le travail comme dans le plaisir. Les promenades, les voyages offrent surtout une utile diversion.

L'hygiène est dans l'accomplissement régulier et sans douleur de la menstruation. Des cataplasmes froids et camphrés sont parfois utiles pendant la nuit, sur les organes génitaux à nu, ou d'autres applications topiques analogues, comme chez l'adolescent. La nourriture varie suivant le tempérament et la constitution : fortifiante et excitante pour les unes; sédative et calmante pour les plus exaltées.

Dès que la manuélisation résiste à ces moyens, elle n'est plus ni une habitude ni un vice; c'est une névrose, une passion, une nymphomanie, sinon une folie. Il n'y a plus qu'à la traiter chirurgicalement avec le fer ou le feu. Aux grands maux les grands remèdes. Si le clitorisme est bien avéré et constaté par l'exubérance et le volume de cet organe, le plus simple est de le cautériser à plusieurs reprises successives, en employant simultanément à l'intérieur les divers anaphrodisiaques, comme les capsules de bromure de camphre. Une femme mariée, atteinte de cette fureur et qui avait réclamé l'emploi du fer rouge, put s'en croire guérie durant quinze jours. Il n'échoua ensuite qu'à défaut de les renouveler. Ce n'est pas pendant deux ou trois semaines qu'il faut insister, mais plusieurs mois successifs.

— La *clitoridectomie*, ou l'excision de cet organe, reste d'ailleurs une dernière ressource, si la cautérisation est insuffisante. C'est parfois le seul moyen de sauver l'existence des jeunes filles adonnées passionnément au clitorisme, mais l'opération reste souvent inutile quand la manuélisation s'étend aux autres parties, à moins de recourir au thermocautère. Autrement, un coup de ciseau ou de bistouri est plus simple; on arrête ensuite l'écoulement du sang avec la glace ou un caustique. Un mois suffit à la guérison. On peut même recourir à l'écraseur sans la moindre effusion de sang, comme je l'ai pratiquée chez une femme de 48 ans, dont le clitoris était si développé par l'onanisme buccal de son mari, qu'il formait un appendice gênant, du volume et de la force d'une sangsue pleine. La cicatrisation fut complète en quelques jours.

Les médecins avaient autrefois des scrupules à la faire par la crainte de priver la femme de toute sensation voluptueuse dans l'avenir. C'est une erreur démontrée aujourd'hui par de nombreux cas d'ablation de cet organe. Levret, célèbre accoucheur français, paraît avoir eu le premier l'idée de la pratiquer, et son successeur Dubois en obtint un succès remarquable sur une jeune fille réduite au marasme. Sa première application en Allemagne eut lieu à Berlin, le 20 juin 1822, par de Graefe, sur une idiote de quinze ans. Son intelligence se développa aussitôt et, trois ans après, elle savait parler, lire, écrire et compter. (Deslandes, page 421.)

Un chirurgien anglais la mit en vogue à Londres, il y a environ un quart de siècle, contre la manuélisation des petites filles et les accidents nerveux en résultant chez les femmes mariées. L'expérience en est acquise depuis aux États-Unis où cette légère

opération est fréquemment exécutée et dont voici un
beau succès. Une jeune fille se livrant à l'onanisme
avec des accès d'épilepsie, le docteur White pratiqua
la clitoridectomie. Aussitôt les habitudes vicieuses
cessent et les accès d'épilepsie n'avaient pas reparu
trois ans après l'opération.

Son emploi contre l'excès de volume de cet organe
en fournit aussi la preuve. Elle réussit notamment
chez une demoiselle de vingt-et-un ans qui l'avait
volumineux comme la verge d'un enfant de quatorze
ans. Maintes observations attestent, dit Roubaud, que
l'amputation de cet organe, en faisant cesser les accès
d'érotomanie chez la femme, n'a pas tari la source des
voluptés. On a vu qu'à son défaut ou en son absence,
deux autres centres érogènes existent pour inciter
aux sentiments de l'amour et les développer.

Il faut rejeter absolument, au contraire, la *castration* de la femme par l'extirpation des ovaires. La
gravité de cette opération, même exécutée par le
vagin et sans ouvrir le ventre — comme le font couramment les chirurgiens américains chez certaines
filles hystériques, nerveuses — et les succès obtenus
chez les femmes en proie aux hémorrhagies, aux
pertes de la menstruation, n'autorisent pas à y
recourir contre la manuélisation. On dit bien qu'un
châtreur de porcs, irrité des débordements de sa
fille, la délivra de ses ardeurs en lui pratiquant son
opération favorite. Mais, en exposant la vie, cette
mutilation réduit la femme à une stérilité absolue et
sa pratique journalière contre les kystes de l'ovaire

montre que l'instinct génital et les désirs sexuels sont les mêmes après comme avant. Elle serait donc sans efficacité contre l'onanisme manuel.

.·.

Le mariage est le meilleur remède de la manuélisation solitaire; sans être absolument infaillible, il y met fin ordinairement. De là le refus qu'en font les filles et les garçons adonnés passionnément à ce vice, car il éloigne des plaisirs légitimes et les fait prendre en aversion. Le célibat volontaire n'a souvent pas d'autre cause, comme il en devient l'occasion quand il est forcé. Il n'est pas donné à toute fille de choisir un mari à son goût et les laides, les infirmes en particulier, comme tant d'autres dont la fortune ne répond ni à la naissance, au nom, à l'éducation, l'instruction, sont ainsi condamnées à vieillir isolément. Si respectable que soit l'indépendance de la femme vivant de son travail, son rôle d'épouse et de mère est bien plus noble et naturel dans la société. Elle devrait donc trouver à le remplir tôt ou tard à son gré et le nombre des célibataires ne serait pas aussi grand qu'il le paraît si, outre ces motifs plausibles, il n'existait des goûts et des habitudes malsaines que tant de filles cachent ostensiblement par leurs déclamations outrées contre le mariage.

Si la femme peut observer la continence plus facilement que l'homme, par son exonération mensuelle, elle l'expose comme lui à des désirs et des passions qui la tourmentent et triomphent de la vertu la plus solide. Un travail soutenu, un exercice constant, le chagrin, les préoccupations peuvent y faire diversion et les enrayer; mais il arrive toujours un moment où la nature reprend ses droits et les manifeste impérieusement. De là la vie réglée, employée et le régime spécial des religieuses pour mieux les dominer et ne pas les entendre. Encore en sont-elles souvent victimes.

Il est dès lors impossible de comprendre ni d'admettre que la femme nubile et en santé reste célibataire toute sa vie, sans recourir à des pratiques secrètes, inavouables, pour satisfaire ses appétits sexuels, comme d'autres ont des amants ou se livrent à la prostitution. Les différences s'expliquent par le tempérament et la constitution. Quelques anaphrodites peuvent faire exception; mais elles sont encore plus rares que les messalines et les tribades. La manuélisation reste ainsi comme règle pour la plupart, soit qu'elles en aient contracté l'habitude étant jeunes, soit qu'elles y sacrifient accidentellement comme un besoin, une nécessité de leur célibat ou veuvage, pour celles qui ne veulent pas se compromettre.

Les célibataires isolées, oisives, excentriques sont les plus exposées à s'y livrer. Elles deviennent nerveuses, épileptiques, hystériques, maniaques, insupportables. L'apparence extérieure n'offre rien de spécial à cet égard. Une fille petite, délicate, nerveuse, en est aussi susceptible qu'une grosse femme hommasse portant moustache. Celles qui sont raisonnables et affectent le mépris du sexe fort peuvent surtout en être soupçonnées. Des femmes de dix-huit à trente ans ont été convaincues judiciairement de s'être livrées à des attouchements sur les deux sexes. en choisissant de préférence des enfants de cinq à treize ans. Tardieu en a constaté de nombreux cas. Ce sont le plus souvent des domestiques sur les enfants confiés à leurs soins. Des mères s'en sont même rendues coupables sur leurs propres filles, d'après les faits cités page 326.

** **

La femme mariée n'est pas absolument exempte de la manuélisation solitaire, surtout quand elle en a contracté l'habitude auparavant. Rien ne peut remplacer l'impression voluptueuse de ses attouchements chez certaines nymphomanes, comme celle dont Murat rapporte l'histoire. Livrée dès sa première jeunesse à des attouchements illicites avec une sorte d'irrésistible entraînement, elle fut mariée néanmoins à dix-sept ans à un homme vigoureux, très porté aux plaisirs sexuels. Elle n'en fut pas guérie, malgré les embrassements répétés de son mari. Souvent même, sortant de ses bras après trois congrès et s'en trouvant fatiguée, elle s'abandonnait encore aux habitudes lesbiennes.

Le moindre motif suffit alors pour y revenir. L'amour contrarié et l'aversion en résultant parfois pour le mari, sa froideur, la lenteur de l'acte ou sa rareté, parfois son insuffisance causée par l'âge ou une mauvaise santé, sa laideur ou ses infirmités, le défaut d'harmonie entre les organes copulateurs ou une éjaculation trop rapide, le veuvage, l'absence prolongée du mari ou de l'amant en sont les causes les plus ordinaires. La femme ne tient pas compte alors de ses défauts personnels, de la déformation de ses organes et l'apathie, l'indifférence, la frigidité qu'elle apporte dans ses rapports conjugaux, le peu d'excitation qu'elle en reçoit par suite de son ancienne habitude et la stérilité en résultant. Ce sont là souvent les causes déterminantes des premières.

Le mari peut toujours le reconnaître aux signes locaux, signalés chez les jeunes filles livrées au manuélisme. Il les confirmera surtout par la froideur habituelle de sa femme, son indifférence au coït et le défaut d'impression qu'elle en manifeste. Sa lubricité dans ses accès d'érotisme, comme ses frottements contre lui, la palpation de ses organes, la provocation à la réciprocité sur les siens, en sont des preuves certaines. Toutes les femmes passionnées, indifférentes ou apathiques à l'acte naturel, indiquent ainsi à leur conjoint, par des paroles caressantes ou des gestes expressifs, un moyen détourné, c'est-à-dire une manœuvre illicite, d'arriver au but désiré.

Certaines difformités, comme la disproportion ou le défaut de rapport des organes entre eux, peuvent y conduire des femmes passionnées, soit isolément, soit en empruntant la main du mari, de l'amant, sinon d'un mercenaire de l'un ou l'autre sexe. Roubaud dit qu'une femme très obèse, ne pouvant avoir des rapports qu'*a retro*, en arrière, payait un étranger pour se faire masturber, malgré les principes religieux et honnêtes puisés dans sa famille.

Des maris imprudents se rendent parfois les complices involontaires de cette habitude. Partageant l'erreur commune et vulgaire que le clitoris a une action toute-puissante sur l'excitation des désirs vénériens de la femme, ils le touchent, le chatouillent en le titillant avant leurs approches. En développant le volume et l'excitabilité de cet organe, par leurs frottements habituels, ils prédisposent leurs compagnes à la nymphomanie ou délire érotique qui les entraîne à la manuélisation solitaire, soit en leur absence, soit après leur mort. Une femme de trente-cinq ans, dont le clitoris avait le volume de la verge d'un enfant de deux ans, s'adonnait avec fureur à la masturbation, dit Jozan. C'était une véritable nymphomane ayant tous les attributs extérieurs de la virilité, une *virago*.

La titillation clitoridienne, pratiquée *après coup* par beaucoup d'amants et de maris libidineux pour exciter leurs compagnes, est encore plus dangereuse. Contrefaisant le naïf conseil d'A. Paré « au cultiveur de n'entrer dans le champ de Nature humaine à l'estourdy, sans que *premièrement* n'aye fait ses approches à sa compagne par des caresses, des baisers et des *attouchements* » (voir page 45), ils y recourent dans un but diamétralement opposé. Les amants prolongent ainsi réciproquement ces plaisirs, frustres et immoraux, jusqu'à satiété des forces naturelles, pour faire sûrement échec à la génération qu'ils redoutent. C'est aussi le manège suivi par beaucoup d'époux ne voulant pas augmenter leur progéniture et ayant reconnu l'insuccès des autres fraudes et stratagèmes de l'onanisme conjugal.

Cette abjecte masturbation, réciproque et concertée, de l'homme par la femme, est si bien permise et tolérée qu'elle est même enseignée explicitement dans le mariage par les casuistes les plus autorisés. Le père jésuite Gury, dont la *Théologie morale* est devenue classique, après avoir dit en latin : que les plaisirs vénériens ne sont permis qu'en vue de la génération, et condamné ceux qui se bornent à produire la volupté, ajoute que l'épouse ne pèche point en touchant son mari pour exciter l'éjaculation, quand elle est tardive et n'a lieu qu'après la copulation : *Tactibus excitat ad seminationem*. C'est donc positivement la masturbation avant le coït.

La base de cette singulière logique jésuitique est sans doute de le rendre plus sûrement fécondant. Mais l'auteur aurait dû prendre au moins l'avis préalable du médecin. Un état organique ou moral étant toujours la cause de cette émission tardive, c'est sur lui seul qu'il faut agir. Qu'il y ait rétrécissement ou spasme des voies séminales, sinon aspermatisme, la masturbation préparatoire ne fera absolument rien à l'efficacité de l'éjaculation. Elle ne peut en être rendue ni plus régulière, ni plus normale, ni plus fécondante. C'est donc là une maxime impie, abominable, de la casuistique catholique voulant tout soumettre à sa juridiction. Il est plus logique et rationnel d'envoyer ces maris impuissants et stériles au médecin que d'enseigner leurs femmes à les masturber. Ils n'y réussissent ordinairement que trop bien, comme un malade de Roubaud en offrait l'exemple.

59. — « Pour ne pas perdre le fruit de son érection et sauvegarder son honneur, il avoua que, sous prétexte d'attouchements préparatoires, il se faisait masturber par sa maîtresse et obtenait ainsi une éjaculation, impossible pendant l'accouplement ; ce qui le dispensait honorablement d'un acte qu'il se savait inhabile à remplir. »

C'est le comble du vice et de l'ignomignie, surtout dans le mariage, quoique formant la morale préconisée par les révérends disciples de Loyola, même au confessionnal.

*
* *

Tous les mauvais effets de ces pratiques ignobles, honteuses, criminelles, dans le mariage, sont pour la femme : l'homme étant satisfait dès qu'il s'est exonéré. Une différence considérable existe pour elle entre le coït et la masturbation isolée ou partagée. Passive dans l'acte vénérien, elle peut s'affranchir quand il lui plaît de toute participation corporelle et morale au congrès sexuel. Point de perte de liquide, ni excitation nerveuse, ni soubresauts, ni spasmes. Au contraire, elle est obligée, dans la manuélisation, de produire et de remplir tous ces phénomènes à la fois pour éprouver la sensation voluptueuse qu'elle recherche. De là les dangers et les profonds changements qui s'ensuivent : maigreur, surexcitation nerveuse, nervosisme, névropathies de toutes sortes et les diverses maladies qui en sont la conséquence. Les femmes et les jeunes filles en puissance de diathèse ou prédisposition morbide, comme la scrofule, la phtisie, le cancer, le rhumatisme, les verront ainsi éclater à bref délai et évoluer avec une grande rapidité pour les conduire le plus souvent au tombeau. Les progrès du cancer de la matrice en ont été, au contraire, la cause directe, chez une dame italienne, en provoquant un prurit si voluptueux qu'elle était entraînée, suivant Teallier, à compléter artificiellement la sensation commencée.

Volontaire ou forcé, l'onanisme manuel, partagé entre les deux sexes, a pour effet immédiat la déformation, le relâchement et la flétrissure des organes génitaux de la femme, encore plus rapidement que par la manuélisation solitaire. Les avortements sont fréquents chez celles qui conçoivent, mais la stérilité en est ordinairement la conséquence. Des affections peuvent s'ensuivre, dont il suffira de citer quelques exemples pour en faire comprendre la gravité. Bouillaud a avancé que l'engorgement squirrheux et la dégénérescence cancéreuse du clitoris pouvaient même en résulter.

Le *gonflement des glandes vulvo-vaginales* en est la plus fréquente. Situées latéralement à la partie inférieure de la vulve dans l'épaisseur de ses parois, une de chaque côté, ces glandes, — destinées à former le liquide gluant et onctueux qui lubrifie le vagin pendant la copulation, — sont stimulées par ces attouchements répétés et prolongés. Ce liquide fait ainsi spontanément irruption par son conduit excréteur, chez les femmes passionnées, jusqu'à les mouiller et simuler une pollution.

Surexcitée sans cesse chez les femmes galantes

comme chez les manuélisatrices, cette sécrétion ne tarde pas à amener l'hypertrophie de ces glandes par l'irritation. Du volume d'une amande d'abricot, elles arrivent fréquemment à former des tumeurs obstruant l'ouverture vaginale. Le conduit excréteur en étant bouché, fermé, des abcès et des kystes volumineux s'ensuivent. Les relations sexuelles en sont si gênées que, comme les hommes atteints d'hydrocèle résultant parfois des mêmes causes, on est obligé de recourir au chirurgien tous les deux ou trois mois pour évacuer le liquide accumulé. J'ai traité une fille galante de trente-cinq ans qui porta, durant plusieurs années, une de ces tumeurs, grosse comme une pêche, du côté gauche de la vulve. Une ponction suivie d'injection iodurée ne suffit pas à la tarir. Une fistule établie spontanément la débarrassa de cette infirmité, mais tout le côté gauche de la vulve était horriblement déformé.

L'allongement du col de la matrice en résulte aussi parfois. Il dépassait la vulve de plusieurs centimètres, chez la servante d'un curé âgée de cinquante ans. En mesurant plus de cinq pouces de longueur, il simulait la verge en semi-érection. Cette femme ne voulut pas consentir à son excision, proposée par le docteur Bertet. Elle préféra vivre avec son ennemi, comme elle l'appelait ingénument, parce qu'il lui servait de moyen de masturbation, «en confessant que, plusieurs fois par jour, elle se livrait à des attouchements fort désordonnés, la mettant dans un état déplorable, sans pouvoir s'en empêcher. »

Les *effets sur la voix* sont démontrés par l'exemple d'une artiste lyrique dont la voix perdait chaque jour de sa puissance et de sa netteté, à un âge où elle devait avoir tout son éclat. Mariée à un homme âgé, devenu impuissant par sa paralysie d'un côté du corps, elle était en proie à ses tentatives journalières. Pour ne point la frustrer d'un plaisir dont elle manifestait le désir, il se livrait à des caresses avec les doigts et la langue, sans autre résultat que d'irriter le sens génital de sa fougueuse compagne. Chaque soir, l'artiste était dans un énervement érotique qu'elle calmait par la manuélisation durant le sommeil de son époux.

Privée de son mari ou de son amant d'une manière prolongée, la femme est aussi exposée à tarir de cette manière la soif de volupté qui la dévore. Celle qui n'est pas entourée d'enfants pour l'occuper, la distraire et la prémunir, s'y trouve prédisposée. Des scrupules religieux, la crainte d'une grossesse, la réduisent à l'unique moyen de se satisfaire elle-même. Une femme de vingt-deux ans, étant dans ce cas en 1871, fut atteinte d'un écoulement rebelle. Aucune cause ne pouvant être trouvée par son médecin, elle lui avoua que, torturée par des désirs irrésistibles pendant les longues absences de son amant, voyageur de commerce, elle les calmait par des titillations clitoridiennes. Le veuvage ou la séparation avec enfants exposent encore davantage à ces pratiques solitaires.

L'*hystérie*, qui provoque si souvent la manuélisation chez les jeunes filles, en se joignant aux troubles de la menstruation, la continence, les vives émotions, le défaut d'attachement, peut aussi en être engendrée. « Depuis plus de cinquante ans que j'exerce la médecine, écrit le docteur Tourette, de Vals, j'ai vu un grand nombre de femmes livrées à l'onanisme conjugal devenir hystériques. Il y avait chez presque toutes maigreur, hébétude, perte d'appétit ; elles étaient sans force et sans courage, en dehors des accès hystériques. »

La guérison précitée, page 349, par l'excision du clitoris en est la preuve démonstrative. Dès que la manuélisation coexiste avec cette redoutable maladie, c'est le plus simple moyen à employer pour les faire disparaître ensemble. Un médecin allemand, Friedrich, a même réussi avec la cautérisation profonde au nitrate d'argent chez huit femmes, hystériques depuis plusieurs années, ayant des contractures, des névralgies, des paralysies, des troubles du cerveau et une aphonie datant de deux ans. Chez toutes, la manuélisation paraissait la cause de la maladie, traitée infructueusement par différents remèdes. La cautérisation amena une guérison rapide, sans aucun trouble de la menstruation. (*Bull. de thérap.*, juillet 1883.)

Les *névralgies* diverses sont aussi l'une des conséquences de cette habitude dans un âge avancé. Sur quatorze femmes devenues névropathiques par suite d'onanisme conjugal, le docteur Bourgeois en signale particulièrement six qui souffraient de crampes utérines et de douleurs hystériques en résultant directement. De là la stérilité signalée chez la plupart de ces femmes.

Les *paralysies* et tous les accidents nerveux, décrits à la *Masturbation chez l'homme,* en sont également un effet immédiat et direct à cet âge. Les diverses altérations de l'ouïe et de la vue en sont fréquemment des manifestations, comme on l'a vu page 167. En coïncidant avec la manuélisation, elles sont toujours une menace de surdité et de cécité prochaines, si la femme n'y renonce complètement. Les troubles de la menstruation en font un danger de plus. La cessation de cette fonction devient pour elle l'âge véritablement critique par tous les maux qui peuvent l'assaillir.

La *nymphomanie* s'observe passagèrement à cette époque, comme le satyriasis chez l'homme. Produite par l'irritation du système nerveux, cette névrose livre la femme sans défense à toutes les fureurs et les obscénités de sa passion. Elle se découvre involontairement comme un effet fatal de tous les dérèglements de sa vie antérieure : elle en est comme la punition.

Sa raison est dès lors menacée, atteinte, sinon perdue ; elle résiste encore moins que celle de l'homme à toutes ces perturbations. Des convulsions, des accès de gaîté folle, du délire, la femme tombe bientôt dans la tristesse, l'accablement, la mélancolie, l'hypocondrie, la manie et la démence, quand une maladie aiguë ou une affection chronique n'ont pas tranché ses jours hâtivement pour lui épargner ce triste cortège de la folie. Il est décrit assez amplement chez l'homme pour qu'il soit superflu d'y revenir ici. Les statistiques montrent que la femme en est atteinte encore plus souvent que lui et il suffit d'entrer dans l'un de ces asiles de la misère humaine pour en avoir la preuve par les exemples nombreux que l'on y rencontre.

*
**

En se découvrant par ses effets morbides, la manuélisation est sans traitement direct à l'âge mûr, après l'excision du clitoris. Les accidents qu'elle produit peuvent être combattus par le médecin seul. Encore le succès est-il subordonné à sa cessation absolue. Tous les efforts de la femme raisonnable doivent donc tendre à s'en corriger de bonne heure, en changeant les habitudes, les conditions de sa vie qui la provoquent et l'entretiennent, soit dans sa nourriture, son régime, ses vêtements, son lit, son habitation même, soit dans ses occupations, sa profession. C'est en travaillant sans cesse que les femmes oisives guérissent le plus sûrement. Les occupations sédentaires, assises, en provoquant la chaleur dans le bassin, l'usage des machines à coudre en particulier, sont à réformer ainsi que l'équitation. Il faut remplacer la solitude par la société et celle-ci par celle-là quand elle est nuisible ; changer même de pays, de climat, s'il n'y a pas d'autre cause appréciable. L'exercice, les voyages, les distractions sont ordinairement utiles dès qu'ils n'en sont pas l'occasion. Tous les calmants du système nerveux sont insuffisants, sinon pour disposer au sommeil, toujours indispensable en pareil cas. Les anaphrodisiaques resteront même impuissants, si une volonté ferme, énergique, diminuant toujours avec l'âge, n'en seconde pas l'effet curatif.

ENTRE LES DEUX SEXES

Après les indications précédentes sur la masturbation réciproque et simultanée de l'homme et de la femme aux différents âges, il reste peu de chose à dire sur ce procédé. C'est le plus vulgaire, élémentaire et primitif. Les plus simples et naïfs amoureux, voulant se mettre à l'abri de la fécondation, l'emploient ainsi, à défaut d'en connaître d'autres. Il est usuel dans les campagnes à l'opposé des villes. On a vu que des masturbateurs habituels se marient dans cette unique intention. Mais la lubricité et la salacité progressives qu'il produit inévitablement chez les deux sexes les amènent de même à le délaisser bientôt. Il est à peu près impossible de s'y tenir exclusivement dans le mariage. Les époux arrivent toujours à des fraudes ou artifices plus savants et compliqués qui les font tomber tôt ou tard dans le piège qu'ils prétendent éviter. De là vient que tant d'époux fidèles, l'ayant abandonné, y reviennent pour sa sécurité absolue, dans le but immoral qu'ils poursuivent, victimes ou dégoûtés de tous les autres, toujours plus ou moins problématiques à cet égard. Ses effets se manifestent ainsi tardivement et c'est sur eux qu'il convient d'insister en finissant.

Tout le danger de cette manuélisation réciproque est pour la femme. Dès qu'il s'exonère d'une manière

ou d'une autre, et seulement par le besoin qu'il en
éprouve, comme c'est la règle dans ce cas, l'homme
n'a pas d'accident à en redouter. Au contraire, le
système nerveux de sa compagne en est toujours
artificiellement surexcité, ébranlé, que le spasme
voluptueux se produise ou non chez elle. De là son
affaiblissement progressif par le trouble apporté primitivement dans les fonctions digestives, les névroses
pouvant s'ensuivre avec palpitations, l'anémie et un
énervement général, comme le fait suivant le confirme.

60. — Un homme se marie avec une fille de dix-neuf
ans et, ne voulant point avoir d'enfant avant un certain
âge, se met à frauder dès le début. Une grossesse inatten-
due survient et, l'attribuant à ce que les fraudes avec rapprochement des organes génitaux sont incertaines, il n'usa
plus de ce moyen. Très lubrique, il exerçait sur sa femme,
avec les doigts, des manœuvres si fréquentes et si variées
qu'il finit par déterminer chez elle un éréthisme nerveux
poussé jusqu'à la névropathie générale la plus douloureuse. Pour lui, surexcité par le spectacle de l'orgasme
vénérien, poussé chez sa femme aux dernières limites, il
se satisfaisait tout seul ou exigeait qu'elle lui rendît cet
ignoble service.

« A trente ans, la santé de cette femme était profondément altérée. Très maigre, gastralgique et névropathique,
elle consultait le médecin en lui faisant le récit précédent.
Et ses souffrances avaient si bien leur source dans les goûts
dépravés de son époux que, celui-ci ayant été obligé de
s'éloigner d'elle pendant quelques mois pour ses affaires,
son embonpoint et ses forces revinrent rapidement. »
(*Fraudes génératrices*, page 167).

Ce terme de fraudes, le plus généralement employé,

indique en bloc les divers procédés mis en usage entre les deux sexes, dans la plupart des unions, légitimes ou non, pour s'opposer à la fécondation et éviter la génération. C'est l'euphémisme usité pour cacher les artifices, obstacles, précautions employés pour assurer la stérilité volontaire de ces unions; mal profond qui, en rendant actuellement les naissances inférieures aux décès en France, atténue sa puissance en diminuant sa population. Étant le crime spécial d'Onan, le nom d'onanisme employé ici, dès 1879, comme son dérivé, le caractérise donc plus exactement. Tous les arguments, subterfuges et sophismes invoqués à l'appui de cette stérilisation volontaire ont été ainsi médicalement réfutés. (Voy. *Le Mariage,* p. 357.)

De même au point de vue moral et religieux, le P. Monsabré, tout en substituant au nom médical celui de Profanations, comme plus convenable à la chaire chrétienne, dans ses éloquentes conférences sur le Mariage, faites à Notre-Dame de Paris en 1887, n'en stigmatise pas moins énergiquement ces abominables restrictions de l'amour. Les extraits suivants le démontrent, en faisant éclater leurs différences avec les textes bibliques, simples, clairs et précis, relatés au commencement et à la fin de cet ouvrage.

« Un autre genre de profanation plus commun encore — ceux qui se marient affaiblis, épuisés ou malades par leurs débauches, désordres ou excès antérieurs — est le crime de ceux qui, obéissant à de vaines craintes ou à de méprisables calculs, mesurent leur paternité. Dieu les a remplis de vie et ils pourraient s'entourer d'une nombreuse famille; mais ils se défient de la Providence, ils ont peur de la gêne et du travail, ils ont résolu de se reposer et de jouir de bonne heure, ils ne .veulent pas être troublés dans leur repos et leurs jouissances par les sollicitudes, les labeurs et les privations que nécessite un surcroît de famille; ils ont rêvé de transmettre à un unique enfant, deux tout au plus, la fortune dont ils sont fiers. Ils disent donc à la vie : « Tu viendras jusqu'ici, tu n'iras pas plus loin. »

« Est-ce à dire que, pour cela, ils demandent à Dieu la permission d'être prudents, discrets,.réservés dans l'observation du devoir conjugal, en payant cette permission par le généreux sacrifice d'un plaisir, en se refusant la paternité pour être chastes? Non. Chez les calculateurs défiants et avares de leurs peines, ce n'est pas une vertu qui retient la vie (comme Tertullien qui se sépare volontairement de sa femme pour être plus chaste), c'est un vice honteux et lâche qui la supprime, un vice dont il faut dire avec le rude Tertullien : Empêcher de naître, c'est tuer à l'avance, car celui-là est homme qui doit le devenir; tout fruit est dans son germe. (Preuve que ce vice a existé de tout temps.) Pour s'épargner les soucis et les tracas de la paternité, sans se priver d'une jouissance, l'homme a recours à des artifices inconnus de la bête; en outrageant la loi de Dieu, il maltraite la conscience de sa troublante compagne, s'il ne parvient pas à l'endormir par je ne sais quels mensonges et à la rendre complice de son iniquité. »

« Et l'on voudrait que Dieu laissât tomber sa béné-

diction sur ces familles tronquées par le vice, comme
sur celles où la fécondité obéit aux lois de la nature?
Cela ne se peut pas. Contre les violations de la loi naturelle, il se prépare de terribles revanches. Ceux qui
l'ont trompée pourront jouir pendant quelque temps
du fruit de leur parcimonieuse fécondité; mais quand
leur cœur est bien pris, quand ils ont concentré tout
leur espoir avec tout leur amour dans le fils unique
ou dans les deux petits êtres après lesquels ils ont
dit: C'est assez, la mort, sombre messagère de la justice divine, vient frapper à la porte de leur foyer et
emporte, malgré leurs cris et leurs prières, ceux qui
ne laissent après eux ni frères ni sœurs pour consoler
de leur absence. »

« Souvent la mort est encore plus cruelle et terrible
en exerçant sa vengeance. L'enfant unique, objet d'un
culte idolâtrique, ouvre son âme à toutes les passions
liées ensemble par un monstrueux égoïsme. S'il grandit, ni les avertissements, ni les pleurs, ni les menaces de ceux qui l'ont trop aimé ne le pourront arrêter sur le chemin de perdition où il prendra sa course
effrénée, au bout duquel, victime de la débauche ou
de quelque honteuse catastrophe, il ne laissera plus à
ses infortunés parents qu'un souvenir maudit qu'ils
ne pourront traduire que par ce cri désespéré : Amour,
espérance, fortune, tout est perdu!....

« Après cela, s'il y a des regrets, des gémisse-
ments, des larmes et des reproches au foyer dépeu-
plé, à qui la faute? La tristesse de ces désolations
s'accroît encore par des désirs impuissants. On voudrait remplacer les enfants qui ne sont plus, mais le

temps est passé et s'y oppose. Alors on s'imagine que d'autres unions seraient plus heureuses; on s'irrite contre l'inflexible loi qui tient enchaînées deux vies infécondes; mais la loi juste et sainte fait son œuvre: elle châtie ceux qui l'ont outragée. Ce châtiment est mérité parce qu'ils ont offensé Dieu et trahi leur pays. »

La femme ne doit donc se livrer à ces manœuvres sous aucun prétexte. L'impuissance incomplète du mari ou sa paresse à entrer en érection ne les justifie même pas, comme le voudrait la casuistique immorale des jésuites, indiquée page 357. Dès qu'elle a la faiblesse d'y accéder et le tort de s'y associer, surtout de les partager, elle porte atteinte à sa dignité et ses prérogatives d'épouse et de mère. Elle perd ses droits au respect de sa famille et trahit son rôle et les devoirs de la maternité. Aussi en expie-t-elle cruellement la peine par toutes les souffrances qui s'ensuivent, la perte de sa santé, de la considération et l'estime de son mari, si ce n'est celle de son amour et de sa fidélité. A cet onanisme à deux, mieux vaut la séparation immédiate d'un époux aussi dépravé, en attendant le divorce légal.

Le médecin est exposé, menacé de pratiquer parfois la masturbation sur l'autre sexe, sans s'en douter. Des filles hystériques, par l'éréthisme de leurs organes génitaux, les sensations et les troubles, les douleurs nerveuses qu'elles en éprouvent, réclament ainsi ses soins et son examen en accusant des dérangements, des maladies de la matrice. Elles se font toucher, examiner, appliquer des pessaires ou des éponges, et, sous prétexte d'un soulagement momentané, elles demandent à ce qu'il renouvelle sans cesse ces attouchements, par l'érotisme qu'elles en éprouvent et déterminant un véritable spasme vénérien.

61. — Au rapport du docteur Bergeret, un médecin de trente-trois ans fut victime de cette perversion chez deux célibataires qui, tout en témoignant la plus vive sensibilité au contact du doigt explorateur, demandaient incessamment qu'il *remontât* la matrice. C'était pour elles un véritable onanisme manuel. En subissant l'impression de ces scènes érotiques, se prolongeant le plus possible, ce médecin ne tarda pas à en éprouver des pollutions spontanées qui, en l'énervant, le rendirent névropathique. D'où le danger de se laisser entraîner à ces pratiques.

L'extension consacrée à cette première forme d'onanisme et les nombreux exemples relatés à l'appui sont destinés à en faire bien comprendre toute la gravité et l'importance. Outre qu'elle est la plus fréquente et commune en se rencontrant à tout âge, du berceau au tombeau, elle est aussi la plus dangereuse et perfide, en étant l'initiatrice et à l'origine de toutes les autres formes, autant par son ancienneté que sa facilité. C'est donc sur ce redoutable fléau que les familles doivent surtout exercer une attention vigilante et que les individus ont à se mettre en garde. Il altère, en effet, le physique et trouble le moral à la fois chez la plupart de ceux qui s'en laissent envahir.

ONANISME

PAR

FROTTEMENT

Longtemps confondu avec la masturbation dont il fait ordinairement partie, en étant employé avant, pendant et après, le frottement, considéré comme subsidiaire, n'a guère été décrit, ni distingué dans ses diverses formes comme un procédé spécial chez l'homme, à l'instar de la clitorismie chez la femme. Il a été ainsi omis dans la première édition de cet ouvrage où de simples allusions sont faites pages 141 et 258 à quelques-uns de ses modes, comme des exemples particuliers, rencontrés ensuite, sont relatés dans les *Anomalies sexuelles,* pages 122, 329 et 522. Il est donc plus fréquent et spécial que l'on ne croit aux divers âges sous des formes particulières et variées. De là sa gravité par les accidents nerveux et organiques qu'il entraîne déterminant l'affaiblissement génital et jusqu'à l'impuissance chez d'aucuns.

Six procédés différents s'en distinguent. Deux se

rencontrent ensemble ou séparément chez l'enfant. Ce sont les plus immédiatement dangereux par leur action intensive sur le cerveau et les graves maladies pouvant s'ensuivre. Ceux qui y résistent sont prédisposés plus tard aux perversions génésiques. Les autres en sont ainsi souvent la conséquence chez les adolescents et les adultes.

L'utilité de cette addition se démontre par les dangers inhérents à cette forme spéciale d'onanisme, généralement ignorés comme cette forme même. Elle pourra être prévenue chez les inconscients et ceux qui sont incités à s'y livrer en la croyant plus naturelle et moins dangereuse que la masturbation. Chacun, aux différents âges, saura ainsi à quoi s'en tenir à ce sujet.

Frottement chez l'enfant. — Cet onanisme se contracte spontanément de deux manières, chez les petits garçons nerveux, éveillés, comme on dit : en grimpant à l'arbre dans les campagnes, où ce procédé est très répandu ; c'est à la gymnastique dans les villes, en montant à la corde raide. Le frottement produit entre leurs jambes suffit, en excitant les organes génitaux, à provoquer l'orgasme vénérien, et ils en font ainsi un jeu, surtout en descendant. Ce dernier procédé, découvert à neuf ans par un enfant faible et nerveux, atteint d'incontinence d'urine, fut conservé jusqu'à quinze. Il y substitua alors l'entrecroisement des cuisses en classe et fut bientôt frappé de pollutions et d'impuissance plus tard. Guéri en quelques semaines, il avait tant retenu, suspendu l'éjaculation à volonté, qu'il lui restait encore un affaiblissement de la sensation voluptueuse à vingt ans. (Obs. 154 des *Anomalies sexuelles*.) Celui de l'observation 227 s'était adonné exceptionnellement tout d'abord au frottement sur son lit, dès cinq ans, et ensuite en grimpant à l'arbre. Aussi avait-il épuisé la coupe de tous les vices à dix-sept ans. Au contraire, celui de l'observation 229 était devenu sodomiste avec un écoulement prostatique à cinquante-huit ans !

Le premier procédé est beaucoup plus fréquent. Huit masturbateurs pédérastes m'ont avoué avoir ainsi découvert leur siège érogène. Ils s'étaient dès lors bientôt adonnés à la masturbation seuls ou à deux, à la succion réciproque et bientôt à la pédérastie, d'autres à la sodomie passive. De là le danger de cette découverte spontanée de l'érotisme par le frottement chez de jeunes enfants. Elle est d'un très mauvais augure pour leur avenir, d'après les faits ci-dessus. C'est aux parents, lorsqu'ils la soupçonnent, à faire cesser immédiatement ces jeux.

A l'instar de ce procédé, de petites filles nerveuses, sinon malades, en emploient un autre analogue et aussi malfaisant, en se frottant les parties sexuelles, par-dessus leurs vêtements, contre l'angle ou encognure d'un siège, d'une table ou d'un meuble quelconque favorable à ce mécanisme. Le prurit ou démangeaison locale produit par la malpropreté, un écoulement, l'irritation, sinon la présence d'oxyures vermiculaires ou petits vers blancs provenant de l'anus, en sont les causes les plus fréquentes. Les mères doivent donc y regarder de près et veiller avec attention à ce petit manège. Contre ces vers blancs venant de l'anus, des lotions avec de l'eau très sucrée sont le plus simple et sûr remède pour les faire disparaître ; mais s'il y a rougeur et écoulement chez de petites filles lymphatiques, pâles, anémiques, scrofuleuses, il ne faut pas hésiter à les conduire chez le médecin. Seul, il peut découvrir la vraie cause de ces écoulements et y remédier.

Le frottement des cuisses pressées ou croisées est le second procédé spécial à l'enfance, chez les deux sexes, pour faire naître le chatouillement vénérien, sans que l'on puisse dire s'il est plus fréquent chez l'un que chez l'autre. Il est surtout enseigné, imité, et pratiqué à l'école et en pension, en portant son action sur la verge chez les garçons et le clitoris chez les filles. Le volume développé de ces deux organes correspondants à un âge peu avancé, avec leur dureté et une terminaison en massue, est le plus sûr moyen de le découvrir et d'en convaincre les coupables.

Ce procédé succède parfois au précédent. L'enfant renfermé à l'école ne pouvant plus se livrer au grimpement et la démangeaison vénérienne qu'il a développée se faisant sentir, il continue ainsi à se satisfaire, d'après le fait cité plus haut. L'exemple n'y est pas non plus étranger, surtout chez les filles, d'après l'aveu explicite de la fille de onze ans, relaté en détail page 338 des *Anomalies sexuelles* avec toutes les conséquences de cette fatale habitude.

La conséquence presque inévitable de ce procédé est la déformation plus ou moins accentuée, apparente et marquée, des parties ainsi frottées et comprimées, selon la fréquence, l'intensité, la violence même des frottements. C'est l'irritation latente et progressive du gland et du prépuce serrés l'un contre l'autre chez les garçons, des grandes et petites lèvres chez les filles. D'où la congestion latente, la rougeur bleuâtre de ces parties et l'augmentation de leur sensibilité en les découvrant ; d'autant plus que l'on néglige de les laver, les baigner et les nettoyer chaque jour des matières qu'elles secrètent, comme c'est le plus souvent le cas.

L'allongement graduel du prépuce, chez les garçons, résulte ainsi du frottement renouvelé de cette membrane mobile sur le gland plus dur et résistant, surtout en érection. Comme les enfants ne la relèvent pas d'ordinaire en urinant, surtout quand elle est rendue plus sensible par la rougeur et le gonflement de son ouverture, le passage de l'urine acide ne peut manquer d'en augmenter l'irritation et produire jusqu'à des gerçures par le froid. D'où le rétrécissement de cet orifice amenant à bref délai l'irritation du gland ou balanite avec écoulement blanchâtre, cuisson et douleur obligeant l'enfant d'accuser son mal, en dévoilant par là ses mauvaises habitudes.

Ce serait un mal pour un bien si, profitant de cet avertissement forcé à temps, les parents recouraient immédiatement au médecin, comme j'en ai vu trois cas. Lui seul peut exercer une autorité suffisante sur l'esprit de l'enfant pour le faire renoncer à ses habitudes en lui inspirant une sage crainte de l'avenir. Le mal serait dès lors suspendu, arrêté dans sa marche et la guérison complète.

Un effet identique se produit, il est vrai, par la masturbation, chez ceux qui ont le prépuce naturellement allongé ou exubérant. Les trois cas 38, 39 et 40 des *Anomalies sexuelles* en sont la confirmation. Mais c'est en négligeant, le plus souvent, de leur demander explicitement s'ils ne se sont pas frottés auparavant les cuisses à l'école que l'action de cette cause spéciale n'est pas mieux éclairée, élucidée.

Cette apparence, à l'examen, d'un prépuce exubérant avec les lèvres rouges et gonflées du méat urinaire, s'observe souvent aux États-Unis, d'après Beard, avec des lésions du fond du canal : l'urèthre prostatique. Elle en serait donc un indice, soit par suite de masturbation, soit de frottement, et déterminerait des accidents nerveux : hypocondrie, palpitations, aversion de la société, etc. Plusieurs des faux phimotiques signalés présentaient des craintes et des peurs folles analogues.

Toujours est-il que l'allongement du prépuce et son irritation coïncidente, produits ainsi mécaniquement, peuvent déterminer à la longue une sorte de rétrécissement de son ouverture qui empêche de découvrir le gland en simulant le phimosis, même chez l'enfant, d'après l'observation 38 précédemment signalée. Provoqués par le frottement des cuisses au début et plus tard par la masturbation, ces faux phimosis sont si fréquents qu'ils dépassent de beaucoup les phimosis vrais, d'après la statistique suivante.

Sur un total de quatorze cas observés, quatre seulement étaient vrais, dont un fut opéré par moi. Le second, sur un jeune soldat incorporé depuis six mois, était passé inaperçu du conseil de révision ; je le renvoyai au major et il fut opéré à l'hôpital. Les deux autres refusèrent l'opération, notamment un abbé de quarante-deux ans, dont le pénis, ayant le volume d'un enfant de douze ans, présentait une balanite intense.

Dix étaient faux sur des jeunes garçons de dix-huit à vintg-cinq ans. Deux avouaient le frottement, dont un, de dix-huit ans passés, disait s'être amusé longtemps par le mouvement des cuisses sur la verge, en passant ainsi des heures entières plusieurs fois par jour ; les autres étaient adonnés à la masturbation sans découvrir le gland. Un prépuce allongé, dépassant le gland, avec une ouverture rétrécie, rouge, gonflée, douloureuse, irritation du méat urinaire et souvent du gland même, formant une balanite plus ou moins intense, c'est la caractéristique difforme de ces cas. Quelques-uns relèvent le prépuce incomplètement sur le gland en avant ; mais le filet ou frein, qui le fixe dessous, toujours rendu douloureux par les tiraillements et la malpropreté, fait croire à une adhérence morbide aux plus simples et ignorants. Les deux frotteurs l'annonçaient ainsi, sans comprendre qu'elle était naturelle et commune à tous les hommes ; l'autre, employé de vingt-deux ans, ajourné jusque-là pour son service militaire, se disait atteint de phimosis « parce que le prépuce adhère au gland par une ligne de chair en dessous. » La sensibilité était si grande chez le plus âgé, de vingt-cinq ans, malgré ses organes minuscules, qu'il n'avait jamais tenté le coït et qu'il éprouva une attaque de nerfs syncopale pendant la découverte du gland, tant l'irritation était vive par l'épaisse couche de matière blanchâtre ou smegma qui le recouvrait.

A ces caractères apparents et ordinaires du faux phimosis, chacun peut facilement le reconnaître par la rougeur et le gonflement de l'ouverture du fourreau et du gland, c'est-à-dire la balanite empêchant de découvrir celui-ci. La douleur en résultant est des plus faciles à faire disparaître, en cessant toute espèce d'onanisme. Il s'agit tout simplement, après avoir uriné, d'injecter matin et soir, entre le fourreau et le gland, de l'eau boriquée à 2 pour cent pour nettoyer et désinfecter les parties. Un petit injecteur ou une seringue à injection sert à cet effet, en tenant la verge relevée et en renouvelant deux à trois injections de suite au début, tant que l'eau sort sale et entraînant des matières blanchâtres. Baigner ensuite l'extrémité de la verge, pendant un quart d'heure environ, dans une demi-verrée d'une décoction de racine de guimauve ou de graine de lin. A mesure que la douleur locale et le gonflement diminuent, faire glisser doucement le prépuce en haut chaque jour davantage. On huile ou graisse les parties avec la vaseline, le cold cream et l'on arrive ainsi facilement en quelques jours à franchir la couronne du gland que l'on peut nettoyer complètement, et s'assurer par là qu'il n'y a pas phimosis.

Recommandation très importante : il ne faut *jamais* laisser le fourreau ainsi placé derrière le gland. Il suffirait que l'érection survienne pour qu'il étrangle la verge en empêchant la circulation. Après l'avoir graissé, on le ramène à pleine main en bas. Et c'est en continuant ainsi ces petits soins de toilette intime qu'il se relèvera naturellement dans le coït et s'abaissera de même après. Il n'y a d'exception à cette règle que les cas de rétrécissement annulaire du prépuce, un peu au-dessus de son ouverture, espèce nouvelle et très rare, signalée dans la nouvelle réédition de l'*Impuissance,* page 76.

** **

Un effet analogue a lieu chez les petites filles qui se frottent, les jambes croisées, par des mouvements de va-et-vient. Elles se *forcent*, dit-on, et rougissent avec les yeux fixes, sans s'apercevoir qu'on les observe, étant comme hypnotisées par ce frottement. Une rougeur locale, suivie d'irritation, de congestion des parties frottées, en résulte bientôt avec suintement liquide incolore, puis blanchâtre, plus ou moins abondant. C'est la vulvite des petites filles rencontrée à l'examen. Les nerveuses, lymphatiques, strumeuses, scrofuleuses, anémiques, y sont surtout prédisposées. Des lotions et des irrigations locales froides, avec une décoction de plantes aromatiques ou de feuilles de noyer matin et soir, accompagnées d'un traitement tonique et calmant et une active surveillance, peuvent remédier à ces accidents locaux chez les deux sexes, dès que le frottement a cessé.

Frottement des adolescents. — Il paraît succéder rarement, d'après les faits, à celui de l'enfance, celui-ci étant le plus souvent remplacé par la masturbation, seul ou à deux. Cette distinction paraît sans importance pour l'avenir de cette habitude; mais le contraire est plus grave. Des enfants masturbateurs, se frottant ensuite par réflexion, sont prédisposés à persister longtemps isolément dans ce moyen d'exonération, en le croyant moins nuisible et démoralisateur que l'autre.

La raison en est dans le changement du mode de frottement à cet âge. Jeunes, timides et craintifs, ils n'osent s'adresser aux filles, tout en en éprouvant le désir et ayant des besoins à satisfaire. Amenés ainsi par la réflexion ou la honte d'eux-mêmes à substituer à la main un procédé plus conforme à la loi naturelle, ils se renversent sur le ventre dans leur lit pour imiter la position normale du coït. Ce frottement sur leurs draps détermine une véritable friction du pénis sous la pression du bassin, et l'excitation érotique en est si efficace et voluptueuse que des garçons lymphatiques et froids s'exonèrent ainsi pour se prémunir des dangers de la masturbation et de la prostitution.

Plus naturel et spontané, ce frottement est sans doute moins direct et immédiat que la main et n'expose pas autant aux déformations péniennes, ni aux pollutions involontaires, s'il n'était jamais pratiqué que sous l'influence d'érections spontanées, troublant ou empêchant le sommeil. Il a aussi l'avantage de n'être possible qu'au lit et couché. Mais sa sécurité même en fait le danger, en provoquant son renouvellement à outrance, sans motif ni raison, et en devenant une habitude vicieuse comme la masturbation.

Ce frottement en a tous les dangers en s'y livrant passionnément. Il atténue ainsi à la longue par ses

excès la sensibilité du pénis et émousse particulièrement l'impressionnabilité du gland, lorsqu'il est
frotté à nu avec violence et persistance sur de la toile
écrue, grosse et rude. De là sa coloration bleuâtre,
qui en est parfois un signe distinctif. Sans allonger le
prépuce comme le frottement des cuisses ni la masturbation à pleine main en laissant le gland couvert,
ce procédé, en le découvrant forcément, pousse et
attire mécaniquement le prépuce en haut, aux dépens
de son attache inférieure, par le frein ou filet qui
remonte d'autant.

62. — De là un signe spécial de ce frottement prolongé,
découvert chez un licencié en droit de 24 ans. Adonné
exclusivement à ce frottement contracté à treize ans, il
s'y livrait plusieurs fois nuit et jour depuis sa puberté,
sans que la vue des femmes l'ait jamais impressionné. Il
venait demander simplement si ses organes génitaux ne présentaient pas quelque vice de conformation, pour s'expliquer son habitude et tous les accidents nerveux éprouvés.

L'examen montra le gland découvert sur une surface
d'une pièce de cinquante centimes, sans aucune trace
d'ouverture. Le méat urinaire était caché et recouvert par
la partie postérieure du prépuce, résultant sans doute du
frottement en avant. Elle s'abaissait d'ailleurs très facilement avec la main, le frein étant distendu, relâché.
Testicules moyens, un peu mous, sans autre difformité
apparente que le volume exagéré de la veine dorsale de la
verge, produit sans doute aussi par ce frottement, comme
la main le fait chez les masturbateurs. Cette déformation
frappante, sans être constante, mérite donc d'être signalée
comme signe de ce frottement.

Rien de semblable n'existait par exemple chez un étudiant arménien de 22 ans, se livrant dès son enfance à ce
mode de frottement, puis avec excès lors de la puberté et

seulement quand il en éprouve un pressant besoin depuis quelques années. Il croyait même s'exonérer ainsi jusqu'à son mariage, pour éviter sûrement les maladies vénériennes. C'est seulement devant les troubles nerveux de l'estomac, l'obligeant à un régime sévère et lacté, avec paresse de l'intelligence et du travail, insomnies, qu'il vint me demander si la continence observée n'en serait pas la cause. Ma réponse fut absolument affirmative avec prescription d'y renoncer immédiatement.

Il n'y a pas d'autre avis à donner aux adolescents bien constitués physiquement et moralement, sans tare nerveuse ni aucune anomalie apparente. Ce procédé, que l'on pouvait croire moins malfaisant que celui de la main, est passible des mêmes dangers quand il est employé à l'instar du coït. C'est donc une erreur de croire qu'il peut le remplacer, si ce n'est à intervalles très rares comme le font certains célibataires, les religieux en particulier.

Tout est de savoir si ces frotteurs endiablés et incorrigibles, en persistant dans l'âge adulte, sont capables de suivre l'ordonnance par les effets nerveux qui s'ensuivent dans le cerveau, le sens érotique en particulier.

Sans prédisposer aussi directement à la pédérastie que la masturbation à deux, ce frottement isolé n'en éloigne pas moins de la femme les adolescents en ne prenant guère part aux réunions et aux plaisirs des deux sexes. Leur isolement les empêche ainsi de contempler ses charmes, de la connaître et l'aimer. Et c'est ainsi que malgré les nouvelles exigences sexuelles de la puberté, plusieurs continuent à s'en tenir à leur procédé favori, mais toujours avec excès commandé par l'âge. De là les plus grands dangers de ce frottement, seul ou à deux, comme il est ordinairement pratiqué ensuite. Il semble même être, comme la masturbation prolongée, un indice, une menace d'anaphrodisie constitutionnelle, d'après les cas suivants.

* *

Il ne faut pas le confondre toutefois avec le simple frôlement de la verge par la main sur la cuisse. Cette atténuation onanistique a lieu chez certains garçons religieux, ne connaissant pas le frottement, pour éviter la masturbation et la prostitution. Cela leur suffit, paraît-il, à s'exonérer, comme des exemples en sont relatés aux *Anomalies sexuelles*.

63. — Un procédé plus simple encore m'a été révélé tout récemment par un grand garçon de 24 ans, très fort et impressionnable, resté vierge de tout rapport sexuel. Ses convictions religieuses lui avaient fait éviter victorieusement la masturbation et la prostitution. Il avait même résisté à vingt ans aux agaceries d'une *bonne* privée. Aussi était-il continuellement en proie à des érections incessantes qui le tourmentaient péniblement. Il n'avait qu'un moyen alors de se soulager. C'était le chatouillement du gland avec le bout des doigts, provoquant aussitôt l'éjaculation. Il n'en avait jamais employé d'autre. Aussi, à bout de forces... de résistance, venait-il demander avis pour se marier... sans le maire.

En raison de la menstruation, ce danger de la prolongation du frottement est encore plus menaçant chez les filles qui l'ont contracté dans l'enfance. Les vives démangeaisons ressenties localement à chaque

22

époque, y font revenir involontairement. Et les stigmates de l'enfance, atténués par la puberté, au lieu de disparaître, deviennent de plus en plus accentués et apparents par l'augmentation des écoulements blanchâtres ou glaireux. L'incontinence d'urine s'y joint parfois, le frottement ayant lieu inconsciemment du haut en bas sur toute l'aire génitale. La flétrissure des seins en est un autre effet et souvent des maladies de matrice entraînant la stérilité.

Ces conséquences déplorables ne sont pas décrites ici d'après les auteurs ; toutes existaient chez les deux femmes réunies dans la relation faite par l'une d'elles sous le numéro 156 des *Anomalies sexuelles*. Il y a pis encore. Ce frottement a conduit ainsi une jeune fille à l'*onanisme bestial* dont l'observation est relatée à la fin de ce volume. Tel est le triste secret inconnu du célibat de beaucoup de femmes.

Frottement chez l'adulte. — Isolé ou partagé chez l'homme à cet âge, le frottement a lieu de tant de manières diverses et variées, selon l'aberration, le besoin, le caprice ou la crainte qui le pousse à s'y livrer, qu'une division est indispensable. Sans compter l'onanisme mammaire, décrit à part, on en distingue au moins cinq variétés différentes, dont nous avons observé et recueilli des exemples ; outre ceux qui sont imaginés dans un accès de folie ou inventés par les satyres, comme le frottement de l'aisselle et de l'oreille, ne méritant pas de figurer ici.

Le frottement sur les draps, commencé pendant l'adolescence, se continue souvent lors de la puberté et plus ou moins longtemps après chez les efféminés, les lymphatiques et les timides,/en restant à l'écart de leurs camarades dans leurs jeux et leurs plaisirs : bals, concerts, etc. De même chez ceux qui sont retenus à la maison, sinon au lit par une affection quelconque. Tel le coxalgique retenu dans son appareil dès l'âge de sept ans dont l'observation est relatée page 439 des *Anomalies sexuelles*. Sauf quelques accidents nerveux comme faiblesse, sueur des mains, il réussit parfaitement, à 24 ans, à suivre un camarade dans ses aventures-galantes. Un second coxalgique par accident à huit ans s'y livra durant son isolement et sa continence prolongée de 20 à 32 ans, alternativement avec la masturbation, et n'en réussit pas moins, l'année suivante, dans la prostitution, malgré une déviation vertébrale et des accidents neurasthéniques en résultant.

64. — Au contraire, l'impuissance en est résultée chez un jeune avocat du même âge, adonné exclusivement à ce mode d'onanisme depuis son enfance maladive et renouvelé jusqu'à deux et trois fois par nuit après la puberté. Orphelin à 23 ans, il se maria avec une cousine-germaine de 25 devenue presque sa sœur. Quoique ayant fait son service militaire dans la cavalerie, ce grand jeune homme mince, pâle et efféminé avouait, à 25 ans, n'avoir réussi que trois fois une intromission complète, la première année, sans pouvoir obtenir l'éjaculation. Ne trouvant pas, dit-il, une sensation aussi vive par le frottement de la verge dans le vagin que sur ses draps, l'érection tombait deux à trois minutes après l'intromission.

Depuis, un rapprochement aussi frustre a lieu tous les vingt à trente jours, exclusivement le matin, provoqué par la turgescence spontanée du pénis, tandis qu'il n'éprouve aucun désir en se couchant et s'endort quoique sans fatigue. Il n'obtient l'exonération qu'en se frottant le pénis contre sa femme, sinon une pollution passive s'opère le lendemain.

L'examen montrait des organes normaux, mous et peu développés, avec la coloration bleuâtre très marquée du gland déjà signalée et venant s'ajouter, comme signe distinctif de ce procédé, au refoulement du prépuce au-dessus, en l'attirant en bas au point de cacher le méat urinaire, comme il est indiqué ci-dessus. Ces déformations mécaniques accidentelles semblent résulter de l'excès de violence et de fréquence de ce frottement. Mais un danger bien plus grave est lié à ces signes : c'est l'impuissance, signalée ci-dessus. Elle est d'autant plus à redouter que ce procédé prolongé semble engendrer et déceler une anaphrodisie relative chez des garçons pleins de vigueur et de santé, formant le projet de s'y tenir jusqu'à leur mariage, dont il serait un double impédiment.

Cette interprétation est justifiée par un célibataire suisse de 33 ans, qui, à la suite du frottement des cuisses à l'école, s'est ensuite renversé sur son lit avec un oreiller ou un traversin entre les jambes pour simuler la femme qu'il aimait platoniquement. De là ma réponse à sa demande de mariage, d'en faire d'abord l'apprentissage.

*
* *

Des célibataires religieux chastes, ne voulant pas violer leurs vœux, emploient un procédé analogue, mais plus dur, en se jetant par terre ou sur le plancher de leur cellule, lorsque tourmentés par la rétention du sperme ils ne peuvent ni dormir ni prier. Quelques mouvements suffisent à leur exonération artificielle et tout rentre dans l'ordre pendant un temps variable, suivant les exigences de l'habitude et du tempérament.

Employé seulement pour satisfaire un besoin pressant d'exonération, comme dans l'observation 192 des *Anomalies sexuelles*, ce procédé est certainement moins préjudiciable que l'emploi des bromures ou d'autres calmants anaphrodisiaques. Mais il est parfois insuffisant, et plusieurs prêtres et religieux, ne pouvant supporter leur célibat, se sont retirés des ordres pour se vouer à l'enseignement avec une femme. Le prétendu sacrifice du célibat religieux est ainsi le plus souvent un défi à la morale, un outrage à Dieu et un crime envers la société.

65. — Un enfant de cinq ans ayant eu la main droite prise dans un engrenage, elle dut être amputée. Il ne s'en livra pas moins à la masturbation ensuite dont il éprouva de graves accidents nerveux. Il y substitua dès lors un frottement particulier imitant le coït. Renversé sur le ventre, il fermait la main gauche à demi sur le pénis et un mouvement de va-et-vient du bassin suffisait à provoquer l'érection et l'éjaculation. « C'est le coït figuré, écrivait-il, et j'en éprouve plus de jouissance et moins de mal ». Une détente heureuse s'ensuivit bientôt et devenu plus hardi et résolu, il réussit vite avec l'autre sexe et se déclarait guéri.

66. — Le frottement vulvaire, au contraire, quoique plus connu et usité contre la génération, est des plus malfaisants. Un grand garçon fort et vigoureux, livré de bonne heure à la prostitution, ayant contracté la syphilis à

22 ans, résolut, après deux ans de continence et de traitement, de ne plus s'y exposer en se frottant seulement le
pénis sur la vulve, sans intromission. Il continua ce procédé pendant cinq ans avec une visite hebdomadaire, sans
une seule infraction. L'habitude en était donc bien contractée.

Marié à 29 ans, en 1891, avec une fille grande et forte
comme lui, il échoua piteusement dans sa prise de possession en ne pouvant pénétrer faute d'érection. Il s'exonéra
selon son habitude en se frottant sur la vulve, de même
que les deux jours suivants. Honteux et surpris de ces
échecs successifs, il vint demander un aphrodisiaque pour
mieux réussir et fit ainsi le récit de sa stupide habitude,
qui l'avait rendu impuissant.

L'enseignement de ce fait est que l'érection restait
habituellement incomplète par ce procédé et que sa
durée prolongée était la principale condition du succès
pour sa conclusion et sa fin. Il n'en saurait être guère
autrement par le défaut de participation de la femme
à ce pseudo-congrès, à moins d'être artificielle, simulée, comme chez la prostituée pour gagner son argent
et se débarrasser plus vite du client. En général, il ne
peut être que blessant, douloureux et conduire fatalement à l'impuissance ceux qui y ont recours pour
prolonger leurs plaisirs.

L'emploi de ce procédé n'est admissible qu'entre
personnes du même sexe, à défaut de pouvoir agir
autrement. C'est le plus commun et ordinaire employé
par les femmes saphistes et il devient même le
nec plus ultra chez certains hommes. L'observation
228 des *Anomalies sexuelles* en offre un exemple spécial. Ce jouvenceau anglais n'était impressionné qu'à

la vue d'un homme obèse à l'aspect sensuel pour se frotter le pénis sur son ventre, sans aucun autre excitant. Idée érotique semblables à celle des hommes exclusivement impressionnés par les femmes potelées, grasses, aux formes opulentes. C'était évidemment une aberration analogue au frôlement de ces pervertis qui, en voyant des étoffes ou des vêtements de soie, sinon de certaine couleur, blanche surtout, sont conduits invinciblement à se frôler contre pour éjaculer. Ces faits sont relatés page 441 des *Anomalies sexuelles*.

Le goût exclusif de ce frottement spécial sur le ventre de leurs acolytes est particulier à certains pédérastes prétendant que l'action réciproque des poils est un aphrodisiaque très efficace et voluptueux.

67. — Un coiffeur en ville à Paris, indifférent aux plus belles têtes qu'il arrangeait avec art, n'aimait l'homme qu'en vue de cette aberration. Il ne supportait tout autre pratique qu'à cette condition de coucher ensemble à cet effet. De là ses pénibles aventures avec certains *chanteurs*, ce qui lui faisait demander instamment un moyen de guérison. De même d'un valet de chambre ayant découvert le plaisir du frottement, en grimpant à l'arbre dans son enfance. Adonné ensuite à la masturbation et conduit ainsi à la pédérastie, il avait conservé comme le suprême bonheur, dans son amour de l'homme, de se frotter le pénis sur son ventre, tout en se livrant en échange à la sodomie passive exclusivement.

Il est à remarquer que ces trois garçons de vingt-cinq à trente ans, bien constitués physiquement, étaient absolument vierges de tout rapport sexuel normal, sans anomalie apparente ni hérédité mentale

Loin d'être mal équilibrés, le premier était instruit et distingué et les deux autres, actifs et habiles dans leur métier, l'exerçaient avec succès et distinction. Deux avaient conscience de leur vice sexuel, sans pouvoir s'en rendre compte, et demandaient à s'en guérir, à cause des aventures désagréables qu'ils en avaient éprouvé. Le troisième, plus calme et prudent, préférait sa position à toute autre. Étrangeté ou perversion du sens érotique, habitude vicieuse ou passion dominante du sentiment, il n'y a donc rien là qui ressemble à la folie. Que ce soit une lubie, une monomanie même parfois, à la bonne heure ; mais, en pareil cas, qui n'a pas la sienne ?... L'analogie, sinon la similitude de ce frottement des pédérastes avec celui des femmes tribades ou *fricatrices,* signalé plus loin, montre que ce vice peut exister sans folie.

Les effets neurasthéniques de ces divers procédés d'onanisme n'ont pas à être exposés ici, étant relatés en détail dans l'*Épuisement nerveux génital* d'après les faits. Les individus faibles, lymphatiques, efféminés, nerveux, ont surtout à redouter ces conséquences maladives, tandis que les forts et robustes en sont ordinairement exempts.

Seul ou partagé, l'onanisme par frottement est donc moins rare qu'il est généralement admis, chez l'homme comme chez la femme, en dehors de tout travail professionnel, notamment l'usage de la machine à coudre qui y prédispose spécialement celle-ci. En se prolongeant, comme la masturbation, de l'enfance jusqu'à la maturité, qu'il change de forme ou reste le même, il a le danger de laisser des

traces, des stigmates apparents spéciaux permettant
de le constater également chez les deux sexes; ce qui
les éloigne l'un de l'autre et les rend mutuellement
indifférents, en les prédisposant à des accidents et
des troubles nerveux, à l'anaphrodisie, à l'impuissance, etc.

Il n'y a donc pas d'illusions à se faire sur l'innocuité, ni même les prétendus avantages attribués
vulgairement à ce procédé d'exonération artificielle
sur les autres. Aucune de ses variétés n'en est douée,
dès que l'on en abuse. Toutes peuvent déterminer
des lésions physiques locales : écoulements, déformations, maladies, d'après les faits. Et toutes leurs conséquences n'en sont pas connues, ni divulguées,
faute d'attention. Loin de rester limitée, son action
s'étend comme les autres causes locales et envahit,
en s'exagérant, tout le système nerveux. Ce frottement contribue ainsi à épuiser l'appareil nerveux
génital, comme la preuve en sera faite dans cet
ouvrage, sans aucune lésion apparente.

ONANISME MÉCANIQUE

AVEC LES CORPS ÉTRANGERS

Cette forme spéciale est partout confondue avec la masturbation chez les deux sexes, quoiqu'elle en diffère autant par ses procédés que par ses dangers spéciaux, ses résultats ou conséquences distincts. Elle n'en dépend que par l'usage de la main, son agent nécessaire; mais elle n'agit ici qu'indirectement à conduire ou introduire les objets destinés à l'exercer. Elle n'est pas indispensable dans quelques cas. Les frottements employés par les deux sexes, déjà signalés dans l'enfance et l'adolescence, pourraient y être rapportés par l'absence de la main; mais ce n'est ordinairement qu'un expédient à défaut de celle-ci. Ils forment un intermédiaire indivisible, tandis que l'onanisme mécanique est parfois séparé et exempt de toute manuélisation.

Malgré ses analogies chez les deux sexes, il en diffère par le siège des foyers érogènes et la variété des cavités où il s'exerce. Mais en agissant uniformément sur l'aire génitale et en s'y limitant, il détermine les mêmes accidents et expose à des dangers identiques par une espèce de masturbation interne en résultant. Il ne nait jamais d'emblée, volontairement, sans être précédé de quelque initiation vénérienne, et reste toujours isolé chez l'homme comme chez la femme à tous les âges. Il est presque sans exemple qu'il ait été partagé, sinon par force. Une main étrangère est trop maladroite et dangereuse pour l'exécuter, sinon par l'anus, dont il existe deux ou trois exemples exceptionnels.

A ces caractères spéciaux et différentiels de la masturbation et les diverses formes d'onanisme, d'autres s'y joignent pour l'en séparer. Il est le plus redoutable par son mécanisme, le traumatisme, les accidents et les opérations en résultant. Ses effets sont les mieux établis et démontrés par les lésions qu'il produit sur le vivant et par la mort qui en est parfois la conséquence immédiate, directe. Bien plus, il est sans prophylaxie et presque sans traitement, en restant uniformément caché, ignoré chez les deux sexes. On ne peut le prévenir ni le guérir, à moins de lui opposer, quand il se découvre dans l'enfance, — et l'exemple en est presque introuvable, — les moyens mécaniques et coercitifs employés contre la masturbation. Il se guérit seul par ses propres excès et les maux qu'il entraîne, quand il en détermine. De là ses différences, sa distinction et sa place ici.

CHEZ LA FEMME

Par sa conformation spéciale et l'absence d'un organe saillant à saisir, à palper et manipuler, la femme semble exposée plus que l'homme à l'onanisme mécanique. L'usage de la machine à coudre, qui en est le type, en offre aussi l'exemple. Cette machine n'est plus seulement pour elle une cause prédisposante à la manuélisation, comme d'autres exercices physiques : la danse, en congestionnant la matrice ; l'équitation, par les secousses directes sur le siège, le haut des cuisses et le froissement des organes de la génération ; la position assise ou le séjour prolongé au lit ; le léchement direct des chats ou des chiens sur les organes des jeunes enfants, des petites filles en particulier. Non ; elle agit directement par l'ébranlement que la pédale, dans son mouvement de va-et-vient, imprime à la partie inférieure du tronc. Le mécanisme du frottement des grandes lèvres sur les petites et la chaleur en résultant provoquent fréquemment l'onanisme. Elle en est même un moyen direct et isolé, comme plusieurs médecins ont pu s'en convaincre en visitant les ateliers où elles fonctionnent en grand nombre. En voici un exemple.

68. — Au milieu du bruit uniforme d'une trentaine de ces machines, l'une d'elles fonctionne subitement avec plus de vitesse. L'ouvrière était une brunette de dix-huit à vingt ans. Tandis qu'elle poussait automatiquement le pantalon en confection sur la tablette, on voyait sa figure s'animer, sa bouche s'entr'ouvrir, ses narines se dilater et e va-et-vient des pieds entraînait les pédales dans un mouvement toujours croissant. Bientôt les yeux se convulsèrent et l'on vit les paupières s'abaisser, la tête pâlir et se renverser en arrière, les mains et les jambes s'arrêter, se détendre et un petit cri étouffé, suivi d'un long soupir, se perdit dans le bruit de l'atelier. Après cette pâmoison ou plutôt ce spasme de quelques secondes, l'ouvrière prit son mouchoir, s'essuya les tempes perlées de sueur, jeta un regard timide, honteux, égaré sur ses compagnes et se remit à travailler.

Ce cas est si fréquent dans ces ateliers que l'on y fait à peine attention. Il se produit surtout chez les jeunes mécaniciennes en apprentissage et celles qui s'asseoient sur le bord de leur siège. La preuve de son action locale est l'écoulement leucorrhéique presque constant chez ces ouvrières, bien que souvent il puisse être augmenté et entretenu par d'autres causes.

* *
*

En reliant le présent au passé, cette découverte toute récente permet de comprendre les coutumes et expliquer les usages des civilisations primitives, signalés à l'*Origine de l'onanisme,* sur les abus de l'imitation et l'adoration du membre viril. Dès la plus haute antiquité, les femmes de l'Orient faisaient un fréquent usage du phallus et autres objets matériels, comme en témoigne le prophète Ézéchiel, s'adressant, au nom de l'Éternel, au peuple de Jérusalem. « Vous avez pris des objets de parure, des vases d'or et d'argent qui m'appartenaient, leur dit-il, et vous en avez fait des images viriles et vous avez forniqué avec ces images. »

Chez les anciens, le phallus était en effet l'instrument le plus répandu. Son usage, pour l'onanisme solitaire des femmes, était si commun dans l'empire Romain que plusieurs spécimens de divers modèles dont elles se servaient, trouvés dans les ruines de Pompéi et Herculanum, sont exposés et conservés au musée de Naples. Les paysannes de la Campanie portent encore aujourd'hui, en guise d'amulettes, de petits phallus en métal précieux et dans quelques-uns de nos villages du Poitou, la tradition s'est conservée de faire à certaines époques de l'année, particulièrement aux grandes fêtes chrétiennes, des pâtisseries en forme de phallus. (*Jeannel*.)

Il est encore d'un usage commun en Chine. On le fabrique à Canton avec un mélange gommo-résineux d'une certaine souplesse et coloré en rose. Ces objets se vendent publiquement à Tien-Tsin ainsi qu'en images dans des albums représentant des femmes nues faisant usage de ces instruments attachés à leurs talons. On les exhibe même au théâtre pour en indiquer plus sûrement l'emploi aux jeunes femmes contre la génération, comme l'exemple en est relaté page 95.

Sauf le mérite exotique de ces histoires, retour du Céleste Empire, elles n'ont rien de nouveau à Paris. Pas n'est besoin d'aller si loin pour voir de ces phallus et s'en procurer. On en fabrique ici en caoutchouc rouge durci, parfaitement imités, que l'on vend secrètement à des adresses connues de toutes les intéressées. Le mécanisme en est des plus ingénieux. Ils se gonflent à volonté et du lait ou tout autre liquide, placé à l'intérieur, s'échauffant au contact du vagin, s'échappe et se répand au moment psychologique, pour rendre l'illusion plus complète. Les femmes chinoises ne sont donc pas encore aussi bien partagées que les Européennes.

Une pratique plus étrange est usitée depuis longtemps par les voluptueuses Japonaises, leurs voisines, sans doute en raison du même climat chaud ; elle s'est également introduite en Chine et dans les sérails de l'Inde, sans parvenir en Europe, depuis 1819 qu'elle a été décrite dans le *Dictionnaire des sciences médicales*. Elle consiste en deux boules creuses, d'égale grosseur, formées par une mince feuille de laiton. L'une est vide, tandis que l'autre contient une boule ou une certaine quantité de mercure coulant : c'est le mâle. Placées dans la main à côté l'une de l'autre, elles font éprouver, au moindre mouvement, une sorte de frémissement léger qui dure longtemps. Introduites dans le vagin, la boule vide la première, elles produisent au plus petit mouvement des cuisses, du bassin, ou même l'érection spontanée du tissu érectile, ce frémissement, cette secousse légère qui fait les délices des femmes par la titillation voluptueuse en résultant et qui se prolonge à volonté.

Ces manœuvres mécaniques isolées, avec des appareils aussi compliqués et coûteux, sont évidemment l'apanage des grandes libertines dans leurs plaisirs

secrets. Les nymphomanes romaines avaient recours
à des eunuques et des castrés et, si le mécanisme
vivant en était plus voluptueux, le résultat était aussi
sûrement frustre, nul. Elles ne peuvent s'effectuer
ainsi que chez les femmes déflorées. « Il n'est guère
présumable, dit Fodéré, que la personne même se
soit permis ces introductions contre nature assez forcément pour causer ces déchirements toujours plus
ou moins douloureux. » Le souvenir du plaisir éprouvé
dans des rapports naturels doit surtout conduire à les
renouveler isolément avec des objets volumineux, à
défaut de pouvoir ou de vouloir le répéter autrement.
Il faut connaître par expérience la source de ce foyer
érogène pour y recourir.

*
* *

Si la manuélisation féroce de certaines filles, portant la main sur toute la sphère vulvaire à la fois,
peut conduire à cet onanisme, c'est l'exception.
L'abandon, le célibat et la viduité exposent particulièrement la femme à ces aberrations. A défaut des
instruments précédents ou par la honte de se les procurer, elle a recours, dans son délire érotique, à tous
les objets à sa portée. Chandelles, bougies, poireaux,
carottes, raves, épis de céréales ou de graminées,
flacons à odeurs, tiges métalliques ou en bois, lui
servent indistinctement, comme étuis, cure-dents,
épingles ou aiguilles à cheveux et tant d'autres. Tout
est bon à celle que la passion entraîne, selon le lieu
et les circonstances où elle se trouve. La longueur
des objets est essentielle, en pareil cas, afin qu'en

s'enfonçant, ils ne se dérobent pas entièrement à la main ; en s'introduisant profondément, ils peuvent produire les plus redoutables accidents avant que le chirurgien n'intervienne pour les extraire. Les pessaires servant aux femmes comme moyen mécanique de guérison contre les déplacements de la matrice, déterminent ainsi des accidents locaux, dès qu'ils sont oubliés et abandonnés dans le vagin.

Ce n'est pas le seul danger de ces manœuvres mécaniques. Il suffit que l'instrument soit rugueux, crochu ou pointu pour amener des écorchures, piqûres ou déchirures, souvent très graves et déterminant parfois des hémorrhagies ou pertes abondantes. Il peut d'ailleurs se briser. Des femmes, prenant des injections avec des seringues en verre, se sont ainsi cruellement blessées. Le secours du chirurgien est alors indispensable et la coupable obligée d'avouer sa faute.

Dans l'ignorance de ces conséquences redoutables, beaucoup de femmes se livrent néanmoins à cette forme d'onanisme, à en juger d'après la fréquence des cas rendus publics par leur étrangeté. Aveuglées par leur délire lubrique, elles ne choisissent même pas les objets les moins dangereux et, pour mieux cacher leur honteuse dépravation, elles s'emparent de tous ceux à leur portée ; leur lubricité les entraîne parfois à prendre les plus difformes et les plus volumineux, afin d'en mieux ressentir l'action mécanique. L'instrumentation en est des plus variées, comme on en jugera par les exemples suivants.

69. — Le célèbre chirurgien de l'Hôtel-Dieu de Paris, Dupuytren, eut à extraire, et non sans peine, un pot à pommade, placé dans le vagin. Ce fut un pot à confitures, de forme légèrement conique et introduit par sa petite extrémité, qu'il en retira chez une autre fille. Honteuse et confuse, celle-ci sortit le jour même de l'hôpital et guérit sans accident.

70. — Un verre à bière fut extrait par le docteur Janssens d'Ostende à l'aide du forceps, agissant comme levier pour l'expulser. C'était un gros bouchon de liège chez une autre fille qui l'avait introduit en se servant d'un goulot de bouteille pour satisfaire aux égarements de son imagination ou plutôt de sa dépravation.

71. — Erichsen, célèbre chirurgien anglais, retira un crayon de bois de cèdre, de cinq pouces et demi de long, faisant saillie du côté droit du ventre. La femme, âgée de 28 ans, disait se l'être introduit par l'urèthre pour vaincre une difficulté d'uriner. L'arrivée subite de quelqu'un lui fit lâcher prise. Des accidents de péritonite survinrent et amenèrent la mort quatre jours après. L'autopsie démontra que cet objet, introduit dans le vagin, avait pénétré directement dans le ventre en perforant la paroi près de l'insertion du col de la matrice.

72. — L'issue fut non moins fatale chez une jeune villageoise s'étant introduit un bouchon de carafe. Elle présentait une tumeur du bas-ventre sans en dire la cause, et l'on négligea de la toucher ni l'examiner. Un abcès se forma et amena la mort, en montrant à l'autopsie l'objet même du délit.

Certains corps étrangers peuvent même s'introduire à l'intérieur de la matrice, comme chez les femmes se faisant avorter. Une tige de roseau fut ainsi rencontrée par Lisfranc chez une femme qui avait ses règles.

La péritonite est l'accident le plus redoutable de

ces manœuvres vaginales et la mort en est la conséquence par la formation du pus. Ce canal a pourtant
une tolérance remarquable pour les corps étrangers.
Des pessaires oubliés ont pu y séjourner, en s'y
incrustant, sans produire d'accidents notables. Une
bobine de fil, de deux centimètres de long, fut
extraite chez une femme de trente-six ans qui se
l'était introduite à quatorze. Malgré quelques attaques
de péritonite et d'hémorrhagie dans l'intervalle, elle
avait pu se marier deux fois, en cachant l'existence
de ce corps étranger, mais elle était restée stérile.

En agissant directement sur la matrice avec ces
corps contondants, il est aussi dangereux d'y produire
des plaies, des ulcérations, d'autant plus que son col,
à l'état normal, est à peine sensible au toucher du
doigt et des divers instruments. Il peut alors en résulter des contusions, des ecchymoses, des hémorrhagies, des pertes, comme après le coït pratiqué avec
excès et brutalement, sans que la femme en ait conscience.

*
* *

Il en est autrement d'ordinaire chez les jeunes filles
et les célibataires dont le foyer vaginal n'a jamais été
éveillé et qui en ignorent la source voluptueuse. En
se bornant à la manuélisation clitoridienne, elles
impriment une certaine excitation au méat urinaire,
par son voisinage du clitoris, et en découvrant ainsi
son ouverture saillante, par leurs attouchements, elles
sont tentées d'y introduire des corps étrangers pour
se chatouiller plus efficacement qu'avec la main. Les

plus jeunes sont même amenées à se tromper d'endroit dans l'onanisme mécanique. En croyant pénétrer dans le vagin, elles introduisent leurs instruments dans le canal de l'urèthre.

L'erreur est d'autant plus simple que, par sa conformation droite, courte et facile à dilater, à agrandir, l'ouverture extérieure participe toujours plus ou moins aux frottements, aux titillations clitoridiennes. Le bourrelet érectile en est surexcité et les corps étrangers, dont elles se servent dans leurs manœuvres lubriques, ont ainsi été plus souvent rencontrés dans la vessie que dans le vagin.

Divers objets sont employés à cet effet, dès que leur faible grosseur en permet l'introduction. L'épingle à cheveux est l'instrument de prédilection, uniquement parce qu'il se trouve à leur portée. Les aiguilles en os, dont les Italiennes se servaient autrefois, furent rencontrées dans la vessie d'un certain nombre. Morgagni cite une fille qui, en se masturbant avec l'une de ses aiguilles, la laissa échapper. Moinichen fut appelé à en extraire une, chez une Vénitienne, et il y réussit en dilatant l'urèthre. Une Parmesane de vingt ans accusa une autre fille de lui avoir introduit la nuit, en déclarant cette aventure seulement par force cinq mois après ; ce qui en montrait la fausseté. Cette aiguille à tête d'ivoire fit issue par le vagin et une fistule en résulta avec incontinence d'urine. (*Acad. des sciences*, 1735.)

73. — Une autre fille de Padoue, âgée de dix-neuf ans, ne déclara sa faute que huit mois après. Un gros calcul, formé autour, nécessita l'opération de la taille pour son extraction. La mort en résulta le troisième jour. (*Idem* 1758).

C'était aussi une aiguille en os, fusiforme et longue de 11 centimètres, dont une blanchisseuse de Lyon, âgée de vingt et un ans, se servait pour ses plaisirs solitaires. Gagnée par le sommeil durant ses manœuvres, elle laissa l'instrument en place ; mais la douleur qu'elle en éprouva le lendemain lui rappela sa faute. Elle n'en fit l'aveu que le huitième jour par l'impossibilité de travailler. Le docteur Bron parvint à la débarrasser fort habilement avec une pince, en faisant sortir cette longue aiguille comme elle était entrée.

Le même accident arrive fréquemment avec les épingles métalliques doubles dont on se sert actuellement. Leur extrême flexibilité est même une difficulté de leur extraction, en se courbant sous l'instrument introduit pour les saisir. Il fut ainsi très difficile d'en retirer une, chez une jeune hystérique à l'asile de Stephansfeld. Chez une ancienne aliénée, Carré, d'Avignon, fit également l'extraction d'un calcul vésical, formé autour d'une aiguille. C'était une grosse épingle que Lamotte retira, en 1692, chez une vieille dévote. En 1751, Lachèse en fit sortir un cure-oreille, chez une fille de vingt ans, deux mois après son introduction. Des poinçons y sont aussi fourrés communément.

Les objets les plus usuels et jusqu'aux instruments de travail sont même employés. A Paris, une ouvrière en chambre de dix-huit ans s'introduisit ainsi le crochet dont elle se servait. Tombé dans la vessie, il s'y accrocha comme un hameçon et vint faire issue dans le vagin, d'où le docteur Denucé le retira heureusement en juin 1855. L'imprudente guérit sans fistule. Les crayons servent de préférence aux pensionnaires ou celles qui font du dessin.

Des étuis en bois ou métalliques, avec ou sans aiguilles, sont aussi usités, quoique par leur volume il semble impossible de les introduire dans une si petite ouverture.

74. — C'est à force de la frotter avec cet objet, par la vive démangeaison éprouvée en cet endroit, dit-elle, qu'une fille de vingt-huit ans l'agrandit au point de le faire entrer en entier. En l'enfonçant de plus en plus, il glissa dans la vessie où il séjourna pendant trois mois. Le docteur Rétif put heureusement se servir de cette dilatation artificielle pour introduire son doigt, mais l'étui était déjà entouré de tant de matières calculeuses qu'il fut impossible de le retirer. Une incision fut nécessaire à cet effet et l'opérée succomba le vingt et unième jour.

75. — Rigal fut plus heureux chez une demoiselle de vingt ans, en retirant, par une opération semblable, en 1818, un étui de bois des Indes, rempli d'aiguilles et d'épingles, mesurant trois pouces et demi de long sur un pouce et demi de circonférence. Le même succès fut obtenu par Cartier, à l'Hôtel-Dieu de Lyon, sur une fille de quarante ans, en extrayant un étui plein d'aiguilles.

76. — Ce fut un sifflet d'ivoire, long de trois pouces et demi sur cinq lignes de circonférence, que Pamard d'Avignon rencontra chez une fille de trente et un ans se masturbant avec cet instrument. L'extraction laborieuse fut exécutée sans opération. Il en retira un crayon de 14 centimètres de long, introduit six mois avant, chez une fille de trente-quatre ans. Incrusté d'un calcul comme un œuf de pigeon, il avait perforé la vessie et faisait issue dans le vagin. Au contraire, la taille vaginale fut nécessaire chez une fille de dix-sept à dix-huit ans qui avait l'habitude de s'introduire un gros morceau de bois. Moreau disait même avoir extrait une pomme d'api, incrustée de matière calculeuse, de la vessie d'une femme à l'Hôtel-Dieu de Paris.

Avec l'habitude de cet onanisme mécanique, la forme et le calibre des objets deviennent accessoires par l'agrandissement progressif du canal. Des efforts gradués et prolongés artificiellement permettront au médecin d'y introduire le doigt et de volumineux instruments pour opérer à l'intérieur de la vessie.

77. — Paquet (de Lille) a extrait ainsi des épingles à cheveux chez quatre filles, et M. Marchand en a retiré de même chez trois femmes, en une seule année, à l'hôpital Saint-Louis.

Le professeur Tourdes a constaté que la dilatation lente et graduelle du méat urinaire, chez une fille, avait même permis l'introduction du membre viril. Ce fut le cas de ce mari naïf des environs d'Orléans, cité dans le *Mariage*. Parlant à son confesseur de la stérilité de sa femme, celui-ci répondit qu'il ne suivait peut-être pas la bonne voie. Il en changea si maladroitement qu'une incontinence d'urine s'ensuivit bientôt. L'erreur fut ainsi éclairée par l'intervention du médecin.

L'incontinence d'urine est un accident fréquent de cet onanisme, soit par sa pratique prolongée avec des objets de plus en plus gros, soit par les opérations et les fistules en résultant. L'inflammation de la vessie et des reins, attribuée à la manuélisation directe, est bien plutôt l'effet de ces pratiques mécaniques irritant directement ces organes par sympathie et continuité.

Le plus redoutable est la *formation des calculs* ; dès que le moindre fragment des objets employés tombe dans la vessie, il devient rapidement le noyau d'une pierre. A plus forte raison quand il s'échappe tout entier. Il suffit de la tête d'une épingle noire, employée par une fille de seize ans à se frotter le méat urinaire et tombée dans la vessie, pour qu'un calcul, gros comme un œuf de poule, fût constaté quelques mois ensuite. Il ne fut brisé et extrait que par des séances longues et fort douloureuses de lithotritie qui amenèrent la guérison.

Il serait fastidieux et sans utilité de citer beaucoup d'autres exemples semblables souvent rapportés. Les précédents suffisent à montrer tous les graves dangers de cette pratique. L'ignorance de tant de filles produit tous ces malheurs. Qu'elles sachent bien que le chirurgien, en introduisant des sondes ou d'autres objets dans ce canal, a toujours le soin, en les laissant à demeure, de les fixer solidement à l'extérieur. Ils sont en effet attirés, aspirés à l'intérieur par le vide que la vessie fait au-dessous, avec une force égale à celle de l'estomac sur les aliments après leur déglutition. La contractilité des parois de l'urèthre, augmentée par le spasme cynique éprouvé par la masturbatrice, fait le reste. Les plus volumineux objets peuvent être saisis, engloutis et disparaître d'autant plus rapidement que ce canal est très court chez la femme.

L'abus de ce procédé, surtout chez les jeunes filles, est fréquemment la suite de la manuélisation. Il semble indiquer leur ignorance du foyer vaginal, relativement moins dangereux par l'amplitude du canal et la facilité d'en retirer la plupart des objets. L'obstacle rencontré par toute femme non déflorée à franchir l'hymen avec un objet quelconque, si délié soit-il, serait la cause qui la fait recourir à l'autre et non par préférence. Il serait dès lors un signe de virginité dans la plupart des cas ; les auteurs appelés à constater le fait n'ont pas pris le soin de le vérifier ni de l'indiquer explicitement. Les explorations vaginales, signalées dans plusieurs cas, contredisent même cette supposition, sans qu'il en résulte rien de plus précis.

La voie suivie importe peu d'ailleurs aux effets de ces manœuvres sur le système nerveux. Outre leur action locale, elles ont tout le danger de la manuélisation solitaire par l'ébranlement qui en résulte.

L'usage prolongé et renouvelé des objets, par leur contact avec les organes, en émousse et altère la sensibilité ; c'est à défaut de les sentir dans le spasme cynique que la main les abandonne et les laisse s'échapper. Toutes les maladies nerveuses résultant de la masturbation peuvent donc également s'ensuivre.

Il est de la plus grande importance, pour toutes celles qui ont le malheur de laisser disparaître l'objet de leurs plaisirs solitaires, de s'adresser immédiatement au médecin, afin d'atténuer les conséquences toujours dangereuses d'une vaine attente. La facilité de pénétrer dans le vagin lui permettra le plus souvent de retirer instantanément le corps du délit et d'en prévenir l'effet contondant ou piquant sur les organes. Cette voie peut même servir à repousser les objets tombés dans la vessie et il lui suffira d'introduire le doigt ou un instrument, par son ouverture, pour les saisir et les extraire sans traumatisme sanglant.

Telles sont les suites trop fréquentes d'une simple habitude de manuélisation ou d'attouchements étrangers dont le début semblait sans aucune gravité. Objectera-t-on qu'il faut avoir perdu la tête pour s'abandonner à de si redoutables abus ? Il y a sans doute dans le nombre des idiotes, des imbéciles, des hystériques, des nymphomanes, mais la plupart possédaient toute leur raison, comme les hommes de l'art, appelés à intervenir, l'ont maintes fois constaté. Le défaut seul d'incitation sexuelle, joint à l'ignorance, l'isolement, une timidité ou une pudeur exagérée, ont suffi à conduire des femmes honnêtes à ces tristes conséquences dans un moment d'égarement érotique.

La simulation de cet onanisme a eu lieu parfois dans un but de chantage, d'escroquerie ou de vengeance. Une fille hystérique, se disant victime des plus odieux attentats, s'introduisait dans le vagin et l'anus des morceaux de fer et d'autres corps étrangers pour faire croire à des violences dont elle accusait deux frères. Ils furent traduits successivement devant trois juridictions, par la difficulté même de prouver la simulation, et n'ont dû leur salut qu'aux lumières et à la fermeté du docteur Merland, de

Napoléon-Vendée. La présence de lésions suffit en effet à faire admettre des violences par l'action d'une main étrangère. C'est pourquoi il est ordinairement isolé. La main inconsciente des idiots ou des aliénés, comme le berger du Languedoc, peut seule produire des lésions graves. Les femmes hystériques sont ainsi capables d'en faire autant.

CHEZ L'HOMME

Des aberrations identiques, produites par les mêmes causes que chez la femme, portent l'homme à tout âge à se livrer à l'onanisme mécanique pour se procurer des sensations vénériennes, les varier ou les augmenter. Il se distingue seulement par ses procédés résultant de la différence des organes. Le pénis est ici le principal théâtre de son action. Le masturbateur solitaire est ainsi conduit, dans ses idées lubriques, à essayer de tous les moyens mécaniques pouvant déterminer l'érection, surtout quand par la satiété de son usage, la main est insuffisante à la provoquer. Anneaux et tubes de toutes sortes, métalliques, en verre, en bois, goulots de bouteilles, pots et vases sont employés à cet effet en y introduisant ou passant la verge. Beaucoup s'infligent parfois des blessures cruelles et un certain nombre, pris au piège, en ne pouvant retirer le corps étranger par le gonflement de l'organe, ont été forcés, réduits, à se dénoncer eux-mêmes en venant implorer les secours de l'art. De nombreux faits de ce genre sont consignés dans les annales de la science pour témoigner des tristes et fatales conséquences de cet onanisme.

C'est le procédé le plus dangereux par les graves effets immédiats et locaux qui peuvent s'ensuivre. Il suffira d'en citer quelques exemples, collectés dans les livres de chirurgie, pour donner une idée de tout ce qu'une imagination déréglée a pu inventer de bizarre et d'insensé, dans le but d'arriver à une jouissance nouvelle, sans qu'aucun âge soit à l'abri de ces aberrations.

Commençons par les cas les plus communs et fréquents, en raison de la vulgarité des instruments employés.

78. — Un jeune homme, très vigoureux, fit passer sa verge jusqu'à la racine dans l'anneau d'une clef. Sabatier dut faire des scarifications pour l'en retirer. Des eschares se formèrent sur les points comprimés et la cicatrisation amena une difformité de l'organe. Un autre de quinze ans introduisit la sienne dans un gros anneau de cuivre. Un homme de soixante-cinq ans la fit entrer dans une virole de fer ; un autre dans une bague. Un garçon de seize ans s'avisa même de la faire passer avec le scrotum dans un briquet. On ne put les délivrer, dans tous ces cas, qu'en limant le corps métallique avec de grandes difficultés.

Dupuytren eut beaucoup de peine à libérer un individu qui l'avait introduite dans une bobèche de chandelier. Un ouvrier de fabrique, célibataire de cinquante-cinq ans, l'avait même engagée dans un anneau de rideau en cuivre. Le gonflement était énorme. Ayant réussi à scier l'anneau avec une lime d'horloger, il n'y eut aucune suite fâcheuse. Le docteur Pamard en a fait enlever un par le serrurier, le 28 mars dernier, chez un mécanicien qui le portait depuis trois mois. Une dureté considérable du prépuce en avant en était résultée. (*Soc. de chir.*)

Toutes ces manœuvres directes n'ont évidemment été imaginées qu'à la suite de la masturbation solitaire et comme un raffinement pour augmenter, aiguiser l'impression de la main. Dès qu'elle a passé en habitude, elle entraîne fatalement la plupart de ses victimes à essayer de moyens plus violents. Beaucoup sont ainsi pris au traquenard qui rend leur faute publique.

79. — Un jeune homme, prenant un bain, imagina d'introduire son pénis dans le trou pratiqué à la baignoire pour l'écoulement de l'eau. Le gonflement du gland devint bientôt si considérable qu'il lui fut impossible de le retirer et il se trouva serré comme dans un étau. Les cris de ce malheureux firent accourir à son secours et l'on ne parvint à briser qu'avec de grandes difficultés les entraves qu'il s'était forgées dans son délire honteux.

D'autres se serrent la verge au point de ne plus pouvoir dénouer la ligature. Une section circulaire en résulte souvent. Nous l'avons constatée chez un hypocondriaque qui se l'était infligée comme punition de ses excès et afin de s'en guérir, disait-il. Dupuytren a même vu le canal de l'urèthre ouvert par de telles ligatures.

Le *paraphimosis,* ou l'étranglement du gland par le prépuce relevé et resserré derrière la couronne, est aussi un accident fréquent de ces pratiques. La douleur causée par la réduction est parfois une excellente

.correction pour faire renoncer à ces manœuvres onanistiques.

Tous ces cas, révélés fortuitement, indiquent assez
qu'un bien plus grand nombre restent inconnus, ignorés, chez les individus qui échappent à ces accidents
par l'emploi de moyens mieux appropriés à leur
usage. J'ai navigué avec un officier de marine marié
qui avait en permanence, sous le traversin de son lit,
un mannequin en caoutchouc qu'il gonflait à l'occasion et en cas de besoin pour remplacer sa femme
absente.

*
* *

Ces aberrations vont encore plus loin. Il est des
masturbateurs effrénés qui, la nuit comme le jour,
titillent le méat urinaire, absolument comme la
femme, et finissent par introduire des corps étrangers
dans le canal de l'urèthre, afin de provoquer un chatouillement voluptueux. Un paysan italien de quarante
ans, souffrant d'une difficulté d'uriner dont il mourut,
confia au chirurgien, avant sa mort, qu'il s'était introduit dans l'urèthre, deux ans auparavant, une aiguille
à cheveux en laiton. L'autopsie montra un calcul dans
la vessie, gros comme une petite noix, formé autour
de la tête de cette épingle, longue de trois travers de
doigt. Un tube en verre de 6 pouces de long fut ainsi
introduit chez un homme ivre endormi.

La courbure, les sinuosités de ce canal chez l'homme et sa longueur surtout, de trois à quatre fois supérieure à celui de la femme, en raison même de sa
double fonction de conducteur du sperme et de l'u-

rine, rendent cet onanisme d'autant plus dangereux. Les individus introduisent leurs instruments de plaisir à une profondeur croissante, à mesure que la muqueuse s'habitue au contact, au chatouillement des objets, jusqu'à devenir insensible. Ne connaissant pas le danger, ils fourgonnent le canal de l'urèthre dans tout son parcours et jusqu'au fond pour en obtenir des sensations plus vives, des chatouillements plus aigus. Que l'instrument employé soit pointu ou rugueux, piquant ou contondant, comme les épingles, aiguilles, poinçons, tiges de paille, de bois ou fils métalliques dont on se sert le plus communément, et des uréthrites avec écoulement, des hémorrhagies, des fausses routes et même des rétrécissements du canal peuvent en résulter.

Tenus secrets, ces accidents ne suffisent pas toujours à arrêter leurs victimes dans ces dangereuses manœuvres. Ils persistent quand même avec tous les raffinements imaginables de la lubricité, jusqu'au jour... ou la nuit où l'objet introduit ne peut être retiré. Arrêté, fixé ou accroché dans le canal, il tombe aussi souvent dans la vessie par sa rupture spontanée ou son échappement des mains engourdies par des manœuvres prolongées ou par le sommeil. D'une manière ou de l'autre, il faut bientôt, et quoi que l'on fasse, recourir à l'homme de l'art par la difficulté ou l'impossibilité d'uriner, les douleurs croissantes, l'écoulement du sang ou la formation de calculs dans la vessie autour du corps étranger. Tous les subterfuges invoqués pour donner le change au chirurgien, sur la cause réelle du mal, ne serviront à rien ; il ne

s'y trompera pas et le mieux est de confesser sincèrement sa faute, dans tous ses détails et aussitôt que
le mal est arrivé, pour tenter dans les meilleures
conditions une opération toujours grave et délicate et
dont la mort peut s'ensuivre.

L'intérêt du malade, en pareil cas, est un aveu
franc et sans détour, car il peut guider le chirurgien
dans le choix de l'opération à faire. Il ne servirait à
rien de lui cacher le corps du délit, il le découvrira
toujours. Un calcul retiré par la taille, chez un jeune
homme de vingt ans, avait ainsi une fève de haricot
pour noyau ; en opérant de même un capucin, Chopart retira de la vessie une corde de la grosseur du
petit doigt, incrustée de graviers. L'opéré prétendit
alors, pour donner le change, qu'il avait dû avaler
cette corde, cinq mois auparavant, en buvant préci-
pitamment de l'eau d'un puits. C'était l'onanisme
doublé d'un grossier mensonge, car ces accidents
tiennent ordinairement à ce que l'instrument du plaisir s'échappe de la main, au moment du spasme
vénérien, et glisse directement dans la vessie par
l'aspiration qu'elle produit. Ces corps étrangers n'y
peuvent parvenir autrement.

Des objets de toutes sortes ont été extraits de la
vessie, après y avoir été introduits par cet onanisme
mécanique uréthral. Lallemand, de Montpellier, en
retira un carrelet à matelas de quatre pouces de long
chez un homme de cinquante ans ; Rigal, de Gaillac,
une tige de glaïeul chez un homme de trente-huit
ans ; Bonnet, une tige de sarment de trois pouces de
long sur trois lignes d'épaisseur ; un épi de blé, des

haricots. Senn retira même une tige herbacée chez un garçon de dix-neuf ans.

80. — Un garçon de vingt-six ans se servait de deux boutons de chemise reliés par un fil et qu'il faisait voyager dans l'urèthre pour se procurer des sensations voluptueuses. Ils parvinrent un jour dans la vessie et, sans le savoir, il fit tant d'efforts pour les retirer comme à l'ordinaire que le fil conducteur cassa. C'était en 1877. Le professeur E. Bœckel, de Strasbourg, parvint heureusement à les extraire avec un petit lithotriteur sans les briser. L'un avait 11 millimètres de diamètre et l'autre 10.

81. — C'était un fil de fer de sept à huit pouces de long dont un autre masturbateur se servait. Afin d'en éprouver des sensations plus vives, il en avait recourbé le bout en forme de crochet. Celui-ci s'accrocha un jour en voulant le retirer. Il avait tellement pénétré dans les tissus que le docteur Fardeau, de Saumur, dut l'extraire par le périnée.

Par cette fatale tendance des masturbateurs invétérés à varier, changer leurs moyens d'excitation, quand les précédents n'en produisent plus, ils vont jusqu'à se mutiler dans leur lubricité croissante. L'exemple le plus fameux est ce berger idiot du Languedoc, opéré par Chopart. De quinze à vingt-six ans, il s'était livré avec fureur à la masturbation. La main ne produisant plus l'éjaculation, il se servit d'une baguette en bois de six pouces de long qu'il introduisait dans l'urèthre peu à peu avec un mauvais couteau jusqu'au pubis, afin de faire pénétrer la baguette plus profondément. Un jour, elle lui échappa et tomba dans la vessie. Il fallut ouvrir celle-ci pour l'extraire et les détails de ce cas curieux sont ainsi parvenus à la postérité pour montrer à quelles per-

versions de simples masturbateurs peuvent être conduits.

Ces pratiques n'ont d'ailleurs rien de bien surpre-
nant devant la facilité que certains hommes mettent
à se sonder, pendant des années, sans aucun accident. La forme et la nature des objets dont les masturbateurs se servent, et surtout le spasme cynique
qu'ils provoquent, en sont donc le principal danger.
Par l'irritation du canal en résultant, ils doivent être
fréquemment atteints d'orchite ou inflammation des
testicules.

Ces accidents ne sont heureusement plus guère passibles d'aussi graves et redoutables opérations pour
en conjurer les effets, sauf dans les cas exceptionnels. L'ouverture de la vessie n'est plus indispensable
comme autrefois pour l'extraction de ces corps étrangers, pas plus chez l'homme que chez la femme, lors
même qu'ils sont incrustés de matières calcaires ou
calculs en augmentant le volume. Des pinces spéciales permettent actuellement, introduites par le canal
de l'urèthre, de réduire ces matières en poudre qui
sont évacuées avec l'urine et le corps étranger est
alors retiré aussi facilement que s'il venait d'être
introduit.

Sur 120 corps étrangers nécessitant autrefois 100
tailles, un grand nombre de morts s'ensuivait après
cette grave opération. Depuis l'invention du brise-
pierre, 20 tailles à peine sont nécessaires sur le même
nombre par le volume ou l'aspérité des corps étrangers. Le danger en est ainsi considérablement diminué.

*
* *

D'autres vont encore plus loin dans le vertige de la passion. Le sentiment de l'éjaculation étant distinctement perçu dans ces manœuvres solitaires et son siège correspondant à l'anus, des individus pervertis ont introduit des corps étrangers par cette voie pour en ressentir plus directement l'impression, espérant en augmenter... l'aiguillonnement. La satiété est si bien l'inspiratrice de ces ordurières manœuvres qu'elles sont pratiquées le plus souvent par des vieillards livrés à la sodomie. Il suffira de quelques exemples authentiques pour en justifier.

82. — Morand raconte qu'il lui fallut retirer de l'anus d'un homme de soixante ans un affiquet de buis dont les tricoteuses se servaient autrefois et qui avait un demi-pied de long. Des verres ont même été introduits de la sorte. Une fiole à eau de Cologne, longue de 28 centimètres, et qui était venue faire saillie sous les fausses côtes, fut extraite par Velpeau en 1849.

83. — Deux ans avant, en 1847, entra à l'Hôtel-Dieu de Paris un employé d'une maison d'éducation qui, par suite d'un défi infâme, s'était introduit dans le rectum une *chope* dont tout le monde connaît l'extrême dimension. Ce verre s'était brisé et l'extraction des fragments, très difficile et douloureuse, n'arracha pas une plainte à ce malheureux qui dévorait sa honte. Les suites des déchirures étendues de l'intestin ne tardèrent pas à déterminer sa mort. Quinze jours avant, un autre, livré au même abrutissement, s'était présenté également avec un corps étranger dans cet organe, dit Vidal (de Cassis).

L'absence de cette aberration chez la femme tend à

montrer qu'elle est déterminée chez l'homme par sa conformation spéciale du rapprochement du fond de l'urèthre et des canaux éjaculateurs avec le rectum. Il peut ainsi y chercher une excitation presque immédiate. L'exemple de cette célibataire, forcée de recourir aux pinces de Saucerotte pour se faire extraire du rectum une fiole d'eau de mélisse *des Carmes*, de cinq pouces de long sur un de diamètre, est tout exceptionnel, sinon unique. Sauf erreur de lieu ou une mauvaise conformation, on se demande, en effet, le plaisir qu'elle allait chercher par là.

84. — Une main étrangère est seule capable de commettre cette atrocité. L'histoire de la queue de cochon, introduite dans l'anus d'une fille publique italienne, est restée célèbre, à l'instar de cette autre prostituée américaine faisant entrer un énorme gobelet dans l'anus d'un Chinois sexagénaire en état d'ivresse, et opéré avec succès. Enfin les détails d'un procès célèbre devant la Cour d'assises de la Seine, au mois d'avril 1866, ont appris qu'un petit garçon de cinq ans et sa sœur, âgée de sept, avaient été soumis par leurs domestiques, homme et femme, à l'introduction de carottes, de pommes de terre et de cuillers. Il en était résulté pour la petite fille un tel agrandissement de l'anus, qu'il se confondait presque avec le vagin. Les signes et les peines de ces actes abominables de sodomie dissimulée seront indiqués à l'*Onanisme anal*.

C'est l'endroit le plus dangereux pour l'extraction de ces corps étrangers. En se brisant, ils ont amené parfois des délabrements irrémédiables. Le succès fréquent des accouchements laborieux indique que le vagin, par son agrandissement, offre plus de ressources opératoires. L'impossibilité de cette extraction directe, quand le corps étranger s'est élevé trop haut dans l'intestin, peut même rendre nécessaire une opération encore plus redoutable : l'ouverture du ventre pour le saisir directement. Le professeur Verneuil l'a pratiquée pour la première fois, le 10 avril 1880, à l'hôpital de la Pitié, dans un cas de ce genre, sur un ex-marin âgé de quarante ans. Atteint d'une incontinence des matières fécales, par suite de la dysenterie contractée dans ses voyages, il s'était tamponné le rectum avec un morceau de merisier, taillé en forme de cône large et peu élevé. Parvenu sur l'intestin, le chirurgien put heureusement faire descendre ce cône en bas, sans ouvrir le rectum. Il suffit de le saisir par l'anus pour le mettre dehors. Le malade guérit en une semaine.

Il faut donc distinguer, dans cet onanisme mécanique par l'anus, le mobile qui guide la main de ses auteurs. Ordinairement, c'est un appétit sexuel dépravé qui pousse l'homme à employer ces objets bizarres, par cette voie inusitée, pour provoquer le spasme vénérien et l'éjaculation comme dans la sodomie. D'où le nom de masturbation sodomique (*Masturbating sodomy*), que lui a donné le docteur Walker, de la Floride. C'est un mode particulier de sodomie solitaire. Les faits de ce genre seront donc mieux placés à l'*Onanisme anal* pour montrer qu'il existe là un centre érotique, en vertu de son voisinage des organes séminaux, comme il est indiqué page 77 et démontré à *Sodomie*.

Voy. *Onanisme avec les animaux* ou *Bestialité*.

ONANISME VULVO-VAGINAL

CLITORISMIE ET TRIBADIE

———

Par son rapprochement du coït naturel et en se confondant avec cet acte normal, l'onanisme vulvo-vaginal forme l'origine même du mot. C'est le procédé dont Onan se servit le premier, d'après l'Écriture sainte, pour ne pas avoir d'enfant avec sa belle-sœur Thamar, devenue sa femme selon la loi juive. Tous les autres n'en seraient que les dérivés, quoiqu'ils existassent certainement auparavant. Ils n'y ont été assimilés ensuite qu'en faisant également obstacle ou échec à la génération humaine. D'où son importance capitale ici, en formant le type et la base de tous les autres, considérés à ce point de vue spécial dans cet ouvrage.

C'est assurément le plus fréquent entre les deux sexes, comme la stérilisation volontaire de la plupart des mariages français en est actuellement la démonstration évidente. Il constitue l'onanisme conjugal par excellence, justement désigné sous le nom de Fraudes dans un opuscule du docteur Bergeret d'Arbois, dont nous ferons plusieurs' citations. (*Des fraudes dans l'accomplissement des fonctions génératrices;* Paris, 1877.) En étendant indistinctement la signification de ce mot à tous les autres procédés d'onanisme, il en a fait une fausse application et créé, établi une confusion regrettable. D'où le nom plus vrai et explicite qui lui est substitué ici, afin de stigmatiser plus énergiquement ces fraudes dans leurs diverses formes.

Sous ce titre, se trouvent comprises en effet toutes les pratiques naturelles, artificielles ou mécaniques, désignées vulgairement sous les euphémismes de précautions, prudence ou tricheries, employées entre les deux sexes, dans le coït normal, simulé ou imité, pour empêcher la fécondation. C'est tout le secret de leurs variétés, leurs perfectionnements et leur multiplicité. Leur insuccès est même celui qui fait recourir aux autres procédés plus radicaux, tout en conservant leurs applications anciennes, primitives, pour faire naitre le plaisir vénérien entre individus du même sexe. Son caractère essentiel est de s'exercer toujours à deux. L'onanisme isolé de la femme, avec les phallus, les boules, ou tout autre objet mécanique, introduits dans le vagin ou ailleurs, qui en pourrait être rapproché, s'en distingue ainsi, comme on l'a vu à l'*Onanisme mécanique*. La manuélisation ne saurait être confondue davantage avec ce procédé compliqué, pas plus que l'onanisme avec les animaux.

L'union intime des deux sexes n'est rien, en effet, si elle n'est suivie de l'émission normale du liquide spermatique à l'intérieur du vagin, qui en est le but et la fin, l'accomplissement régulier. Sans ce complément nécessaire, obligé, elle est frustre pour les deux conjoints. La détente qu'elle produit est aussi indispensable à l'homme qu'à la femme. Tous deux en éprouvent la même impression calmante : l'un par son émission, l'autre par sa réception. C'est un sédatif absolument nécessaire à la régularité de cet acte. D'où le bien-être, le repos, la satisfaction de tout le corps s'ensuivant de part et d'autre et le sommeil profond et réparateur qui en résulte d'ordinaire.

Autrement, la volupté est frustrée, incomplète ; c'est un acte anormal, irrégulier et dangereux, malfaisant pour les deux conjoints. Le frottement des muqueuses entre elles en peut produire autant. La volupté résulte ainsi des baisers réciproques sur la bouche et surtout des frottements avec la langue. Les libertins blasés ou dépravés, comme les impuissants, les remplacent par l'onanisme buccal, en portant ces baisers sur les organes génitaux de l'autre sexe. La volupté engendrée par le tribadisme des femmes n'est pas autre chose.

La copulation sans l'émission normale du sperme équivaut à celle des enfants et des vieillards qui y sont inaptes par l'aspermatisme ou absence de sperme ; de même que les eunuques ou les castrés privés de testicules sont incapables d'en faire goûter toutes les jouissances par le défaut d'éjaculation. La fatigue les atteint, sans pouvoir satisfaire leurs désirs ni ceux de leurs compagnes.

Les nymphomanes romaines de l'antiquité la réalisaient ingénieusement et avec toute sécurité en prenant à leur service des esclaves auxquels on avait retranché les testicules à l'âge adulte, comme le font encore les Skoptzy en Russie. Le coït avec eux restait possible et absolument sans danger de se découvrir par ses effets, ainsi que le dit Juvénal :

> ..... Un eunuque a d'autant plus d'attraits,
> Que, s'il offre à leurs sens des plaisirs imparfaits,
> Ses baisers sont plus doux ; de ses feux adultères,
> Leurs flancs ne pourraient point révéler les mystères.

Les hommes malades, opérés ou convalescents de longues et graves maladies, ayant profondément amaigri le corps, affaibli le système nerveux, diminué ou altéré le sang, comme la diarrhée, la dysenterie, les hémorrhagies, l'albuminurie et surtout le diabète, sont également réduits à un coït frustre. Les uns et les autres s'y livrent abusivement ou par libertinage.

C'est en s'assimilant à tous ces neutres, malades ou infirmes, que tant d'hommes jeunes, forts, vigoureux et féconds, libres ou mariés, rendent leurs rapports sexuels incomplets, comme Onan, pour ne pas avoir d'enfants. Au lieu de s'abandonner aux plus doux transports de l'amour qui les anime, aux sentiments et aux sensations les plus délectables qu'ils ont à en éprouver, ils les réfrènent volontairement et s'astreignent à en troubler le cours ascensionnel en les suspendant, les arrêtant, pour être plus sûrs d'eux-mêmes et se tenir mieux en garde contre l'acte final. La spontanéité qui, comme la décharge électrique, en fait tout le charme, est ainsi calculée, contrariée, retardée et soumise aux lois d'une exonération volontaire.

Quand, pour un acte aussi spontané, en effet, il faut choisir le jour, l'époque ou le moment favorables pour le rendre stérile, et que tout est prévu, calculé, prémédité, sans élan ni émotion du cœur, ce n'est plus l'amour, ni l'affection, ni l'amitié; c'est un infâme calcul, un véritable onanisme. Tout ce qui en fait le charme, les délices et peut-être la fécondité, disparaît et s'évanouit avec ces restrictions pour réduire cet acte aux plus grossiers besoins de l'organisme.

*
* *

De là divers procédés, quoique le but commun soit de prévenir l'émission spermatique à l'intérieur. Chacun s'y prend différemment, suivant ses dispositions, sa sensibilité et surtout celles de sa compagne. Au lieu de se rapprocher plus intimement, — comme toutes leurs sensations réciproques les y portent impérieusement au moment suprême de l'éjaculation par le spasme voluptueux qu'elle produit, — ils se font violence en se séparant brusquement. Mais il est si difficile de résister alors de part et d'autre à la volupté qui subjugue, que les plus froids ou les plus habiles, sinon les plus roués, manquent ce tour de force. L'émission est si rapide, inopinée et indépendante de la volonté qu'elle peut toujours s'opérer sans en donner une perception bien nette dans ces conditions anormales. Une fois ou l'autre, on s'oublie ou l'on se trompe, et il suffit d'un transport non réprimé, d'un mouvement inusité, pour que le but de tant de privations, de gêne et de restrictions soit aussitôt manqué.

Ce tour de force est si incertain et scabreux que les plus malins s'y laissent prendre. Aussi ceux qui sont prudents et résolus se séparent toujours d'avance, souvent après avoir été pris au piège, au point de ne pouvoir absolument en sortir. L'exonération se fait alors artificiellement, comme ils peuvent, soit en se frottant à l'extérieur, suivant la mode des tribades, soit avec la main, la bouche ou tout autre procédé.

Si la stérilisation est absolue par cette émission *extra vas* ou au dehors, il est toujours difficile, sinon impossible, même pour l'homme, de savoir au juste ce qui s'est passé dans ces coïts artificiels, incomplets, gênés, retardés et souvent dérobés. Elle ne s'accomplit jamais avec sécurité en pareil cas. Les mieux avisés ou les plus timides bornent leurs approches au vestibule ou l'extérieur des organes, sans pénétration. Le tribadisme est exercé de la sorte entre les deux sexes, au lieu de l'être seulement par les femmes entre elles, comme on l'admet généralement.

⁎

Cet onanisme résulte souvent des tentatives de viol exercées par l'homme sur des petites filles lascives, soit par l'impossibilité de l'intromission, soit pour échapper aux suites de ce crime en ne les déflorant pas. C'est en vain, dès que ces frottements du pénis se renouvellent et se prolongent. Les traces en sont ordinairement appréciables pour le médecin par l'entrée très élargie de la vulve et du vagin, en forme d'entonnoir ou d'infundibulum, au fond duquel se trouve l'hymen enfoncé, refoulé, souvent usé et parfois déchiré. Son ouverture en anneau, plus ou moins agrandie selon l'âge de l'enfant, le nombre et la durée des tentatives, est généralement irrégulière avec des caractères différents suivant que ces pratiques sont récentes ou anciennes. Dans le premier cas, les bords en sont rouges, tuméfiés, irrités, sensibles, sinon douloureux. Ils sont au contraire épaissis, durcis, flasques, quand ces pratiques remontent à des mois, des années, avec flétrissure de toutes les parties environnantes. La dépression sinon la déchirure de la fourchette en est la confirmation. Des démangeaisons et des picotements peuvent même s'ensuivre, sinon des écoulements simples ou spécifiques. Des boutons succèdent aussi à ces frottements renouvelés, formant une espèce de tribadisme entre les deux sexes.

Ces signes, locaux et cachés, s'annoncent ordinairement par la pâleur, les traits fatigués, flétris de l'enfant et ses yeux cernés. Dès qu'ils n'ont pas d'autre cause appréciable, ces caractères apparents chez les fillettes doivent toujours attirer l'attention des parents et suffisent parfois à dénoncer ces pratiques immorales.

Il n'est pas sans exemple que les tribunaux aient été saisis de plaintes portées par des jeunes filles ou leurs ayant cause, contre des individus accusés d'avoir exercé des frottements à la surface des organes sexuels et des parties qui les avoisinent, sans la moindre tentative d'intromission; des plaignantes ne présentaient pas de délabrement des parties génitales, aucun signe de meurtrissure, ni contusion, ni violence. Dès que ces attouchements n'ont pas été consentis, c'est un attentat à la pudeur, puni comme tel dès qu'il est prouvé ou avoué, mais qui peut être nié quand il n'existe pas de traces.

Ils sont ordinairement commis sur des enfants de deux à treize ans, dit Toulmouche, de deux à dix seulement, d'après Tardieu, les organes étant trop peu développés pour qu'il y ait introduction; il n'y a alors que frottement et pression sur la vulve. La brutalité des attouchements ou la violence des frottements, dit Tardieu, permettent seulement de les constater, les reconnaître par les traces qu'ils laissent. En se bornant à des pratiques obscènes, baisers ou léchements, il n'en existe souvent aucune trace apparente chez les personnes qui les ont subis, malgré l'aveu de celles qui les ont commis. Les résultats sont tout à fait négatifs.

*
* *

D'autres prennent des postures artificielles ou des positions contre nature pour éviter plus sûrement la fécondation. La station debout est très vulgairement accréditée et usitée bien à tort. Comme dans la masturbation, elle est des plus dangereuses sous tous les rapports, malgré le défaut de pénétration. (Voir page 200.) Les positions assises, renversées et postérieures sont aussi en usage. « C'est s'abandonner, dit Venette, aux voluptés d'un amour impudique ; c'est une lâcheté pour l'homme de se soumettre ainsi à la femme ; il perd de son privilège et s'attire la honte par sa propre complaisance. (*De la Génération de l'homme*, Cologne, 1696.)

La femme, prenant la place de l'homme pour faire échec à la fécondation, est particulièrement funeste à celui-ci. Outre les hémorrhagies uréthrales pouvant en être la conséquence (Voir page 444, plusieurs consultants m'ont signalé des fatigues, des faiblesses et troubles cérébraux après ces coïts prolongés où l'homme reste absolument passif, sous les étreintes passionnées de sa conjointe. Il ne doit jamais céder son rôle actif, afin d'y mettre fin à volonté.

Tous ces coïts artificiels, gênés, frustres et à sec, ne satisfont jamais complètement ceux qui s'y livrent. Après avoir rusé, lutté, peiné, plutôt que joui, de ces rapports et ces exonérations incomplets, maris ou amants ne s'en contentent pas d'ordinaire. Cet aiguillonnement artificiel du sens génital, par les titillations et l'irritation des organes entre eux, ne fait que les surexciter. Croyant s'être mis sûrement par là à l'abri de toute fécondation, ils recommencent leurs approches pour satisfaire leur passion, sinon le prurit, l'ardeur qui les dévorent. Ces rapprochements frauduleux et souvent coup sur coup dans la même séance, dit Bergeret, exposent le plus à la fécondation. Il suffit que quelques gouttes de sperme soient restées dans le canal de l'urèthre, après ces éjaculations incomplètes opérées au dehors, pour qu'en s'écoulant avec le fluide prostatique, toujours plus ou moins abondant, la femme en soit fécondée. De là tant de grossesses imprévues, malgré toutes ces précautions.

La réalisation en est démontrée par la fécondation à distance, résultant du mouvement ondulatoire et ascensionnel des animalcules spermatiques, émis sur la vulve, dont les exemples sont relatés dans la *Génération humaine,* 2ᵉ édition, page 350. Des filles non déflorées, vierges en apparence, sont devenues enceintes après un unique et simple rapprochement *prévulvaire,* avec éjaculation en avant. Une lingère de vingt ans, attribuant sa grossesse de huit mois à un viol de son médecin, ayant été examinée par Tardieu, n'était pas même déflorée. Ce résultat dépend, en pareil cas, de la richesse du sperme. Bien des filles et des femmes subissant volontairement des caresses lascives, dont elles ne croient pas s'alarmer ni s'inquiéter en n'étant pas poussées plus loin, sont cependant prises à ce piège de l'onanisme vulvaire.

85. — Une dame, de trente ans environ, arrivait ainsi de très loin « pour savoir si elle pouvait être enceinte sans rapports ni contact avec un homme. Il ne fallait pas qu'elle le fût. »

— Qu'entendez-vous par contact ? lui demande le docteur.

— Voici : en revenant chez moi d'un château des environs en calèche avec un homme que j'aime et qui m'aime, mais auquel je ne dois pas appartenir, supposez tout, sauf le contact.

— Permettez, madame. tout ouvrage est précédé d'une préface ; celle-ci a-t-elle eu lieu ?

— Tout, excepté cela. »

Et cependant cette dame fut trouvée bien positivement enceinte de trois à quatre mois.

Que diront, après ces exemples authentiques, les maris ou les amants qui, sous prétexte de tricheries ou précautions, ne veulent pas reconnaître la possibilité d'une grossesse et déclinent de bonne foi une paternité très légitime, parce qu'ils ont toujours accompli la dernière partie du coït de manière à rendre la fécondation impossible? Il est des hommes d'une si puissante opulence que les graines, jetées sur le seuil, peuvent s'introduire et fructifier dans la maison. Beaucoup de grossesses en résultent à l'insu des intéressés, alors qu'ils ont tout fait pour les prévenir. Il est bon que cette erreur se détruise pour le repos des familles et leur bonheur. Une femme peut devenir mère, sans avoir eu de rapprochement sexuel complet.

*
* *

Surpris de la sorte par le rapport immédiat des organes, beaucoup de mariés, pour mettre plus sûrement un terme à leur progéniture, placent un obstacle mécanique. L'homme se garnit préalablement du *condom*, espèce de bourse imperméable dans laquelle le pénis est placé pour retenir le sperme, ou bien la femme obture, bouche l'ouverture du col de la matrice, en introduisant une petite éponge fine ou un tampon au fond du vagin. Mais ces obstacles gênants, incommodes, en rendant le contact des organes incomplet, diminuent la volupté recherchée, sans assurer absolument la stérilité du coït. Que l'éponge se dérange dans les mouvements, les convulsions provoqués par le spasme vénérien, ou que l'enveloppe se déchire, ce qui arrive fréquemment, et la fécondation peut avoir lieu comme à l'ordinaire.

Elle est d'autant plus probable dans ces rapports frauduleux, dérobés, que le coït en est toujours rendu anormal. En se croyant à l'abri de tout accident, on le prolonge et on le renouvelle à satiété et excès, le cœur n'en étant pas plus satisfait que les sens rassasiés. On se livre avec une sorte de frénésie à ces plaisirs frustres sans résultats, jusqu'à la douleur ou la cuisson. La sensibilité des organes ainsi affaiblie, obtuse, émoussée de part et d'autre, rendant l'éjaculation moins complète et moins vive, celle-ci peut s'opérer à l'insu des conjoints ou bien avec une perception obscure et tardive. De là tant de conceptions inattendues.

Toutes ces diverses précautions, fraudes ou tricheries de ménage, prises d'accord entre les deux sexes pour stériliser leurs rapports, sont donc bien de l'onanisme à deux, dès qu'ils s'y prêtent mutuellement. Il est vrai que parfois l'homme les pratique à l'insu de la femme et réciproquement; mais c'est l'exception. L'accord est souvent tacite, sans en être moins coupable ni dangereux. L'insuccès en fait ainsi changer, et des maris salaces vont jusqu'à recourir aux rapports anaux, pour se mettre absolument à l'abri de toute grossesse, comme des exemples s'en trouveront à la *Sodomie*. Il n'y a donc pas à argutier ni épiloguer : tout coït simulé, de quelque manière que ce soit, et rendu incomplet pour frustrer la génération, est bien de l'onanisme à deux.

*
* *

Ce système est aussi blâmable que dangereux. La fécondation étant placée au-dessus de la volonté humaine, comme la digestion, il est aussi impie qu'insensé à l'homme de prétendre la régler et la frustrer à sa convenance, surtout dans le mariage qui l'incite, la commande et la légitime. C'est la révolte contre les lois physiologiques et morales, divines et humaines, et leur transgression flagrante ; la ruine du bonheur et de la santé. Quelles garanties morales les maris ou amants ayant habitué leurs femmes à ces rapports frauduleux par un procédé quelconque, peuvent-ils invoquer, en cas de grossesse, pour s'assurer de leur paternité légitime ? Mieux vaudrait pour les jeunes gens qui s'aiment sans pouvoir se le prouver, par crainte d'enfants, se séparer que de vivre ensemble dans cette contrainte perpétuelle. Aussi les conséquences en sont-elles des plus redoutables pour ceux qui s'y soumettent.

Les dangers les plus graves en sont surtout pour la femme qui les subit ou les provoque ; car, il faut bien le dire, la faute en est encore plus souvent à elle, pour éviter les peines de la maternité, qu'à l'homme. Les accidents et les maladies résultant de ces fraudes sont pourtant mille fois plus redoutables pour elle que la grossesse, l'accouchement et l'allaitement. Après l'excitation, l'ébranlement de ses organes, déterminés par la stimulation plus ou moins violente et prolongée qui leur est imprimée, ils ne peuvent être que troublés, saisis, frappés morbidement de cet arrêt subit dans le spasme et l'éréthisme qui les étreignent sans issue possible. La brusque cessation du branle qui leur a été communiqué, sans le calmant naturel qui en provoque la détente, les empêche de se débarrasser du sang dont ils sont engorgés et de revenir eux-mêmes à l'état normal. La perturbation du système nerveux est fatalement la conséquence de ces séparations forcées, imprévues, inopinées, au moment du spasme cynique.

Dès qu'il s'exonère d'une manière quelconque, l'homme n'a pas à éprouver le même accident. Il le détermine fatalement chez sa compagne, en la laissant en proie aux angoisses spasmodiques de ses nerfs et ses organes surexcités. C'est l'état d'un famélique ou d'un affamé auquel on présenterait des aliments que ses yeux et son palais convoitent, que ses lèvres ont saisis et que l'on retirerait brusquement de sa bouche après avoir alléché son appétit, sa faim. Avec son extrême impressionnabilité, la femme doit suspendre, arrêter, réfréner immédiatement toutes ses sensations, ses impressions, ses sentiments amoureux, ou ne pas s'y livrer, se contraindre et rester comme le marbre, un corps inerte servant à la satisfaction d'autrui.

Des *maladies locales* sont les suites inévitables de ces attentats à la génération. Les règles se dérangent infailliblement par des avances ou des retards. Des hémorrhagies ou pertes apparaissent chez les femmes sanguines ; des leucorrhées ou écoulements blancs chez les lymphatiques et anémiques ; des douleurs chez toutes par la congestion, l'inflammation succédant aux excès de ces rapports frauduleux. Stimulé, excité, sinon irrité, ébranlé même par les titillations de ces coïts frustres, secs, le col de la matrice s'hyperesthésie, se congestionne, s'enflamme, s'engorge et s'ulcère à la longue.

Tel est le secret de la fréquence actuelle des maladies de la matrice. Détourné de son rôle naturel, alors que sa fonction et sa faculté procréatrice sont surexcitées, cet organe produit comme ses annexes des tumeurs, polypes, kystes ou squirrhes. Le cancer en résulte directement, parce que le col — tenu en érection par la copulation pour recevoir et aspirer le fluide séminal dans sa bouche béante, entr'ouverte — n'est pas baigné de ce liquide dont la chaleur et l'influence spéciale sont de le calmer en l'arrosant. L'organisme s'altère ainsi comme en troublant la digestion d'une manière continue et persistante.

L'homme peut juger facilement de ce qui se passe chez la femme par ce qu'il éprouve lui-même, quand, après une vive excitation érotique, l'éjaculation n'est pas le dénouement d'une érection prolongée. Tous les sens en sont troublés, dérangés. Comme chez lui, le spasme cynique reste incomplet chez la femme sans la réception, l'action locale et sédative du sperme. Il est indispensable pour calmer l'excitation de tout l'appareil génital et apporter, comme une rosée bienfaisante, la fraîcheur à des ardeurs dévorantes. Sans son influence antispasmodique sur la matrice au moment de sa plus grande exaltation, celle-ci est obligée de s'éteindre, s'épuiser dans les tressaillements de l'organe ; d'où résulte, outre les lésions de son tissu. une surexcitabilité morbide de tout l'appareil génital, retentissant à la longue sur le système nerveux.

86. — « Je suis si énervée et palpitante quand il me laisse seule, me disait une femme de trente-sept ans, grande et forte, habitant la Lorraine, que la moindre émotion détermine ensuite des attaques de nerfs, des convulsions». Elle avait éprouvé une telle révolution nerveuse après un échec insignifiant de sa fille unique, âgée de seize ans, que ses règles s'étaient supprimées et qu'elle en avait perdu la raison. Des douleurs, des pesanteurs dans le bas-ventre avec un écoulement blanc, continu et abondant, pour lesquels elle me consultait spécialement, en étaient la cause suivant elle.

« Comment n'avez-vous pas eu d'autres enfants ? lui dis-je. — Parce que mon mari n'en a jamais voulu pour ne pas recommencer la misère qu'il avait connue étant jeune. Fils aîné d'une nombreuse famille, il avait eu la charge du plus lourd travail, après la mort de son père, pour élever frères et sœurs et s'était marié à trente-six ans seulement. Il n'en voulait pas, c'est moi qui en ai exigé. Il frauda constamment depuis pour ne pas avoir, comme son père, *des enfants à la douzaine.* »

Atteinte d'un catarrhe utérin abondant *qui la délabrait,* dit-elle, cette femme s'était flétrie, décolorée, énervée, affaiblie dans des rapprochements très fréquents, sans que ses désirs eussent jamais été satisfaits. « C'est la cause de vos souffrances, lui répondis-je, sans guérison possible, tant que ce manège durera. » Combien d'autres peuvent s'appliquer ce pronostic !

D'une manière ou de l'autre, la femme s'énerve en effet par l'impression profonde, le retentissement de ces coïts frustres, frauduleux, sur le cerveau, la moelle et les plexus ganglionnaires des parties génitales. Des affections nerveuses y succèdent. Une femme était tellement impressionnée par ces approches conjugales incomplètes que tout son corps tombait dans une espèce de langueur, de prostration le lendemain et que les jambes lui manquaient pour son travail. Chez une autre, elles déterminaient de violentes attaques de nerfs avec un état de syncope et de léthargie consécutif qui effrayait le mari. (*Bergeret.*)

**

Peu de femmes, soumises à ces pratiques onanistiques, échappent aux affections nerveuses, névroses ou névralgies consécutives. Une foule de névropathies multiformes ne reconnaissent pas d'autres causes que les habitudes vicieuses, les fraudes de leurs maris ou leurs amants. Et combien de ces unions se dissolvent à la suite comme la précédente, que de mariés se séparent ou divorcent par cette cause secrète !

La *nymphomanie* ou fureur utérine en résulte même chez quelques filles, et la conséquence en est souvent le suicide, comme dans l'exemple suivant.

87. — Une fille de vingt ans est violemment éprise d'un amant qui la dresse à tous les artifices frauduleux du libertinage. L'élève surpasse bientôt le maître et l'orgasme vénérien arrive à un si haut degré qu'elle est toujours à sa poursuite et se livre, dans le paroxysme de sa passion, à tous les mouvements désordonnés des bacchantes. Effrayé de ces rapports si fréquents et prolongés, l'amant s'en inquiète en se sentant épuisé, exténué ; il cherche à se délivrer adroitement d'elle et, n'y pouvant parvenir, il rompt brusquement. Le même jour, cette fille va, au nom de son père, demander une ordonnance au docteur Bergeret, leur médecin, pour avoir de la mort-aux-rats, qui ravagent leur habitation, dit-elle. Il la donne sans défiance et, le soir même, il était appelé près d'elle et la trouve avec la figure décomposée, un pouls misérable, des sueurs froides et des vomissements. Elle avait avalé tout le paquet d'arsenic et mourut dans la soirée.

« Ne manquez pas, dit l'amant affecté de cette fin lamentable, de publier cette affreuse histoire pour faire connaître les malheurs auxquels l'homme s'expose en excitant les passions dans ces tempéraments de feu où l'incendie, une fois allumé, ne s'éteint souvent qu'après avoir tout dévoré ».

Une autre fille dans le même cas, naturellement timide et comprenant l'inconvenance de ses poursuites, se livrait à de copieuses libations pour exciter sa hardiesse. Cet état d'alcoolisme alluma en quelques mois une gastro-entérite suraiguë avec un flux de sang si abondant qu'elle succomba très rapidement.

La *stérilité anticipée*, imprévue, définitive et incurable, est le résultat le plus fréquent des artifices et des fraudes employés pour l'obtenir. Les troubles opérés dans l'appareil de l'ovulation, dont les dérangements des règles sont le signe, et la surexcitabilité de la matrice la déterminent ordinairement. La contractilité des ouvertures ou orifices de la matrice en est la plus redoutable cause. Après avoir eu le bonheur d'être mères, les infortunées qui se sont dérobées au coït normal et complet, par crainte d'une trop nombreuse progéniture, sont privées, dépourvues de cette précieuse faculté avant l'âge.

On voit souvent des amants ou des époux à la fleur de l'âge, dit le docteur Bergeret, commencer leurs relations par des fraudes, plusieurs années de suite, pour ne pas se donner charge d'enfants et jouir en égoïstes du beau temps de leur jeunesse, se promettant bien d'avoir plus tard de la progéniture. Mais ils comptent sans les maladies qui viennent à la longue de ces fraudes, et parfois très sourdement, modifier ou altérer si profondément les organes de la femme, que la conception n'est plus possible. En voici quelques exemples.

88. — Dès l'âge de seize ans, une fille très lascive a des rapports frauduleux avec un amant dont elle fait son mari à vingt-trois ans. A vingt ans, après plusieurs coïts frauduleux dans une nuit de débauche, un catarrhe utérin très intense avec fièvre, douleurs vives dans le bas-ventre, s'était déclaré. L'union est restée stérile, malgré la volonté contraire et l'état, sain en apparence, du col de la matrice. L'occlusion des trompes en était probablement la cause, d'après la régularité des règles.

89. — Une belle brune de vingt-quatre ans, dont la mère a été très féconde, a des coïts frauduleux très fréquents au début de son mariage. Une métrite subaiguë avec épanchement de sang en résulte par l'ardeur violente du mari. Elle est obligée de garder le lit longtemps et est restée stérile ensuite, quoique le mari désirât vivement un enfant.

90. — Mariée fort jeune, Mme X... a un garçon qui est reçu avec des transports de joie, la première année du mariage ; mais le mari jure dès lors qu'il s'en tiendra là.

25.

Fidèle à son serment, il se moque publiquement des bons bourgeois aux mœurs patriarcales qui ne reculent pas devant la perspective d'une lignée indéfinie. Ce fraudeur trop prévoyant a été cruellement châtié de ses ridicules brocards et de ses vaniteux calculs. Une fièvre typhoïde lui a enlevé son fils à seize ans.

Aussitôt, il se remet à l'œuvre pour le remplacer. Vains efforts ! Souillée par ses fraudes continuelles, sa femme se plaignait depuis longtemps de douleurs sourdes dans la matrice. On cherche en vain une fécondation nouvelle, l'aptitude à la conception a disparu. Il ne reste que la stérilité et le désespoir.

Que d'amants, après avoir fraudé dans leurs rapports secrets, s'étant mariés encore jeunes pour avoir des enfants, ont subi le même sort ; combien de parents, ayant perdu leur premier-né, en fraudant ensuite pour ne pas en avoir d'autre, ont été impuissants à le remplacer !

C'est donc par erreur et une regrettable confusion que des médecins positivistes prétendent aujourd'hui, d'après Aran, que l'onanisme est sans influence sur le développement des affections catarrhales, inflammatoires et organiques de la matrice et ses annexes. Il est vrai que l'on comprend seulement sous ce nom la masturbation et ses succédanés immédiats. Mais, en lui attribuant une action directe sur les maladies des voies génito-urinaires de l'homme, avec exemples à l'appui, comment n'en produirait-elle pas sur celles de la femme ? D'où l'importance de distinguer les différents modes d'onanisme, puisque celui-ci, en se rapprochant des excès sexuels, est le plus dangereux à cet égard. Il en a tous les mauvais effets chez les deux sexes, par les rapports mécaniques et les titillations frustres de leurs organes entre eux.

*
* *

Le danger en est. si grand pour l'homme qu'il en devient souvent impuissant et stérile. Descourtilz a connu un ecclésiastique qui, pendant l'exercice de son ministère, avait débauché quantité de jeunes personnes. Ne voulant pas les déshonorer publiquement ni s'attirer des réprimandes, il était parvenu à se procurer un spasme qui suspendait l'émission de la liqueur séminale jusqu'à sa retraite. Les fonctions de l'appareil générateur en restèrent si perverties que, marié ensuite, il fut privé, à son grand regret, du bonheur d'être père.

L'*impuissance prématurée* est aussi pour lui un très fréquent résultat de ces érections violentes et prolongées, sans issue naturelle. La perturbation du système nerveux et l'énervement local plongent ses organes dans une irrémédiable atonie. Après avoir empoisonné leurs plus belles années par la crainte et la contrainte, les tourments et les privations, sinon les souffrances... génitales, les époux n'ont plus que les maladies et les infirmités en partage et souvent l'extinction de la famille.

« J'ai vu, dit le docteur Bergeret, des hommes, jeunes encore, déplorer amèrement le malheur qu'ils avaient eu de gaspiller leur jeunesse et leur virilité dans les plaisirs de contrebande ; ils faisaient en vain toutes sortes de traitements dans le but de ranimer ce feu vital qu'ils avaient jadis activé trop vivement. C'étaient parfois des célibataires fatigués d'une vie de débauche et songeant à se marier pour mettre fin à une jeunesse orageuse. Mais au moment où ils rêvaient déjà les joies de la famille, les douceurs de la paternité, ils s'apercevaient que leur puissance génitale était épuisée. Leur vie en était empoisonnée et ils tombaient dans une sombre mélancolie. »

91. — L'action directe m'en a été révélée par un ingénieur français de trente-trois ans, exerçant en Russie. Père de quatre enfants vivants et de deux morts, il s'est aperçu de défaillances croissantes et marquées avec sa femme qu'il aime tendrement. Elle est petite, délicate, et ses grossesses, ses accouchements rapprochés l'ont si fatiguée que le médecin a prescrit des précautions pour ne pas les renouveler. Malgré la contrainte morale observée aux époques les plus dangereuses, deux grossesses sont survenues et le mari s'est alors résolu à ne plus s'oublier. Je me retire, dit-il, constamment depuis dix-huit mois pour être plus sûr. L'absence d'aucun abus, ni excès antérieurs, ni autre cause appréciable résultant de l'interrogatoire, sinon une grande impressionnabilité, il est rigoureux d'attribuer cette impuissance croissante à ces fraudes conjugales. Dès que l'éjaculation ne s'opère pas normalement, surtout chez les hommes nerveux, une telle perturbation de l'innervation locale en résulte que l'impuissance y succède fréquemment, comme après les érections frustres. C'est l'analogue du priapisme. L'observation de l'officier de trente ans, citée page 278, en est une autre preuve. De même la stérilité des époux lyonnais, s'étant *gênés* au début de leur mariage après la naissance d'un garçon mort à treize ans. (Observation 208 des *Anomalies sexuelles*.)

Des *hémorrhagies* par le canal de l'urèthre s'ensuivent aussi. Un étudiant en médecine, cité par Caba-

nis, fut pris d'un priapisme si douloureux, dans un
violent accès de jalousie, qu'il rendit tour à tour du
sperme et du sang presque pur. Tenu en érection
permanente pendant deux heures consécutives, sous
l'étreinte des baisers et des caresses enflammées d'une
Messaline, un jouvenceau observé par nous se trouva
inondé de sang sortant de l'urèthre, comme nous l'a-
vons rapporté dans la *Génération universelle*, page 500
2e édition.

Des *attaques épileptiformes* sont la suite assez fréquente de ces abus, comme après les excès sexuels
des satyres.

92. — Un épileptique de vingt-huit ans attribuait sa
maladie à ce qu'il n'avait pu avoir de rapports avec sa
maîtresse que debout et en fraudant. Un grand vide me
reste dans le cerveau, disait-il, et c'est dans cet état qu'il
fut pris de sa première attaque. C'est évidemment là une
condition aggravante pour les hommes dont le cerveau est
fatigué par les exigences de leur profession.

Un ouvrier tonnelier de trente-deux ans, voulant mettre
un terme à sa famille de six enfants, fraudait depuis six
mois à peine qu'il était déjà maigri avec un tremblement
du corps étant debout. « Je sens que je perds la tête, disait-
il, et souvent, au milieu de la rue, je vois les maisons
tourner autour de moi. » Il suffit de supprimer la cause
pour mettre fin à ces accidents.

* *
*

La femme ne doit donc jamais s'abandonner à ces
pratiques stérilisantes, immorales et dégradantes,
qui la déshonorent bien plus que la fécondation
même, la grossesse et la maternité qui l'honorent et

la fortifient. « Si, oubliant la noble fin de son organisation, elle se livre avec fureur aux excitations de
l'amour et aux défaillances de la volupté, qu'elle se
rappelle que le plaisir est presque toujours un em-
prunt dont il faut payer chèrement le capital, tandis
que la nature a placé du côté de la maternité les plus
grandes chances de santé et de longévité. » (*Hufeland.*)

L'homme ne doit pas oublier davantage que c'est
dans les pures jouissances de l'amour et de la paternité qu'il trouve la plus douce récompense aux lourds
devoirs que celle-ci impose. En excitant toutes les
aptitudes de son esprit et de son cœur, de son activité et de son ambition, elle fortifie sa moralité et le
garantit contre les excès, les abus, la débauche, les
passions et les maladies. Sa vie est prolongée.
L'homme marié vit plus longtemps que le célibataire,
les statistiques de tous les pays le proclament.

CLITORISMIE ET TRIBADIE

Par une exception singulière et heureusement fort
rare, l'onanisme vulvo-vaginal est pratiqué par les
femmes entre elles, soit par l'intromission du clitoris
de l'une dans le vagin de l'autre. De là deux procédés
différents et distincts dont le premier est certainement le plus fréquent, très peu de femmes ayant un
clitoris assez développé pour remplir le second. Un
troisième, le saphisme, a même été confondu avec
eux. Mais les frottements, moins immédiats et directs

que les baisers, les lèchements exécutés avec la bouche ou la langue, ne sauraient être assimilés à ceux-ci. C'est bien là l'onanisme buccal des femmes entre elles. A moins de prétendre qu'ils aient été absolument inséparables, ce qu'aucun historien n'affirme explicitement, il est plus logique de distinguer ce dernier mode et le séparer des deux autres, contrairement à l'imbroglio créé à ce sujet.

Les caractères distinctifs des trois modes d'onanisme féminin sont ainsi très imparfaitement déterminés. Leur confusion ordinaire en est la cause ; mais le secret mystérieux, gardé inviolablement par la femme sur ces pratiques, empêche surtout d'en établir exactement les effets différents. Elle élude toujours les questions sur le procédé suivi, employé ; elle nie ou ne répond que vaguement, sans entrer dans les détails. Ils lui échappent, elle ne se rappelle pas, et les plus vicieuses, comme les prostituées, consentent rarement à en divulguer exactement tous les secrets au médecin. D'où l'incertitude et la confusion persistantes à ce sujet.

Les effets de la bouche et des frottements diffèrent pourtant entre eux comme ceux de la main ; les distinctions faites à l'hôpital le prouvent. Il s'agit de les observer avec plus d'attention. Tardieu ne les distingue même pas dans les 95 cas d'attentats commis par des femmes de dix-huit à trente ans sur des enfants des deux sexes âgés de cinq à treize ans, examinés par lui de 1858 à 1875. Il oublie de spécifier le nombre relatif de garçons et de filles et rapporte seulement quatre observations de celles-ci. Dans aucune, il n'est question de ces différents modes ni de leurs effets, quoique le volume excessif du clitoris, constaté sur une fille dépravée de vingt ans qui avait corrompu et débauché plusieurs personnes d'une maison respectable, dût en offrir quelques traces. De même d'une fille de sept ans, dont la perversité précoce l'entraînait à se soumettre à toutes les obscénités possibles avec ses domestiques des deux sexes. Il s'étend, au contraire, avec complaisance sur tous les effets produits sur les petits garçons. D'où leur connaissance parfaite chez l'homme et leur ignorance chez la femme.

L'absence des seins ou leur exiguité extrême est le meilleur signe apparent pour déceler ces vices cachés, surtout chez les célibataires au-dessus de vingt-quatre à vingt-cinq ans et refusant le mariage. Cette difformité, par son étroite correspondance avec les organes génitaux, permet toujours de présumer un autre vice de conformation apparent, comme la clitorismie, l'absence de vagin ou un obstacle caché dans la matrice et ses annexes. Ne pouvant nourrir ses enfants, la femme ne saurait en avoir, car la nature organogénique, dans ses lois prévoyantes, se trompe rarement et ne fait rien à demi.

93. — Une fille de vingt-trois ans, sans trace de mamelles, fut trouvée pourvue d'un clitoris aussi volumineux que la verge d'un enfant de douze à quatorze ans, à l'examen des médecins de la prison des Madelonnettes. Une autre, plate comme un sabre, n'a jamais été réglée, quoique mariée depuis plus de quatorze ans et stérile. Une troisième, aussi mal faite, a toujours refusé le mariage et se livre au saphisme et au tribadisme à la fois.

Le clitoris est indubitablement le centre commun de toutes ces impudicités des femmes par la volupté qui s'en dégage. La manière seule de l'exciter artificiellement en fait toute la différence. De même que la manuélisation est distinguée des frottements et du clitorisme, la succion de cet organe, considérée comme le vrai saphisme par les luxurieux du jour qui le pratiquent, devait en être également séparée.

La *tribadie,* qui veut dire frotter, n'était qu'un onanisme vulvaire entre les femmes. C'est le vice honteux qui les fait rechercher leurs semblables pour se frotter par luxure. D'où le nom de *fricatrices* ou frotteuses. Le clitoris étant le principal foyer érogène de cette surface muqueuse, d'où peut se développer la volupté recherchée par les tribades, le nom de clitorisme a aussi été donné à ce jeu, avec d'autant plus de justesse que cet organe acquiert par cette excitation habituelle un plus grand développement. Mais alors il faut la distinguer de celle qui a lieu par la manuélisation solitaire ou partagée, comme de la tribadie conjugale entre les deux sexes. Ce terme devient ainsi inapplicable par la confusion qu'il établirait entre des procédés tout différents.

Le mécanisme de la tribadie féminine est analogue à celui des petits garçons qui se frottent le pénis entre eux, mais avec bien plus d'efficacité par le rapport immédiat des surfaces muqueuses sur une certaine étendue. De là sa fréquence et ses effets. Des frottements violents et répétés déterminent une irritation locale et des boutons caractéristiques.

Elle a surtout lieu entre les jeunes pensionnaires des institutions d'enseignement. Il suffit que l'une d'elles soit instruite de ce vice pour qu'en s'approchant de ses camarades, en les embrassant et surtout en couchant ensemble, elle le révèle et le communique à d'autres. C'est de là qu'en vient l'initiation ordinaire. Rarement il s'accompagne d'attouchements. La main n'y participe que pour se serrer et se tenir debout, assises ou couchées l'une contre l'autre. Il diffère donc essentiellement du clitorisme solitaire de la femme qui ne s'opère le plus souvent à deux que par la main de l'homme.

Les tribades ou frotteuses sont en général frappées de frigidité pour les rapports naturels. Leur indifférence pour les hommes et l'éloignement, sinon la répulsion qu'elles manifestent pour le mariage, en sont les preuves. Elle vivent ordinairement dans le célibat, seules ou à deux, car il leur faut toujours des amies intimes, des *chéries*. Elles se distinguent par là des autres femmes. Roubaud n'a rien constaté d'anormal dans les parties externes de la génération chez celles qu'il a examinées. L'absence presque complète des seins est l'unique remarque qu'il ait faite et leur goût très prononcé pour l'équitation. Le docteur Martineau n'a également rien observé de particulier dans la conformation des organes sexuels des tribades, examinées par lui à l'hôpital de Lourcine. La tribadie paraît avoir dès lors une action moins marquée que la manuélisation ou le saphisme sur le développement exagéré du clitoris.

Cet amour des femmes entre elles n'est explicable,

en pareil cas, que par l'inversion du sens génital, plus rare ou moins remarquée que chez l'homme.

94. — Deux exemples en sont rapportés d'Allemagne, chez des filles qui aimaient également dès leurs premières années les jeux des jeunes garçons ; elles désiraient même prendre les habits de ceux-ci, elles auraient voulu être hommes. Les regards de certaines filles les impressionnaient vivement ; elles leur faisaient la cour, rougissaient auprès d'elles, éprouvaient une vive passion et aussi un sentiment de jalousie, si l'amie choisie prêtait attention à une autre personne. Les caresses provoquaient chez elles une grande excitation s'accompagnant de spasmes et de sécrétion des parties génitales. Toutes deux avaient des rêves voluptueux rappelant les jeunes filles aimées. Quand les désirs ne pouvaient être satisfaits, quand il survenait des résistances ou des obstacles, elles entraient dans de véritables accès de fureur et toutes deux étaient portées au suicide. Les hommes n'avaient aucun attrait pour elles ; l'une d'elles a refusé plusieurs mariages. L'hymen existait chez l'une et aucune n'avait jamais eu probablement de relations sexuelles. Chez toutes deux, le souvenir de la jeune fille aimée, distinguée, poussait à l'onanisme.

Il est évident que l'habitude de l'onanisme solitaire et son usage exclusif suffisent à déterminer ces effets, sans aucune inversion appréciable ni admissible, puisque des femmes ayant eu des rapports sexuels en viennent ensuite à n'aimer que leurs semblables. Le défaut seul des rapports naturels peut même en entraîner plusieurs à la tribadie ou à la clitorismie passive.

Le *clitoridisme*, constituant le second procédé de la tribadie, est une sorte de coït imparfait qu'accom-

plissent sur d'autres personnes de leur sexe quelques
femmes douées d'un clitoris très développé et simulant un pénis. (*Mauriac.*) Ses frottements dans le vagin exigent au moins un certain développement de
cet organe pour que l'intromission soit praticable et
rendue sensible. Pourvues de cette exubérance clitoridienne, les tribades ou frotteuses seraient portées à
s'en servir d'une manière spéciale avec leurs acolytes.
Au lieu d'un simple frottement extérieur, celle qui
porte cette excroissance l'introduirait dans le vagin
de l'autre en prenant le rôle de l'homme, mais dans
une attitude différente. La position latérale avec en-
tre-croisement des jambes serait particulièrement
favorable à ces rapports du clitoridisme.

L'onanisme vulvo-vaginal, assimilable à celui des
deux sexes, se réaliserait ainsi entre les femmes. Ce
titre aurait même sa plus exacte acception ici et ce
mécanisme le mérite d'autant mieux qu'il est forcément frustre, comme le coït imparfait des nymphomanes se servant de préférence de jeunes gens impubères ou d'hommes castrés. C'est l'analogue de la
pédérastie masculine et le vice le plus honteux et
ignominieux des femmes. De là le nom de Ribaudes
qui leur fut donné dans l'ancienne Rome.

Avec l'exiguité ordinaire du clitoris et son apparence minuscule chez la plupart des femmes, ce mécanisme serait incompréhensible, si l'on ne savait
qu'il acquiert parfois spontanément un volume exagéré, considérable. C'est la clitorismie.

Il est bien démontré qu'un certain nombre de
femmes l'ont en effet assez développé, par vice de

conformation ou hérédité, pour simuler le volume du
pénis de l'enfant. De véritables monstruosités clitoridiennes ont ainsi été signalées de tous temps. Colom-
bus parle d'un clitoris dont la longueur égalait le petit
doigt. Haller accorde sept pouces à un autre et va
jusqu'à l'égaler au volume de la verge. Platerus dit
qu'il a connu une femme qui l'avait aussi gros et
long que le cou d'une *oye*. Chez une petite fille de
huit ans, Venette l'a vu aussi long que la moitié du
petit doigt et lui accorde avec l'âge toutes les dimensions imaginables. On est allé jusqu'à douze pouces
ou un pied de long. Il était même osseux chez une
fille publique de Venise qui, par ce défaut, faisait fuir
les hommes.

Mais tout cela n'a été observé qu'à l'état d'exception, comme des vices de conformation ou des
exemples pathologiques. Ce sont des curiosités infiniment rares, ayant attiré l'attention à cause du rôle
spécial de cet organe comme centre érogène. Cette
difformité paraît même exister héréditairement chez
les négresses d'Arada, toutes pourvues de très longs
clitoris, selon Descourtilz. Il avait, chez l'une d'elles,
six pouces et demi de long et était doué d'une érection masculine.

Cette étrange difformité, spontanée ou accidentelle,
ne saurait être considérée comme l'unique cause de
ce procédé spécial d'onanisme vaginal des femmes
entre elles. La fréquence de cette habitude, en opposition avec l'extrême rareté de cet excès de volume,
contredit formellement cette interprétation, du moins
en Europe, surtout dans les climats froids et tempé-

rés. Parent-Duchâtelet n'en a rencontré que trois exemples dans son examen des prostituées de Paris, et, dans aucun cas, cette clitorismie ne coïncidait avec des habitudes contre nature. Le plus volumineux ressemblait à s'y méprendre au pénis d'un garçon à la veille de la puberté, chez une fille de vingt-trois ans, n'ayant jamais été réglée et complètement privée de seins. Les hommes lui étaient aussi indifférents que les femmes, et elle ne s'était prostituée que par misère. Le plus remarquable, observé et décrit par le célèbre accoucheur Moreau, il y a un demi-siècle, avait seulement la longueur du pouce, et c'est à cette dimension exiguë qu'il faut en revenir dans la plupart de ces monstruosités.

Elle est d'autant moins la cause du clitoridisme qu'en s'accompagnant d'autres vices de conformation plus ou moins apparents de l'appareil sexuel, comme dans le cas précédent, ce clitoris volumineux laisse la femme incertaine sur son sexe réel. En manquant le plus souvent de ses attributs principaux, elle ne peut guère en faire usage.

95. — Louise D..., âgée de vingt ans, avait un clitoris gros comme le petit doigt, de quatre à cinq centimètres de long et pourvu d'un énorme gland découvert, lorsqu'elle se présenta en 1859 à l'hôpital Beaujon. Cet organe entrait même en érection et s'érigeait à la moindre idée lascive. Mais elle était privée de vagin et ses règles coulaient avec ses urines. M. Le Fort lui créa, par une simple incision, un vagin artificiel qui la rendit apte à remplir ensuite toutes ses fonctions génitales.

96. — Une femme de trente ans, entrée à l'hôpital de Lourcine en 1878 pour une affection vénérienne, n'avait qu'une vulve aussi petite qu'une enfant et dépourvue de poils. Mais son clitoris très développé expliquait cette anomalie, sans l'attribuer à la manuélisation. Elle n'avait ni matrice ni ovaires et n'était pas réglée. Ces difformités sont originelles, comme dans les exemples contraires des femmes à barbe.

97. — Cet organe était si volumineux chez une femme de vingt-quatre ans, dont l'apparence extérieure était celle d'un adolescent par ses traits communs et virils, sa voix grave, ses cheveux rares et sa peau abondamment couverte de poils noirs, sur la vulve notamment, qu'en la découvrant, on apercevait seulement une verge comme chez l'homme adulte. C'était pourtant un énorme clitoris recouvrant les grandes lèvres par son volume démesuré. Il obturait même l'orifice du vagin, réduit à une simple fissure ou fente, dont les bords étaient formés par le frein du prépuce de ce clitoris monstrueux. En entrant en érection, il se courbait ainsi en avant, et aurait même empêché absolument d'en faire usage avec une autre femme. Elle était incapable de remplir son rôle d'homme apparent, par cette courbure du clitoris en bas, toujours d'autant plus prononcée qu'il est plus volumineux.

Aussi cette femme avait-elle des seins rudimentaires, un bassin étroit et des hanches peu développées. Le col de la matrice était régulier, mais également petit et exigu comme chez une fille de quatorze ans.

98. — Marie-Madeleine Lefort, observée par Béclard, en 1815, à l'âge de seize ans, offrait un exemple identique de cette difformité, vérifiée à l'autopsie faite à l'Hôtel-Dieu de Paris, le 10 novembre 1864. Sa taille, de un mètre et demi seulement, n'empêchait pas sa peau d'être recouverte de poils, et sa tête chauve, sa barbe grise, longue de trente-cinq centimètres, donnaient à son cadavre absolument l'apparence d'un homme.

Elle eût donc pu être enregistrée comme tel et vivre ainsi. Un exemple s'en est rencontré à l'hôpital de Lodi, le 12 août 1878, chez un nommé Pagetti. Agé de soixante-huit ans, ce prétendu homme, petit, trapu, avec barbe grise assez épaisse, était une femme. Son pénis apparent, placé très haut, n'était qu'un clitoris volumineux et imperforé avec une ouverture vaginale au-dessous.

A un degré très marqué, ces difformités clitoridiennes sont tout simplement des cas d'hermaphrodisme masculin apparent. Au lieu de porter les femmes qui en sont atteintes au clitoridisme, elles les rendent le plus souvent neutres, impuissantes et stériles par les autres vices de conformation, apparents ou cachés, qui les accompagnent presque toujours. En manquant des principaux attributs de leur sexe, ces femmes n'ont qu'une fausse ressemblance avec l'homme. L'imperforation ou l'absence d'ouverture de leur clitoris et sa direction en bas, en sont les distinctions évidentes. Comment pourraient-elles donc accomplir le coït en qualité d'homme ? Il serait aussi frustre que celui des enfants et des castrés et encore plus incomplet et irrégulier. Si quelques-unes de ces filles, prises pour des garçons, s'y livrent, c'est de l'*onanisme involontaire.*

*
* *

Le coït des hommes hypospades, enregistrés et élevés comme des femmes, par la division des bourses ou scrotum et l'exiguité ordinaire de leur pénis, sans ouverture même à son extrémité, serait beaucoup plus efficace et réel.

99 — Ernestine Guériot en est un exemple vivant. Née en 1841 et mariée à dix-sept ans et demi, elle avoua avoir eu des rapports sexuels avec des femmes, pendant son mariage, en éprouvant les mêmes sensations et la même éjaculation qu'avec son mari. Devenue veuve, elle s'éprit passionnément des femmes et eut plusieurs maîtresses, malgré sa voix féminine, ses seins volumineux, avec mamelon et aréole. De là son examen qui la fit reconnaître et proclamer publiquement homme, le 8 juin 1881, à quarante ans, par la Société de chirurgie. Son pénis, presque dépourvu de prépuce, n'a que le volume de celui d'un enfant de douze ans. Dans l'érection, il reste courbé en bas, comme le clitoris, mais une ouverture servant à l'émission de l'urine l'en distingue parfaitement. La fente ou ouverture, qui se trouve au-dessous, mesure 5 à 6 centimètres de profondeur par l'usage anormal qui en a été fait, car elle ne conduit à rien et est sans issue. Les bords en sont formés par les bourses divisées en deux et contenant un testicule à gauche, tandis que le droit n'est pas descendu.

Cette grave erreur d'un garçon enregistré comme fille à la naissance, par la division de ses bourses, persiste rarement au delà de la puberté. Ses incitations naturelles et son rôle actif le font se démasquer rapidement avec ses pareilles, qu'il séduit d'autant plus facilement par ce vice de conformation.

100. — L'exemple de Joséphine Badré, enregistrée et élevée comme fille jusqu'à vingt-deux ans, le montre suffisamment. S'apercevant de bonne heure, par son extrême lasciveté, qu'elle était conformée autrement que ses compagnes dont elle partageait les jeux et le lit, elle se fit bientôt un jeu de sa conformation et devint la curiosité de Mézières par sa double qualité d'homme et de femme. Garçons et filles cherchaient tour à tour à s'en convaincre, et c'est par la comparaison de ses exploits avec les unes et les autres, d'après les nombreux assauts qu'elle eut à soutenir, que le plaisir d'un côté et la douleur de l'autre lui démontrèrent son véritable sexe. Elle fut reconnue scientifiquement homme à vingt-deux ans et devint soldat sous le nom de Joseph Badré. Il mourut à vingt-neuf ans d'un rhumatisme du genou gauche, à l'hôpital de Toulon, et son autopsie montra un seul testicule rudimentaire, fixé dans le ventre près du rein droit. Cet homme incomplet et difforme était donc stérile et ses rapports frustres comme ceux d'un eunuque.

Marie Germain, observée par le savant A. Paré et vue par Montaigne, devint aussi homme à seize ans par la descente de ses testicules, en sautant un fossé.

L'erreur est plus commune et persistante chez les filles déclarées garçons par l'hypertrophie du clitoris à la naissance, surtout en coïncidant avec l'effacement de la vulve et même son absence, comme plusieurs exemples en sont relatés dans *l'Impuissance et la Stérilité*. Un certain nombre de femmes vivent ainsi comme hommes, en se servant comme elles peuvent de leurs vices de conformation. Il est possible que d'aucunes se livrent au clitoridisme; mais le nombre en est si restreint qu'il ne peut constituer ce mode d'onanisme entre les femmes. Il faut donc en trouver la cause ailleurs.

* *
* * *

Elle ne peut être que dans la manuélisation et le saphisme, comme l'a constaté le docteur Martineau sur les prostituées de Lourcine, en vertu même de cette loi physiologique que l'exercice développe l'organe. Une femme de trente-cinq ans, adonnée avec fureur à la masturbation, avait un clitoris aussi volumineux que la verge d'un enfant de deux ans, dit Jozan. Il en fit l'excision, et elle guérit de sa nymphomanie.

La démonstration de ce fait remarquable résulte clairement des observations médico-légales de Tardieu, passé inaperçu à ses yeux. Sur 55 jeunes filles examinées par lui comme ayant subi des tentatives de viol ou des attentats à la pudeur, 10 offraient un développement exagéré du clitoris et de la vulve; signes considérés comme décelant des habitudes vicieuses et une lasciveté précoce. Cette proportion considérable de une sur cinq, indique donc évidemment que la clitorismie est le plus souvent provoquée artificiellement. Le clitoridisme y succède d'autant plus sûrement, en pareil cas, qu'il continue les mauvaises habitudes précédentes.

Le saphisme ou succion le développe encore plus activement. De trois centimètres de longueur à l'état normal, le clitoris acquiert souvent le double avec le gland enflé, rouge, turgescent, violacé, débordant le capuchon, devenant alors très mobile, lâche, allongé, ridé, plissé en arrière par les mouvements et les tiraillements qu'il a subis, en laissant le gland à découvert.

A ces caractères différentiels et distinctifs de la clitorismie originelle ou spontanée, on peut toujours reconnaître son développement graduel et artificiel. Les femmes qui la présentent peuvent être taxées de manuélisation ou de saphisme. En sentant grossir et se développer progressivement cet organe sous leur doigt, elles sont conduites à s'en servir avec leurs compagnes en agissant d'une manière plus active. Il se rencontre généralement plus volumineux chez les femmes galantes ou prostituées, se livrant et se soumettant à tous ces vices à la fois. Leur conformation extérieure normale peut aider à les distinguer de celles qui sont frappées de la clitorismie originelle; celles-ci sont souvent dépourvues de seins, ou offrent au contraire une gracilité remarquable, surtout en avançant en âge. Quelques-unes portent même moustaches et barbe au menton.

Le clitoridisme n'a pas d'autre secret. Aussi, est-il infiniment plus rare que tous les autres procédés par son impossibilité même chez la plupart des femmes. Le simple frottement en tient lieu chez un bien plus grand nombre. Il doit ainsi s'appliquer, au dire de Venette : « aux femmes qui, craignant les suites fâcheuses de l'amour, se divertissent avec des filles comme si elles étaient hommes, de même que Martial le reprochait aigrement à Bassa. Mégille méritait le même reproche, comme Sapho qui avait chez elle quantité de servantes pour un pareil divertissement. »

En raison du rôle différent qu'elles exercent dans cet acte, les femmes qui s'y livrent se distinguent par des caractères extérieurs tout opposés. L'une est parfois grande et grosse, hommasse et d'un certain âge ; l'autre est jeune, petite, maigre, délicate. Des célibataires formant un antagonisme apparent, comme l'homme avec la femme, se fréquentent ainsi d'un amour tendre ou vivent dans une étroite intimité. C'est le trait le plus distinctif de cette aberration sexuelle.

En se confondant avec les modes précédents ou en en étant la suite, les effets de celui-ci ne se distinguent pas bien nettement. Le refoulement de l'hymen des filles non déflorées doit en être le principal, chez celle qui le subit passivement. Tardieu en fait un caractère médico-légal positif.

Le seul remède à un tel vice serait l'excision même du clitoris, lorsqu'il est très développé, ou sa cautérisation. Pour les femmes qui en recherchent l'action et la subissent, l'isolement ou la claustration serait le moyen le plus efficace de les en punir et de les en guérir, en les assujettissant à un travail continu. (Voy. *Clitoridectomie*, page 349.)

Ce terme équivaut donc à celui de frottement chez l'homme et peut être assimilé a ce mode particulier d'onanisme, qui en est augmenté d'autant. Il doit être passible des mêmes causes et produire les mêmes accidents généraux et locaux, d'autant plus qu'il se rencontre spécialement chez les femmes nerveuses, hystériques. La neurasthénie sexuelle est surtout à redouter chez ces frotteuses et il est à prévoir qu'il en constitue une cause essentielle par suite de l'observation, comme nous l'avons signalé chez l'homme dans l'*Épuisement nerveux génital*.

26.

ONANISME BUCCAL

OU

SUCCION

———

Malgré tout le dégoût et la profonde répulsion inspirés par le titre seul de cette forme d'onanisme, il faut en aborder les détails ! La distinction du procédé avec tous les autres, son originalité autant que la fréquence de son usage, le commandent absolument pour en montrer toute l'horreur, la saleté et les dangers. Mettre en contact immédiat les organes du goût par excellence, fins et délicats comme les lèvres, la bouche, la langue et le nez — qui choisissent et s'approprient de préférence tout ce qu'il y a de plus suave, friand et savoureux — avec des voies d'excrétion aussi impures que le pénis, la vulve et le vagin, n'est-ce pas le comble de l'aberration et de la dépravation humaines ? A y penser de sang-froid, cela donne des nausées et soulève le cœur. C'est descendre au rang des animaux, réduits à leur instinct bestial.

Ceux-ci offrent l'exemple de ces impudicités lubriques, à défaut d'imagination, d'esprit et de cœur qui existent dans l'espèce humaine pour la distinguer et la guider à cet égard.

L'ignorance, la simplicité ou la stupidité conduisent-elles donc seules à ces pratiques bestiales ? Nullement. Elles se rencontrent indistinctement dans tous les rangs de la société, aussi bien parmi les plus éclairés et civilisés que chez les plus infimes et abruptes, sans que l'élévation ni l'abaissement, la richesse ni la pauvreté y contribuent. La passion lubrique, le désir d'augmenter ou de prolonger ses jouissances vénériennes, le libertinage, le vice, la salacité y conduisent seuls, sinon les perversions morales, la folie. Les plus raisonnables et les plus moraux traitent, en effet, de folie ces actes d'érotomanie, après s'y être abandonnés, mais souvent pour recommencer ensuite. L'habitude s'en contracte comme de toutes les autres formes. D'où le précepte de ne jamais se laisser aller à ces abominables profanations de l'amour.

*
* *

Son origine est généralement attribuée aux femmes, paraissant s'y livrer avec plus de goût et par préférence entre elles que les hommes. Leur habitude de s'embrasser à tout propos, et de se servir de la bouche pour se témoigner leur tendresse réciproque, peut bien y avoir donné naissance. La belle Sapho, possédée de cette passion, institua si bien ce nouveau culte à Vénus, avec les jeunes Lesbiennes qui l'entouraient, qu'elle fit école. De là le nom de saphisme donné par les Grecs. Il consiste essentiellement à se servir de la langue, au lieu de la main, pour l'excitation et le chatouillement du clitoris, en s'étendant graduellement à toutes les parties du vestibule. C'était l'équivalent de la sodomie, alors répandue parmi les hommes sous le nom d'amour grec. Leur mépris des femmes attira réciproquement l'aversion de celles-ci sur eux. Chaque sexe fit alors échec à la génération en se livrant séparément à ces impudicités. D'où la décadence et l'extinction de cette brillante civilisation.

La science moderne a changé et perfectionné tout cela. Ces pratiques n'ont plus tant lieu entre individus du même sexe qu'entre les deux à la fois. Elles se sont si bien introduites et généralisées dans les unions légales et libres, que peu y échappent pour éviter plus sûrement la fécondation. En devenant de plus en plus la préoccupation des ménages, celle-ci fait recourir à tous les procédés pouvant l'empêcher, chacun suivant ses connaissances ou ses préférences. Celui-ci en est certainement l'un des plus fréquents par le choix que les femmes en font. Leur ignorance est à peu près la seule cause de son absence. Mais les divers procédés y conduisent si sûrement, la manuélisation en particulier, que tous finissent par le découvrir. Il est la règle dans les unions libres, sans être une exception dans les autres.

L'homme aimant une femme peut bien l'embrasser sur toutes les parties du corps, surtout lorsqu'elle possède ses charmes ordinaires. Il en est qui mettent leur suprême bonheur à lui baiser le pied, comme il était autrefois du meilleur ton de lui baiser la main. La seule limite est précisément ces organes secrets par les déjections et les exhalaisons dont ils sont le siége. L'odeur spéciale qui s'en dégage est même, pour certains verts-galants comme Henri IV, le souverain excitant de l'amour. Surexcités par ces odeurs nauséabondes, ces hommes fouillent avec la bouche et le nez les parties sexuelles de la femme et en aspirent les liquides. D'où leur nom de renifleurs. Cette perversion du goût et de l'odorat peut donc, à la rigueur, déterminer l'onanisme buccal chez quelques personnes des deux sexes : variété d'*anosmie* ou absence de l'odorat dont les auteurs n'ont pas encore tenu compte. On peut tout admettre devant une telle abjection.

Elle est désignée sous le nom d'amour par les positivistes actuels. « La langue et les lèvres ont de tout temps pris une large part aux plaisirs de l'amour contre nature », dit le docteur Mauriac. C'est possible entre les deux sexes, l'amant passionné ne mettant d'ordinaire pas plus de limites dans ses actes que dans ses paroles, ses protestations et ses promesses. Ses caresses, ses baisers peuvent s'étendre partout ; il ne connait plus de bornes au paroxysme de son ivresse amoureuse et, à défaut de pouvoir renouveler ses marques naturelles de tendresse, il en cherche et en imagine d'artificielles. Tout est possible dans ce délire ; mais sa compagne obligée est toujours là pour le retenir et le modérer, dès qu'il va trop loin. Quand ces pratiques se renouvellent et dégénèrent en habitude, ce n'est donc plus de l'amour ; c'est du liberti-

nage ou un vice prémédité, une abominable profanation.

Il est surtout pratiqué entre libertins ou libertines,
car il ne peut avoir lieu qu'en commun, soit entre
individus de sexe différent, soit du même sexe. De là
précisément son caractère d'ignominie; mais il en
fait par contre l'innocuité. Deux volontés ne peuvent
s'accorder longtemps pour un acte aussi infâme.
C'est pourquoi l'apprentissage s'en fait le plus souvent dans la prostitution publique ou privée, c'est-
à-dire clandestine, quand par ricochet ce n'est pas
dans la couche conjugale. L'homme doit toujours se
défier de la femme qui l'y provoque et réciproquement : c'est un signe d'impureté et de libertinage. Il
répugne tant à la nature humaine que deux individus, du même sexe ou de sexe différent, ne peuvent
l'exercer spontanément d'emblée, si l'un ou l'autre
n'a été préalablement initié à son mécanisme.

Les auteurs s'accordent à dire qu'il n'est pas rare.
Il serait même devenu une pratique très répandue à
Paris, depuis le dernier Empire. On n'en donne ordinairement le détail qu'en latin. A quoi bon pour ne
pas être compris? Nous en traiterons en français,
pour mieux le faire connaitre et en inspirer l'horreur
et le dégoût autant que les dangers, car son extension, sa propagation en font une nouvelle plaie de la
civilisation moderne.

La spécialité de ce procédé n'excluant pas l'exercice antérieur ou simultané des autres, tout ce qui
précède lui est en partie applicable, la masturbation
notamment, qui en est le principe presque constant

chez les deux sexes. Les signes en sont confondus avec ceux de la manuélisation et du tribadisme. Tardieu ne les distingue même pas et ne donne aucun caractère spécial de celui-ci, parce que ces vices se combinent d'ordinaire, surtout dans les cas passibles des tribunaux. Ses particularités doivent donc seules être signalées.

ENTRE LES DEUX SEXES

La résolution de faire échec à la génération, de stériliser leurs rapports, est actuellement si ferme et absolue entre les deux sexes en France, que cette forme d'onanisme abject est devenue la plus fréquente et commune. Au lieu de mettre leurs organes réciproques en contact immédiat, pour en faire jaillir la volupté qui s'en dégage par le frottement, ils y substituent mutuellement les lèvres, la bouche, la langue, sinon le nez. L'action usuelle et vulgaire de la main n'étant plus assez voluptueuse, et des fécondations, des grossesses imprévues résultant fréquemment du contact ou du frottement immédiat des organes génitaux, comme dans l'onanisme vaginal et la tribadie, il fallait bien trouver un autre procédé plus sûr et infaillible. On a dès lors interverti le rôle des organes entre eux. Ceux du goût et de l'odorat, dont le·contact, l'abouchement est si voluptueux quand il est pur, sont transportés directement sur les organes génitaux pour y remplir un rôle analogue.

La bouche sert de vagin et la langue remplace le pénis. De là toute l'horreur, le dégoût et la répulsion de cet ignoble procédé, véritablement immonde et contre nature. Mais sa sécurité absolue et la satisfaction plus complète des sens, résultant de la similitude des sensations éprouvées par le contact des muqueuses, ont fait choisir de préférence ce genre de saphisme. Il est devenu à la mode entre les deux sexes pour se stériliser plus sûrement.

Ces rapports immondes sont si fréquents et bien connus dans la société, que les blasés libidineux les avouent et s'en vantent tout haut, sous des noms figurés bien compris de chacun. Il en est même qui les tiennent pour le superlatif du genre. Horreur! Ce sont ceux-là qui condamnent et flétrissent avec le plus de véhémence ces mêmes rapports entre hommes et femmes séparément, afin de mieux justifier et légitimer ces dépravations entre les deux sexes, comme si elles n'étaient pas équivalentes.

Son origine remonte évidemment aux rapports normaux par la satiété en résultant et les baisers portés de part et d'autre. En comprenant tout le secret de la volupté produite par les baisers sur la bouche, les libertins blasés d'autrefois les ont transportés sur d'autres lèvres encore plus sensibles à leur impression. Dans ses transports d'érotisme, l'amant, à bout de forces et non satisfait, s'abandonne volontiers à les porter de la bouche aux yeux, au cou, aux seins, partout, jusqu'à descendre à les appliquer ailleurs. Il suffit de considérer la figure de la mariée, le lendemain de ses noces, pour s'en convaincre. Mais tout autre est cette ivresse passagère, accidentelle de l'amour, nullement partagée, avec cet onanisme, commis de propos délibéré par les deux sexes s'y préparant de sang-froid.

* *

Il a lieu de deux manières différentes, soit isolément par un sexe sur l'autre et d'une manière alternative, soit simultanément entre eux. Le premier mode est surtout pratiqué par la femme, qui s'y livre par goût et souvent aussi par métier. Les prostituées l'enseignent communément aux jeunes gens, par la succion et les frottements avec les lèvres sur le pénis, et le pratiquent par habitude ou nécessité sur les vieillards. Beaucoup d'hommes pervertis et impuissants ne recourent à elles que pour ce dégoûtant office. La chaleur de la bouche et la titillation du gland par la langue en sont probablement les principaux excitants pour l'homme habitué au coït. Mais il est évident que le mécanisme doit en être différent pour ceux qui choisissent criminellement des enfants à cet effet. Ils conservent leur rôle actif et la bouche ne fait que remplacer le vagin. D'où les lésions produites et formant les preuves mêmes du crime.

Certaines femmes n'arrivant au paroxysme vénérien que de cette façon, l'homme les récompense de leurs complaisances par des titillations, des baisers, des aspirations avec la bouche et les lèvres, sur le clitoris en particulier. A l'exemple des petits chiens employés à cet office par certaines célibataires, des lèchements avec la langue paraissent même exercés sur toute la vulve par des individus adonnés à ces pratiques, avec aspiration, déglutition ou reniflement des liquides qui s'en écoulent.

De là la croyance, pour ces hommes pervertis, qu'ils provoquent de la sorte une éjaculation de la femme. Un jeune dépravé donnait comme preuve positive de ce fait à son médecin qu'il sentait jaillir le liquide sur sa langue. C'est évidemment le mucus glaireux des glandes vulvo-vaginales. Excitées directement par la succion, elles peuvent le lancer dans la bouche par leur conduit efférent. La sensation vive que les femmes passionnées en éprouvent leur fait ainsi rechercher le saphisme. Par cette suprême ignominie du genre, des femmes galantes prétendent recevoir aussi la plus grande preuve d'attachement de leurs officieux sigisbés et se les fixer avec plus de sûreté.

Si ces pratiques ordurières peuvent être commises dans les lupanars, qui y sont consacrés, comment des amants libres et des époux peuvent-ils s'en rendre coupables? Aussi est-ce ordinairement et simultanément qu'ils s'y livrent, comme pour se rendre plus sûrement complices réciproques de ces abominations. Opposés l'un à l'autre de la tête aux pieds, ils agissent ensemble, chacun de leur côté, dans toute l'ardeur de leur sale passion, au point d'en devenir inconscients. Ayant été rendu témoin secret d'un exemple de ce genre, dans un petit hôtel de passe, rue du Rocher, où se rendaient à jour et à heure fixes, trois heures de l'après-midi, un jeune cocher et sa maîtresse, nous pouvons en parler en connaissance de cause.

La fréquence de cette variété ne peut être démontrée ni connue. Étant la plus abjecte de toutes les fraudes commises entre les deux sexes contre la génération, elle est la plus cachée et ignorée. Mais elle se révèle et se découvre assez positivement par la stérilité croissante de la plupart des mariages français. Sa sécurité absolue doit lui faire attribuer une grande part dans ce triste résultat, à la campagne comme à la ville, ainsi que l'exemple suivant le démontre péremptoirement.

101. — Mariée à seize ans et devenue mère aussitôt, une jeune femme, dont la beauté rare faisait rêver, en la voyant avec son enfant sur les bras, aux madones des musées et des églises d'Italie, devint pâle et flétrie trois ans après son mariage, comme une fleur dont la racine est atteinte par un ver rongeur. Elle se plaignait de souffrir partout, sans autre mal déterminé qu'une gastralgie dominante. Lui rappelant sa santé merveilleuse en allaitant son enfant, le docteur Bergeret lui demande pourquoi et comment elle n'en a pas eu un second. Elle rougit. Votre mari fraude ? Mutisme et réticences pour réponse ; mais une de ses amies intimes, questionnée à ce sujet, révèle que le mari a la funeste habitude d'appliquer la langue et les lèvres aux organes génitaux de sa femme. Il suscitait l'orgasme vénérien à un tel point qu'elle répétait souvent : *Il m'énerve trop, ma santé n'y tiendra pas.*

Il fut dit au mari qu'une grossesse guérirait sa femme ; le conseil fut suivi et, devenue grosse, la malade reconquit bientôt sa fraîcheur, son embonpoint et sa beauté.

Des maris n'ont pas d'autres rapports avec leurs femmes, comme Dussac en cite plusieurs exemples.

102. — Une jeune femme de Tours demanda et obtint sa séparation pour ce motif en 1874. Sur le conseil de sa mère, elle avait eu le soin de mordre profondément la verge de son mari pour établir la preuve évidente de l'outrage subi.

Ce crime se découvre également chez les enfants soumis à ces pratiques. Tout le pourtour des lèvres, gonflées et très rouges, était couvert à l'extérieur de petites ulcérations aphteuses chez une fille de six ans, examinée par Tardieu, par les efforts de succion qu'un vieillard la forçait d'exercer sur sa verge. Les deux coins des lèvres en étaient fendillés et déchirés, de manière à ne pouvoir parler et remuer les lèvres sans douleur.

Une femme entretenue de vingt-six ans, à Lille, était atteinte d'inflammation avec ramollissement commençant de la partie inférieure de la moelle. Il n'y avait d'autre cause pour l'expliquer que l'onanisme lingual auquel elle se livrait journellement. (*Pouillet*, p. 154.)

⁎

L'influence directe d'organes étrangers actifs et conscients pour ainsi dire, comme les lèvres, la bouche et surtout la langue, a pour effet une impression beaucoup plus vive et profonde que les rapports naturels. Si la femme surtout s'énerve d'une manière ou de l'autre, le retentissement produit par ces pratiques sur le cerveau, la moelle et les plexus nerveux des parties génitales, en est bien plus marqué et immédiat que par tous les autres procédés. Peu de femmes échappent par là aux névroses et aux névralgies consécutives. Les symptômes hystériques, si fréquents chez les femmes mariées, n'ont souvent pas d'autres causes que ces habitudes vicieuses de leurs maris.

C'est à elles surtout que s'appliquent ces suites signalées par Tissot : de prolongements et de dartres du clitoris ; de fureurs utérines qui, en leur enlevant à la fois la pudeur et la raison, les abaissent au niveau des brutes les plus lascives, jusqu'à ce qu'une mort désespérée les arrache aux douleurs et à l'infamie. (P. 58.)

L'homme n'est pas à l'abri de ces conséquences. Elles sont surtout manifestes s'il est jeune, impressionnable, nerveux. La succion mécanique exercée principalement sur le gland est plus préjudiciable pour lui que tout autre procédé. « L'onanisme buccal ou la succion du pénis, chez les enfants ou les adultes, enlève peu à peu toute l'excitabilité du gland et détermine souvent l'impuissance. » dit Bouchut. En voici la confirmation.

103. — Le 25 mai dernier, un Monsieur distingué de trente ans, brun, marié depuis dix mois à une jeune femme, se présentait comme impuissant avec érections. Elles ont lieu spontanément auprès de sa femme, mais elles tombent au moindre essai d'intromission qu'il n'a pu encore réaliser, malgré ses essais répétés au début de son mariage simulant ainsi le coït par frottement sur la vulve avec éjaculation rapide. Se sentant mouillée à l'extérieur, sans rien éprouver, sa femme a fini par lui dire. Honteux de ces tentatives frustres, il n'y recourt plus que deux à trois fois par mois, malgré des érections fréquentes et durables dans le jour, quand sa femme s'assied sur ses genoux.

Exempt d'alcoolisme, de masturbation et de maladies locales, il ne sait à quelle cause attribuer cette impuissance spéciale. Habitant en famille le château des parents de sa femme, il n'a d'autre occupation que de chasser et se promener à cheval.

— En était-il de même avant votre mariage ?

— Ne m'étant exonéré qu'avec des filles publiques, j'ai toujours évité le coït par crainte des maladies vénériennes. Les rapports n'avaient lieu qu'avec la main ou la bouche.

Cet aveu succinct était le mot de l'énigme. Habitués passivement à subir ces frottements et cette succion violents et directs, le pénis et le gland surtout en étaient émoussés, insensibilisés au simple mouvement actif de la vulve et même du vagin. Ils perdaient ainsi leur tonicité au moindre contact et l'intromission — inconnue — ne pouvait avoir lieu.

Prescription : Hydrothérapie sous ses différentes formes applicables à la campagne en affusions, lotions, bains de rivière suivis de frictions excitantes, locales et générales ; moins d'équitation et plus de promenades. Injections anales à la teinture de noix vomique à garder pendant la nuit. Ergotine à l'intérieur, saison thermale et, *au besoin*, élixir cantharidé.

En réagissant directement sur le centre génital de la moelle épinière, l'irritation peut s'ensuivre et provoquer tous les accidents relatés précédemment. L'homme s'expose ainsi aux plus graves dangers en employant habituellement la succion.

104. — Un garçon de vingt-cinq ans, nervoso-sanguin, ayant contracté des relations amoureuses avec une jeune fille de son bureau qu'il affectionnait beaucoup, employait *tous les artifices et les précautions pour tromper la nature et* *cacher leur inconduite.* — On voile en ces termes les plus honteuses abjections. — Il eut bientôt des digestions laborieuses avec amaigrissement, faiblesse musculaire, que le fer, les toniques, les bains froids ne purent faire disparaître. Au contraire, il survint des maux de tête avec affaiblissement de l'intelligence l'obligeant de demander un congé. Un aveu franc au médecin lui ayant fait découvrir la vraie cause du mal, il conseilla le mariage et, trois mois après, tous les accidents disparurent,

105. — L'homme et la femme sont parfois atteints simultanément. Père de cinq enfants vivants, après sept ans de mariage, un dessinateur de trente-six ans avait résolu de mettre fin à sa progéniture par les *raffinements les mieux calculés de l'onanisme conjugal.* Un collapsus si profond en résultait qu'il se trouvait pendant une heure ensuite dans une demi-syncope. Il se sentait s'en aller de jour en jour par l'épuisement de ses forces, malgré son appétit ordinaire. Sa femme éprouvait des accidents nerveux analogues avec un dépérissement manifeste. Le rétablissement de leurs rapports naturels, dans l'intervalle des règles, mit bientôt fin à ces accidents.

Ces exemples pourraient se multiplier à l'infini, si tous ceux qui en sont victimes en rendaient compte. Mais comment avouer des pratiques aussi ignobles sans farder la vérité? Le médecin en ignore généralement les suites réelles et ne peut en juger que par quelques faits isolés. A ces troubles gastriques avec maux de tête, congestion du cerveau, idées noires, mélancoliques ou maniaques, succèdent souvent l'hystérie, l'épilepsie, l'hypocondrie ou la paralysie générale, quand ce n'est pas la démence ou la folie. La démoralisation, enfantée de part et d'autre par ces rapports contre nature, détermine la ruine des unions les plus solides. Le motif le plus léger excite la jalousie, les soupçons, les accusations dont il est difficile de se défendre. D'où le désaccord, des ruptures, des séparations, et l'enfant ou les enfants que l'on s'est donnés sont ainsi les victimes de ces dépravations, au lieu d'en profiter par l'aisance, la richesse accumulée en leur faveur.

L'allaitement en est parfois la source, soit qu'il y donne lieu par la ressemblance, l'analogie du procédé, soit qu'il y prédispose les nourrices. A l'exemple du nourrisson cité page 178, que l'on trouva entre les cuisses de sa nourrice endormie, Blache ajoute celui d'un garçon de douze à quinze mois. Sa nourrice mercenaire, ayant un lait insuffisant, avait imaginé, pour calmer son appétit non rassasié et ses pleurs durant la nuit, de pratiquer la succion des parties génitales du pauvre enfant pour faire taire ses cris. Son frère plus âgé, qui couchait dans la même chambre, témoin de ce fait, le dénonça naïvement en le racontant à sa mère.

Des domestiques, des bonnes commettent les mêmes abus sur les enfants plus âgés des deux sexes confiés à leurs soins. Elles figurent principalement dans les rapports de Tardieu. L'une d'elles, atteinte d'un rétrécissement considérable du vagin rendant impossible des rapports sexuels avec un adulte, abusait de jeunes garçons pour les débaucher. (*Attentats aux mœurs*, page 67.)

*
* *

Des lésions locales, produites par la violence de ces rapports contre nature, ont été observées comme

27.

pour les dénoncer et les affirmer positivement. Les
ecchymoses, rougeurs, excoriations dont les parties
génitales sont souvent le siège par les frottements,
les baisers, la succion et l'aspiration exercés sur elles,
en sont des témoignages flagrants, surtout chez les
enfants des deux sexes. D'où les déformations, toujours plus ou moins caractéristiques, leur imprimant
un cachet particulier de libertinage ou de viol. Tardieu
a constaté ces traces matérielles, résultant d'attentats, chez un grand nombre d'enfants et d'adultes des
deux sexes, victimes de ces outrages criminels. La
bouche est choisie chez les petites filles au-dessous
de dix à onze ans, par l'impossibilité d'intromission
dans le vagin ; des femmes perverties recourent de
même à la succion du pénis chez les petits garçons.
L'apprentissage s'en fait ainsi dans l'enfance avec des
marques ineffaçables.

Elles peuvent se rencontrer ailleurs et sur la face
même. Des lésions de la bouche, consistant en déchirures des lèvres et des rhagades ou choux-fleurs à
leurs commissures, ont été signalées sur quatre
filles de six à onze ans, victimes de cet onanisme
buccal par des hommes qui s'en étaient rendus coupables. Une ulcération syphilitique parfaitement
caractérisée occupait l'angle de la bouche chez l'une
d'elles, comme preuve de ce crime épouvantable.
Nous avons traité autrefois un marchand de vins
célibataire, d'une trentaine d'années, porteur d'une
gomme syphilitique sur la langue provenant directement du saphisme ou succion pratiquée avec cet
organe.

La syphilis latente, cachée, se communique d'autant plus facilement dans ces rapports contre nature que l'on s'en défie moins. Il est des personnes assez ignorantes qui se servent de ces voies extra-naturelles croyant l'éviter plus sûrement. La bouche, au contraire, comme toutes les surfaces muqueuses, peut transmettre et absorber le redoutable virus autant que les organes naturels. Il est peut-être plus soluble dans la salive que dans les autres humeurs organiques. L'angine ou le mal de gorge syphilitique, si fréquente, suffit à communiquer la vérole. « J'ai cautérisé des chancres de la langue, des plaques muqueuses aux commissures des lèvres qui dérivaient de cette provenance, » dit le docteur Bergeret. Si la communication de ce mal redoutable peut se faire par un simple baiser sur les lèvres, la succion de l'organe qui en est le siège électif a bien plus de danger de le transmettre.

Les chancres des amygdales en particulier ont été attribués spécialement à ce coït *ab ore*, variété péno-buccale, selon Diday. Mais la fréquence relative de cette affection chez l'homme contredit cette interprétation exclusive. Sur 13 cas de ce chancre, souvent confondu avec d'autres ulcérations, il existait 7 fois chez des hommes et 6 fois chez des femmes dont l'âge était cinquante-neuf, soixante-trois et soixante-quatre ans. L'une s'était infectée en suçant le biberon de son petit-fils syphilitique, l'autre en embrassant l'enfant de sa fille, atteint de plaques muqueuses aux lèvres. Un baiser buccal maintenu et répété, en portant et attirant avec force l'air et les liquides de la bouche vers l'isthme du gosier, par un mécanisme intermédiaire à la succion et l'aspiration, est bien plus dangereux à cet effet, par l'arrêt de la salive sur les amygdales.

ENTRE LES FEMMES OU SAPHISME

On ne saurait confondre l'onanisme buccal des femmes entre elles, appliquant réciproquement la bouche sur leurs organes génitaux, avec les pratiques de la tribadie, comme on l'a fait jusqu'ici. La succion du clitoris et le léchement de la vulve avec la langue, par leur action immédiate plus sensible et voluptueuse, paraissent constituer essentiellement le véritable saphisme, introduit et répandu par Sapho dans l'ancienne Grèce, parmi les jeunes filles de Lesbos. Les baisers sur la bouche, qu'elles se prodiguaient mutuellement avec lasciveté comme preuve de tendresse, ont dû les inciter directement à ce nouveau culte païen et impudique rendu à Vénus, en étendant ces baisers aux seins et aux parties génitales. Son mécanisme et son influence le distinguent et le différencient complètement de la manuélisation, la tribadie et le clitoridisme, qui constituent l'onanisme vaginal des femmes entre elles, comme on l'a vu plus haut.

Ces divers procédés, dérivant d'une aberration ou d'une inversion identique, doivent sans doute se succéder et se confondre souvent dans la pratique, en s'exerçant sur un centre commun et unique : le clitoris, dans le même but de provoquer la volupté qui s'en dégage en l'excitant. Leur réunion sous le titre de clitorisme semblerait donc plus simple et rationnelle. Mais leur exercice successif et différent, en s'engendrant les uns les autres, reste parfois distinct et séparé, chez la femme comme chez l'homme dans ses vices correspondants, suivant la passion, le goût... ou plutôt le dégoût de chacun. L'analyse est donc nécessaire pour en montrer les différences et les effets spéciaux, car c'est précisément de la confusion consacrée entre eux que vient l'insuffisance des connaissances à ce sujet.

*
* *

Sans recourir à l'antiquité grecque ou romaine, dont les prétendus faits rapportés peuvent toujours être traités de fables, l'histoire moderne fournit des exemples authentiques de ce vice, notamment chez les filles du Régent. L'abbesse de Chelles fut accusée de se livrer au saphisme avec les jeunes religieuses de son couvent qui lui accordaient des témoignages de la plus infâme complaisance. Sa sœur, la reine d'Espagne, à peine âgée de seize ans, attaquait toutes celles de ses caméristes qu'elle jugeait passionnées. Le roi, prévenu, chassa les beautés Lesbiennes qui s'étaient prêtées au goût de la reine, mais, après le pardon conjugal, elle reprit ses divertissements. Il est ainsi la plaie des gynécées, pensions ou couvents, des prisons, des asiles de femmes et jusque des harems orientaux.

Le saphisme féminin est préféré, à l'exclusion de tous les autres procédés, par l'expérience que les femmes en ont faite. Sa grande vogue d'autrefois est actuellement restreinte aux femmes galantes, jeunes et vieilles entre elles, souvent rebutées et dégoûtées de l'avoir pratiqué avec l'homme. Les unes l'exercent activement sur d'autres ou s'y soumettent passivement; mais d'ordinaire, elles s'y livrent simultanément à tête-bêche, comme avec l'homme. Le docteur Martineau en a observé les déformations vulvaires chez les deux tiers des femmes vénériennes de l'hôpital de Lourcine.

106. — Un exemple m'en a été révélé chez deux femmes galantes. L'une, de quarante-deux ans, était petite, replète, potelée et tenait une maison de prostitution clandestine en province, d'où elle arrivait fréquemment à Paris chez l'une de ses anciennes élèves, grande et belle fille de vingt-deux ans, ayant de nombreux amants et dont j'étais le médecin. Je les trouvais toujours couchées ensemble, lors de ma visite matinale, la première occupant la place de l'homme, disait-elle. Les effets de ce commerce infâme chez la plus jeune me le firent avouer. Une extrême jalousie de la vieille, envers une célèbre comédienne l'ayant supplantée, mit fin à ces relations. La plus jeune est morte pendant la guerre allemande, à trente-cinq ans, dans l'idiotie et la démence produites par une paralysie générale résultant de ses excès avec les deux sexes.

107. — Une jeune fille du Tennessee (Etats-Unis) avait formé des relations lesbiennes avec une de ses camarades. Celle-ci s'étant relâchée de cette perversion sexuelle, accepta les attentions d'un jeune garçon. La première en fut si jalouse, que, dans un accès de passion, elle tua son ancienne amie, en déclarant qu'elle ne pouvait vivre sans son amour. Le fait a été relaté en détail dans tous les journaux américains en 1892. La défense a invoqué la folie comme mobile du crime et les témoins furent si unanimes à ce sujet, que la coupable fut condamnée comme telle à la réclusion.

Au dire des gens experts, les filles que la perversité de leurs instincts pousse à se rechercher mutuellement se font remarquer par leurs grâces féminines, la douceur, la jeunesse et tous les attraits qui les rendent aimables aux yeux des hommes. Elles ne se distinguent dans la société que par leur célibat persistant, malgré leurs charmes. Certaines institutrices offrent par ces habitudes un grand danger pour leurs élèves, comme les domestiques. Des seins plats, une timidité exagérée et des manières obséquieuses en sont parfois les caractères; d'autres femmes se distinguent par une extrême assurance, des allures cavalières, un esprit fort, égal ou supérieur à celui de l'homme. Toutes dédaignent hautement le mariage, à un certain âge, par l'indépendance qu'elles y perdraient. Elles refusent de se soumettre à l'homme et il en est cependant qui affectent de préférer sa société, ses rapports et ses occupations même, pour mieux donner le change, en se montrant aussi indifférentes qu'insensibles avec tous. Elles ne voient que leurs défauts physiques ou moraux, pour les critiquer et en rire. Aucun ne leur plaît. On les croirait aigries par leur isolement.

Dès que ces célibataires, jeunes ou vieilles, sans amour ni amourettes, s'entourent particulièrement de femmes et ont des amies intimes, entretenant ensemble des rapports secrets ou en cachette, il est permis de les suspecter de saphisme. Elles en donnent souvent la preuve en vivant ensemble, malgré leur âge, dès qu'elles deviennent libres. On peut d'ailleurs les reconnaître à un signe caché absolument caractéristique de ce vice secret : l'état du clitoris. Il est plus marqué encore chez les femmes s'y livrant entre elles, par leur extrême lubricité, que par le saphisme entre les deux sexes.

Tandis que les frottements du clitoris par la manuélisation et la tribadie, en portant sur la totalité de l'organe, en développent toutes les parties également, la succion de son extrémité libre, distinguant le saphisme, lui imprime un caractère tout spécifique. Le bord du capuchon, en se détachant du gland, est plus volumineux, hypertrophié, que dans le reste de l'organe. C'en est le stigmate ineffaçable, constaté sur des femmes galantes convaincues de cette abominable pratique. Le gland, plus développé et proéminent, se rapprochait même de la forme en massue; mais cette déformation n'est pas aussi caractéristique que celle du capuchon, à cause de la combinaison habituelle de tous les autres procédés antérieurs, employés ordinairement par les prostituées en particulier. Pour apprécier justement la valeur de ce dernier signe, il faudrait observer le saphisme féminin dans les harems de l'Orient, où il est exclusivement pratiqué.

Toutes les autres déformations de la vulve, signalées aux formes précédentes, peuvent en outre se rencontrer ici, en raison même de leur usage. C'est le dernier degré d'abjection de la femme par la prostitution publique et privée qui en résulte fatalement. Seules, elles s'énervent encore plus qu'avec l'homme et deviennent hystériques, si elles ne l'étaient auparavant. La préférence accordée à cette forme en fait le plus souvent de véritables nymphomanes ne mettant plus de limites à leurs débordements. Malgré leurs promesses et leurs serments réciproques de rester attachées ensemble par leur vice même, la passion les entraine, dès que la pudeur et l'âge ne les retiennent plus. Elles s'abandonnent à leurs pareilles dès la première rencontre. Les unes tombent dans la débauche, l'ivrognerie; d'autres dans le crime. On en voit s'en prendre à des enfants qu'elles corrompent, violent et flétrissent, comme les tribunaux n'en offrent que trop d'exemples. Tardieu en rapporte quatre cas dont un, signalé page 401, eut le plus grand retentissement. Il révéla des faits révoltants commis par plusieurs servantes et leurs amants sur un garçon de cinq ans et une fille de sept appartenant à la famille qu'ils servaient. Un cas analogue a été jugé depuis à Bordeaux.

Les plus timides et prudentes ont même recours à de petits animaux, chiens ou chats, qu'elles apprivoisent et entretiennent spécialement à cet effet, comme des exemples en sont relatés à l'*Onanisme avec les animaux*. La réclusion serait alors le seul remède; mais la raison persistant chez la plupart s'oppose à son emploi. Ces femmes dépravées vivent librement dans la société, dont elles sont la honte et l'opprobre.

Une marque particulière du saphisme, soit entre

les femmes, soit avec l'homme, est le gonflement et l'irritation des glandes vulvo-vaginales, souvent provoqués par la manuélisation solitaire, comme nous l'avons indiqué. Sous l'influence de ces baisers, ces succions avec la bouche, elles s'enflamment encore plus directement que par les autres procédés. A toutes les déformations vulvaires en résultant, celle-ci s'ajoute fréquemment avec une signification presque aussi démonstrative de ce procédé que l'hypertrophie du clitoris.

ENTRE LES HOMMES

Suite ou conséquence ordinaire de la masturbation à deux, ce procédé consiste à provoquer l'éjaculation par la succion avec la bouche d'un acolyte, directement appliquée sur le gland. La main y participe aussi parfois. Le frottement des lèvres et surtout la succion opérée doivent en être les principaux excitants pour les hommes habitués aux rapports contre nature qui s'y livrent séparément ou conjointement entre eux. Deux rôles distincts en résultent : actif et passif; celui qui subit l'acte et celui qui l'exerce, quand il n'est pas pratiqué simultanément.

Le surnom de *casse-poitrine*, donné vulgairement à ce procédé honteux, dégoûtant, en marque bien le danger pour ceux qui l'exercent activement. On les appelle aussi *pompeurs de dard* ou de *nœud* par leur aspiration du sperme sur le gland. Il en est qui l'avalent même, croyant réparer par là leurs pertes personnelles. L'ignorance et la superstition s'allient bien avec cette ignoble habitude.

Elle est cependant assez voluptueuse, parait-il, pour que des jeunes gens, rassasiés de la masturbation isolée ou partagée et n'en pouvant plus obtenir la jouissance ordinaire, la préfèrent à tout autre procédé. Il suffit d'interroger des prostituées, adonnées à cette pratique, pour en avoir la preuve. Quelques-uns n'arrivent à l'éjaculation que de cette manière. J'ai même été consulté par un anaphrodite impuissant qui l'obtenait seulement lorsqu'un acolyte voulait lui rendre ce service. Des vieillards libidineux et salaces font servir leur... *gueule* à ce dégoûtant office sur les jeunes gens.

Cette dépravation, si rare qu'on la suppose, peut être congénitale, native, entre les petits garçons : à moins d'admettre qu'elle leur ait été inculquée dès le berceau par leurs nourrices, comme dans les exemples précédents entre les deux sexes. Les garçons entre eux, dès l'âge le plus tendre, s'amusent à se montrer leurs parties génitales, à se les toucher, à les baiser, à les sucer. L'absence ou la négligence de l'éducation, un défaut de surveillance ou de mauvais exemples, en sont les causes ordinaires.

108. — Un exemple curieux s'en est offert à mon observation dans une promenade publique, entre deux garçons de six à sept ans, à la tombée de la nuit d'une belle journée d'automne. Éloignés de quelques pas de leurs bonnes, ils pratiquaient la succion buccale en simulant entre eux le jeu de la main chaude. L'un, assis sur une chaise, faisait placer la tête de l'autre entre ses jambes et la recouvrait soigneusement de son tablier. Il s'agissait alors de découvrir de quelle main la chiquenaude était donnée sur le dos. La lenteur et l'irrégularité de ce manège, autant que le regard fixe de l'enfant assis, éveillèrent mes soupçons. Après un certain temps, je surpris les deux coupables en soulevant brusquement le tablier qui mit les organes génitaux à nu. Une mère attentive en eût fait autant.

L'ignorance des rapports sexuels semble la seule cause susceptible de conduire les hommes entre eux à recourir à un tel procédé. La plupart des jeunes gens qui le recherchent paraissent être dans ce cas. Ceux atteints de phimosis y sont prédisposés spécialement par les balanites en résultant, comme plusieurs exemples en sont venus à mon observation. C'est un procédé particulier de dilatation du prépuce. Un grand danger en résulte pour ces malformés : ils vieillissent dans ces rapports contre nature, sans en chercher d'autres. Des adultes s'y livrent de préférence toute leur vie avec une prédilection très marquée. Après s'être adonnés à tous les vices entre hommes, d'aucuns meurent ainsi vierges... de tout rapport sexuel.

*
* *

Loin d'être rare, l'onanisme buccal serait assez fréquent entre les hommes. Il est devenu depuis quelques années une pratique très répandue à Paris, dit le docteur Christian. En se confondant étroitement avec la masturbation, il doit en être ainsi. Il conduit directement à la sodomie. C'est le trio habituel des gredins qui exploitent ces dépravations humaines. Ils

en font leur ignoble métier de prostitution, en tenant
ces procédés au choix particulier de ceux qui les
préfèrent. L'onanisme buccal est pratiqué publiquement par de jeunes vauriens, s'accroupissant dans
les urinoirs publics, comme des arrestations faites
dans ces conditions sous l'Empire en sont la preuve.

Cette pratique n'est donc pas plus indifférente que
les autres procédés. Elle est exclusive au contraire
entre certains pédérastes, soit par la sensibilité spéciale des organes génitaux, altérée souvent par la
masturbation, soit par une dépravation particulière.
Les uns s'y livrent de préférence activement, à
l'exemple de la femme, et refusent de s'y soumettre.
Dans leur argot, ils appellent cela : fumer leur cigare.
L'odeur spermatique, sinon la saveur, paraît en être
l'excitant spécifique, puisque d'aucuns avalent même
ce liquide. C'est absolument le contraire pour d'autres, mais la plupart s'y adonnent réciproquement.

Toutes ces particularités ont été constatées chez
l'homme comme chez la femme. Elles ne s'expliquent
que par une sorte de manie habituelle ou plutôt,
comme il s'agit de la bouche, d'une aberration gus-
tative. Tous ces individus sont évidemment atteints
d'anaphrodisie sexuelle. Mais étant constaté que le
saphisme est très fréquent entre les deux sexes, surtout dans la jeunesse, c'est-à-dire dans l'ardeur qui
les anime réciproquement, il n'est pas étonnant que
ce procédé ait lieu entre ceux qui sont possédés de
l'amour de l'homme, comme il est le *nec plus ultra*
des femmes entre elles.

La bouche serait, d'après Tardieu, le siège unique

des signes distinctifs de cet onanisme habituel, confondu manifestement avec les autres attentats à la pudeur, dans ses observations médico-légales.

Elle offrirait une conformation particulière chez les individus livrés à cette passion abjecte, surtout ceux qui en font leur métier par complaisance. Deux d'entre eux l'avaient de travers, avec des dents très courtes, des lèvres épaisses, renversées, déformées, complètement en rapport avec l'usage infâme auquel elle servait. Chez un garçon de six ans, infecté de syphilis à l'anus par un rapprochement contre nature, il existait simultanément la cicatrice profonde d'un chancre à l'un des coins de la bouche. Une rougeur assez vive du pourtour des deux lèvres et de petites ulcérations ou des érosions plates très superficielles ont aussi été constatées par le docteur M. Laugier, comme la conséquence de ces pratiques.

Le pénis, soumis passivement à cette succion, doit en offrir les traces à bien plus forte raison. A défaut de l'avoir étudié spécialement, il a laissé ces caractères locaux dans l'ombre, comme ses devanciers à Berlin, Londres et Paris l'avaient fait avant lui pour la pédérastie. Ces signes spéciaux, constatés chez la femme à l'hôpital de Lourcine, se retrouvent chez l'homme et surtout l'enfant soumis passivement à cette habitude. Un gland turgescent, allongé, en battant de cloche ou en massue, se détachant complètement du prépuce par la succion et l'aspiration exercées d'une manière prolongée sur cet organe, doit en être le principal. Mais, en se combinant souvent à ceux de la masturbation et la sodomie, chez les individus susceptibles d'être soumis à l'examen, il est difficile de le distinguer d'une manière précise. Tout ce qu'il est permis d'avancer, c'est que des déformations caractéristiques doivent en résulter dans certains cas, sur l'extrémité du pénis, comme un stigmate différentiel et ineffaçable de ces rapports contre nature. L'orgasme habituel dont elle devient le siège principal par la succion et l'aspiration exercées directement sur cette partie, par l'homme ou la femme, ne peut manquer d'y laisser des traces ainsi que sur le méat urinaire, ordinairement gonflé et saillant chez la femme.

A l'impuissance rapide et fatale, déjà signalée comme l'une des conséquences les plus redoutables de ce procédé, s'ajoutent inévitablement d'autres accidents pour l'homme par son action directe sur les voies séminales et urinaires. Les hémorrhagies uréthrales sont surtout à redouter, ainsi que les spasmes, les contractures du col de la vessie. D'où la rétention d'urine, sinon l'incontinence. Les canaux éjaculateurs, la prostate et les vésicules séminales n'en sont pas davantage à l'abri. Le défaut de s'enquérir de cette cause spéciale, très délicate à évoquer — dont le rôle est certainement plus direct et actif que les excès sexuels sur l'origine si obscure des maladies fréquentes de ces organes cachés — empêche ainsi le médecin d'en préciser les effets ; il les met vaguement sur le compte de ceux-ci. Double avertissement à ceux qui le pratiquent et aux positivistes actuels pour en élucider les résultats.

ONANISME MAMMAIRE

Le rôle important dévolu aux seins comme foyers érogènes en a fait abuser, de même que des organes correspondants. Leur développement est le premier signe de la puberté et la nubilité de la jeune fille, et c'est sous l'empire de ces charmes extérieurs, unis à tous les autres, qu'elle fascine et séduit l'homme. Leur sensibilité exquise à chaque époque menstruelle, annonçant cette fonction, marque leurs rapports et leur étroite sympathie avec les organes de la généra-tion dont ils sont les auxiliaires indispensables. C'est un signe de sa fécondité, comme leur absence ou leur extrême exiguïté est un défaut physique capital pour la femme. Sa frigidité, son impuissance relative et jusqu'à sa stérilité peuvent en résulter, ainsi que nous l'avons établi dans l'*Impuissance féminine* et la *Stérilité humaine*. Elle l'expose même, en coïncidant avec une mauvaise conformation des organes corres-pondants, à des habitudes contre nature, la manuéli-sation solitaire, le clitoridisme ou le saphisme.

Un développement opulent de ces organes est au

contraire la cause la plus efficiente qui porte l'homme
à en abuser. C'est souvent le souverain excitant pour
les deux sexes, dans les caresses conjugales, et bien
des unions resteraient stériles sans l'éréthisme dont
ils sont doués sous l'influence des attouchements, des
baisers. L'attrait et le charme décisifs que ces deux
éminences exercent sur le sens génital sont la démonstration du foyer de chaleur, de sensibilité et d'excitabilité amoureuse qui y réside.

Le mamelon en est la partie la plus excitable. Son
érection est rendue manifeste par le toucher, la titillation avec la main ou les lèvres et surtout la succion
directe, même par l'allaitement. Certaines nourrices
ont avoué éprouver une sensation si voluptueuse de
la succion de leur nourrisson qu'un véritable spasme
génital en résultait avec émission du liquide vulvaire,
au point d'en être mouillées. Peu de mères se trouvent
dans ce cas ; mais on comprend qu'une nourrice
mercenaire sur lieu, fille-mère jeune et vigoureuse,
comme il y en a tant, et gardée à vue, éprouve parfois
ces sensations.

Ce troisième foyer d'innervation sexuelle, infiniment moins actif en général que les deux autres,
possède exceptionnellement ou acquiert chez quelques
femmes une faculté prépondérante d'éréthisme voluptueux. Sa titillation d'un seul côté, ou des deux, provoque les sensations du spasme génital dans toute
leur plénitude et leur intensité, chez certaines femmes
ardentes. Il en est qui se masturbent isolément de la
sorte, de préférence à tous les autres procédés, et
c'est en rencontrant des hommes partageant ces goûts

qu'un véritable onanisme en résulte. La plupart d'ailleurs, en exhibant impudemment ces avant-scènes, comme l'appât principal de leur sexe, se les laissent ainsi facilement toucher, palper et chatouiller avec volupté.

La manuélisation mammaire est ainsi le plus fréquent procédé d'onanisme entre les deux sexes. N'est-ce pas la première liberté que prend généralement l'homme avec celle dont il recherche les faveurs? Après les paroles amoureuses, les baisers de toutes sortes, sa main se porte naturellement sur les seins pour élever l'éréthisme érotique de sa compagne au diapason du sien. Moins indécents que tous les autres, ces attouchements licencieux sont d'autant mieux permis et tolérés qu'ils ne laissent ni traces, ni suites, ni danger pouvant les déceler. La plupart des jeunes filles s'y abandonnent avec leurs amoureux ou leurs courtisans, par le plaisir et la volupté qu'elles en ressentent, sans y voir aucun mal, tant que le but ordinaire de ces privautés ne se découvre pas ouvertement. C'est un simple badinage qui persiste souvent jusqu'à perdre toute défense par l'excitation croissante qu'il provoque. Tel est le principal danger de cet onanisme mammaire, par son atteinte à la pudeur.

Il en est autrement dans les rapports normaux où ces caresses ne sont que le prologue ou l'avant-scène de l'acte conjugal. Elles se prolongent indéfiniment, au contraire, dans les unions libres, illicites, où il s'agit expressément de ne pas avoir d'enfant pour mieux les tenir secrètes, cachées. Quand la pudeur de l'un ou de l'autre conjoint va encore jusqu'à

refuser d'autres attouchements ou baisers plus licencieux, on s'en tient à ceux-là et la simulation du coït
s'exécute de cette manière. Une manuélisation prolongée, un véritable ébranlement de toute la mamelle,
par des baisers ardents, des titillations avec les doigts
et la langue, jusqu'à la succion, sont poussés à
l'extrême pour provoquer le spasme vénérien chez la
femme, tandis qu'elle se livre réciproquement à des
manœuvres directes sur l'homme pour obtenir son
éjaculation. Ces pratiques sont regardées comme les
plus décentes et morales par les dévots et les célibataires en particulier, qui paraissent s'y livrer de préférence, même avec des jeunes filles. L'excitabilité
du mamelon et du sein tout entier s'accroît au point
d'en faire le principal foyer érogène chez certaines
vierges folles. La pudeur d'une jeune religieuse hos-
pitalière de Paris se révoltait à la moindre tentative
d'attouchement des parties génitales par un élève des
hôpitaux, devenu son amant, tout en se laissant
manuéliser et embrasser les seins avec toute l'ardeur
possible, comme preuve suprême de son amour. Il ne
put jamais aller plus loin.

*
* *

Arrivés au paroxysme de leur passion, surexcités
par ces pratiques frustres, des amants vont jusqu'à
mettre ces organes en rapport immédiat. Le pénis est
placé entre les deux seins et un simulacre de coït
s'effectue avec d'autant plus d'analogie et d'efficacité
que la femme, en serrant ses seins l'un contre l'autre,
remplace les mouvements du bassin par ceux de la

poitrine avec une ardeur égale. C'est le véritable onanisme mammaire dont on ne parle guère à cause de
sa rareté. Peu de femmes y consentent et beaucoup
de celles qui le désirent n'en ont pas les moyens.
L'excitabilité de ce foyer érogène n'est pas toujours
proportionnée en effet au volume des seins. Il n'est
d'ailleurs possible que dans l'extrême jeunesse.
L'homme s'en contente rarement et les libertins blasés ou usés recherchent à peu près seuls ce moyen
artificiel de s'exciter. De là les difficultés de l'accord
à ce sujet.

L'obstacle principal est la position gênante, incommode à prendre pour le réaliser. De quelque manière
que l'on s'y prenne, le contact du corps est toujours
incomplet, la palpation réciproque impossible, le
rapport des muqueuses irréalisable, à moins d'exercer
plusieurs formes d'onanisme à la fois. Toutes ces
conditions, essentiellement nuisibles au développement de l'éréthisme vénérien et à la production du
spasme génital, en font ainsi l'exception la plus rare,
un procédé justement méconnu, négligé du plus
grand nombre.

Cette souillure immorale et dégoûtante n'est pas
considérée à tort avec toute la réprobation qu'elle
mérite. Elle est surtout le partage des amants innocents et timides qui ne veulent pas se compromettre.
Ils prétendent naïvement se respecter ainsi en s'amusant, tandis qu'ils se pervertissent et s'énervent
davantage réciproquement. En étant la première
atteinte à la pudeur de la jeune fille, cet onanisme
finit par sa flétrissure.

28.

109. — Un exemple de ce siège érotique s'est offert à mon observation, chez un grand garçon de vingt-sept ans, masturbateur jusqu'à vingt ans. Blond et lymphatico-nerveux, timide et très impressionnable, il avoua ressentir une sensation voluptueuse très vive et déterminant l'érection au chatouillement manuel de son mamelon imperceptible. Sa poitrine était plate et la peau glabre. Il se couchait tout nu, même en hiver, dans ses aventures amoureuses, pour obliger sa compagne à l'imiter ensuite.

Il est encore plus dangereux pour la femme de prostituer cet organe destiné à un rôle tout différent. La surexcitation de son tissu impressionnable et délicat, en déterminant l'hypertrophie de la glande, une hyperesthésie et des douleurs nerveuses, devient un empêchement à l'allaitement. Des abcès, des tumeurs peuvent être la conséquence des froissements et des contusions qu'il reçoit involontairement dans ces débauches de l'amour. Si l'onanisme est susceptible de déterminer le cancer, c'est assurément celui-là plus que tout autre, par son siège d'élection dans cette glande. Son développement est souvent attribué au moindre coup reçu accidentellement et l'on ne tient pas compte de toutes les violences produites de cette manière. Elles sont assurément la cause directe de bien d'autres maladies locales dont on ne pense guère à les rendre responsables.

ONANISME ANAL

ou

PÉDÉRASTIE ET SODOMIE

La persévérance dans le vice en accroît fatalement l'intensité, la gravité et l'horreur, en entraînant jusqu'aux dernières limites ceux qui s'y abandonnent. Du délit au crime, la transition est souvent insensible, malgré leurs différences accentuées. Dans la voie de l'abus des plaisirs vénériens surtout, la pente est si glissante que l'homme s'arrête rarement en chemin. Il est entraîné à en parcourir les diverses étapes pour en goûter et en épuiser les sensations voluptueuses, dès qu'il est arrivé à la première. D'une simple faute, un égarement de jeunesse par la masturbation solitaire, il peut être conduit graduellement, célibataire ou marié, à tous les autres procédés dont la description précède, dès qu'il s'écarte des rapports naturels et légitimes en ne s'en faisant pas un devoir, une loi absolue. L'énumération graduée de tous ces rapports contre nature nous met actuellement en face du plus dégoûtant et abominable : l'accouplement de deux hommes ensemble par la seule voie qui leur reste après la bouche : l'anus.

L'*Onanisme mécanique*, décrit plus haut, se rapproche évidemment de celui-ci dans l'une de ses formes. L'introduction de divers corps étrangers dans l'anus constitue bien effectivement un procédé d'onanisme anal. Aussi est-il presque exclusivement constaté chez l'homme. Mais il suffit de rappeler aussitôt, pour éviter toute confusion, qu'il se distingue essentiellement de la sodomie en étant toujours pratiqué seul et dans l'isolement, contrairement à celle-ci ne pouvant s'accomplir autrement qu'à deux. Il n'en est ainsi que le commencement ou la fin. C'est par une exception presque unique, dans ces pratiques monstrueuses, que des attentats ont été commis par des mains étrangères, comme deux cas seulement en sont relatés, à défaut d'avoir pu les accomplir autrement. Il n'a pas d'autres rapports avec celui-ci, sauf les traces locales qu'il laisse uniformément sur l'anus, en se renouvelant, par le volume parfois énorme des objets employés. La sodomie est donc toute différente.

* *

En remontant à la plus haute antiquité, cette habitude montre bien l'origine commune de l'homme avec les animaux dont il forme par là une imitation grossière. Il n'en est pourtant fait mention qu'aux temps de civilisation relative. La destruction de Sodome,

qui a donné naissance au mot par les vices et les
fautes de ses habitants, est ainsi racontée au chapitre XIX de la Genèse, c'est-à-dire au temps même du
patriarche Abraham :

« Les hommes de Sodome environnèrent la maison de
Loth, avant de se coucher, voulant abuser des deux anges
entrés dans sa maison pour y passer la nuit, et lui dirent :
Fais-les sortir, afin que nous les connaissions. Et Loth
sortant leur dit : Je vous prie, ne leur faites point de
mal ; voici, j'ai deux filles qui n'ont point encore connu
d'homme ; je vous les amènerai et vous les traiterez comme
il vous plaira, pourvu que vous ne fassiez point de mal à
ces hommes, parce qu'ils sont venus à l'ombre de mon
toit. »

La loi donnée ensuite par Moïse aux Hébreux pu-
nissait les sodomistes du dernier supplice et, sans
qu'il soit possible de rapporter à ce vice toutes les
maladies signalées au Deutéronome, comme l'ulcère
d'Égypte, ni les hémorrhoïdes, ce sont là autant de
preuves qu'il a existé à l'origine même du monde,
parmi le peuple élu et choisi de Dieu en particulier.

Le nom d'*amour grec,* donné plus tard à la sodomie, montre simplement avec quelle licence elle
régnait et était répandue en Grèce, au temps de sa plus
grande civilisation. Elle y fut autorisée explicitement
par le grand législateur Solon, d'après cette loi
expresse qui lui est attribuée :

> Tu chériras un beau garçon,
> Tant qu'il n'aura barbe au menton.

Le serment d'Hippocrate dans sa formule primitive.
traduit du grec par Littré, en offre la démonstration

authentique : « Dans quelque maison que j'entre, jurait le médecin, ce sera pour l'utilité des malades, me préservant de tout méfait volontaire et corrupteur, et surtout de la séduction des femmes et *des garçons libres ou esclaves.* » La preuve est donc irréfutable.

Les écoles des philosophes devinrent ainsi des maisons de débauche, comme on l'a vu à l'*Origine.* On désigna même la sodomie d'amour socratique, digne frère du *Lesbius amor* ou saphisme, en usage simultané parmi les femmes, comme saint Paul le confirme explicitement dans sa première Épitre aux Romains, signalée page 30. Les témoignages les plus authentiques accusent donc l'ancienneté de cet onanisme.

La civilisation romaine, sous l'empire des Césars, mit le comble à cette immondicité comme à toutes les autres, d'après le témoignage des poètes satiriques et des historiens. Au rapport de Suétone, la pédérastie y régnait souverainement encore plus dans les hauts rangs de la société que parmi le peuple. J. César, le premier et le plus grand d'entre eux, ne fut pas seulement l'homme de toutes les femmes, d'après le droit qu'il s'était arrogé de choisir toutes celles qui lui plairaient pour mieux illustrer sa race, il fut surnommé aussi par Curion : *Omnium virorum mulierem et omnium mulierum virum* (le mari de tant de femmes et la femme de tant de maris.) Cette qualification pudique d'un crime abominable le fit absoudre. Il n'adopta Auguste, son successeur, que pour avoir servi à ses plaisirs.

L'immoralité de Caligula, égalant sa cruauté proverbiale, sa férocité, le conduisit à un commerce infâme avec Lépidus, le pantomime Mnester et quelques jeunes étrangers reçus en otage. On entendit même un jour son palais retentir des cris de Catulus, jeune homme de famille consulaire, succombant à ses attentats. Ses débauches avec les jeunes gens et les vieillards sont notoires.

Néron mit le comble à ses cruautés et ses infamies en rendant ses amours publiques avec deux hommes, un pantomime et un eunuque. Après avoir fait mutiler Sporus, il l'épousa solennellement avec les cérémonies ordinaires et en le couvrant du voile nuptial. Il épousa plus tard son affranchi Doriphore.

Galba ne démentit pas ses prédécesseurs. Il avait des jeunes gens dans la force de l'âge, aussi bien que des vieillards, pour ministres de son libertinage, et se livrait tour à tour à la sodomie active et passive. Ayant servi aux infâmes plaisirs de Tibère dans son sérail de Caprée, Vitellius, devenu empereur, se lia avec son affranchi Asiaticus par un commerce de libertinage affreux. Titus nourrissait dans son palais un grand nombre d'eunuques et de jeunes esclaves pour servir à ses plaisirs. Tous, à la suite les uns des autres, se livrèrent à la plus dégoûtante prostitution, depuis Héliogabale, qui s'habillait en femme pour mieux recevoir ses mignons, jusqu'à Adrien. Devenu follement amoureux d'un jeune homme de Bithynie, appelé Antinoüs, il en abusa avec une effroyable brutalité et eut ensuite pour lui les plus honteuses faiblesses et les plus aveugles complaisances.

***

Par ces exemples épouvantables et dégoûtants, venant du trône où les impératrices faisaient la contre-partie, on peut juger des mœurs publiques.

« La débauche hideuse des hommes entre eux, dit Tite-Live, dépassait encore celle des femmes dans les anciennes saturnales de l'amour. » Ce témoignage d'un historien contemporain vise la pédérastie en particulier. Ces cyniques débordements furent la conséquence de l'éréthisme génésique qui régna à l'état épidémique à Rome pendant près de deux siècles, comme ils se sont renouvelés au moyen âge, sous l'empire de la superstition astrologique et la démonomanie régnantes.

Affaire de tradition, de mode, de tempérament ou de dépravation, de folie même, comme on le prétend aujourd'hui, toujours est-il que depuis cette époque néfaste, et sous l'influence même de la domination césarienne, l'onanisme anal s'est répandu partout, en ayant toujours son siège principal en Italie où il n'a cessé d'exister publiquement. Cette épidémie se renouvela au moyen âge, surtout en provenant de Rome et ses papes, par l'origine de la croyance aux *incubes* et aux *succubes*, imaginée à cette époque pour les besoins de la cause. Princes, reines et papes remplirent le monde de leurs impudicités. Sixte IV, d'une famille de sodomistes, alla jusqu'à justifier cette ignominie en l'autorisant pendant trois mois de l'année par un bref infâme. Léon X se distingua aussi de la sorte. Assertion niée violemment par les

gens d'Église, mais basée sur la bibliographie authentique du temps.

Cette origine italienne est surtout démontrée en
France par l'exemple du maréchal de Rays, compagnon d'armes de Jeanne d'Arc, qui, dans la retraite
de son château, sacrifia plus de 800 enfants à ses
appétits immondes, d'après l'aveu suivant qu'il en-
voya pendant son procès à Charles VII, pour en obtenir sa grâce :

« Estant d'aventure, dans la librairie dudit château, je
trouvai un livre latin de la vie et des mœurs des Césars
de Rome, par un savant historien qui a nom Suetonius ;
ledit livre était orné d'images fort bien peintes, auxquelles
se voyaient les déportements de ces empereurs païens, et
je lus en cette belle histoire comment Tiberius, Caracalla
et autres Césars s'esbattaient avec des enfants et prenaient
singulier plaisir à les martyriser. Sur quoi, je voulus
imiter lesdits Césars et, le même soir, je commençai à ce
faire en suivant les images de la leçon et du livre. »

L'influence de la Rome catholique et surtout celle
de plusieurs papes et des cardinaux leurs fils, sur
ces aberrations génésiques, est rendue évidente par
des exemples célèbres qui resteront l'opprobre de
ceux qui en sont l'objet. Henri III passe sa vie entre
les débauches et les dévotions, entouré de courtisans
que l'histoire a flétris du nom de *mignons*. De même
de Jacques Ier, roi d'Angleterre, et le fils du maréchal
de Villars surnommé *l'ami des hommes*. Le duc de
Vendôme et Monsieur continuent les mêmes traditions, comme Frédéric le Grand, accusé par l'histoire d'avoir recherché l'amour grec. C'était d'ailleurs

parfaitement d'accord avec les maximes de son ami de Lamettrie, déjà signalées page 120 : « que chaque homme porte le germe de son bonheur avec celui de la volupté. Tout est femme dans ce qu'on aime, ajoute-t-il cyniquement, l'empire de l'amour ne connaît d'autres bornes que celles du plaisir. » Tous les onanistes des deux sexes, les pédérastes en particulier, n'ont pas de meilleure défense pour justifier leurs sentiments et leurs actes.

Des doctrines aussi subversives ne pouvaient que développer toutes les aberrations génésiques. Il n'en fallait pas d'autre cause avec le positivisme croissant et absolu du dix-neuvième siècle. De là les progrès de la pédérastie qui s'affiche publiquement en Italie, où l'étranger est poursuivi par de vils proxénètes proposant indifféremment à son choix *bella ragazza* ou *bello ragazzo*, belle fille ou beau garçon. Elle est si commune dans l'Afrique française, où les jeunes Maures s'offrent pour ainsi dire ouvertement, qu'elle a envahi la métropole dont elle est devenue la plaie honteuse. Cette prostitution a pris à Paris un accroissement incroyable, dit Tardieu. Son organisation clandestine, pour l'exercice coupable du *chantage*, a été révélée en 1845 par un procès fameux de la rue du Rempart où figuraient 47 accusés. Depuis, un seul coup de filet, jeté par l'autorité dans cette fange, amena 97 individus pris en flagrant délit et 52 dans un second, sans compter les bandes successives de 15 à 20 amenées journellement devant les tribunaux correctionnels. Il eut ainsi à en examiner plus de 300 dans 98 affaires différentes. (*Attentats aux mœurs.*)

Ces chiffres officiels démontrent mieux que tous les exemples privés la fréquence de cette plaie sociale dans la Babylone moderne. « On peut dire que la pédérastie est à Paris l'école où se forment les plus habiles et audacieux criminels, » disait, en 1845, le baron de Saint-Didier dans une affaire de ce genre. Centre de la civilisation du monde entier, comme autrefois Athènes et Rome, elle est devenue le réceptacle de tous les vices enfantés par les civilisations anciennes avec les raffinements imaginés par le positivisme actuel. Plusieurs causes célèbres, sous le dernier Empire, ont montré à quel degré de perversité étaient descendues les mœurs à cet égard. La sodomie n'est même plus limitée comme autrefois aux hommes entre eux, elle s'étend aux deux sexes, soit pour la satisfaction d'un seul, soit pour faire échec entre eux à la génération et l'éviter plus sûrement.

L'exiguïté circonférentielle du pénis paraît être la condition ordinaire et distinctive de la plupart des sodomistes, d'après Tardieu. Elle pourrait être l'une des causes déterminantes de cette dépravation. D'une part, beaucoup de jeunes pédérastes efféminés sont ainsi conformés en raison de leur faible constitution; de l'autre, cette condition doit être appréciée, requise dans certains cas. On peut même se demander si l'usage de la filière anale ne contribue pas à l'atrophie de cet organe et à son allongement compensateur.

⁂

Confondues autrefois, comme elles le sont encore aujourd'hui, ces deux appellations ont une signification distincte et représentent le plus souvent des habitudes différentes, des vices tout opposés. Si la sodomie, chez l'homme, naît toujours de la pédérastie, celle-ci ne va pas aussi communément jusque-là. Elle s'arrête aux degrés intermédiaires, selon son intensité ou les variétés de son influence. L'alliage intime des facultés les plus éclatantes avec les aberrations affectives de toute nature est un fait physiologique et pathologique à la fois, émergeant à divers degrés des lois qui président à l'évolution des organes. De là la division, un peu subtile peut-être, que nous allons essayer d'établir entre ces deux aberrations sexuelles ou génésiques.

Elle nous est suggérée par la constatation des fréquents attentats contre nature commis sur le sexe féminin. A défaut de pouvoir les qualifier justement de pédérastie, qui est spécialement l'amour de l'homme pour les jeunes garçons, il fallait bien en faire des actes de sodomie ou onanisme anal. La confusion entre ces deux mots et leur synonymie généralement employée sont donc abusives. Il faut leur donner leur vraie signification. De là, la distinction établie ici.

PÉDÉRASTIE

Prise à la lettre dans sa plus ancienne étymologie grecque, la pédérastie se traduit littéralement en latin par *pueri amator*, c'est-à-dire l'amour de l'homme pour les jeunes garçons. Aucun procédé spécial d'onanisme entre eux ne s'y rapporte particulièrement et elle les comprend tous aussi exactement. Tout homme aimant son semblable, jeunes comme vieux, est donc un pédéraste au sens rigoureux de ce mot, dès que cette perversion se manifeste ostensiblement entre eux par des actes contre nature, comme ils s'y livrent généralement. Les lettres, les cadeaux, comme les caresses amoureuses, les attouchements érotiques ou obscènes, les baisers tendres et lascifs, la masturbation et la succion buccale ensemble, sont aussi bien des actes de pédérastie que l'onanisme anal.

Telle est la distinction fondamentale de ce mot et il est permis d'affirmer justement, pour mieux le caractériser et éviter toute confusion, que la plupart des pédérastes ne sont pas sodomistes. Un grand nombre en ont même horreur et dégoût, malgré leur perversité ; ils se bornent, celui-ci à la masturbation, celui-là à la succion. Je l'ai constaté positivement dans plusieurs cas et le fait est démontré officiellement chaque année devant les tribunaux, d'une manière authentique et irréfragable. Le nombre considérable de délits d'outrages publics à la pudeur entre hommes, taxés et convaincus par là de pédérastie, relativement aux crimes de sodomie, en offre la preuve. Il serait même facile d'en établir statistiquement la proportion relative, sans qu'il soit possible d'alléguer gratuitement que les auteurs des premiers sont toujours capables ou susceptibles des seconds. Entre des exhibitions, des attouchements obscènes et ces rapports contre nature, la différence est trop accentuée pour n'en pas tenir compte. De jeunes anaphrodites aiment des jeunes gens ou des vieillards, sans jamais consentir ni se prêter à ces rapports immondes, tout en étant passionnés pour les autres procédés. C'est leur faire injure que de les assimiler aux sodomistes qu'ils réprouvent. « Gardez-vous de croire, monsieur, que j'exerce la sodomie, disait l'un d'eux à Casper qui l'examinait sous ce rapport; je ne l'ai jamais faite. Moi et la plupart des autres, nous la détestons, nous nous contentons ensemble. » Des hommes mariés, des garçons attachés à des filles se livrent au contraire à la sodomie entre hommes, comme d'autres la pratiquent exclusivement avec des femmes.

Aussi bien le Code pénal est-il plus précis que les médecins légistes en consacrant très nettement cette distinction. Il qualifie les premiers de délits, comme étant de simples outrages publics à la morale ou aux mœurs, et les punit seulement de quelques mois de prison avec dommages-intérêts. Les seconds, au contraire, qualifiés d'attentats à la pudeur, sont passibles de la réclusion et des travaux forcés à temps ou à perpétuité, selon les cas distingués plus loin. Notre division est donc fondée aussi légalement que scientifiquement, en fait comme en droit.

La pédérastie est beaucoup plus fréquente que la sodomie et en diffère par l'absence même des stigmates infamants imprimés par celle-ci. C'est la distinction la plus précise de ces deux aberrations génitales et la preuve qu'elles émanent d'impulsions variées. D'où l'erreur de confondre ces deux mots en les employant indistinctement l'un pour l'autre. Assimiler les pédérastes à ceux qui commettent des attentats contre nature sur des fillettes, des maris sur leurs femmes, des hommes pratiquant exclusivement ou par préférence la sodomie avec les prostituées, est un non-sens, une logomachie. Ils ne méritent que le nom encore plus ignoble de sodomistes. La pédérastie n'est que la liaison ou l'intermédiaire des divers procédés déjà décrits et ceux qui suivent.

Elle est ainsi innée, native et acquise ou communiquée. Il suffit qu'un garçon jeune, enfant, soit attiré par un autre à la masturbation ou la succion pour que, si l'un d'eux est né pédéraste, il communique à l'autre en s'y attachant ses goûts et ses idées.

110. — Un lycéen blond de dix-neuf ans, bien constitué, vint ainsi effrayé, en lisant l'*Onanisme*, de ce qu'il pouvait produire à deux. Il s'était lié, au collège, depuis environ deux ans avec un camarade et en se touchant, ils en étaient graduellement arrivés à rester des heures ensemble, quand ils le pouvaient, à se toucher, se caresser, s'embrasser sur la bouche, les yeux, en se disant les mots les plus tendres d'amour. En découvrant que c'était là de la pédérastie, dont il avait horreur, il demandait ce qu'il avait à faire pour s'en préserver. « Vous séparer absolument de votre camarade plus âgé que vous et qui doit être pédéraste. Il faut cesser de le voir et le rencontrer ». Et à l'objection qu'ils finissaient leurs études ensemble dans le même établissement, j'ajoutai : « Confessez-vous à votre père, comme à moi-même, et en lui montrant mon ordonnance, je ne doute pas qu'il n'hésite à vous séparer immédiatement pour mettre fin au danger qui vous menace. »

*
* *

Les causes en sont des plus obscures et controversées. En apparence, l'habitude de la masturbation à deux en est le premier signe, chez la plupart des individus qui se livrent progressivement à tous les autres procédés onanistiques jusqu'à la sodomie. Celle-ci répugne tant à la nature humaine qu'aucun individu n'y arrive d'emblée, sinon par force ou violence. En réalité, il doit pourtant exister à l'origine une inversion génitale, une anaphrodisie sexuelle, constitutionnelle ou morbide, pour expliquer cette déviation. On ne peut guère la comprendre autrement en voyant le plus grand nombre des enfants adonnés dans leur jeunesse à l'onanisme manuel, le délaisser spontanément à un certain âge, en vertu même de la loi naturelle et générale de l'attraction des sexes différents. Ceux qui y font exception sont donc organisés autrement. Il ne faut pas penser comme la généralité pour remplir et exercer différemment une fonction si essentielle et caractéristique de l'humanité.

La pédérastie se démontre, dans la majorité des cas, par la coïncidence de quelque vice de conformation physique, apparent ou caché, sinon quelque difformité ou perversion morale. Les caractères extérieurs du féminisme en sont les traits principaux. Ils se rencontrent le plus souvent sur des jeunes gens nés dans les grandes villes avec une constitution faible, délicate, un tempérament mou, lymphatique et parfois très nerveux. Adolescents, ils s'arrêtent dans leur croissance vers l'âge de quinze ans et restent petits, aux formes arrondies, aux seins assez développés. Souvent même ils ont à cet âge des inflammations de ces organes. Malgré leur embonpoint précoce, leurs tissus sont mous, les muscles sont flasques. Ils sont ordinairement pâles et blonds, quoique la couleur de la peau et des cheveux varie selon les pays et les climats. Les bruns, à la peau blanche et glabre, la barbe rare et sans frisure, y sont exposés de même. L'œil, triste et morne, parfois humide et brillant, est sans feu, et les traits comme la démarche n'expriment que la nonchalance, l'indifférence et l'insensibilité. Ils se font remarquer surtout à leur voix aiguë, douce ou flûtée, criarde, surnommée eunuchoïde à cause de ses rapports physiologiques avec les organes génitaux.

Ceux-ci sont en effet peu développés. Les testicules et la verge sont petits et leurs aptitudes génésiques, sans être éteintes, sont mal déterminées. Ils n'ont pas les ardeurs entreprenantes dévolues au mâle dans la série animale et se livrent à la masturbation, isolée ou partagée, plutôt par vice que par besoin. Timides, craintifs et pusillanimes à l'excès, ces jeunes gens conservent longtemps leurs jeux, leurs amusements enfantins. S'ils grandissent, c'est pour prendre la taille fine, svelte et élancée de la femme; leurs membres sont grêles et allongés, aux formes délicates, la peau fine, blanche et glabre, c'est-à-dire presque imberbes. Ils offrent par là un contraste frappant dans leur sexe, comme ces femmes aux formes masculines portant moustaches, désignées sous le nom d'hommasses. Ils en ont les goûts et prennent souvent leurs occupations, en se faisant domestiques, valets de chambre, commis, couturiers. Quelques-uns en ont même les maladies dont l'hystérie est le type. L'absence de barbe ou sa rareté forme surtout la distinction de ces efféminés ; car les hommes imberbes, dit Morgagni, ne peuvent entrer en érection : *Natura glabrum infecundum.*

Comment un tel homme, si semblable à la femme extérieurement et partageant ses idées, ses dispositions, ses goûts et sa timidité, pourrait-il ressentir pour elle cette vive attraction et ces tendres sentiments d'amour dont ses sens engourdis ne lui font aucune incitation ? Au contraire, constitué comme elle physiquement et moralement, il recherche l'homme et s'y attache.

Souvent bizarres et insociables, ces hommes incomplets vivent isolés, en dehors de leur famille, et se livrent à des actes excentriques. Leur paresse et leurs sentiments pervers les entraînent fréquemment à la débauche. Les sodomistes les choisissent de préférence par leur aspect efféminé, leurs formes et leurs allures féminines et notamment la largeur du bassin et la gracilité des fesses. Ce sont ces pédérastes ou hommes-femmes qui, pervertis par eux, leur servent ensuite de *clercs* ou d'*outils*, comme ils disent, pour exploiter les passions de leurs pareils.

111. — L'exemple suivant en a été observé par Tardieu sur un garçon de quatorze ans et demi, accusé d'actes de sodomie avec violence sur un enfant de huit ans, niant énergiquement le fait. Il était robuste et musculeux ; mais, chose remarquable, il n'avait ni barbe, ni voix mâle, ni poils sur le pénis, bien que cet organe eût les dimensions ordinaires de son âge. Les testicules, petits, n'étaient pas descendus dans les bourses ; ils étaient retenus à l'anneau

abdominal. L'accusé avait eu de temps en temps des érections. Il fut condamné. C'était évidemment un cas d'anaphrodisie native et constitutionnelle. Cet enfant ne pouvait
sentir comme les autres, étant constitué différemment, et
Tardieu eût probablement acquis l'assurance que ces deux
enfants s'étaient simplement masturbés ensemble, s'il eût
poussé ses investigations jusque-là.

La plupart de ces jeunes gens sont en effet prédisposés à la masturbation à deux plutôt que solitaire.
Ceux qui en sont empêchés par une éducation sévère
ou leurs principes religieux y persévèrent isolément,
plus longtemps que les autres, par la faiblesse de
leurs désirs sexuels et leur timidité native. L'apprentissage des garçons les mieux constitués, n'ayant pas
rencontré d'autres anaphrodites comme eux pour se
livrer ensemble à la pédérastie, a lieu fatalement ainsi
avec des prostituées. Leur infirmité originelle se
manifeste alors, par l'impossibilité d'accomplir le coït
complet. En éprouvant des érections spontanées, suivies même d'éjaculation voluptueuse, ils s'y croient
aptes. Au contraire, ils tombent en syncope génitale
dès leurs premières approches. La faiblesse de leurs
sensations vénériennes, la paresse de leurs désirs et
la distraction de leurs pensées, en amenant la chute de
l'érection, empêchent l'éjaculation de se produire et
ils se retirent honteux, tristes et confus. Après plusieurs tentatives aussi infructueuses, ils se croient
impuissants, tandis qu'ils sont simplement anaphrodites. Le chagrin qu'ils en éprouvent, en les faisant
tomber dans le spleen, la mélancolie et l'hypocondrie, aggrave encore leur état.

Par cet aspermatisme apparent, cette frigidité masculine est d'autant moins connue qu'elle existe souvent sans que les victimes s'en plaignent. Elles attendent plus ou moins longtemps et cette cause réelle, passagère, disparaissant à leur insu, échappe par là à la connaissance des observateurs. Plusieurs garçons de dix-huit à vingt-cinq ans, dans ces conditions, sont venus me consulter, après avoir lu le chapitre de l'Anaphrodisie dans l'*Impuissance* et vainement essayé leur virilité à diverses reprises. L'un d'eux, âgé de vingt-trois ans, très bien opéré d'un phimosis à vingt et un ans, analysait parfaitement ses impressions en disant qu'il pensait toujours aux femmes en se masturbant, tandis que ses pensées s'égaraient ailleurs en étant accouplé avec elles. Ils ne peuvent ainsi finir ce qu'ils ont commencé et sont forcés de se retirer Grosjean comme devant. L'incitation leur manque à rechercher la femme pour elle-même ; il faut qu'elle s'offre ou se donne spontanément. Tel est l'état ordinaire de ces anaphrodites constitutionnels. Ils ne désirent jamais tant les femmes qu'en s'excitant eux-mêmes, tandis que leur contact les refroidit et les glace. Beaucoup deviennent pédérastes de cette manière, par la masturbation, en trouvant moins de plaisir et de volupté avec les femmes qu'avec leurs pareils.

Que ces jeunes garçons, imparfaitement développés ou mal conformés, rencontrent sur leur route l'un de ces hommes débauchés, dont les excitations et l'exemple corrupteur sont si redoutables, et les voilà pervertis. Leurs désirs et leurs besoins vénériens étant obscurs, imparfaits, ils cherchent à les éclaircir plutôt avec leurs pareils qu'avec l'autre sexe. Des enfants amenés et réunis dans les grandes villes par certaines professions deviennent ainsi victimes de la salacité et parfois la brutalité de ceux qu'ils assistent comme apprentis ou dont ils partagent le lit, par suite de la promiscuité régnant dans les pauvres logements garnis. Les détails de cette forme particulière de la pédérastie ont été révélés par un procès scandaleux, jugé le 6 janvier 1856 par la Cour d'Amiens.

112. — Un individu attirait habituellement chez lui un certain nombre de jeunes garçons pour se livrer avec eux à des actes obscènes. Il en réunissait plusieurs dans un lit commun, se livrait devant tous et sur chacun d'eux à des actes pédérastiques, et leur tenait des discours de nature à les pervertir, les flétrissant autant par le rapprochement les uns des autres que par son contact personnel. La plupart des jeunes pédérastes se forment accidentellement à de semblables écoles ou en sont sortis.

Il en est pourtant qui résistent victorieusement à ces incitations, malgré leur apparence extérieure. Les deux observations 216 et 217 des *Anomalies sexuelles* en témoignent. Il en est même dont le moral seul est atteint, sans que le physique en porte aucune trace.

113. — Tel était ce jeune homme, fort et robuste, très bien constitué, parvenu à trente ans sans que ces sens eussent jamais été émus par la vue d'une femme. L'habitude de la masturbation ayant été contractée en pension, elle avait, quoique modérée, empêché de se développer en lui le moindre germe du penchant naturel qui attire un sexe vers l'autre. Occupé avec ardeur du dessin, il contemplait avec une passion vague et bizarre la beauté des formes de l'homme dans le bel idéal des peintres. Son imagination déréglée en était frappée et lui inspirait une émotion extraordinaire, sans aucun rapport avec la sodomie, car l'aspect d'aucun homme vivant ne produisait le même effet sur lui.

Conscient de son ignominieuse situation, il écrivit à Alibert qu'il était prêt à tenter tous les efforts pour en sortir et arracher de sa pensée les images infâmes qui l'assaillaient malgré lui. « Elles m'ont privé jusqu'ici des jouissances légitimes que procure l'union des deux sexes et de la faculté dont jouissent les plus vils animaux de reproduire leur espèce. Je me meurs de chagrin et de honte ».

Avec cette ferme résolution, il suffit de changer ses occupations favorites. Il lui fut prescrit de faire une étude spéciale des formes du sexe féminin et de les reproduire, en renonçant à l'Apollon du Belvédère pour la Vénus de Médicis. Il rompit, non sans effort, ses habitudes et la nature reprit graduellement ses droits, en s'accoutumant à préférer des bras faibles et gracieux aux bras musculeux et redoutables. Dès qu'il se plut à contempler l'élégance des formes et la mollesse des contours, sa guérison fut rapide. Après s'être fait un modèle imaginaire, il le chercha et finit par le trouver.

Voici un autre exemple, type de cette déviation des facultés affectives, si souvent observée chez les adolescents, victimes des absurdes promiscuités des internats.

114. — Homme de trente et un ans, fort intelligent et instruit, mais aussi très nerveux et sujet à de véritables attaques d'hystérie comme la femme. Dès l'âge de six ans, il avait un violent désir de voir des petits garçons de son âge ou des hommes nus ; à huit ans, ayant aperçu un soldat

se masturber, il l'imita et éprouva du plaisir en se le représentant. A quinze ans, il provoquait l'érection et ses suites,
autant par l'imagination que par le mouvement. Il lui arriva même d'éprouver l'érection et la pollution spontanée à
la seule vue du membre viril. Il ne cessa la masturbation
qu'à vingt ans, sans pouvoir jamais arrêter, malgré ses
efforts, une vive émotion à la vue d'hommes jeunes, beaux
et forts, comme une belle statue, l'Apollon du Belvédère
en particulier. Par sa jeunesse et sa beauté, un homme
provoque sa passion et il est tenté de lui plaire et de lui
faire toutes les amabilités possibles, s'il suivait ses sentiments, en l'invitant chez lui, en lui écrivant sur du papier
parfumé, en lui portant des fleurs, en lui offrant des
cadeaux.

Le travail et des études absorbantes l'ont toujours retenu
dans ces perversions. La vue de l'homme nu a été la
seule et suprême satisfaction de cette sensualité, sans
avoir jamais ressenti le désir de pénétrer dans l'homme
ou d'en être l'objet. Les femmes, si belles qu'elles soient,
n'ont jamais fait naître le moindre désir dans cet homme.
(*Archiv. de neurologie*, 1882.)

Les exemples relatés sous les n°ˢ 218 à 221 des
Anomalies sexuelles en sont la confirmation.

Des pédérastes de vingt-cinq à trente-cinq ans,
après avoir passé leur jeunesse à se rechercher et se
livrer à leur passion contre nature, jusqu'à vivre ensemble des années entières, sont venus, honteux et
confus, parfois en pleurant, s'accuser résolument de
leur vice en implorant le moyen de s'en guérir. Le
chagrin éprouvé par les assauts, les escroqueries, les
condamnations ou les maladies qu'ils ont subis en est
la cause ordinaire ; mais c'est aussi parfois le désespoir de leur situation isolée, sans pouvoir penser au

mariage. S'attacher à une femme leur est, en effet, impossible, disent-ils, comme les masturbateurs et les frotteurs endurcis, sans que rien d'extérieur ne marque cette impuissance.

*
* *

Que sont donc, en réalité, ces amours de pédérastes ? Tout ou rien, comme il est permis d'en juger par la *Confession* de l'un de ces pervertis, recueillie et publiée par Tardieu. Sous les formes de langage les plus passionnées et avec une éloquence réelle, on trouve les épithètes et les images empruntées aux plus ardents transports du véritable amour. Il dépeint l'objet de sa première passion sous des formes si gracieuses, des couleurs si vives et charmantes, avec des accents pénétrants de tendresse et de chasteté si pure qu'il semble devoir s'y fixer, s'y arrêter pour toujours. Mais cette ivresse amoureuse ne dure que trois ans et il continue, sur le même lyrisme, avec un second chérubin, redoublant ses transports ; puis un troisième et un quatrième, avec le même *crescendo*. Les cheveux, les yeux, la voix, la bouche en font toute la différence, sans la moindre trace, dans toutes ses descriptions, de la plus fine moustache. Il finit ainsi « par adorer un enfant paraissant tomber de la voûte éthérée, beau comme les chérubins qui soutiennent le voile sur le front de la Vierge. Sa bouche, toute petite, avait un de ces sourires qui durent faire faillir Ève, si ce fut ainsi que le diable la prit ; dans ses yeux était une volupté d'innocence qui faisait tout espérer et tout pardonner. »

Ce trait final de l'imagination exaltée d'un artiste ou d'un poète en belle humeur est évidemment plutôt du roman que de l'histoire. Si Tardieu l'a rapportée comme telle, il s'est évidemment trompé. Prise à la lettre, cette confession révèle pourtant le caractère, l'essence de ces passions et ces relations amoureuses entre individus du même sexe. Conçues, imaginées dans le vice ou provoquées par la perversion, elle ne peuvent se reconnaître, s'avouer, ni se cimenter, sinon dans l'abjection ou le crime, à défaut de se satisfaire d'une manière durable, ni par le cœur, ni par les sens. L'un fait toujours rapidement échec à la passion de l'autre et ces individus sont fatalement condamnés à se fuir et à se rechercher sans cesse entre eux. D'où l'instabilité équivoque de ces unions monstrueuses, de ces ménages d'amis, fondés sur la passion seule. Ce n'est pas à quatre, dix ni vingt que ces amours s'arrêtent, elles se comptent par centaines, chez le même individu, en se formant avec le premier venu. L'estime, le travail, l'affection ou l'amitié en sont les seuls vrais liens; de là leur extrême rareté.

L'aberration, le vice ou la maladie, c'est-à-dire le délire, la folie érotique, le priapisme étant les seules causes déterminantes des rapports pédérastiques, quels qu'ils soient, c'est donc profaner le nom d'amour que de le leur appliquer, non seulement par l'ignominie qui s'y attache, mais par le défaut même de sympathie, d'affection ou d'amitié y présidant. Ces amours n'ont de comparables que celles de ces libertins débauchés, blasés ou dépravés, s'attaquant à toute femme, vieille, jeune, brune, blonde, libre, mariée, honnête, prostituée, sans autre choix qu'un besoin, une passion à satisfaire. Ni l'un, ni l'autre n'émanent du cœur ; une imagination ou des sens pervertis en sont l'unique origine.

De là l'importance de distinguer au début la masturbation solitaire et partagée entre les garçons. Celle-ci est toujours du plus mauvais augure pour l'avenir, surtout en persistant chez l'adolescent. Elle est déjà un indice fatal de l'attrait exercé par l'homme sur l'homme qui le conduira à l'onanisme buccal et anal, par goût, amusement ou complaisance. Beaucoup de célibataires sont dans ce cas, tout en ayant leurs préférences marquées pour l'un de ces trois procédés distincts, formant le trio de l'onanisme masculin comme il existe pour le sexe féminin.

Les diverses circonstances de la vie peuvent changer, arrêter le cours de ces perversions au début et y mettre fin par le mariage sans incitation pressante, quand les convenances, la fortune, le respect de l'opinion ou la nécessité l'imposent. Mais l'individu ainsi menacé aura toujours une tendance à y retomber dans les conditions opposées. On voit des hommes mariés ou veufs, pères de familles, revenir à tout âge aux habitudes vicieuses de leur enfance ou de leur jeunesse, par cette unique raison, avec une préférence d'autant plus accentuée pour tel ou tel procédé. Le chagrin, l'isolement, la résolution de ne pas se remarier pour différentes raisons, la répulsion des prostituées, la crainte des maladies et tant d'autres causes peuvent même conduire les veufs directement à l'amour des jeunes gens, surtout à l'âge de retour, comme chez les vieillards lubriques.

Ce sont eux-mêmes parfois qui pervertissent les jeunes garçons adonnés à la masturbation, en leur offrant des cadeaux ou de l'argent comme appât. Vicieux ou non, ces enfants, ordinairement pâles, étiolés, efféminés, délicats, le deviennent généralement sous le nom de *tantes*, en servant d'outils passifs aux sodomistes, bien que souvent ils n'en aient pas le goût. Ils forment principalement la prostitution masculine, en se distinguant par leur extérieur efféminé, l'absence de barbe, une démarche et une mise particulières. La coiffure, les cosmétiques, l'art de la toilette s'y ajoutent distinctivement. La métamorphose est parfois si complète que l'on a pu dire d'un jeune pédéraste, connu sous le nom de *fille à la mode* : « Si le chef du bureau des mœurs voyait le petit R. avec une robe, au lieu d'un pantalon, il serait fort embarrassé. »

Ils se reconnaissent surtout par leur affectation à mettre leurs formes en évidence par des pantalons collants et de petits vestons courts, une taille serrée faisant ressortir les fesses. Par leur habitus féminin, beaucoup les ont larges, saillantes, parfois énormes et rappelant celles de la femme. L'organisation individuelle y contribue sans doute plus que leur vice, mais leur habitude de se dandiner sur les hanches, comme les danseurs espagnols, pour faire saillir cette partie, peut y donner lieu chez quelques-uns.

Un trait caractéristique de ces pédérastes est leur goût des images licencieuses, obscènes, pornographiques, comme on les appelle aujourd'hui. Le cas précité du dessinateur d'Alibert en offre l'exemple. Ils remarquent surtout les formes masculines des statues publiques et entrent en érection à leur aspect. Casper en a connu un qui avait accumulé des copies de tous les modèles d'hermaphrodites, c'est-à-dire de ces hommes-femmes dans leur pose provocante, et de nombreux portraits de jeunes garçons. Les murs des lieux secrets où ils se rassemblent en sont ainsi couverts pour se provoquer réciproquement. S'ils n'ont pas d'asile toléré, certains d'entre eux les attirent et les recueillent en réunions privées, en soirées particulières. Dans un lieu des plus hantés, heureusement découvert et détruit par l'autorité, des cabinets cachés derrière la maison étaient tapissés de dessins et d'inscriptions marquant la nature des scènes dont ces murs avaient été les témoins. Des perquisitions, faites au domicile d'une société de ces individus, ont amené la découverte de tableaux obscènes et de photographies des différents affiliés avec une grande quantité de fleurs artificielles, de guirlandes, de couronnes leur servant d'ornements et de parures dans leurs orgies, imitées de celles de Tibère et de Caligula.

La prostitution pédéraste est ainsi entretenue dans les grandes villes, à l'instar de la prostitution féminine. N'étant pas abritée par la tolérance légale, elle ressemble à la prostitution clandestine et lui est parfaitement assimilable. Elle se compose de ces jeunes garçons, flétris du nom de *tantes,* et des sodomistes qui s'en servent en les entretenant ou en les payant comme des prostituées. De là sa division en publique et privée.

Il paraît en effet exister à Paris, comme dans les autres grandes capitales, de ces garçons pervertis qui sont entretenus à l'égal des femmes galantes. Ce doit être une exception très rare, en raison même de la satiété rapide des pédérastes entre eux, surtout par les rapports sodomiques et leurs infidélités réciproques. La plupart de ces hommes-femmes attitrés ont de préférence des demeures privées, où ils conduisent leurs recrues, de même que leurs affiliés les reçoivent à titre d'amis, comme leurs maîtresses. C'est ce que les pédérastes appellent faire des visites. Des célibataires et même des hommes mariés du plus grand monde ont été convaincus d'entretenir ces rapports honteux, en montrant par là que tous les raffinements de la prostitution entre les deux sexes ont également lieu dans un seul.

De là l'erreur et l'injustice qu'il y a à confondre ces amours pédérastiques avec celles de ces ignobles sodomistes, ces redoutables gredins qui les exploitent, ou les profonds scélérats qui se livrent, sous ce prétexte, à la criminelle industrie du vol au chantage et même à l'assassinat. Ceux-ci s'en distinguent principalement par leur mine suspecte, leur abord audacieux, effronté, ou leurs propositions, leurs gestes et leurs exhibitions obscènes. Aussi n'agissent-ils d'ordinaire que par l'entremise de ceux-là, après les avoir corrompus, pour lever, compromettre leurs victimes, comme nous l'indiquerons plus loin.

Assimiler la pédérastie à la folie, d'après la nouvelle théorie des aliénistes, en la confondant avec la sodomie, est donc une grave erreur. Elle n'est le plus souvent qu'une perversion morale ou génitale provoquée par la masturbation. Elle se rencontre particulièrement chez les individus d'une intelligence anormale, d'un caractère bizarre, excentrique, aux idées fausses, délirantes, dont l'hérédité est souvent le stigmate. Cette interprétation est sans doute justifiée par certains cas qu'il appartient spécialement aux médecins aliénistes de connaître et de distinguer.

La justice renvoie quelques-uns de ces individus pervertis, en les faisant interner dans un asile comme nuisibles et malfaisants pour la société, à l'exemple du marquis de Sade. Mais ces cas rentrent dans l'anaphrodisie morbide et forment certainement l'exception.

Au contraire, la plupart de ces aberrations génitales passent inaperçues. On coudoie et l'on serre la main, dans la société, à des individus qui en sont atteints et les pratiquent. La profonde répulsion inspirée par la sodomie la fait seule attribuer à la folie. C'est l'analogue du saphisme et de la tribadie des femmes et non du clitoridisme. Les exemples précédents en sont la démonstration péremptoire.

.·.

Une erreur profonde de nombreux pédérastes est de croire qu'ils sont à l'abri entre eux des maladies vénériennes et de la syphilis ou vérole en particulier. Les exemples relatés à l'onanisme buccal montrent le contraire. Un simple baiser lascif sur la bouche suffit à la contamination. Les pédérastes se communiquent entre eux la plupart de leurs maladies contagieuses, quel que soit le procédé employé. Par l'impureté de ces rapports et les excès qui les accompagnent, ils sont plus exposés à les faire naître et à s'empoisonner réciproquement que dans les rapports normaux.

Il est possible de combattre efficacement parfois, comme on l'a vu, cette perversion physique ou morale de l'homme pour l'homme. A défaut de pouvoir la détruire quand elle est organique, il est au moins possible de l'entraver, l'arrêter dans sa marche. C'est aux parents à surveiller de bonne heure les garçons de douze à quinze ans et jusqu'à dix-huit même, la puberté étant souvent tardive chez ceux qui présentent la disposition organique d'efféminés. Il faut examiner de bonne heure si leurs organes génitaux sont normalement conformés et veiller surtout à ce qu'ils ne puissent se livrer à la masturbation à deux. En les préservant de ce vice, on les garantira de toutes les conséquences de leur prédisposition, en suivant les règles déjà signalées au traitement moral de la *Masturbation chez l'adolescent*.

Un régime alimentaire fortifiant et tonique est le corollaire obligé de l'exercice corporel en plein air et au soleil avec la gymnastique, l'hydrothérapie même, pour triompher de l'anaphrodisie constitutionnelle. Les ferrugineux et les toniques stimulants en sont souvent les adjuvants nécessaires.

En participant avec tout le corps au surcroît de vitalité et de plasticité en résultant, les organes génitaux n'exigent pas de soins spéciaux autres que la propreté, des lotions d'eau froide matin et soir, suivies de frictions sèches. Les stimulants moraux précités suffisent en général à les tirer de leur assoupissement en excitant les désirs. La société des femmes est particulièrement utile, à la condition de choisir celles qui conviennent le mieux aux goûts et à l'éducation, aux sentiments des anaphrodites, comme il est déjà indiqué page 192.

L'exercice même de la fonction est le plus sûr moyen de combattre l'anaphrodisie et ce n'est pas chose facile, après une continence prolongée chez les natures apathiques. L'important est d'arriver à la réalisation d'un premier coït dans les meilleures conditions. Si l'excitation directe est nécessaire, il faut toujours se borner aux moyens externes : frictions, fomentations ou onctions pratiquées sur le périnée, le bas des reins et autour du pénis avec des substances aromatiques et stimulantes. Une flagellation modérée est parfois une précieuse ressource en appelant le sang. L'armoise, la rue, la sabine, le safran sont utiles à l'intérieur pour cette première épreuve et, si elle ne réussit qu'à demi, il ne faut pas craindre d'employer une potion cantharidée, de préférence au phosphore.

L'anaphrodisie purement morale ou sexuelle n'exige pas tous ces agents, quand les organes répondent à d'autres excitants que ceux de la femme. Le raisonnement, la pudeur, la conscience et une ferme volonté de guérir sont les plus sûrs moyens de réprimer ces aberrations génitales. En faisant vibrer énergiquement ces puissants ressorts moraux, il est possible de s'en débarrasser, à l'exemple du dessinateur d'Alibert. Mais ils sont sans influence sur l'anaphrodisie produite par les excès, les abus ou les maladies des organes. Ne pouvant en établir la différence ici, nous renvoyons pour le surplus au chapitre de l'anaphrodisie, dans l'*Impuissance physique et morale*, afin de mieux comprendre et distinguer toutes les formes et les variétés de cette névrose génitale. Difformité ou maladie, il faut y porter la plus grande attention, dès qu'elle se manifeste dans les sentiments ou par des actes contre nature.

SODOMIE

Afin de donner une signification précise à ce mot obscène que la plupart des dictionnaires refusent de comprendre dans la langue française, Littré notamment, il convient de l'appliquer exclusivement, avec Tardieu, aux rapports par l'anus, sans acception du sexe des personnes entre lesquelles ils ont lieu. La pédérastie s'en distingue ainsi positivement, en ne s'appliquant qu'à ces rapports immondes entre hommes seuls, conformément à l'étymologie grecque de ce mot, et qui, en aimant leurs semblables, ne s'abandonnent pas à la sodomie entre eux; d'où l'indication de les distinguer, les séparer, comme nous l'avons fait, en réservant exclusivement ce nom à ceux qui s'y livrent activement et passivement.

C'est évidemment le plus grand nombre, car l'homme aimant son semblable doit être entraîné fatalement aux mêmes rapports qu'avec la femme en exerçant le coït anal. Il y a cependant des exceptions plus nombreuses que l'on ne pense, d'après la négation de certains pédérastes s'inscrivant énergiquement en faux contre cette habitude. Nous en avons rapporté des exemples. D'autres en font, au contraire, l'unique but de leurs désirs vénériens. En voyant des hommes raisonnables rechercher exclusivement cette voie chez la femme, même légitime; se livrer passionnément à la sodomie et aller jusqu'à l'attentat criminel sur de jeunes filles, il faut bien admettre que cette dépravation sexuelle remplace absolument, dans certains cas, les désirs naturels. C'est donc une perversion des organes ou de l'imagination de l'homme.

La profonde répulsion qu'elle inspire dans nos mœurs civilisées l'a seule fait attribuer à la folie. Il n'en fut pas toujours de même, comme on l'a vu, et il est encore des pays où cette sale passion est avouée, presque publique, sans qu'on le remarque. La tolérance de la prostitution, partout où elle existe, en est d'ailleurs la reconnaissance tacite. Il est constaté que, dans certains lupanars, des femmes sont destinées spécialement à ce dégoûtant office pour les hommes qui le préfèrent et le demandent. Il semble que la réunion des deux sexes justifie, légitime toutes les abominations contre nature, d'après le positivisme moderne. Des hommes officiels, autorisés, plaident ouvertement, sinon éloquemment, pour que la liberté soit complète, illimitée à cet égard. Toute passion, toute aberration même, doit pouvoir être librement satisfaite, d'après eux. Le secret et le mystère en sont les seules conditions pour la morale publique. (*Yves Guyot.*)

Il est à supposer d'ailleurs, par les faits rendus publics, que ces abominations sont plus fréquentes que l'on ne pense dans la couche conjugale. Comment expliquer la stérilisation annoncée et impudemment avouée de tant de ménages actuels, légitimes ou non, sinon par ces mêmes dépravations ? Des hommes-femmes et des femmes-hommes par leur conformation sont au surplus condamnés à ne pouvoir se satisfaire autrement. L'usage de la *parte poste,* ou la voie de l'anus, fut autorisé pour un cas de ce genre par le pape Benoit XIV en vue de la génération. C'était sur la demande du célèbre chirurgien français Louis, d'après l'exemple d'une fille devenue enceinte par cette unique voie et accouchée de même à terme d'un enfant bien constitué. D'autres causes naturelles peuvent également y donner lieu, comme nous le dirons à la *Sodomie chez la femme.* Toutes les perversions imaginables sont possibles, dans cette fonction intime et cachée, sans que la raison soit atteinte. Il suffit de la perturbation des sens pour que ces erreurs se manifestent.

D'autres causes sont encore invoquées. L'extrême lasciveté des Méridionaux rend la sodomie plus fréquente dans le midi que dans le nord. Exemples : les scandales d'Auch, de Bordeaux et les cas signaltés à l'*Onanisme mécanique*, page 421. Les démangeaisons de l'anus, produites fréquemment chez les jeunes gens par le séjour des oxyures ou petits vers blancs, les fissures et les boutons hémorrhoïdaux en seraient une prédisposition, d'après quelques médecins, comme les affections de la prostate chez les vieillards. L'impuissance dans les rapports naturels, chez les garçons libidineux et efféminés peut en être une autre, d'après une observation d'*Épuisement nerveux génital*, surtout à la suite de la masturbation, comme je l'ai constaté très positivement.

L'idée, le désir de la sodomie sont d'ailleurs incontestablement innés chez certains individus. Les deux observations 225 et 226 des *Anomalies sexuelles* en sont absolument convaincantes, en démontrant l'existence d'un centre érotique anal chez ces jeunes gens. Le premier le découvrit au chatouillement voluptueux que la main des prostituées y provoquait avec éjaculation immédiate, sans masturbation. Il se soumit ainsi à la sodomie passive. Le second, après l'essai du rôle actif, en Turquie, l'échangea bientôt pour le rôle passif qu'il adopta définitivement avec passion.

Quoique efféminés, ces deux garçons m'ont déclaré formellement ne rechercher leurs semblables que pour satisfaire exclusivement cet appétit immonde, contre nature, sans affection ni attachement pour eux. Leurs relations n'avaient lieu que dans des maisons de femmes et ils s'en séparaient dès qu'ils étaient satisfaits. Les caresses et les compliments amoureux de leurs acolytes, en dehors de l'acte, leur étaient si désagréables qu'ils évitaient de se faire connaître par un déguisement. Ce fait a été cité publiquement devant les tribunaux. On ne saurait donc confondre ces exemples avec l'amour de l'homme, c'est-à-dire la pédérastie. Au contraire, c'est la différence fondamentale de la sodomie.

En raison même de la fréquence de ce vice odieux, les signes s'en révèlent avec autant de précision que les causes en sont obscures, en l'absence des vices de conformation. Tardieu en faisait autant de caractères spécifiques chez l'incube et le succube, de manière à ne jamais s'y tromper. Des restrictions capitales ont été apportées depuis par son élève et son successeur ; néanmoins, ils sont encore mieux connus que ceux des vices correspondants entre les femmes. Sans être plus apparents ici que là, on y regarde plus facilement. de plus près et ils sont d'autant mieux observés et fixés que les cas s'en offrent plus nombreux à l'examen. Les 300 exemples de sodomie invoqués par Tardieu, contre les 95 attentats commis par des femmes, en sont la démonstration péremptoire. Encore la plupart de ceux-ci avaient-ils lieu sur de jeunes garçons et se rapportaient au coït. Les caractères ou signes en sont ainsi relativement mieux connus que chez la femme par leur rôle distinct et opposé, déjà indiqué aux *Différences sexuelles*.

De là l'erreur de considérer la sodomie comme un acte de folie, suivant la nouvelle doctrine des médecins aliénistes, étayée sur l'exemple des empereurs romains. En donnant un libre cours à toutes les passions les plus odieuses et abjectes, ils se conformaient aux traditions du paganisme ancien, transmises par les Grecs et les Hébreux, comme nous en subissons actuellement encore le fatal héritage. Il peut et doit même s'en rencontrer des exemples, surtout sous le titre de *folie impulsive*, donné actuellement aux épouvantables atrocités criminelles du maréchal Gilles de Rays au XVᵉ siècle et brûlé pour ce fait en 1440. (Voir page 505.) Ce nom moderne convient bien surtout aux actes spontanés et irréfléchis de la sodomie ; mais il n'est pas applicable à ceux qui le commettent par calcul, par habitude et de sang-froid, comme dans la plupart des cas.

Après les exemples, relatés à l'*Onanisme mécanique*, de gros morceaux de bois, de gobelets, de chopes introduits dans l'anus, il serait superflu de s'étendre sur le mécanisme de la sodomie. La dilatabilité de cette voie n'a pas d'autres limites que les parois osseuses du bassin, comme le vagin chez la femme, auquel il adhère. La rupture de l'un ou l'autre de ces canaux, en les réunissant, forme le cloaque ; accident redoutable qui s'est produit parfois dans l'accouchement et peut aussi résulter des pratiques onanistiques par l'anus. Il était assez élargi, après l'introduction de la chope, pour admettre la main de l'opérateur. Le traitement de la fissure à l'anus, par la dilatation subite du sphincter ou anneau avec les deux pouces opposés et arcboutés du chirurgien, en montre l'innocuité. Un chirurgien allemand a même proposé et exécuté l'introduction entière de la main et de l'avant-bras jusqu'au coude pour aller lever l'étranglement de certaines hernies ou reconnaître les tumeurs à l'intérieur du ventre. L'accouchement s'opérant par cette voie démontre d'ailleurs, mieux que tout autre exemple, l'extrême agrandissement dont elle est susceptible.

De toutes les pratiques pédérastiques, elle est la plus complète en simulant le coït pour l'homme qui l'exerce activement. Elle est la plus abjecte et ignominieuse pour quiconque s'y soumet, homme comme femme. Commise avec violence, elle est qualifiée crime, assimilée au viol de la femme et punie comme telle. C'est là son caractère distinctif, surtout depuis qu'elle est devenue un moyen fréquent de chantage, d'extorsion, de vol et parfois d'assassinat. Les peines qu'elle entraîne varient suivant les conditions de son accomplissement et surtout l'âge des victimes. En Angleterre, où les procès pour sodomie sont très fréquents, d'après Taylor, elle est passive des travaux forcés à perpétuité.

Il convient dès lors de l'examiner séparément, chez les deux sexes, suivant la forme active et passive dont elle s'exerce. D'où la division suivante.

Entre hommes.

La sodomie entre individus du même sexe procède toujours de goûts ou d'habitudes pédérastiques. Elle en est la plus fréquente conséquence par l'attraction vénérienne qui les réunit et le besoin qu'ils éprouvent mutuellement de se satisfaire ensemble, comme par les moyens légitimes et naturels de l'homme avec la femme et réciproquement. C'est par un sentiment identique, dévié ou dépravé, pouvant résulter d'une simple inversion génitale ou d'une anaphrodisie sexuelle, parfois morbide, qui ne leur permet pas de se joindre à l'autre sexe. D'autres fois, c'est une perversion morale, ou bien une difformité des organes.

Prédisposés par là à l'onanisme manuel, les individus aussi mal doués ou mal formés sont enclins à s'y adonner le plus passionnément, et c'est en y persistant et le partageant avec d'autres qu'ils se distinguent. Dès que l'anaphrodite ne recherche pas ce contact du même sexe, il n'est pas pédéraste et peut toujours guérir, si les occasions favorables se présentent. Autrement, il restera masturbateur isolé, mélancolique ou hypocondriaque. Mais s'il goûte ce plaisir à deux avec son semblable, il est fatalement condamné à partager plus ou moins rapidement, selon l'intensité de sa perversion, son impressionnabilité, son caractère, son tempérament, ses besoins, toutes les impudicités des pédérastes entre eux, jusqu'à la sodomie qui en est le dernier terme, comme le clitoridisme chez la femme.

Mais, il faut bien le reconnaître, une mauvaise éducation ou des exemples pernicieux, l'oisiveté, la paresse, la débauche, le vice suffisent encore plus souvent à amener ces dépravations. Beaucoup de jeunes garçons efféminés se laissent corrompre par l'appât du vice plutôt que de la volupté. Ce sont ces mauvais sujets, ces vauriens, voyous ou vagabonds qui fournissent le recrutement ordinaire de la sodomie. Dans de meilleures conditions, ils eussent pu parcourir une carrière honorable, comme on en rencontre des exemples. Le malheur de leur vie est le plus souvent dans leur naissance.

*
* *

/Les habitudes de la sodomie masculine se distinguent en actives et passives, et ceux qui l'exercent en incubes qui pénètrent et en succubes qui sont pénétrés./Un substantif topique et vulgaire les désigne encore plus explicitement. Un seul remplit en effet son rôle physiologique actif, tandis que l'autre, imitant le rôle passif de la femme, le subit. Sans pouvoir dire quel en est le mobile différent, il est à remarquer que chacun a ses préférences marquées pour ces deux rôles. Le premier est généralement mis au-dessus du second, celui-ci étant regardé comme le plus infamant. Aussi la plupart des sodomistes adultes, passionnés, prennent-ils le rôle actif d'incubes, soit sur de jeunes apprentis efféminés qui, sous le nom de *tantes* et corrompus parfois dès l'enfance, y sont adonnés exclusivement, soit sur des vieillards impuissants, privés souvent de la faculté de l'exercer par l'abus qu'ils en ont fait.

Le mécanisme de cet accouplement s'opère-t-il exclusivement en arrière, comme celui des animaux? Tardieu le donne à penser en disant qu'il lui a suffi ordinairement d'ordonner aux inculpés, soumis à son examen, de se déshabiller, sans leur en dire la raison, pour qu'ils prissent spontanément la position voulue à cet effet. Les désordres matériels qu'il a constatés dans l'anus et le rectum, en lui démontrant que ces rapprochements contre nature sont aussi étendus et complets que possible, semblent confirmer cette interprétation de sa part. Mais elle est infirmée par l'expert de Berlin, Casper, admettant au contraire que ces rapports d'homme à homme sont rarement complets et résident plus dans l'imagination que dans les sens. Il est possible, en effet, qu'ils aient lieu dans la position normale du coït. Des maris se sont ainsi parfois trompés de voie et il n'est guère admissible que les hommes y recourant volontairement avec les prostituées emploient une autre position. Elle est donc possible et probable entre hommes dans certains cas. Celle-ci peut seule expliquer le défaut de rapprochement, de même que la position latérale. Tout est donc croyable à cet égard.

Chacun trouve ainsi sa satisfaction personnelle dans cet accouplement immonde. Les deux rôles se changent sans doute alternativement entre quelques-uns. Les examens de Tardieu en témoignent par la réunion des signes de sodomie active et passive sur le même individu. Mais il est également avéré, par les mêmes constatations, que des sodomistes actifs effrénés, passionnés, ayant commis des attentats sur des enfants, ne portaient aucune trace du rôle passif sur l'anus et réciproquement sur le pénis dans les cas contraires. Il est démontré par là que certains hommes, jeunes comme vieux, remplissent exclusivement et par préférence le rôle de femmes. C'est le trait spécial de la sodomie masculine, en décelant chez certains hommes des instincts, des idées, des goûts et des sentiments opposés à leur sexe, comme le prouve la statistique suivante.

Des 302 individus examinés par Tardieu :

139 présentaient les signes d'habitudes exclusivement passives sur l'anus ;

32 les avaient exclusivement actives sur le pénis ;

101 offraient ces deux caractères à la fois ;

30 n'en présentaient aucun.

Le plus souvent, ces rapports monstrueux des sodomistes s'établissent entre jeunes et vieux pour mieux simuler ceux de l'amour normal et comme la preuve qu'un sentiment identique y préside. Les vieux recherchent surtout les jeunes, ce qui est assez naturel ; le plus étonnant, et qui montre bien la perversion native de ces jeunes gens, c'est qu'ils se passionnent ordinairement pour des vieux à barbe blanche. Telle paraît être la règle entre ces deux extrêmes : le contraire n'a guère lieu qu'à la période moyenne de la vie.

Tous les âges y participent en effet, d'après cette statistique. Si le nombre de 88, de quinze à vingt-cinq ans, marque spécialement l'influence des besoins génitaux pour confirmer la règle, celui de 32, au-dessous de quinze ans, prouve aussi bien la fréquence de ces attentats. Les 114 cas recueillis de vingt-cinq à cinquante-cinq ans se répartissent presque également, bien que ce vice persiste parfois jusqu'à soixante-dix ans.

Sur ce nombre total, on a compté spécialement 78 domestiques, 54 commis marchands, 46 militaires et 42 tailleurs. Les 142 autres appartenaient à soixante professions diverses.

*
* *

La prostitution sodomique, en procédant directement de la précédente, s'en distingue à ses allures moins timides et embarrassées. Elle est plus hardie, publique et crapuleuse. C'est, si l'on peut dire, l'écume et le rebut de l'autre. De là la confusion entre elles et c'est pourquoi Tardieu, dans ses études souvent trop superficielles, ne les a pas différenciées. Elle a lieu surtout entre individus des deux âges opposés de la vie. De vieux célibataires ou veufs prennent ainsi fréquemment de jeunes domestiques ou employés pour leur servir de femmes.

Des ménages libres d'hommes, rapprochés à ce seul titre et vivant ensemble sous le nom d'amis, ont même été cités. Cette horreur de la nature a besoin d'être justifiée par l'exemple des tribades entre elles pour être admise chez les sodomistes.

Elle est donc privée dans quelques cas, comme l'autre. Mais la prostitution publique est de beaucoup la plus fréquente et se compose souvent de jeunes gens sans aveu, qui en font un moyen d'existence plutôt que de plaisir. Jeunes comme vieux se provoquent réciproquement à la débauche sur la voie publique, dans leurs rencontres fortuites ou cherchées. Il faut bien savoir en effet que ces hommes ont, comme les prostituées, leurs promenades favorites, leurs lieux de réunion et de rencontre où ils se reconnaissent à certains signes ou regards conventionnels. « Nous nous connaissons de suite par un simple regard, a dit l'un d'eux à Casper, et je ne me suis jamais trompé en prenant quelques précautions. Sur le Righi, à Palerme, au Louvre, dans les montagnes de l'Écosse, à Saint-Pétersbourg, en débarquant à Barcelone, j'ai reconnu, en une seconde, des sodomistes que je n'avais jamais vus! » Triste et éloquent aveu de cette franc-maçonnerie honteuse et du cosmopolitisme de cette dégradante passion.

De là leurs rendez-vous, les moyens de se voir et d'entretenir leurs infâmes relations. Ils ont même leurs réunions privées, comme celle où fut appréhendé un ministre du gouvernement de Juillet et celle non moins scandaleuse de l'avenue Montaigne sous le dernier Empire. Or, dans ce cas, les pédérastes n'attaquent pas seuls. En les choisissant au goût de leurs sales convoitises dans les promenades publiques, les sodomistes leur font souvent signe de les suivre, car ils savent qu'avec un peu d'argent ils auront toujours facilement raison de ces indignes créatures. Souvent réduits à la misère et sans gîte, les jeunes sont emmenés par les vieux, ou bien ils s'en vont ensemble dans des endroits déserts et écartés se livrer à leurs sales habitudes, surtout la nuit. Des arrestations sont même fréquemment faites en plein jour.

Les plus prudents ou mieux munis ne craignent pas de s'afficher, en demandant ensemble un lit, dans ces hôtels meublés qui, en recevant les deux sexes, ensemble ou séparés, à toutes heures de jour et de nuit, sont surnommés *maisons de passe*. Ces hôtes suspects n'y restent en effet que peu d'heures. Un garçon de l'un de ces hôtels à tout venant dans le

voisinage des Champs-Élysées, chargé d'ouvrir la
porte la nuit, m'a dit recevoir aussi souvent deux
hommes ensemble, jeunes ou vieux, que l'homme et
la femme, en ne s'expliquant pas pourquoi. Ainsi
s'entretient la prostitution masculine, pire encore que
l'autre, par cet enseignement sans nom qui est le
stigmate infamant de l'humanité.

Un autre mode est encore révélé par Tardieu : certains sodomistes sont descendus assez bas pour faire
un métier de leur corps et se livrer aux souillures de
passions antinaturelles qu'ils ne partagent pas. Il en
est qui sont attachés à des prostituées, chez lesquelles
ils attirent et conduisent habituellement les sodomistes qui les choisissent ou qu'ils entraînent. Certaines maîtresses de maisons publiques réunissent
les deux sexes à leur solde pour les livrer également
à la prostitution. Une femme de mauvaise vie a déclaré, dans une enquête judiciaire, que les deux tiers
des hommes se présentant chez elle y venaient uniquement pour lui demander des petits garçons. Une
autre a raconté qu'elle « voyait habituellement sur la
voie publique des jeunes gens provoquant comme
elle des hommes à la débauche. Ils viennent toujours
demander aux femmes de les recevoir avec les hommes qu'ils accostent, parce qu'ils ne savent où aller. »
Un jeune garçon, s'étant fait un nom dans cette trop
nombreuse phalange, avait une carte de fille publique
sur lui au moment de son arrestation. Le concert des
deux prostitutions est si étroit que des filles se dé-
guisent en hommes pour attirer certains sodomistes,
comme de jeunes pédérastes s'habillent en femmes

pour tromper la surveillance des agents ou dissimuler les honteuses préférences de ceux qui les recherchent et les amènent avec eux.

Cette horrible promiscuité du vice, ces mœurs sans nom, ne s'expliquent que par une abominable perversité ou cette antithèse, incompréhensible autrement, que certains hommes n'exercent la sodomie qu'avec les femmes, comme nous l'établirons plus loin. Ils ne sont pourtant pas les plus redoutables; les hommes exclusivement associés entre eux le sont bien davantage, en constituant la prostitution criminelle dont il nous reste à signaler les dangers, d'après Tardieu qui les a révélés le premier.

* *

Si la prostitution sodomique est parfois exercée par des jeunes garçons détournés du travail honnête et de leurs études par leurs instincts pédérastiques, sinon leurs habitudes de luxe, d'oisiveté ou de paresse, comme d'autres sont entretenus dans la prostitution féminine, elle se compose surtout de vauriens corrompus et pervertis, ramassés le plus souvent dans la boue des carrefours et l'oisiveté des mauvais lieux. Les exemples précédents sont des échantillons des êtres ignobles qu'elle recèle. En s'abouchant, en s'associant avec d'anciens sodomistes, ils deviennent pires encore et s'en font les complices.

Composée en apparence de ces jeunes pédérastes, elle est en réalité dirigée, entretenue, soudoyée, soutenue par d'anciens sodomistes qui, ne pouvant plus faire le métier, l'exploitent par leur intermédiaire. Ce sont des voleurs d'une espèce particulière, spéculant sans danger sur les habitudes vicieuses de leurs pareils pour les attirer, par l'appât de leurs passions secrètes, dans des pièges où ils rançonnent sans peine leur honteuse faiblesse. Après avoir corrompu ces jeunes gens, ou les avoir choisis dans les lieux publics où ils se rencontrent, comme propres à les seconder dans leurs infâmes desseins, ils les enrôlent à leur solde, les habillent, les dressent et les logent même parfois, comme les maîtresses de maisons publiques le font avec leurs pensionnaires. Ce sont les *outils*, comme ils les appellent dans leur effrayant cynisme, dont ils se servent pour attirer leurs dupes et saisir leurs victimes.

Il est de ces infâmes coquins qui, après avoir croupi dans cette fange du vice et de l'abjection, tiennent des *maisons de passe* avec une femme leur servant de plastron, où ils hébergent leurs affiliés sous la condition d'un bon revenu. Ils les lancent à la recherche de leur triste proie dans les lieux publics où s'assemblent particulièrement les hommes pour leurs affaires de bourse, de commerce ou de plaisir. Ils se trouvent particulièrement dans les foules des fêtes publiques, autour d'un bateleur ou saltimbanque, devant l'étalage des marchands de gravures, mis avec recherche et parfois une certaine distinction, toujours efféminée. C'est là qu'ils provoquent les assistants suspects, se serrant autour d'eux, soit à la *poussette* avec le coude ou les jambes, soit avec la main en agitant leurs doigts placés derrière le dos, ou d'une façon encore plus cynique pour exciter les sens de ceux qu'ils jugent capables de comprendre leurs signes et y céder.

Ils réussissent ainsi à se faire accoster et suivre ; mais, au moment et à l'endroit le plus propice, survient tout à coup le troisième larron. Sachant d'avance tout ce qui s'est dit et fait entre les deux premiers, qu'il surveillait de près, il usurpe la qualité et le langage des agents de police chargés de faire respecter la morale outragée. C'est le véritable voleur ayant ordinairement l'apparence de l'emploi. Simulant l'indulgence devant l'effroi de sa victime, il pose habilement les conditions de son silence, en ne rendant la liberté à sa dupe que moyennant la rançon d'une somme proportionnée à l'apparence du sodomiste menacé et pris au piège.

Le soir est particulièrement choisi, à cause de l'obscurité qui facilite ces exploits criminels. Les attaques nocturnes sont les plus fréquentes dans les promenades et les réunions publiques, les urinoirs et certains endroits écartés, déserts, refuges préférés des sodomistes. C'est principalement dans ces conditions que les voleurs, jouant à la fois le double rôle de leveur et de chanteur, après avoir provoqué à la débauche celui qui a eu le malheur de les aborder, changent tout à coup de ton, en le prenant, comme ils disent, au *saute-dessus*. Ils mettent la main au collet, en se donnant comme des agents des mœurs, et menacent leurs victimes d'une arrestation immédiate, si leur discrétion n'est pas aussitôt largement rétribuée.

Tout est possible avec ces voleurs à la pédérastie. Ils dépouillent parfois leurs victimes, si le lieu et l'heure sont favorables, quand ils ne sont pas satisfaits. Accompagnant à son domicile le malheureux qui n'a pu lui payer sur-le-champ son silence, le faux agent, qui réussit à se procurer ainsi un nom et une adresse, s'assure une riche capture qu'il exploitera ensuite dans des proportions incalculables. C'est par centaines de mille francs que des sodomistes craintifs et haut placés ont payé leur honteuse faiblesse, en achetant pendant de longues années le silence de ces escrocs.

Sans insister sur les diverses autres conditions de cette prostitution criminelle, il suffit de dire que l'assassinat en a été trop souvent la conséquence pour ceux qui s'y exposent. Des étrangers venant chercher à Paris la satisfaction de ces ignominieux plaisirs, par les grandes facilités qu'ils y trouvent, en sont surtout les victimes. Huit ont ainsi payé de leur vie, de 1838 à 1866, ces honteuses relations avec des criminels de la pire espèce. Voilà comment se terminent ces abominables amours.

*
* *

Reste à faire connaître les signes, ou plutôt les stigmates locaux, pouvant dénoncer les habitudes sodomiques aux yeux de l'observateur, chez ceux qui se rendent coupables de ce crime, et surtout les traces matérielles qu'il laisse sur leurs victimes. En dehors des organes cachés qui en sont le siège, rien ne révèle ces ignobles habitudes, bien qu'ils en portent souvent le cachet dans leurs regards ou empreint sur leur front par un aspect particulier. Si l'aspect misérable, la constitution appauvrie et la pâleur maladive de quelques sodomistes s'observent, on ne peut guère l'attribuer à leur vice particulier. Son analogie avec les rapports sexuels le rend au contraire moins nocif que la plupart des autres pratiques pédérastiques, la succion pénienne surtout. La sodomie n'entraîne d'accidents généraux que par ses excès, comme le coït, chez les individus prédisposés. Elle ne détermine le dépérissement et la maladie qu'en raison de la constitution faible, efféminée, lymphatique ou strumeuse de ses adeptes et de leurs débauches habituelles. Le dépôt du sperme dans le rectum est moins nuisible que dans l'estomac pour ceux qui l'avalent.

Le double rôle pris par l'homme dans ces rapports contre nature imprime à ses organes des caractères particuliers et différents, dans la plupart des cas, actif ou passif. Tel est le nouveau dogme promulgué en France par Tardieu, contrairement à ce qui était admis et enseigné avant lui. Aussi souleva-t-il de vives contradictions partout, principalement en ce qui concerne la déformation du pénis dans les habitudes actives et dont voici les caractères.

Quand cet organe est petit et grêle, comme c'est le cas le plus ordinaire d'après lui, il s'amincit considérablement depuis le bas jusqu'en haut, au point de s'effiler comme un doigt de gant. Il le compare ainsi au *canum more*, c'est-à-dire au pénis du chien. Lorsque, par exception, le pénis est très volumineux, il ne subit pas cet amincissement graduel de la racine au gland. Celui-ci seul, étranglé à sa base, s'allonge parfois démesurément, en ressemblant au museau de certains animaux. Il arrive même que la verge est tordue dans le reste de sa longueur, au point que l'ouverture urinaire ou méat est dirigée obliquement à droite ou à gauche. Ces difformités, produites par les difficultés et les efforts d'intromission, seraient d'autant plus prononcées que l'organe est plus volumineux. En simulant un mouvement de vis ou de tire-bouchon, il prendrait à la longue cette forme. Une exception se rencontrerait chez les individus adonnés auparavant à la masturbation : le gland, élargi et comme aplati, conserverait sa forme globuleuse ou en massue.

Ces caractères extérieurs de la sodomie active, sur lesquels Tardieu a fixé ses appréciations médico-légales pendant de longues années, — basées sur plus de cent observations personnelles concordantes et rendues décisives par l'aveu de plusieurs inculpés, — ont été généralement adoptés par les médecins et par les juges. Il les a même confirmés par les observation des divers médecins étrangers, jusqu'à celles de son plus redoutable contradicteur, Casper. Ce dernier constata, chez un sodomiste, que le pénis était long et assez mince, avec un prépuce étroit recouvrant un petit gland, sans oser dire s'il était actif ou passif. Une prostituée déposant qu'un homme avait voulu la sodomiser ajoutait : « qu'il avait un membre très mince, grêle, évidé par le bout. »

Cette forme en *canum more* du pénis des sodomistes actifs paraissait si bien établie que je ne craignis pas d'imputer cette habitude à un jeune homme de vingt-quatre ans ayant quelques boutons d'herpès autour du méat d'un gland, très petit et effilé, enté sur un pénis dont la racine avait plusieurs centimètres de diamètre. Il redoutait une affection syphilitique. En insistant sur les causes de ces boutons avec rougeur du méat, je finis par obtenir l'aveu qu'il se livrait exclusivement à la succion buccale. « C'est faux, lui dis-je, c'est à la sodomie. — Non, jamais, jamais! répondit-il énergiquement et avec assurance; j'en ai horreur et dégoût, sans l'avoir jamais pratiquée. » J'appris, comme preuve de sa sincérité, qu'au lieu d'une femme, il se livrait à cet onanisme avec des camarades.

Ce signe, comme les autres, est d'ailleurs tombé aujourd'hui en discrédit complet, par l'appel fait de ce jugement erroné du maître par son élève et successeur Brouardel. Il n'y a pas de signes caractéristiques de la sodomie active, d'après celui-ci, même quand les actes sont fréquemment répétés. Après avoir observé avec le plus grand soin les inculpés qui avouaient, comme ceux qui niaient, et comparé la verge sur tous ses malades de l'hôpital, il n'a rien trouvé qui lui permît de confirmer les opinions de Tardieu. « La forme et le volume du gland et de la verge, dit-il, varient infiniment plus que les traits du visage. Il n'y a de comparable à la diversité de l'appareil masculin que celle des organes génitaux de la femme. Si la verge est souvent petite et grêle chez

31.

eux, c'est un effet du féminisme dont un grand nombre de pédérastes sont frappés constitutionnellement. N'ayant que des aptitudes génitales mal déterminées, ils subissent plutôt qu'ils ne provoquent les rapports auxquels ils participent. Ce sont des sodomistes passifs. La plupart de ceux qui prennent le rôle actif ont, au contraire, un pénis très développé par l'exercice qu'ils lui ont imprimé, souvent prématurément, par la masturbation. »

Tardieu était si peu convaincu de la valeur de ce signe exclusif de la sodomie active, que, chez un Anglais de trente-sept ans, rentier, arrêté presque en flagrant délit et offrant « un amincissement considérable de l'extrémité du pénis se terminant en pointe, » il concluait néanmoins, dans son rapport, en disant : « que ces traces n'étaient pas assez caractérisées pour permettre une affirmation absolue; » il ajoutait : « que les signes appréciables de ce vice manquent souvent chez ceux mêmes qui y sont le plus adonnés. » (*Observ. VI*, p. 258.)

*
* *

La sodomie passive laisse des caractères plus accentués sur l'anus. La déformation *infundibuliforme* qu'elle produit sur cet organe est très caractéristique, chez l'homme qui s'y soumet depuis longtemps, par le refoulement graduel des parties. La paroi inférieure de l'anneau, en cédant, se laisse repousser en haut, jusqu'au sphincter du rectum situé à trois ou quatre centimètres de profondeur. Par sa résistance énergique, ce canal musculeux forme comme le goulot d'un entonnoir dont la partie évasée est circonscrite par le rebord des fesses. L'anus va ainsi en se rétrécissant dans toute sa hauteur, jusqu'au sphincter refoulé et réduit à un simple anneau dont la déchirure ou le relâchement laisse parfois écouler les matières fécales.

Créé artificiellement, ce canal en forme de cornet varie d'ampleur suivant l'embonpoint du sujet. Il peut passer inaperçu chez les individus très gras, dont les masses fessières le remplissent et le ferment, tandis qu'il est parfois béant chez les hommes maigres. De là l'effacement complet des plis de l'anus formant une surface lisse et polie, au lieu de l'étoile à plis radiés existant à l'état naturel. C'est là un signe presque constant des habitudes passives de la sodomie. Leur persistance prolongée amène même des excroissances ou crêtes, simulant comme des lèvres artificielles, que l'on a été jusqu'à comparer aux nymphes fermant l'entrée du vagin chez la femme.

Si réel et positif que soit cet infundibulum de l'anus, comme signe de sodomie passive, il n'est pas uniquement produit par la persistance de ces habitudes, ni le refoulement mécanique et prolongé des parties, comme Tardieu le croyait et l'enseignait. Il résulte également d'un attentat unique et récent, quand, violent et brutal, des lésions sont produites à la marge de l'anus par la force de l'intromission. Sur un jeune garçon ayant subi ces violences sodomiques, on trouve les bords de l'anus rouges avec excoriations et déchirures superficielles. Douleurs en allant à la garde-robe avec traces de sang sur les matières fécales. A l'examen, l'anus est étiré en haut et les fesses forment un cornet infundibuliforme avec cet organe par la contracture du sphincter et du muscle releveur de l'anus. Le refoulement seul ne peut donc produire cette déformation en pareil cas. Ainsi se détruit de toutes pièces l'œuvre de ce maître brillant et ingénieux, par la rapidité et l'extrême légèreté qu'il mit à l'édifier. Il ne sut jamais donner à l'observation patiente des faits que le temps ravi à ses plaisirs et ses succès mondains. Un coup d'œil, si pénétrant soit-il, ne suffit pas à dévoiler des secrets aussi compliqués, s'ils ne sont examinés et contrôlés attentivement, sans idée préconçue, comme l'a fait son successeur par les observations suivantes.

L'influence de la douleur locale, produite par la contusion, la déchirure, le toucher ou l'examen des parties, serait l'unique cause de cette déformation, suivant M. Brouardel, en provoquant la contracture de toutes les parties musculeuses de l'anus. La contraction du muscle releveur, en portant l'anus en haut, serait l'agent principal de cet infundibulum. Toute tentative violente sur la marge de l'anus le produit par le toucher, lorsqu'il existe une fissure simple, sinon des hémorrhoïdes enflammées ou douloureuses. Il suffit de dilater violemment l'anus pour le produire immédiatement par la douleur qui en résulte; tandis qu'on ne le rencontre pas, au contraire, après les actes de sodomie volontaire, consentie, répétée, et par conséquent accomplie sans violence, malgré les aveux les plus complets de l'inculpé. Les hémorrhoïdes, constatées fréquemment

chez les sodomistes, seraient même causées par cette
contracture spasmodique, volontaire ou non, des
muscles et anneaux de l'anus, en étranglant les
veines qui les traversent.

Cette contracture par la douleur, la honte ou la
crainte de l'examen, est d'autant plus marquée, ainsi
que l'entonnoir en résultant, que les sujets sont plus
nerveux ou effrayés. On le produit presque à volonté
chez le même individu en le touchant avec plus ou
moins de violence, pour cesser aux examens suivants. Il n'a donc pas une valeur spécifique ni absolue. Le contraire existe même chez de vieux sodomistes atteints de relâchement ou de paralysie de ces
muscles. A force de se contracter spasmodiquement,
par leur impressionnabilité excessive au contact, ils
se fatiguent et tombent dans l'atonie. La fistule anale
et la chute du rectum en sont ainsi les suites fréquentes avec incontinence des matières fécales.

A ces conséquences locales de la sodomie passive
s'ajoute souvent encore la sécrétion d'un liquide
blanchâtre, formant une sorte d'écoulement vénérien
par l'anus, avec ou sans ulcérations. Une véritable
blennorrhagie, caractérisée par un écoulement verdâtre assez abondant, fut même inoculée de la sorte
par un individu atteint de blennorrhagie uréthrale.
Les chancres et les plaques muqueuses y succèdent
souvent aussi. Chez le garçon de six ans, observé
par Tardieu, l'orifice anal, élargi et fendillé par suite
de rapports contre nature, était entouré de plaques
muqueuses ulcérées coïncidant avec une déformation des lèvres et de la bouche indiquant que l'ona-

nisme avait eu lieu par ces deux voies à la fois. Horreur !

Aucune immunité de contagion de la syphilis n'existe donc par ces rapports contre nature entre hommes, comme certains ignorants semblent le croire. Elle se communique indifféremment par tout contact des muqueuses de l'homme comme de la femme. Le danger est égal par la sodomie, sinon plus grave, car, en cas d'accident local, il devient un signe accusateur. Un chancre à la marge de l'anus peut en être une preuve absolue, s'il siège du même côté que sur la verge de celui qui l'a reçu ou communiqué. Dans ces rapports contre nature, les chancres sont en effet situés de façon à se répondre exactement, contrairement à ce qui s'observe dans les rapports naturels. De cette comparaison même peut jaillir la vérité et la condamnation dans le cas d'attentats. Les engorgements de l'aine suffisent à rendre probable cet accident caché dans l'anus.

D'autres lésions locales et ignorées peuvent encore en résulter.

115. — Un garçon s'étant livré de quatorze à vingt ans à des rapprochements complets de sodomie passive, une vingtaine de fois au maximum, vit apparaître, un an après, une tumeur au pli interfessier de la fesse gauche, masquant l'ouverture anale dans la station debout. Il écrivait d'Alger, au début de 1890, six mois après son début, que cette *loupe* apparente, immobile, ferme, avait la grosseur du poing d'un enfant, à la surface parsemée d'éminences semblables à des pustules d'acné. Elle se divise en deux par un léger étranglement. L'une est beaucoup plus rouge que l'autre, privée de sensibilité, de douleurs, de démangeaisons, de battements et de saignements. La pression en fait sortir des filaments blancs.

Sans préciser la nature de cette tumeur, faute d'examen, elle semble donc bien résulter de la sodomie passive complète durant six années consécutives, d'après la communication écrite, avec dessin à l'appui.

En se plaçant résolument en face de ces sinistres éventualités, tout homme ayant conservé sa raison sera le plus efficacement amené à renoncer à des habitudes aussi ignobles que périlleuses. Il se fera honte lui-même en y persistant, car il s'expose toujours par là à être entraîné, dans un moment d'égarement ou d'oubli, à se rendre coupable de l'un de ces attentats à la pudeur, consommé avec ou sans violence, sur un enfant de l'un ou l'autre sexe, au-dessous de treize ans, et puni de la réclusion, suivant les articles 831 et 832 du Code pénal. Ce crime entraîne même la peine des travaux forcés à temps, s'il est commis sur un enfant au-dessous de quinze ans, et à perpétuité en cas d'autorité sur lui. Il se flatterait en vain d'y résister. Des passions aussi abominables corrompent progressivement l'esprit et l'imagination jusqu'à les troubler, les pervertir et ne laissent plus libre ni maître de soi-même.

Chez la femme.

En raison même du rôle exclusivement passif de la femme dans la sodomie, celle-ci est aussi rare chez elle que fréquente entre hommes. La rareté du rôle préférablement actif pris par les sodomistes est une autre probabilité de cette exception. On s'étonne même qu'elle puisse exister, sinon par quelque vice de conformation s'opposant de part ou d'autre à l'exercice des rapports naturels. Les faits démontrent pourtant que certains hommes s'y livrent volontairement et par préférence, non seulement avec les prostituées, mais dans le mariage ; parfois avec violence et jusque sur de jeunes filles ! Démonstration évidente que tous les sodomistes ne sont pas pédérastes ou amateurs de jeunes garçons.

Il en est même qui ne peuvent l'exercer qu'avec des femmes ; à leur défaut, le déguisement de l'homme est indispensable.

116. — Une maîtresse de maison garnie, compromise dans des poursuites de pédérastie, a déposé qu'elle faisait venir un jeune homme chez elle et l'affublait de vêtements de femme avant de le livrer à un individu qui accomplissait avec lui des actes effrénés de débauche. Une autre fois, elle l'envoyait chez son coiffeur pour lui ajuster une perruque de femme toute bouclée. Elle l'habillait ensuite de ses propres vêtements, avec chapeau et voile, et le remettait à un habitué de sa maison ayant demandé expressément « qu'il fût arrangé ainsi. »

C'est absolument l'opposé des exigences d'autres sodomistes faisant déguiser des filles en homme. Tout est possible dans ces perversions physiques et morales. Le 17 janvier 1874, Tardieu fut chargé d'examiner un individu de trente-deux ans ayant joué un rôle politique. Il avait été arrêté revêtu d'un costume de femme qu'il portait habituellement, et offrit des traces manifestes de sodomie active et passive.

En se rapprochant du coït *a retro* ou postérieur, légitimé par différentes causes, ces rapports contre nature peuvent résulter d'une simple erreur de lieu, comme chez certains mâles dans l'excès de leur ardeur génésique. Un étalon déchira ainsi le rectum de la jument et détermina sa mort, sans que l'étalonnier ait été condamné pour l'avoir mal guidé, comme n'étant pas absolument maître des mouvements de l'animal. L'homme peut en faire autant et ce cas authentique est arrivé à un garçon qui, par l'haleine repoussante de sa compagne, tenta le coït par derrière. La douleur avertit bien la femme de sa méprise, mais il n'était plus temps. Cette erreur de lieu peut donc se commettre à l'insu des intéressés. Avis.

Ces actes les plus fréquents se commettent évidemment avec des prostituées livrant leur corps à des hommes dépravés, sans en avoir les goûts, comme ces ignobles vauriens qui se prostituent aux hommes en aimant des femmes. Des filles publiques y sont pourtant spécialement adonnées, soit par l'absence ou l'occlusion de la voie naturelle, comme il en existe des exemples, ou tout autre vice de conformation, soit par maladie ou déformation de ces organes. Quelques-unes en sont réduites là par l'abus même qu'elles en ont fait. Mais d'autres aussi s'y livrent ordinairement, par préférence, et, sur la proposition qu'elles en font à leurs hôtes habituels, des hommes jeunes, blasés ou libidineux, s'y essayent par curiosité. Ils y recourent ensuite jusque dans la couche conjugale pour mettre plus sûrement obstacle à la génération.

Il est difficile d'expliquer autrement que par cet apprentissage de la sodomie dans la prostitution féminine, comment des hommes corrompus se marient avec la préméditation de ne pas avoir d'autres rapports avec leur femme pour ne pas leur faire d'enfant. L'exemple n'en est plus seulement dans les grandes et petites villes, « il se rencontre jusque dans nos villages », dit le docteur Bergeret, d'Arbois. Il en fournit à l'appui quatre observations personnelles, dont voici le résumé.

117. — Villageoise de trente-six ans, belle brune, ayant épousé à vingt-huit ans un homme de trente, à figure abjecte, bestiale, paresseux, suffisant à peine à sa subsistance par son travail et ayant déclaré, le soir même de ses noces, qu'il ne voulait point avoir d'enfant. Il mit dès lors en usage les pratiques hideuses de la sodomie et n'a jamais cessé depuis. De là le dépérissement graduel de cette magnifique paysanne. Troubles des fonctions de l'estomac avec vomissements après les repas. Elle est devenue gastralgique et hypocondriaque. En la voyant si souffrante, son mari l'accusa de se déranger avec d'autres hommes ; et lorsqu'elle lui témoigna le plus vif désir d'avoir un enfant, il lui répondit sous l'impression de la jalousie qui le dominait : « Jamais, jamais, car si je te rendais grosse, tu verrais tes amants à ton aise. »

118. — Femme de quarante-deux ans ayant une fissure très douloureuse à l'anus. Elle manifeste des craintes et des appréhensions si vives d'avoir une *mauvaise* maladie, qu'elle est interrogée sur ses rapports conjugaux. Elle avoue que son mari, un vrai satyre, ne la voyait pas autrement que par l'anus pour éviter la grossesse. Ce n'était heureusement qu'une fissure ou crevasse simple, produite par l'action mécanique de ces rapports et qui guérit en l'enlevant.

119. — Une femme de trente-deux ans, atteinte de plaques muqueuses à l'anus, sans rien aux parties génitales, avoue que son mari ne la voit que par là pour ne pas avoir d'enfant. Cet homme, très salace, est devenu paraplégique à quarante et un ans, c'est-à-dire paralysé des membres inférieurs.

120. — J'ai personnellement observé un exemple semblable, en 1856, sur une jeune fille galante dont l'amant, un petit vieillard libidineux, ne pratiquait jamais que la sodomie avec elle, sous le prétexte de ne pas avoir d'enfants.

121. — Une Luxembourgeoise de vingt-quatre ans, mariée à un ex-soldat d'Afrique, était atteinte d'un relâchement du sphincter anal avec un tremblement général et des hallucinations de la vue. Elle avoua que peu après son mariage, qui remontait seulement à trois ans, son mari avait inauguré avec elle des rapports buccaux et surtout rectaux. Excitée au plus haut degré, sans être satisfaite par ces rapprochements dégoûtants, dont la fréquence la maintenait dans un état d'éréthisme constant, elle se livrait plusieurs fois par jour, pour calmer ses désirs, à des manœuvres solitaires qui l'irritaient encore davantage.

* *
* *

Tels sont les effets redoutables de ces pratiques sur la femme qui les endure ou s'y soumet volontairement. Il est remarquable qu'ils se présentent plus fréquemment que chez l'homme. Le docteur Vénot a observé chez les prostituées de Bordeaux, en dehors de tout symptôme vénérien, de profondes déchirures de l'anneau et des fissures réfractaires aux procédés opératoires, des hémorrhoïdes irritées, quelquefois suppurantes. Le cancer du rectum peut même en être la suite directe. Une femme de quarante ans, sodomisée depuis longtemps par son mari, avait un rétrécissement organique du rectum qui prit tous les caractères du squirrhe ; elle dépérit lentement et mourut après d'atroces douleurs, dit le docteur Bergeret. A peine eut-elle succombé que son mari devint complétement fou et mourut dans un asile d'aliénés.

En général, c'est très peu de temps après le mariage que les hommes adonnés aux habitudes sodomiques les imposent à leurs femmes. Dans leur innocence, celles-ci s'y soumettent d'abord ; mais plus tard, averties par la douleur, renseignées par une amie ou leur mère, elles se refusent, plus ou moins opiniâtrément, à des actes qui ne sont plus dès lors tentés, accomplis que par violence. D'où l'attentat, le crime.

Malgré le silence gardé par la plupart des victimes sur ces attentats dans le mariage, plusieurs arrêts de la Cour suprême ont consacré le principe que ce crime est imputable au mari se livrant sur sa femme à des actes contraires à la fin légitime du mariage, quand ils ont été accomplis avec violence physique, comme dans le viol. Un arrêt du 19 mai 1854 en appliquait les pénalités au mari d'une femme L..., âgée de dix-huit ans, mariée depuis cinq mois, et présentant les traces des plus graves désordres, de violences contre nature. Une autre de seize ans et demi, mariée depuis quatre mois à un Russe qui s'était livré aux violences les plus obscènes dès les premiers jours du mariage, présentait, en juin 1858, des traces manifestes de ces violences. Chez une troisième, qui avait subi ces approches anormales pendant plusieurs années — son mari l'ayant persuadée qu'il ne pouvait agir autrement — Tardieu constata un infundibulum profond, avec des crêtes en haut et en bas de l'anus ; il était allongé, ellipsoïde et très manifestement élargi. Les mêmes déformations ont été trouvées chez une femme mariée depuis deux ans.

Dans la plupart des cas connus, par suite de maladies, plaintes et poursuites criminelles, il est remarquable que ces femmes avaient été choisies jeunes, innocentes et naïves, afin d'en abuser plus sûrement. Elles ont déclaré que leurs maris avaient toujours commencé par des rapports naturels. La perversion seule les entrainait donc à recourir à d'autres, soit qu'ils n'en ressentissent pas de sensations assez vives, par suite de leurs habitudes sodomiques ; autrement, il faut admettre la préméditation de ne pas avoir d'enfant. Aucun de ces motifs n'étant compatible avec le mariage, la femme n'a rien à attendre du temps. Elle doit dénoncer immédiatement ces pratiques à la justice, dès qu'il y a douleur, souffrance, excoriations ou déchirures établissant l'attentat, le crime. Unie à un tel monstre, elle n'a qu'à s'en séparer au plus tôt, en attendant que le divorce soit prononcé. Sainte Fabiole, d'après saint Jérôme, divorça pour ce motif avec son premier mari. En temporisant, la femme s'expose à des conséquences de plus en plus dangereuses.

De jeunes fillettes, des enfants sont également soumises à ces horribles attentats, sans que l'on puisse en déterminer la cause. L'impossibilité de l'intromission par les voies naturelles paraît en être le seul motif dans certains cas. L'introduction de carottes dans l'anus sur le frère et la sœur, par leurs domestiques, en est un exemple à l'*Onanisme mécanique*. Mais ces tentatives accusent le plus souvent des habitudes sodomiques chez l'individu qui s'en rend coupable. L'idée fausse qu'elles ne laissent pas de traces accusatrices, comme le viol, paraît y faire recourir aussi de préférence.

122. — Une fille de sept ans, observée par Tardieu, dont les organes génitaux étaient développés au-dessus de son âge, surtout le clitoris, y fut ainsi soumise, quoique des tentatives de coït eussent manifestement été exercées auparavant. Un individu ayant défloré sa fille, à un âge impossible à déterminer, la sodomisait avec violence après qu'elle fut réglée, sans doute par crainte de la grossesse. Différents mobiles incitent donc à ces crimes.

On ne peut rencontrer, en pareil cas, les signes de la sodomie passive ordinaire et prolongée. Ce sont ordinairement des blessures et des lésions récentes se décelant par l'écoulement du sang, la sensibilité au toucher et la douleur de la défécation. L'anus est élargi, entr'ouvert. Des excoriations et des déformations de cette ouverture ont été constatées par Tardieu comme traces de ces infâmes tentatives, chez des petites filles de six à onze ans.

123. — Une fille de douze ans, observée par le docteur Espallac, de Carcassonne, deux mois après avoir subi, à deux reprises seulement, le contact d'un homme syphilitique, présenta, outre l'élargissement et la rougeur de cette ouverture, une véritable paralysie du sphincter l'empêchant de retenir ses matières.

L'*infection syphilitique*, comme chez cette dernière malade, est surtout fréquente et caractéristique de ces rapports impurs. Des individus malades peuvent même y recourir, dans le seul espoir de leur guérison, par la croyance vulgaire que la défloration d'une vierge est un remède infaillible contre la gonorrhée. La Cour d'assises des Côtes-du-Nord a jugé en 1861 une fille de vingt et un ans qui, obéissant à ce préjugé, avait communiqué à un enfant de cinq ans la grave maladie dont elle était atteinte. D'autres partagent le préjugé arabe que le meilleur moyen de guérison pour la verge malade est son introduction dans la vulve d'une femelle animale. (Voy. *Bestialité.*) Toujours est-il que les femmes sodomisées sont souvent atteintes localement de cette affection redoutable. Elle se manifeste surtout par des plaques muqueuses autour de l'anus ou des chancres à son pourtour. Ceux-ci ont même pour caractère spécial d'apparaître presque immédiatement après ces rapports. Deux jours ont suffi dans un cas. Sa correspondance directe avec le siège de celui que présente l'inculpé en est le signe le plus positif. Il est possible, néanmoins, qu'elle se manifeste primitivement ailleurs et notamment dans la bouche ou la gorge. C'est un accident fréquent et redoutable de ces rapports immondes.

Rien de ce qui est commun à l'homme dans l'onanisme anal ne reste donc étranger à la femme: on peut en juger par les détails et les faits précités. La distinction établie pour la première fois ici, entre la pédérastie et la sodomie chez l'homme, est ainsi justifiée, légitimée, comme celle du saphisme, du tribadisme et du clitoridisme entre les femmes. On ne connait encore si imparfaitement les causes et les effets de ces divers abus génitaux qu'à défaut d'y porter la lumière et la précision. Notre but sera atteint si nous avons pu convaincre les personnes qui se laissent aller à ces pratiques énervantes et démoralisantes de l'intérêt qu'elles ont à en révéler tous les secrets au médecin. En jugeant en parfaite connaissance les effets produits, il pourra les combattre avec plus de sécurité et d'efficacité.

Il est à remarquer qu'aucun auteur ne signale les troubles de la menstruation chez les victimes de ces infâmes pratiques. Dès qu'elles se prolongent, cet effet doit pourtant en être des plus immédiats, appréciables et fréquents, par le voisinage des organes génitaux. Les ovaires et la matrice doivent en être les plus vivement impressionnés. L'observation semble donc bien imparfaite encore sur ce sujet.

ONANISME AVEC LES ANIMAUX

ou

BESTIALITÉ

Il faut arriver aux dernières limites d'une aberration aussi profonde que l'onanisme, pour en mesurer et calculer toute l'étendue, en apercevoir et en comprendre toute l'horreur, dans sa plus affreuse et épouvantable réalité. Ce qui n'était rien ou peu de chose au début apparaît alors comme une monstruosité impossible, incroyable. L'attrait seul de cette funeste et perfide habitude a pourtant entraîné graduellement certains individus à en parcourir toutes les étapes sans y faire attention. Après s'être enivré, *soûlé* de toutes les sensations vénériennes qu'il a pu goûter et se procurer seul ou avec ses pareils, l'homme, comme la femme, est amené à recourir aux animaux pour essayer d'en éprouver de nouvelles. Il ne peut y avoir d'autre incitation à la besialité.

32

Tant qu'il s'agit des hommes ou des femmes entre eux, on peut ne voir dans cette perversité qu'un effet de l'inversion du sens génital par malformation ou difformité, un vice ou une habitude. Se servir d'animaux ne peut être imputé qu'à une aberration mentale, une folie. Le fait de débuter par ce mode et de s'y tenir, autant que son extrême rareté, en sont des preuves. Si des individus dépravés, fous ou malades, y sont entraînés après avoir épuisé la coupe d'autres formes onanistiques, c'est l'exception. La sodomie peut surtout y conduire l'homme, car la bestialité n'est jamais autre chose pour lui. De là sa place ici.

Elle se distingue de tous les autres procédés par son étrangeté et son énormité, en formant comme une entité séparée. Mais, par son caractère isolé et bestial, elle a des analogies frappantes avec l'onanisme mécanique et la profanation des cadavres dont un exemple abominable et récent est relaté page 301. Actif ou passif, l'animal vivant ne peut guère être qu'un mécanisme, à moins d'employer et de faire servir sa force, suivant ses instincts, contre celui qui y recourt aussi anormalement.

*
* *

Si abominable et incompréhensible est cet onanisme avec les animaux, que, pour y croire, il faut en établir d'abord la réalité par des faits authentiques rapportés par Tardieu comme outrages publics à la pudeur.

124. — Un logeur de la rue des Gravilliers, ayant trouvé l'une de ses poules mortes à la fin de 1866, soupçonna un de ses locataires d'en être l'auteur. C'était un homme de peine de trente-cinq ans. Son logeur l'observa et le surprit au moment où l'acte venait d'être consommé. La poule était blessée et cet homme portait sur ses vêtements des plumes et des traces de sang. Il avoua son acte de bestialité et fut condamné, le 11 janvier 1867, à trois mois de prison.

125. — Un fait plus invraisemblable et incompréhensible a eu lieu, le 4 juin 1865, dans le Jura. Un cultivateur de trente et un ans, bien portant au départ de sa femme, fut trouvé au lit et vomissant, lorsqu'elle rentra à six heures du soir. Il donna pour raison, qu'une heure auparavant, étant à faire ses besoins près de l'écurie, il avait entendu beugler son taureau, âgé de deux ans. Craignant le danger, il était accouru dans l'écurie, sans prendre le temps de boutonner son pantalon. L'animal détaché, s'étant jeté sur lui, le fit tomber les fesses en l'air et les jambes entravées par son pantalon ; il lui avait alors introduit sa verge dans l'anus où il éprouvait de vives souffrances. Le médecin, arrivé aussitôt, avait en effet trouvé l'anus sanguinolent et laissant échapper une matière gluante paraissant provenir de l'éjaculation de l'animal. Le blessé, en proie à des douleurs atroces, mourut dans la nuit, à cinq heures du matin, ayant eu probablement le rectum ouvert, perforé.

L'invraisemblance grossière de ce récit et sa fausseté évidente ont à peine besoin d'être signalées. Il n'a été imaginé que pour tromper la simplicité de l'épouse outragée ou d'ignorants villageois. L'animal accusé n'eût jamais pu opérer un accouplement aussi complet que monstrueux sans le consentement et la volonté de cet homme. Lui seul a pu faciliter sa réaisation en le cherchant et s'y prêtant avec complaisance. On n'imagine même pas le procédé suivi pour exciter l'animal à un rapprochement aussi abominable ni la position prise pour le subir passivement, sans blessures apparentes, de la part d'un animal aussi fort et fougueux. Il fallait qu'il fût dressé et habitué de bonne heure aux caresses masturbatrices de son maître. Toute la culpabilité de cet acte de bestialité retombe ainsi sur celui qui en a été la victime, en montrant les ressources infernales dont les sodomistes sont capables pour satisfaire leur perversité et les dangers auxquels ils s'exposent.

126. — Étant à travailler dans la forêt de Rambouillet, le 17 avril 1872, un bûcheron, fumant sa pipe sur les dix heures du matin, avait aperçu le cantonnier en chef, âgé de quarante-trois ans, ayant mis son pantalon bas et ses parties sexuelles à nu, le corps courbé et la face contre terre. Un grand chien était appuyé sur son dos, dont il caressait les parties sexuelles avec les doigts de sa main droite. Resté spectateur de cet acte pendant plusieurs minutes, il avait vu ensuite l'animal retirer sa verge du fondement. Sans nier le fait, l'accusé répondit devant la justice qu'il s'était seulement fait lécher l'anus par le chien, dans le but d'adoucir les souffrances causées par le frottement des fesses. Condamné à un an de prison pour outrage public à la pudeur, cet homme interjeta appel devant la Cour de Paris ; et, sur le rapport d'un vétérinaire que la copulation anale n'était pas possible entre le chien et l'homme, en raison de la conformation spéciale du pénis de cet animal, la peine fut réduite à trois mois de prison.

Cette opinion est infirmée par le fait suivant, relaté par M. Brouardel à la *Société de médecine légale*, en 1888.

127. — Un médecin, appelé pour un domestique de dix-huit ans, constatait une plaie de deux à trois centimètres de l'anus ; sa marge paraissant résulter d'une chute sur un échalas ou un morceau de bois du bûcher conduisant à la chambre du blessé. Mais celui-ci finit par avouer que, depuis un certain temps, il se faisait *servir* par un épagneul vigoureux et salace. Or, un jour, appelé par ses maîtres, ne pouvant se dégager et craignant d'être découvert, affolé, il saisit le pénis du chien, il le retira violemment, d'où la déchirure anale.

Ce cas de sodomie passive, intitulé : *Pédérastie du chien sur l'homme*, montre bien l'abus de ce mot, comme nous l'avons dit précédemment. Sodomie serait plus exact et conviendrait mieux.

La bestialité s'exerce encore d'une autre manière. « Il est de notoriété publique en Algérie, écrivait le général Daumas en 1866, que certains Arabes croient pouvoir se guérir sûrement de la maladie vénérienne en forniquant avec une ânesse. Le crime de bestialité serait assez commun de la sorte en Afrique pour que l'origine de la dourine, syphilis de l'âne et du cheval, soit attribuée, par la plupart des vétérinaires, à ces rapports contre nature. En voici du moins un exemple authentique.

128. — Un zouave s'étant servi d'une ânesse, comme moyen thérapeutique pour se guérir de la vérole, infecta cet animal. Le baudet mulassier qui la saillit ensuite contracta la maladie et infecta, à son tour, les juments accouplées avec lui. Celles de ces juments, non fécondées, furent livrées à des étalons qui prirent eux-mêmes le mal et le transmirent ensuite si largement que de véritables épidémies de cette maladie en sont résultées depuis, sur la race chevaline du midi de la France et d'autres parties de l'Europe. » (*Acad. de médecine*, 1864.)

Cette pratique de la bestialité n'est pas spéciale aux Arabes; une thérapeutique semblable est aussi usitée dans d'autres contrées arriérées. Des historiens antérieurs au quinzième siècle relatent des énormités analogues.

*
**

L'impossibilité pour l'homme de se servir du chien ne peut être invoquée chez la femme. De nombreux exemples de bestialité ont été positivement établis, par le vagin, chez des femmes de mauvaise vie, avec le chien. C'est donc une forme d'onanisme vulvaire qui s'accomplit. Quelques-unes sont même accusées de se faire lécher la vulve, comme dans le saphisme. De petits chiens ou de jeunes chats seraient dressés spécialement à cet office dégoûtant, par l'excitation plus vive de la langue râpeuse de ces animaux, préférablement à celle de l'homme ou de la femme.

Il paraît même que cet onanisme bestial est loin d'être rare dans les grandes villes, chez les prostituées et les femmes galantes. De là le *cave canem* — prenez garde au chien — des filles ou veuves qui en traînent ou en portent avec tant de soins et des précautions si prévenantes. En se faisant lécher publiquement la bouche, il est bien permis de supposer qu'elles se font aussi lécher ailleurs. Les caresses et les baisers dont elles les couvrent, les noms tendres de Jules, de Thomas, de chéri, d'amour, qu'elles leur prodiguent, sont les traits auxquels on peut reconnaître qu'elles en font leurs amants en les prenant dans leur lit.

Le secret profond et impénétrable dont cet onanisme à deux est entouré ne permet pas d'en connaître les effets ni les conséquences. Le hasard seul ou un accident a pu les révéler. Il est arrivé que des animaux domestiques, chats et chiens surtout, en léchant les parties sexuelles des jeunes enfants, des petites filles en particulier, ont pu les inciter à l'onanisme en tirant l'organe de sa torpeur.

129. — Hufeland raconte qu'une petite fille de trois ans jouait, étant assise sur un tabouret, avec un chien placé entre ses cuisses et qu'elle serrait contre elle. Excité sans doute par le contact et la chaleur de ses jambes, l'instinct génital s'éveilla chez cet animal et une sorte de copulation s'accomplit. L'enfant pousse des cris, on accourt et l'on arrive assez à temps pour être témoin de cette violence. Les parties génitales de l'enfant avaient été lésées, elles s'enflammèrent, et de petites ulcérations ressemblant à des chancres vénériens s'ensuivirent.

De là, l'origine de cette idée que les léchements provoquent des ulcérations spécifiques, en opposition avec la croyance populaire que rien n'est plus sain que la langue du chien. Des ulcérations de mauvaise nature seraient apparues aux parties génitales de deux vieilles demoiselles, au rapport de Ruggieri. S'il en était ainsi, l'onanisme bestial, des femmes en particulier, ne serait pas si généralement accrédité. Si des érosions ou de simples boutons peuvent être la suite de ces léchements, il est impossible que ces animaux transmettent et inoculent une maladie spécifique qu'ils n'ont pas. Ils la contracteraient plutôt de la femme, comme l'ânesse et la jument de l'homme.

Une cause fréquente et simple peut néanmoins prédisposer à cette étrange aberration et la déterminer chez les petites filles. C'est la présence des oxyures ou petits vers blancs dans l'anus, dont la migration et la propagation aux parties génitales ne tarde guère à provoquer, par le prurit ou démangeaison qui en est la conséquence, le frottement et le grattage. En voici une preuve récente.

130. — Tourmentée ainsi par la démangeaison produite par ces hôtes incommodes, malgré divers vermifuges employés — alors qu'il suffit ordinairement de lotions, injections d'eau *très* sucrée pour les tuer sur place — une jeune fille de onze à douze ans en était venue, par ces manœuvres irrésistibles, à découvrir une certaine sensation érotique qui l'entraîna à la manuélisation. Elle y était adonnée depuis plusieurs années, lorsqu'un petit chien de salon se glissa sous ses jupes et découvrit la partie sensible. Il se serait même livré au léchement, dit-elle ; mais en y revenant six à sept fois, à de longs intervalles, il peut bien y avoir eu autre chose. Elle aurait même une fois enfoncé son propre index dans le vagin assez profondément pour déchirer l'hymen. Le *toutou* n'était-il pas plutôt le vrai coupable ?

Cet onanisme dura jusqu'à seize à dix-sept ans, tout en vivant sous les yeux de sa mère, de frères et sœurs, sans être découverte. Elle s'aperçut alors que les petites lèvres, plus saillantes que les grandes, étaient pendantes, noirâtres, flasques et ridées. Et en s'assurant, par la lecture de l'*Onanisme*, que ces déformations vulvaires étaient la marque, le stigmate du saphisme, elle écrivit désespérée — après avoir refusé une première demande en mariage, crainte d'être découverte et reniée publiquement sur ces traces indélébiles — pour savoir ce qu'il y avait à faire pour y remédier et si elle pouvait devenir épouse et mère. Elle le désirait vivement, n'ayant agi ni par libertinage, ni par immoralité, mais par aberration, obsession inconsciente. De là les divers et graves enseignements de ce fait, peut-être moins rare qu'il ne le semble.

Loin d'être d'origine moderne, cet onanisme remonte à une haute antiquité en étant signalé parmi les *diverses abominations* de la loi de Moïse qui les rendait passibles de la peine de mort.

« Tu ne t'approcheras point d'aucune bête pour te souiller avec elle ; et la femme ne se prostituera point à une bête ; c'est une confusion. » (*Lévitique*, XVIII, 23.)

« L'homme qui se sera souillé avec une bête sera puni de mort ; vous tuerez aussi la bête. »

« Et quand quelque femme se sera prostituée à quelque bête que ce soit, tu tueras cette femme avec la bête ; on les fera mourir ; leur sang est sur eux. » (*Idem*, XX, 15, 16.)

Il s'ensuit donc que, du commencement à la fin de ce livre, les différents modes d'onanisme qui y sont décrits étaient connus et pratiqués avant le grand législateur des Hébreux.

FIN

TABLE

ALPHABÉTIQUE ET ANALYTIQUE

DES MATIÈRES

———

FIN DE LA TABLE DES MATIÈRES

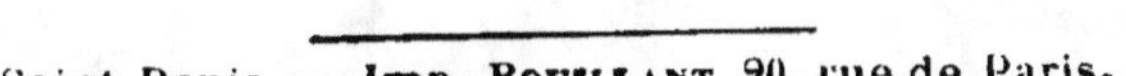

Saint-Denis. — Imp. BOUILLANT, 20, rue de Paris.

NOUVEAU DICTIONNAIRE NATIONAL

OU DICTIONNAIRE UNIVERSEL

DE LA LANGUE FRANÇAISE

Répertoire encyclopédique des Lettres, de l'Histoire, de la Géographie, des Sciences, des Arts et de l'Industrie.

PAR BESCHERELLE AÎNÉ

CONTENANT :

1° La NOMENCLATURE la plus riche et la plus étendue que l'on puisse trouver dans aucun dictionnaire.

2° L'ÉTYMOLOGIE de tous les mots de la langue, d'après les recherches les plus récentes ;

3° La PRONONCIATION de tous les mots qui offrent quelque difficulté ;

4° L'EXAMEN critique et raisonné des principaux dictionnaires ;

5° La SOLUTION de toutes les difficultés d'orthographe, de grammaire et de style ;

6° La BIOGRAPHIE des personnages les plus remarquables de tous les pays et de tous les temps ;

7° Les NOMS de tous les peuples anciens et modernes, de tous les souverains, des institutions, des sectes religieuses, politiques, philosophiques, les grands événements, sièges, batailles, etc. ;

8° La GÉOGRAPHIE ancienne et moderne, physique et politique.

Ancien Dictionnaire de BESCHERELLE entièrement refondu.

Le *Nouveau Dictionnaire National de Bescherelle* se compose de 508 feuilles. Il forme quatre magnifiques volumes en caractères neufs et très lisibles. 4.064 pages ou 16.256 colonnes, matière de 400 volumes in-8, nombreuses vignettes, imprimé sur papier glacé et satiné. 100 fr. Relié 1/2 chagrin. **120 fr.**

Souscription permanente, 184 livraisons à 50 cent. la livraison.

Paraît également en 18 fascicules, composés de 10 livraisons, à 5 fr.

GRAMMAIRE NATIONALE

Ou grammaire de Voltaire, de Racine, de Bossuet, de Fénelon, de J.-J. Rousseau, de Bernardin de Saint-Pierre, de Chateaubriand, de tous les écrivains les plus distingués de la France ; par MM. BESCHERELLE frères. 1 fort vol. in-8 jés. **10 fr.**

DICTIONNAIRE CLASSIQUE DE LA LANGUE FRANÇAISE

Comprenant les mots du Dictionnaire de l'Académie, tous ceux autorisés par l'emploi qu'en ont fait les bons écrivains ; leurs acceptions propres et figurées et l'indication de leur emploi dans les différents genres de styles ; les termes usités dans les sciences, ou tirés des langues étrangères ; la prononciation de tous les mots qui présentent quelque difficulté, géographie, d'histoire et de biographie, etc. Par M. BESCHERELLE aîné, *auteur du Dictionnaire National de la langue française*. 1 fort volume grand in-8 jésus illustré, 1.200 gravures dans le texte et 40 cartes et gravures d'ensemble .... **18 fr.**

Souscription en environ 180 livraisons à 10 cent. (deux par semaine).

BESCHERELLE Aîné

NOUVEAU DICTIONNAIRE ENCYCLOPÉDIQUE ILLUSTRÉ

RÉDIGÉ D'APRÈS LE NOUVEAU DICTIONNAIRE DE BESCHERELLE ET CELUI DE L'ACADÉMIE

Langue française — Histoire — Biographie — Géographie — Sciences

Arts — Industrie

Par E. BERGEROL et F. TULOU

2.000 vignettes, dessins de CHAPUIS et de CATENACCI. 1 volume in-18, 1,026 pages cart. dos toile, 2 fr. 60. — Relié toile pleine, **3 fr.**

TRAITÉ ÉLÉMENTAIRE DE MI-NÉRALOGIE, par BEUDANT. 2 vol. in-8, 1,500 pages. — 24 planches. — 4,000 sujets.—Paris, Verdière, net. 6 f.

TABLEAU DE LA LITTÉRATURE ESPAGNOLE depuis le XIIᵉ siecle jusqu'à nos jours, par M.-F. PIFFER-RER. 4 vol. Net............ 3 fr.

CASTERA. Histoire de Catherine II, Impératrice de Russie. 4 vol. 10 fr.

ÉTUDES SUR L'HISTOIRE DES ARTS. Des progrès et de la deca-dence de la statuaire et de la peinture antiques, la Grèce et l'Italie, par P.-T. DECHAZELLE 2 vol. in-8. 6 fr.

DE L'UNITÉ SPIRITUELLE ou de la Société et de son but au delà du temps, par BLANC DE SAINT-BONNET. 2ᵉ édit. 3 forts vol. in-8 ... 24 fr.

DANAÉ. par GRANIER DE CASSAGNAC. 1 vol. in-8.............. 2 fr. 50

HISTORIA DE GIL BLAS DE SANTILLANA. Traducida por el P. ISLA. Bella edición con láminas de acero. 1 tome in-8..... 7 fr. 50
— MÊME OUVRAGE. 1 vol. in-18. 5 fr.

EL INGENIOSO HIDALGO DON QUIJOTE DE LA MANCHA. Edición conforme á la última corregi-da por la Academia española. Un tomo en 8. *Con retratos y láminas.* 10 fr.
— MÊME OUVRAGE. 1 v. in 18... 5 fr.

LE MIE PRIGIONI. Memorie di SILVIO PELLICO da Salluzo, con ri-tratto ill. In-18............. 2 fr.
— MÊME ÉDITION augm. du *Devoir des hommes.* 1 vol in-18........ 3 fr.

IL VERO SECRETARIO ITA-LIANO. o guida a scrivere ogni sorte di lettere, per cura di B. MELZI. 1 v. grand in-18 jesus............ 2 fr.

EL NUOVISSIMO SECRETARIO ITALIANO. o guida a scrivere ogni sorta di lettere, per cura di B. MELZI. 1 vol. grand in-18 jésus... 1 fr. 50

NUOVISSIMA SCELTA DI PROSE ITALIANE. Tratte da più celebri autori antichi e moderni, con brevi notizie sopra la vita e gli scritti di ciascheduno, por uso dei dilettanti della lingua italiana, da TOLA. 1 gr in-18................ 1 fr. 50

COLLECTION DE NOUVELLES CARTES

Itinéraire *à l'usage des voyageurs et des gens du monde,* chemins de fer et routes, dressées, coloriées, par BERTHE, grand colombier, cha-cune.................... 1 fr.
Europe. Etats de l'Europe.
France en 86 départements.
Espagne et Portugal.
Hollande et Belgique.
Italie et ses divers états, en une feuille.
Confédération Suisse, en 22 cantons.
Russie d'Europe.
Grèce actuelle et Morée.
Turquie d'Eu ope et d'Asie.
Angleterre. Ecosse et Irlande.
Empire d'Allemagne.
Mappemonde.
Suède et Norvège.
Amérique méridionale.
Amérique septentrionale.
Asie.
Afrique, plan de l'île Bourbon.
Océanie et Polynésie, Egypte et Palestine.
Amérique méridionale et septen-trionale
Carte de Tunisie. 1 feuille col. 2 fr.
CARTES MURALES écrites, colo-riées.
Carte de France en 89 départements. 1 feuille grand monde.... 4 fr. 50
Carte d'Europe 1 f. gr. monde. 4 fr. 50
LES MÊMES, collées sur toile, vernies et montées sur gorges et rouleaux. 10 fr.

Mappemonde en deux hémisphères. Haut. 0ᵐ90, largeur 1ᵐ80. 6 fr. 50
Collée sur toile, montée sur gorge et rouleau.................. 14 fr.
Le Rhin et les pays voisins, de Constance à Cologne. 1 f. jés. 2 fr
Carte des environs de Paris Villes communes et châteaux desservis par les chemins de fer. 1 f. col... 2 fr.
Carte du Tong-King, de l'Annam Cochinchine, Cambodge, plan d'Hanoï, demi-colombier. 60 cent.
Carte de l'Algérie et de la Tunisie, colorié, 1 demi-colombier. 60 cent.
Carte de la Belgique. demi-jés. 1 fr.
Carte de la Hollande, demi-jés. 1 fr.
Nouvelle carte de l'Italie..... 2 fr
Carte de l'Angleterre, de l'Irlande et de l'Ecosse. 1 feuil. jés.. 2 fr
Nouvelle carte de l'Espagne et du Portugal. 1 feuille jésus.... 2 fr.
Nouvelle carte de la Suisse. 2 fr.
Nouvelle carte de l'Allemagne. 1 feuille jesus.............. 2 fr.
Carte physique et politique du Portugal 1 feuille demi-jés. 1 fr.
Paris fortifié et ses environs. Les nouveaux forts au $\frac{200}{100}$ 1 f. 1/2 jés. 1 fr
CARTE DES ENVIRONS DE PARIS AVEC ROUTES VÉLO-CIPÉD QUES, 1 feuille grand co-lombier.................... 2 fr.

LA

GUERRE A MADAGASCAR

HISTOIRE ANECDOTIQUE DE L'EXPÉDITION
Par H. GALLI

Illustrée de 120 gravures en couleurs, Portraits, Cartes et Plans
Par L. BOMBLED

1 fort volume grand in-8°..... 12 fr. ; Relié doré.... 16 fr.

LES ANNIVERSAIRES

DE 1870

D'APRÈS FRANÇAIS ET ALLEMANDS
Avec Préface, Notes et Documents
Par H. GALLI

1 volume in-8° carré, illustré. 3 fr. 50

PARIS. — IMP. P. MOUILLOT, 13, QUAI VOLTAIRE. — 9189

GRAMMAIRES EN DEUX LANGUES

GRAMMAIRE DE LA LANGUE ANGLAISE. 1° Traité de la pronouciation avec un *syllabaire*, exemples de lectures ; — 2° Cours de thèmes complet sur les règles, difficultés de la langue ; — 3° Idiotismes ; — 4° Dialogues familiers, par CLIFTON et MERVOYER. 1 vol. in-18... **2 fr.**

GRAMMAIRE PRATIQUE ET RAISONNÉE DE LA LANGUE ALLEMANDE, par Er. GRÉGOIRE. 1 vol. grand in-18.......... **8 fr.**

NEW ETYMOLOGICAL FRENCH GRAMMAR, by A. CHASSANG. With introductory remarks for the use of English schools and colleges, by L. Paul BLOUNT. B. A. French Master, St-Paul's School, Examiner at Christ's Hospital. London. 1 vol. in-18. **5 fr.**

GRAMMAIRE ALLEMANDE pratique et raisonnée, par H.-A. BIRMANN. 1 vol. in-18........ **1 fr. 50**

RECUEIL DE LECTURES ALLEMANDES en prose et en vers, par H. BIRMANN et DREYFUS. 1 vol. in-18.............. **1 fr. 50**

GRAMMAIRE ESPAGNOLE-FRANÇAISE DE SOBRINO. Très complète et très détaillée, contenant toutes les notions nécessaires pour apprendre à parler et à écrire correctement l'espagnol. Nouvelle édition, refondue par A. GALBAN. 1 vol. in-8, cartonné.......... **4 fr.**

NOUVELLE GRAMMAIRE ESPAGNOLE-FRANÇAISE. Avec des thèmes, grand nombre d'exemples dans chaque leçon, par A. GALBAN. 1 vol. in-18.............. **2 fr.**

LEÇONS D'ESPAGNOL à l'usage des établissements d'instruction, par ALLAUX.
1re partie, in-18, cartonné.... **2 fr.**
2e partie, in-18, cartonné.... **2 fr.**

NOUVELLE GRAMMAIRE RUSSE à l'usage des Français, par N. SOKOLOFF. 1 vol. in-18. **3 fr. 50**

GRAMÁTICA DE LA LENGUA FRANCESA, para los españoles, por CHANTREAU, corrigée avec le plus grand soin par A. GALBAN. 1 vol. in-8.................. **4 fr.**

GRAMMAIRE ITALIENNE en 25 leçons, d'après VERGANI, corrigée et complétée par C. FERRARI. 1 vol. in-18................. **2 fr.**

NUOVA GRAMMATICA FRANCESE-ITALIANA di LUDOVICO GOUDAR. Nuova edizione, corretta e arrichita da CACCIA. 1 vol. in-18. **2 fr.**

GRAMMAIRE ALLEMANDE à l'usage des Italiens, par ENENKEL. 1 vol. in-18............... **2 fr.**

METODO TEORICO E PRATICO por apprendere a leggere, scrivere e parlare la *Lingua tedesca*, da ARTURO ENENKEL. 1 vol. in-18, cartonné................ **2 fr.**

GRAMMAIRE PORTUGAISE, raisonnée et simplifiée, par M. Paulino DE SOUZA. 1 fort v. grand in-18. **6 fr.**

ABRÉGÉ DE LA GRAMMAIRE PORTUGAISE de M. P. DE SOUZA, avec un cours gradué de thèmes, par L.-S. DE FONSECA. 1 v. in-18. **3 fr.**

GRAMMAIRE DE LA LANGUE D'OIL, français des XII° et XIII° siècles, par A. BOURGUIGNON. 1 vol. in-18.................... **2 fr.**

DICTIONNAIRE USUEL DE LA LANGUE FRANÇAISE

Comprenant : 1° Les mots admis par l'Académie, les mots nouveaux dont l'emploi est suffisamment autorisé, les archaïsmes utiles à connaître pour l'intelligence des auteurs classiques, la prononciation dans les cas douteux, les étymologies, la solution des difficultés grammaticales et un grand nombre d'exemples ; — 2° L'histoire, la mythologie et la géographie, par MM. BESCHERELLE aîné et A. BOURGUIGNON. 1 vol. grand in-18, 1271 pages. Relié toile. **6 fr.**

DICTIONNAIRE PORTATIF DES COMMUNES DE FRANCE

De l'Algérie, des colonies et des pays de protectorat, précédé de tableaux synoptiques, par GINDRE DE MANCY, nouvelle édition revue et mise à jour, par M. Désiré LACROIX. 1 fort vol. in-32, d'environ 200 pages........... **5 fr.**

DICTIONNAIRE USUEL DE TOUS LES VERBES FRANÇAIS

Tant réguliers qu'irréguliers, par MM. BESCHERELLE frères.
2 forts vol. in-8 à 3 col., **12 fr.** Relié **16 fr.**

DICTIONNAIRE DES SYNONYMES DE LA LANGUE FRANÇAISE, par A. BOURGUIGNON et H. BERGEROL. 1 v. in-32 relié. **5 fr.**

DICTIONNAIRE ÉTYMOLOGIQUE DE LA LANGUE FRANÇAISE, par MM. BERGEROL et TULOU. 1 vol. in-32, format Cazin, relié.................. **5 fr.**

NOUVEAU DICTIONNAIRE DES RIMES. Précédé d'un traité complet de la versification, par QUITARD. 1 vol. in-32 fr. 2 ; relié. **2 fr. 50**

DICTIONNAIRE DES TERMES

DE MARINE, par POUSSART, officier de marine, Grav., Cartes. 1 vol. in-32 relié .... **3 fr. 50**
PETIT DICTIONNAIRE D'HISTOIRE, DE GÉOGRAPHIE ET DE MYTHOLOGIE, par QUITARD, faisant suite au *Petit Dictionnaire national* de M. BESCHERELLE. 1 vol. in-32 broché. **1 fr. 50**; relié **2 fr.**
NUOVO VOCABOLARIO UNIVER-

PETIT DICTIONNAIRE NATIONAL. Nouvelle édition entièrement refondue, d'après le nouveau Dictionnaire National et la 7ᵉ édition du

SALE della lingua italiana, storico, scientifico, etc., compilato da B. MELZI. 1 vol. in-18 jésus, relié ..... **6 fr.**
NUOVO VOCABULARIO UNIVERSAL DA LENGUA PORTUGUEZA, par LEVINDO CASTRO DE LA FAYETTE. Format Cazin, édition de luxe, 1 vol. grand in-32, petit caractère, 1.200 pages. **6 fr.**

Dictionnaire de l'Académie, par BESCHERELLE aîné. 1 vol. in-32 élégamment relié, toile souple. **2 fr.**

DICTIONNAIRES EN DEUX LANGUES

Avec la prononciation figurée, très complets et exécutés avec le plus grand soin, contenant chacun la matière d'un fort vol. in-8, à l'usage des voyageurs, des lycées, des collèges, de la jeunesse des deux sexes, et de toutes les personnes qui étudient les langues étrangères.

Nouveau dictionnaire anglais-français et français-anglais, par CLIFTON. 1 volume relié, revu par M. FENARD .... **5 fr.**
Nouveau dictionnaire allemand-français et français-allemand, par K. ROTTECK, revu par M. KISTER. 1 vol. relié .... **5 fr.**
Nouveau dictionnaire italien-français et français-italien, par C. FERRARI. 1 vol. relié .... **5 fr.**
Nouveau dictionnaire français-espagnol et espagnol-français, par VICENTE SALVA. 1 vol. relié .. **6 fr.**
Nouveau dictionnaire portugais-français et français-portugais, par SOUZA PINTO. 1 fort vol. relié. **6 fr.**
Nouveau dictionnaire français-russe et russe-français, par SOKOLOFF. 2 vol. reliés .... **10 fr.**
Nouveau dictionnaire latin-français, par de SUCKAU. 1 vol. relié. **5 fr.**
Nouveau dictionnaire français-latin, par BENOIST. 1 vol. relié **5 fr.**
Nouveau dictionnaire grec-français, rédigé sur un plan nouveau, par A. CHASSANG. 1 vol. relié.... **6 fr.**

Nouveau dictionnaire grec moderne-français et français-grec moderne, par Émile LEGRAND. 2 vol. reliés .... **12 fr.**
Diccionario español-inglés é inglés-español portátil, por D. F. COLONA BUSTAMANTE. 2 vol. reliés ... **6 fr.**
Nouveau dictionnaire español-alemán y alemán-español, por ARTURO ENENKEL. 1 vol. relié....... **6 fr.**
Diccionario español-italiano é italiano-español, por D. J. CACCIA. 1 vol. relié .... **5 fr.**
New dictionary of the english and italian languages, by ALPP. DE BIRMINGHAM. 1 vol. rel....... **6 fr.**
Dictionnaire italien-allemand et allemand-italien, composé d'après un nouveau plan, par ARTURO ENENKEL. 1 vol. relié............ **6 fr.**
Dictionnaire anglais-portugais et portugais-anglais, par CASTRO DE LAFAYETTE. 1 volume...... **6 fr.**
Dictionnaire portugais-allemand et allemand-portugais, par ENENKEL. 1 vol. in-32 relié........ **8 fr.**

GUIDES POLYGLOTTES

Manuels de la conversation et du style épistolaire, à l'usage des voyageurs et des écoles. Grand in-32, format dit Cazin, reliure élégante. ...... **2 fr.**

Français-anglais, par M. CLIFTON.
Français-italien, par M. VITALI.
Français-allemand, par M. EBELING.
Français-espagnol, par BUSTAMENTE.
Español-francés, par BUSTAMANTE.
English-french, par CLIFTON.
Hollands-fransch, van A. DUFRICHE.
Español-inglés, por BUSTAMANTE y CLIFTON.
English-italian, par CLIFTON.

Español-aleman, por BUSTAMANTE y EBELING.
Deutsch-english, von EBELING.
Español-italiano, por BUSTAMANTE.
Italiano-tedesco, da GIOVANNI VITALI.
Portuguez-francez, por M. CAROLINO DUARTE.
English-portuguese, par CLIFTON et DUARTE.
Español-portugués, por BUSTAMENTE y DUARTE.

*Par exception. Relié souple, **3** fr.*

Français-roumain, par M. Hazan.
Grec moderne-français, par M. B.
Legrand.
Russe-français, par le comts de
Monteverde.
Anglais-russe, par le même.
Russe-allemand, par le même.
Russe-italien, par le même.
Guides en six langues : français-
anglais-allemand-italien-espa-
gnol-portugais............ 5 fr.
Español-francés con la pronunciacion
figurada de todas las palabras fran-
cesas, par Corona Bustamante **3** fr.
Français-espagnol, avec la *pronon-
ciation figurée des mots espa-*

gnols................ **3** fr.
Français anglais avec la *prononciation figurée des mots anglais.*
Français-italien avec la *prononciation figurée des mots italiens.*
Allemand-français, avec la prononciation figurée des mots français.
Polyglot guides manual of conversation. English and French
with the figured pronunciation of the
French, by M. Clifton.
Français-allemand, avec la prononciation figurée des mots allemands,
par M. Birmann.
Guide en quatre langues fran-
çais-anglais-allemand-italien.

GRANDS DICTIONNAIRES EN DEUX LANGUES

NOUVEAU DICTIONNAIRE latin-
français, par MM. H. Goelzer et
Benoist. 1 volume grand in-8° à
3 colonnes.............. **10** fr.
DICTIONNAIRE anglais-français
et français-anglais. Composé sur
un nouveau plan d'après les ouvrages
spéciaux les plus récents, par Clifton
et Adrien Grimaux. 2 vol. in-8,
2,200 pages a 3 colonnes, 20 fr.
— Reliés, 2 volumes en un, 25 fr.,
en 2 volumes.............. 28 fr.
GRAND DICTIONNAIRE français-
allemand et allemand-français,
par H. A. Birmann 2 forts vol. grand
in-18, 25 fr. Reliés........ 33 fr.
GRAND DICTIONNAIRE espa-
gnol-français et français-espagnol. Avec la prononciation dans
les deux langues, rédigé par D.
Vincente Salva et d'après les meilleurs dictionnaires anciens et mo-

dernes, par MM. Noriega et Guim.
1 fort vol. gr. in-8, 1.600 pages à **3**
colonnes. **18** fr.; relié..... **23** fr.
GRAND DICTIONNAIRE italien-
français et français italien. Rédigé d'après les ouvrages et les
travaux les plus récents, avec la
prononciation dans les deux langues,
par MM. Caccia et Ferrari. 2 forts
vol. grand in 8 à 3 colonnes, réunis
en 1 vol. 20 fr.; reliés.... 25 fr.
DICTIONARY spanish-english et
inglès-espanol. Le plus complet
de ceux publiés jusqu'à ce jour, rédigé
d'après les meilleurs dictionnaires
anglais et espagnols : *de l'Académie
espagnole, Salva, Seouse, Clifton,
Woucesten, Webster,* etc., par Lopez
et Bensley. 1 vol. gr. in-8 rel. 20 fr.
NOUVEAU DICTIONNAIRE grec-
français, par M. Chassang. 1 vol.
gr. in-8 relié.............. **20** fr.

CODES ET LOIS USUELLES

Classés par ordre alphabétique, contenant la législation jusqu'à ce jour collationnée
sur les textes officiels, présentant en notes sous chaque article des Codes, ses
différentes modifications, la corrélation des articles entre eux, la concordance
avec le droit romain, l'ancienne législation française et les lois nouvelles,
précédée des *Lois Constitutionnelles* et accompagnée d'une table chronologique
et d'une table des matières.

Par MM. Augustin ROGER et Alexandre SOREL

Président du Tribunal Civil de Compiègne, Chevalier de la Légion d'honneur

25e édition imprimée en caractères neufs, entièrement refondue et considerable-
ment augmentée.

1 vol. gr. in-8 d'environ 1.500 pages. — Broché, **20** fr. Relié demi-chagrin, **25** fr
LE MÊME OUVRAGE édition portative, format grand in-32 jésus, en deux
parties. — Cette édition, entièrement refondue, est imprimée en caractères
neufs comme l'édition grand in-8°.

1re Partie. Les *Codes*, broché. **4** fr. » │ 2e Partie. Les *Lois usuelles*, b. **4** fr. »
Relié, 1/2 chagrin....... **5** fr. 25 │ Relié, 1/2 chagrin........ **5** fr. 25

RÉPÉTITIONS ÉCRITES SUR LE CODE CIVIL

*Contenant l'exposé des principes généraux, leurs motifs et la solution des
questions théoriques,* par **Mourlon**, docteur en droit, avocat à la cour d'appel.
2e Edition, revue et mise au courant, par Ch. Demangeat, conseiller à la cour de
cassation, professeur honoraire à la faculté de droit de Paris. 3 vol. in-8. 37 fr. 50
Chaque examen, formant 1 vol., se vend séparément.............. 12 fr. 50

DICTIONNAIRE DE DROIT COMMERCIAL, INDUSTRIEL ET MARITIME

Par J. RUBEN DE COUDER, docteur en droit, président du tribunal civil de la Seine, 3e édition dans laquelle a été entièrement refondu et remis au courant l'ancien ouvrage de MM. GOUGET et MERGER. 6 forts vol. in-8, 60 fr. Bien reliés. 72fr.

ŒUVRES COMPLÈTES DE BUFFON.

Avec la nomenclature Linéenne et la classification de Cuvier; édition nouvelle : annotée par M. FLOURENS, membre de l'Académie française. nouvelle édition. 12 volumes, grand in-8, illustré de 150 planches, 400 sujets coloriés, dessins originaux de MM. TRAVIES et GOBIN. 150 fr.

ŒUVRES DE CUVIER.

Suivies de celles du comte DE LACÉPÈDE, complément aux Œuvres complètes de BUFFON, annotées par M. FLOURENS. 4 forts vol. gr. in-8, 150 sujets coloriés. 50 fr.

CHEFS-D'ŒUVRE DE LA LITTÉRATURE FRANÇAISE

Format in-8 cavalier, papier vélin satiné du Marais. Imprimés avec luxe, ornés de gravures sur acier; dessins par les meilleurs artistes. — **60 volumes** sont en vente à 7 fr. 50. — On tire, de chaque volume de la collection, *150 exemplaires numérotés* sur papier de Hollande avec fig. sur Chine avant la lettre; le volume, **15** fr.

OEUVRES COMPLÈTES DE MOLIÈRE

2e édition, très soigneusement revue sur les textes originaux, avec un nouveau travail de critique et d'érudition, aperçus d'histoire littéraire, examen de chaque pièce, commentaires, vocabulaire par L. MOLAND. 12 vol.

OEUVRES COMPLÈTES DE J. RACINE

Avec une Vie de l'auteur et un examen de chacun de ses ouvrages, par M. SAINT-MARC-GIRARDIN, de l'Académie française. 8 vol.

ESSAIS DE MICHEL DE MONTAIGNE

Nouvelle édition, avec les notes de tous les commentateurs, complétée par M. J.-V.-L. CLERC, étude sur Montaigne par PREVOST-PARADOL. 4 vol. avec portrait.

OEUVRES COMPLÈTES DE LA BRUYÈRE

Publiées d'après les éditions données par l'auteur, notice sur La Bruyère, variantes, notes et un lexique, par A. CHASSANG, lauréat de l'Académie française, inspecteur général de l'instruction publique. 2 vol.

OEUVRES COMPLÈTES DE LA ROCHEFOUCAULD

Nouvelle édition, avec des notices sur la vie de La Rochefoucauld et sur ses divers ouvrages, variantes, notes, table analytique, un lexique, par A. CHASSANG. 2 vol.

OEUVRES COMPLÈTES DE BOILEAU

Avec des commentaires et un travail de M. GIDEL. Gravures de STAAL. 4 vol.

ANDRÉ CHÉNIER

Œuvres poétiques. Nouvelle édition, vignettes de STAAL. 2 vol.

OEUVRES COMPLÈTES DE MONTESQUIEU

Textes revus, collationnés et annotés, par ÉDOUARD LABOULAYE, membre de l'Institut. 7 vol.

OEUVRES DE PASCAL

LETTRES ÉCRITES A UN PROVINCIAL

Nouvelle édition, introduction, notice, variantes des éditions originales, commentaire, bibliographie, par L. DEROME. Portraits des personnages importants de Port-Royal, gravés sur acier. 2 vol.

OEUVRES CHOISIES DE PIERRE DE RONSARD

Avec notice, notes et commentaires, par SAINTE-BEUVE; nouvelle édition, revue et augmentée, par MOLAND. 1 vol. avec portrait

OEUVRES DE CLÉMENT MAROT

Annotées, revues sur les éditions originales; Vie de Clément Marot, par CHARLES D'HÉRICAULT. 1 volume avec portrait.

OEUVRES DE JEAN-BAPTISTE ROUSSEAU

Avec un nouveau travail de ANT. DE LATOUR. 1 vol. orné du portrait de l'auteur.

CHEFS-D'OEUVRE LITTÉRAIRES DE BUFFON

Introduction par M. FLOURENS, de l'Académie française. 2 vol. avec portrait.

L'IMITATION DE JÉSUS-CHRIST

Traduction nouvelle avec des réflexions, par M. DE LAMENNAIS. 1 vol.

OEUVRES CHOISIES DE MASSILLON

Accompagnées de notes, notice par M. GODEFROY. 2 vol. avec portrait.

ŒUVRES COMPLÈTES DE BÉRANGER

9 vol. in-8, format caval., magnifiquement imprimés, papier vélin satiné, contenant:

Les Œuvres anciennes. illustrées de 53 gravures sur acier, d'après CHARLET, JOHANNOT, RAFFET, etc.. **28 fr.**

Les Œuvres posthumes. Dernières chansons (1834 à 1851), illustrées de 14 gravures sur acier, de A. de LEMUD. 1 vol........................ **12 fr.**

Ma Biographie, illustrée de 8 gravures. 1 vol....................... **12 fr.**

Musique des chansons, airs notés anciens et modernes. Édition revue par F. BÉRAT, ill. de 80 gravures d'après GRANDVILLE et RAFFET. 1 vol... **10 fr.**

MÊME OUVRAGE, sans gravures.. **6 fr.**

Correspondance de Béranger. Un magnifique portrait gravé sur acier, 4 forts vol. 1.200 lettres et le catalogue analytique de 159 autres............ **24 fr.**

CHANSONS DE BÉRANGER anciennes et posthumes. Nouvelle édition populaire. illustrée de 151 dessins inédits de BAYARD, DARJOU, GODEFROY DURAND, PAUQUET, etc., gravés par les meilleurs artistes, vignettes par M. GIACOMELLI. 1 vol. gr. in-8. **10 fr.**

COLLECTION DE GRAVURES, POUR LES ŒUVRES DE BÉRANGER. Pour les anciennes chansons, 53 gravures.......... **18 fr.**
Pour les œuvres posthumes, 23 gravures.................... **12 fr.**

MUSIQUE DES CHANSONS DE BÉRANGER, airs notés anciens et modernes. Nouvelle édition revue par FRÉDÉRIC BÉRAT, augmentée de la musique des chansons posthumes d'airs composés par BÉRANGER, HALÉVY, GOUNOD, LAURENT DE RILLÉ, 120 gravures d'après GRANDVILLE et RAFFET. 1 vol. gr. in-8...... **10 fr.**

ALBUM BÉRANGER, par GRANDVILLE. 80 dessins, 1 v. in-8 cav. **10 fr.** Ces gravures ne font pas double emploi avec les aciers.

CHANTS ET CHANSONS POPULAIRES DE LA FRANCE. Nouvelle édition, *avec musique*, illustrée de 339 belles gravures sur acier, d'après DAUBIGNY, M. GIRAUD, MEISSONIER, STAAL, STEINHEIL, TRIMOLET, gravés par les meilleurs artistes. Notice par A. DE LAMARTINE, 3 vol. gr. in-8................... **48 fr.**

CHANTS ET CHANSONS POPULAIRES DES PROVINCES DE FRANCE. Notice par CHAMPFLEURY. Accompagnement de piano par J.-B. WECKERLIN. Illustrés par BIDA, COURBET, JACQUE, etc. 1 vol. gr. in-8............. **12 fr.**

CHANSONS NATIONALES ET POPULAIRES DE LA FRANCE, Notes historiques et littéraires par DUMERSAN et NOEL SÉGUR, vignettes dans le texte, et gravures sur acier, 2 vol. gr. in-8................................ **20 fr.**

L'ANCIENNE CHANSON POPULAIRE EN FRANCE aux seizième et dix-septième siècles, par J.-B. WECKERLIN, bibliothecaire au Conservatoire de musique. 30 anciens airs notés, gravures en chromotypographie. 1 vol. in-18.... **5 fr.**
Il a été tiré 50 exemplaires numérotés sur papier de Hollande........ **10 fr.**

LE BÉRANGER DES ÉCOLES. accompagné d'une étude et de notes, par E. LEGOUVÉ, de l'Académie française, 1 vol. in-18................ **1 fr. 50**

BIBLIOTHÈQUE D'UN DÉSŒUVRÉ

Série d'ouvrages in-32, format elzévirien.

ŒUVRES COMPLÈTES DE BÉRANGER, avec les 10 chansons publiées en 1847. 1 vol...... **3.50**

ŒUVRES POSTHUMES DE BÉRANGER. Dernières chansons et

Ma Biographie, appendice, notes inédites de Béranger. 1 vol.. **3.50**

PIERRE DUPONT. Muse populaire, chants et poésies. 1 vol. 3 fr.

Ouvrages grand in-8° jésus, magnifiquement illustrés

GALERIES DE PORTRAITS

GRAVURES SUR ACIER

20 fr. le volume. — 1/2 reliure soignée, tranches dorées, 26 fr.

Galerie de Portraits historiques

Tirée des *Causeries du Lundi*, par SAINTE-BEUVE, de l'Académie française. Portraits gravés sur acier. 1 vol.

Galerie des grands Écrivains français

Par LE MÊME, semblable au précédent pour l'exécution et les illustrations. 1 vol.

Nouvelle Galerie des grands Ecrivains français

Tirée des *Portraits littéraires* et des *Causeries du Lundi*, par LE MÊME. 1 vol.

Galerie de Femmes célèbres

Tirée des *Causeries du Lundi*, des *Portraits littéraires*, des *Portraits de Femmes*, par LE MÊME. 1 vol.

Nouvelle Galerie de Femmes célèbres

Par LE MÊME, semblable pour l'exécution à ceux ci-dessus. 1 vol.

Ces 5 volumes se complètent l'un par l'autre. Ils contiennent la fleur des *Causeries du Lundi*, des *Portraits littéraires* et des *Portraits de Femmes*.

Poésies d'André Chénier

Avec notice et notes par M. L. MOLAND, grav. sur acier, dessins de STAAL. 1 vol

Lettres choisies de Madame de Sévigné

Avec une magnifique galerie de portraits sur acier. 1 volume.

Histoire de France

Depuis la fondation de la monarchie, par MENNECHET, ill. 20 grav. sur acier, gravées par F. DELANNOY, OUTHWAITH, etc. 1 vol.

La France guerrière

Récits historiques d'après les chroniques et les mémoires de chaque siècle, par CH. D'HÉRICAULT et L. MOLAND, gravures sur acier. 1 vol.

Dante Alighieri

La Divine Comédie, traduite en français par le chevalier ARTAUD DE MONTOR, préface de M. Louis MOLAND. Illustrée, dessins de YAN'DARGENT. 1 vol.

Galerie illustrée d'histoire naturelle

Tirée de Buffon, édition annotée par FLOURENS, 33, gravures sur acier, coloriées, dessins nouveaux de ED. TRAVIÈS et H. GOBIN. 1 vol.

Nouvelle Galerie d'Histoire naturelle

Tirée des œuvres complètes de Buffon et de Lacépède, vie de Buffon par FLOURENS, illustrée dans le texte, coloriées et hors texte, 30 planches sur acier de MM. TRAVIÈS et Henri GOBIN, 1 fort volume.

La Femme jugée par les grands Ecrivains des deux sexes

La Femme devant *Dieu*, devant la *Nature*, devant la *Loi*, devant la *Société*. Riche et précieuse mosaïque de toutes les opinions émises sur la Femme depuis les siècles les plus reculés jusqu'à nos jours, par D.-J. LARCHER, introduction de BESCHERELLE AÎNÉ, 20 superbes gravures sur acier, dessins de STAAL. 1 volume.

Les Femmes d'après les Auteurs français

Par E. MULLER. Illustré des portraits des femmes les plus illustres, gravés au burin, dessins de STAAL. 1 vol.

Lettres choisies de Voltaire

Notice et notes explicatives par M. L. MOLAND, ornées de portraits historiques. Dessins de PHILIPPOTEAU et STAAL, gravés sur acier. 1 vol.

Galeries historiques de Versailles
(Edition unique)

Ce grand et important ouvrage a été entrepris au frais de la liste civile du roi Louis-Philippe, et rédigé d'après ses instructions. Il renferme la description de 1.200 tableaux ; des notices historiques sur 676 écussons armoriés, 10 volumes in-8°, accompagnés d'un atlas de 100 gravures in-folio. . . . . **100 fr.**

ALBUM (formant un tout complet) de 400 gr., avec notice. Relié, doré. **60 fr.**

CHEFS-D'ŒUVRE DU ROMAN FRANÇAIS

12 beaux vol. in-8 cavalier, illustr. de charmantes grav. sur acier, dessins de STALL.

Chaque volume sans tomaison se vend séparément 7 fr. 50.

Œuvres de Mme de La Fayette. 1 vol.	Œuvres de Mme Elie de Beaumont, de Mme de Genlis, de
Œuvres de Mmes de Fontaines et de Tencin.............. 1 vol.	Fiévée, de Mme Duras . . 1 vol.
La vie de Marianne, suivie du *Paysan parvenu*, par MARIVAUX 2 vol.	Œuvres de Mme de Souza... 1 vol.
Œuvres de Mme Riccoboni. 1 vol.	Corinne ou l'Italie, par Mme DE STAEL.................. 1 vol.

ŒUVRES DE WALTER SCOTT

Traduction de M. DEFAUCONPRET, édition de luxe revue et corrigée avec le plus grand soin, illustrée de 59 magnifiques vignettes et portraits sur acier d'après RAFFET. 30 volumes in-8 cavalier, papier glacé et satiné........... **150 fr.**
Chaque volume.. **5 fr.**

TOMES.	TOMES.	TOMES.
1. Waverley.	10. L'Abbé.	21. Chronique de la Canongate.
2. Guy Mannering.	11. Kenilworth.	
3. L'antiquaire.	12. Le Pirate.	22. La jolie fille de Perth.
4. Rob-Roy.	13. Les aventures de Nigel.	23. Charles le Téméraire.
5. Le nain noir.		24. Robert de Paris.
6. Les puritains d'Ecosse. La prison d'Edimbourg.	14. Peveril du Pic.	25. Le Château périlleux La Démonologie.
	15. Quentin Durward.	
7. La fiancée de Lammermoor. L'officier de fortune.	16. Eaux de St-Ronan.	26.
	17. Redgauntlet.	27. Histoire d'Écosse.
	18. Connétable de Chester	28.
8. Ivanhoë.	19. Richard en Palestine.	29.
9. Le Monastère.	20. Woodstock.	30. Romans poétiques.

LE MÊME OUVRAGE. 30 volumes in-8 carré, avec gravures sur acier. Chaque volume contient au moins un roman complet...................... **3 fr. 50**

ŒUVRES DE J. FENIMORE COOPER

Traduction de M. DEFAUCONPRET, avec 90 vignettes, d'après les dessins de MM. Alfred et Tony JOHANNOT. 30 volumes in-8..... .... **150 fr.**
On vend séparément chaque volume............................. ..... **5 fr.**

TOMES.	TOMES.	TOMES.
1. Précaution.	11. Le Bravo.	21. Le Feu-Follet.
2. L'Espion.	12. L'Heidenmauer.	22. A Bord et à Terre.
3. Le Pilote.	13. Le Bourreau de Berne.	23. Lucie Hardinge.
4. Lionel Lincoln.	14. Les Monikins.	24. Wyandotte.
5. Les Mohicans.	15. Le Paquebot.	25. Satanstoë.
6. Les Pionniers.	16. Eve Effingham.	26. Le Porte-Chaîne.
7. La Prairie.	17. Le lac Ontario.	27. Ravensnest.
8. Le Corsaire rouge.	18. Mercédès de Castille	28. Les Lions de mer.
9. Les Puritains.	19. Le tueur de daims.	29. Le Cratère.
10. L'Ecumeur de mer.	20. Les deux Amiraux.	30. Les Mœurs du jour.

LE MÊME OUVRAGE, 30 volumes in-8 carré avec gravures sur acier. Chaque volume contient au moins un roman complet...................... **3 fr. 50**

HISTOIRE DES DEUX RESTAURATIONS

Jusqu'à l'avènement de Louis-Philippe (janvier 1813 à octobre 1830); par ACHILLE DE VAULABELLE. Nouvelle édition illustrée de vignettes et portraits sur acier, gravés par les premiers artistes, dessins de PHILIPPOTAUX. 10 vol. in-8. **60 fr.**

ŒUVRES COMPLÈTES D'AUGUSTE THIERRY

5 volumes in-8 cavalier, papier vélin glacé, le volume..... **6 fr.**

Histoire de la Conquête de l'Angleterre............ 2 vol.	Récits des temps mérovingiens................... 1 vol.
Lettres sur l'Histoire de France.— Dix ans d'Etudes historiques. 1 v.	Essai sur l'Histoire du Tiers-Etat .... 1 vol

GÉOGRAPHIE GÉNÉRALE, PHYSIQUE, POLITIQUE & ÉCONOMIQUE

Par Louis GRÉGOIRE, docteur ès lettres, professeur d'histoire et de géographie,
avec 109 cartes, 500 gravures, 16 types de races avec costumes, en chromo,
20 gravures sur acier. 1 fort volume grand in-8 de 1.200 pages........ **30 fr.**
Relié demi-chagrin, tranches dorées, **36 fr.** — Avec plaques spéciales... **40 fr.**

DICTIONNAIRE ENCYCLOPÉDIQUE

D'HISTOIRE, DE BIOGRAPHIE, DE MYTHOLOGIE & DE GÉOGRAPHIE

1° HISTOIRE : l'Histoire des peuples, la Chronologie des dynasties, l'Archéologie,
l'Étude des institutions, — 2° BIOGRAPHIE : la Biographie des hommes célèbres,
avec notices biographiques. — 3° MYTHOLOGIE : Biographie des dieux et des
personnages fabuleux, fêtes et mystères. — 4° GEOGRAPHIE : la Géographie
physique, politique, industrielle et commerciale, la Géographie ancienne et
moderne, comparée, par le MÊME.
Nouvelle édition mise au courant des modifications amenées par les
événements politiques. 1 fort volume grand in-8 à 2 colonnes de 2.132 pages,
la matière d'environ 60 vol. in-8. — Broché, **20 fr.** — Relié.......... **25 fr.**

DICTIONNAIRE ENCYCLOPÉDIQUE DES LETTRES ET DES ARTS

AVEC DES GRAVURES INTERCALÉES DANS LE TEXTE
Par le Même

1 volume grand in-8 illustré, **15 fr.** — Relié...................... **20 fr.**

DICTIONNAIRE ENCYCLOPÉDIQUE DES SCIENCES

AVEC DES GRAVURES INTERCALÉES DANS LE TEXTE
Par M. Victor DESPLATS

Docteur en médecine, Professeur agrégé à la Faculté de médecine de Paris,
Professeur des sciences physiques et naturelles au lycée Condorcet
et au collège Chaptal.

1 volume grand in-8 illustré, **15 fr.** — Relié...................... **20 fr.**

Nouveau DICTIONNAIRE de Géographie ancienne et moderne, par le même. 1 vol. grand in-32, relié................ **5 fr.**

DICTIONNAIRE classique d'Histoire de Géographie, de Biographie et de Mythologie, rédigé d'après le *Dictionnaire encyclopédique d'Histoire et de Géographie*, par L. GRÉGOIRE. 1 fort volume de 1.260 pages, grand in-18, relié. **8 fr.**

ŒUVRES COMPLÈTES DE CHATEAUBRIAND

Nouvelle édition, précédée d'une Étude littéraire sur Chateaubriand, par SAINTE-
BEUVE, de l'Académie française, 12 très forts volumes in-8, sur papier cavalier
vélin, ornés d'un beau portrait de Chateaubriand et de 42 gravures par STAAL,
le volume.. **6 fr.**
Les notes manuscrites de Chateaubriand, recueillies par SAINTE-BEUVE, sur les
marges d'un exemplaire de la 1re édition de l'*Essai sur les Révolutions*, donnent à notre édition de cet ouvrage une valeur exceptionnelle.

LES MÉMOIRES D'OUTRE-TOMBE

6 volumes in-8 cavalier, grav. sur acier, le volume 6 fr. — Relié........ **9 fr.**

ON VEND SÉPARÉMENT AVEC TITRE SPÉCIAL

Le Génie du Christianisme 1 vol.
Les Martyrs.............. 1 vol.
L'Itinéraire de Paris à Jérusalem................ 1 vol.
Atala. René. Le dernier Abencerage. Les Natchez Poésies................ 1 vol.

Voyage en Amérique, en Italie, en Suisse........ 1 vol.
Le Paradis perdu, littérature anglaise................ 1 vol.
Histoire de France........ 1 vol.
Études historiques........ 1 vol.

Chaque vol. avec 3, 4 ou 5 grav. 6 fr. — Relié demi-chagrin, tranches dorées. 9 fr.

ŒUVRES COMPLÈTES DE SHAKSPEARE

Traduction de M. GUIZOT, nouvelle édition complète, revue, avec une étude sur
Shakspeare, des notices sur chaque pièce et des notes.
8 vol. in-8 cavalier, sans gravures, le vol. **5 fr.** — Avec gravures le vol. **6 fr.**

COLLECTION DES COMPACTES

Grand in-8 jésus à 2 colonnes
Gravures sur acier, à 12 fr. 50 le volume
Reliés demi-chagrin, tranches dorées 18 fr.

ŒUVRES COMPLÈTES DE MOLIÈRE. Gravures sur acier, dessins de G. STAAL, notes philologiques et littéraires, par LEMAISTRE. 1 vol.

ŒUVRES DE P. ET TH. CORNEILLE. Vie de P. Corneille, par FONTENELLE. Grav. sur acier, 1 vol. 12 grav.

ŒUVRES DE J. RACINE. Avec Essai sur la vie et les ouvrages de J. Racine, par LOUIS RACINE; 13 vignettes d'après STAAL 1 vol

ŒUVRES COMPLÈTES DE BOILEAU. Notice par M. SAINTE-BEUVE. Notes de tous les commentateurs; grav. sur acier. 1 vol.

ŒUVRES COMPLÈTES D'ALFRED DE MUSSET. 28 gravures, dessins de M. BIDA, notice biographique par son frère. 10 vol. in-8 cavalier.............. **80 fr.**
Édition en 1 vol. gr. in-8, ornée de 29 gravures............ **20 fr.**

LE PLUTARQUE FRANÇAIS. Vie des hommes et des femmes illustres de la France. Édition revue sous la direction de M. T. HADOT. 180 biographies, autant de portraits sur acier, dessins de INGRES, MEISSONIER, etc, 6 vol. gr. in-8............. **96 fr.**

ŒUVRES COMPLÈTES DE BEAUMARCHAIS. Notice par M. LOUIS MOLAND, enrichie à l'aide des travaux les plus récents, gravures, dessins de STAAL. 1 vol.

ŒUVRES COMPLÈTES DE CASIMIR DELAVIGNE. — Théâtres. — Messéniennes. — Œuvres posthumes. Illustrées. 1 vol.

MORALISTES FRANÇAIS. —PASCAL, LAROCHEFOUCAULD, LA BRUYÈRE, VAUVENARGUES, avec portraits. 1 vol.

PLUTARQUE. VIE DES HOMMES ILLUSTRES. traduit par RICARD. 14 grav. 1 vol.

EUGÈNE SUE. — Le Juif-Errant. Édition illustrée par GAVARNI, 4 vol. gr. in-8................. **40 fr.**

ŒUVRES CHOISIES DE GAVARNI. — La Vie de jeune homme. — Les débardeurs, notices par BALZAC, TH. GAUTHIER. 1 vol. gr. in-8, 80 grav........... **10 fr.**

TABLEAU DE PARIS, par TEXIER. Illustre, 1500 grav., dessins de BLANCHARD, CHAM, GAVARNI, etc. 2 vol. in-folio............ **20 fr.**
Relié en toile, tr. dor., fers spéciaux. 2 vol., **30 fr.**; rel. en 1 vol. **25 fr.**

ŒUVRES DE GRANVILLE

9 vol. grand in-8 jés., brochés, **90 fr.** — Reliure 1/2 chag. tranches dorées **6 fr.** par vol.

FABLES DE LA FONTAINE. Illustrées de 240 gravures. Un sujet pour chaque fable. 1 vol. gr. in-8. **18 fr.**

LES FLEURS ANIMÉES. Texte par Alphonse KARR, TAXILE DELORD et le comte FÆLIX. Planches très soigneusement retouchées pour la gravure et le coloris. 2 volumes gr. in-8, 50 gravures coloriées. .... **25 fr.**

LES PETITES MISÈRES DE LA VIE HUMAINE Illustrées, texte par OLD-NICK, portrait de GRANDVILLE

HISTOIRE DE FRANCE. Depuis les temps les plus reculés jusqu'à la révolution de 1789, par ANQUETIL, suivie de l'*Histoire de la Révolution*, du *Directoire*, du *Consulat*, de l'*Empire* et de la *Restauration*, par GALLOIS, vignettes sur acier. 10 volumes in-8 cavalier à.............. **7 fr. 50**

HISTOIRE DE FRANCE (1830 à 1875). ÉPOQUE CONTEMPORAINE. Par GREGOIRE, professeur d'histoire, 4 volumes in-8 cavalier, gravures sur acier, le vol. **7 fr. 50**

1 fort vol. gr. in-8 jésus... **15 fr.**

LES MÉTAMORPHOSES DU JOUR. 70 gravures coloriées. Texte par MM. ALBÉRIC SECOND, TAXILE DELORD, LOUIS HUART, MONSELET. Notice sur Grandville, par Charles BLANC. 1 magnifique gr. in-8. **18 fr.**

CENT PROVERBES. Illustrés, gravures coloriées, texte par TROIS TÊTES DANS UN BONNET. Édition, revue et augmentée pour le texte, par QUITARD. 1 volume grand in-8........ **15 fr.**

HISTOIRE DE LA GUERRE Franco-Allemande (1870-1871). Par M. AMÉDÉE LE FAURE, illustrée, portraits hist., combats, batailles. Cartes avec les positions stratégiques, 2 magnifiques volumes gr. in-8 **15 fr.**

Relié, doré 2 volumes en un. **20 fr.**

Atlas de la guerre (1870-1871). Cartes des batailles et sièges, par LE MÊME. 1 v. in-4°, 50 cart.. **5 fr**

HISTOIRE DE LA GUERRE D'ORIENT, par M. A. LE FAURE, cartes, plans, d'après l'état-major russe et autrichien, portraits grav., etc. 2 vol. in-8 colombier............ **15 fr.**
— Relié, doré, 2 vol. en un.. **20 fr.**

LE VOYAGE EN TUNISIE, de M. A. LE FAURE, préface de JÉZIERSKI, carte. 1 vol. gr. in-8, 70 pages. **1 fr.**

HISTOIRE DE LA RÉVOLUTION FRANÇAISE, par LOUIS BLANC. 12 vol. in-8............... **60 fr.**

ENCYCLOPÉDIE THÉORIQUE-PRATIQUE DES CONNAISSANCES UTILES. Composée de traités sur les connaissances les plus indispensables avec 1,500 gravures dans le texte. 2 vol. gr. in-8. **25 fr.**

UN MILLION DE FAITS. Aide-mémoire universel des sciences, des arts et des lettres, par J. AICARD, L. LALANNE, LUD. LALANNE, etc. 1 fort vol. in-18 1,720 col., avec grav. **9 fr.**

BIOGRAPHIE PORTATIVE UNIVERSELLE. 29.000 noms, suivie d'une table chronologique et alphabétique, par LALANNE, A. DELLOYE, etc. 1 vol. de 2,000 col...... **8 fr.**

MYTHOLOGIE DE LA GRÈCE ANTIQUE. Par Paul DECHARME, professeur de littérature grecque a la Faculté des lettres de Nancy, ancien membre de l'Ecole française d'Athènes. 180 gravures et 4 chromolithographies, d'après l'antique. 1 vol. grand in-8 raisin.......... **16 fr.**

GÉOGRAPHIE UNIVERSELLE. Par MALTE-BRUN. 6ᵉ édit. 6 vol. grand in-8, orné de grav. et cartes. **60 fr.**

ATLAS DE LA GÉOGRAPHIE UNIVERSELLE. Ou description de toutes les parties du monde sur un plan nouveau, par MALTE-BRUN. 1 vol. gr. in-folio, de 72 cartes, dont 14 doubles, coloriées, 1 vol. in-fol. **20 fr.**

LORD MACAULAY. Histoire d'Angleterre sous le règne de Jacques II. Traduit de l'anglais par le comte DE PEYRONNET, 3 volumes in-8...................... **15 fr.**
— Histoire du règne de Guillaume III. Pour faire suite à l'Histoire du règne de Jacques II, traduit par PICHOT. 4 volumes in-8. **20 fr.**

HISTOIRE DES GIRONDINS, par A. DE LAMARTINE. Illustrée, 300 gravures avec des portraits. 3 volumes grand in-8 jésus.......... **24 fr.**

OUVRAGES RELIGIEUX

ŒUVRES COMPLÈTES DE BOSSUET

Classées pour la première fois selon l'ordre logique et analogique, publiées par l'abbé MIGNE, éditeur de la *Bibliothèque du clergé*. 11 volumes grand in-8............ **60 fr.**

Discours sur l'Histoire universelle. Edition revue d'après les meilleurs textes, illustrée. Gravures en taille-douce. 1 vol. gr. in-8. **18 fr.**

Oraisons funèbres et panégyriques. Edition illustrée 12 gravures sur acier, d'après REMBRANDT, MIGNARD, RIBÉRA, POUSSIN, CARRACHE, etc. 1 vol. grand in-8... **18 fr.**

Méditations sur l'Évangile. Revues sur les éditions les plus correctes. 12 gravures de RAPHAEL, RUBENS, POUSSIN, REMBRANDT. 1 volume gr. in-8. .... **18 fr.**

Élévations à Dieu sur tous les mystères de la religion chrétienne. 1 vol. grand in-8, 10 magnifiques gravures de LE GUIDE, POUSSIN, VANDERWERF, MARATTE, etc. **18 fr.**

Œuvres oratoires complètes, oraisons funèbres, panégyriques, sermons. Edition suivant le texte de l'édition de Versailles, amélioré à l'aide des travaux les plus récents. 4 volumes in-8, 30 fr. — Bien relié. . **38 fr.**

Les Vies des Saints. POUR TOUS LES JOURS DE L'ANNÉE, nouvellement écrites par une réunion d'ecclésiastiques et d'écrivains catholiques, classées pour chaque jour de l'année par ordre de dates, d'après les Martyrologes et Godescard ; illustrées 1800 gravures 4 beaux volumes grand in-8. **40 fr.**

Reliure chagrin, tranches dorées, 4 t. en 2 volumes. . . . . . **52 fr.**

LES VIES DES SAINTS ont obtenu l'approbation des archevêques et des évêques

Les Saints Évangiles. Traduction de LEMAISTRE DE SACY, selon saint Marc, saint Mathieu, saint Luc et saint Jean, encadrements en couleur, gravures sur acier, frontispice or. 1 volume grand in-8 . . . . **20 fr.**

Manuel ecclésiastique Ou répertoire offrant alphabétiquement 640 p. blanches, autant de titres avec divisions et sous-divisions sur le dogme, etc. Ouvrage à l'aide duquel il est impossible de perdre une seule pensée, soit qu'elle survienne à l'église, etc. 1 volume in-4 relié . . . **6 fr.**

L'Imitation de Jésus-Christ. Traduction, avec des réflexions à la fin de chaque chapitre, par M. l'abbé F. DE LAMENNAIS. Nouv. édit., avec encadrements couleur, 10 gravures sur acier, avec frontispice or. 1 vol. grand in-8 jésus . . . . . **20 fr.**

L'Imitation de Jésus-Christ. Traduite par l'abbé DASSANCE, avec encadrements variés, frontispice or et couleur et 10 gravures sur acier. 1 volume grand in 8 . . . . **20 fr.**

Les Femmes de la Bible. Principaux fragments d'une histoire du peuple de Dieu, par Mgr DARBOY, archevêque de Paris, avec une collection de portraits des Femmes célèbres de l'Ancien et du Nouveau Testament, dessin de G. STAAL. 2 vol. grand in-8. Chaque volume, formant un tout complet, se vend séparément. . . . . **20 fr.**

Les Saintes Femmes. Texte par le MÊME. Collection de portraits, gravés sur acier, des femmes remarquables de l'histoire de l'Eglise. 1 volume grand in-8 jésus . . . . . **20 fr.**

LA SAINTE BIBLE. Traduite en français, par LEMAISTRE DE SACY, accompagnée du texte latin de la Vulgate, 80 gravures sur acier de RAPHAEL, LE TITIEN, LE GUIDE, PAUL VÉRONÈSE, SALVATOR ROSA, POUSSIN, etc., 6 volumes grand in-8, carte de la Terre-Sainte et du plan de Jérusalem. . . . . **100 fr.**

La Sainte Bible. Traduite en français par LEMAISTRE DE SACY, avec magnifiques gravures d'après RAPHAEL, LE TITIEN, LE GUIDE, PAUL VÉRONÈSE, POUSSIN. 1 fort volume, grand in-8, carte de la Terre Sainte et plan de Jérusalem. . . . . **25 fr.**
Relié, tranche dorée . . . . **32 fr.**

Biblia sacra. (Approuvée). *Vulgatæ editionis* SIXTI V, PONTIFICIS MAXIMI *jussu recognita et* CLEMENTIS VIII *auctoritate edita.* — 1 beau volume in-18, caractères très lisibles. **6 fr.**

La Bible des enfants. Par l'abbé A. SACHET. — Ouvrage illustré de nombreuses gravures. 1 volume in-18 jésus. Cartonné . . . . . . **1 fr.**
Relié toile . . . . **1 fr. 50**

Reliure, tranche dorée, 6 fr. par volume.

NOUVEAU MANUEL DE DROIT ECCLÉSIASTIQUE
Par ÉMILE OLLIVIER. 1 volume in-18 de 700 pages, **7 fr. 50.**

COLLECTIONS D'OUVRAGES ILLUSTRÉS POUR LES ENFANTS
86 jolis volumes grand in-18 à **2 fr. 50** ; *reliés dorés,* **3 fr. 50**

ANDERSEN. La Vierge des Glaciers. etc. 1 vol.
— Histoire de Valdemar Daæ. — Petite-Poucette, etc. 4 vol.
— Le camarade de voyage. — Sous le saule, ses Aventures, etc. 1 vol.
— Le Coffre volant, les Galoches du bonheur, etc. 1 vol.
— L'Homme de neige, le Jardin du Paradis les deux Coqs, 1 vol.

BAYARD (Histoire du bon chevalier sans peur et sans reproches, par LE LOYAL SERVITEUR, 2 vol.

BELLOC (Louise Sw...). 7 vol.
— La Tirelire aux histoires. 2 vol.
— Histoires et contes. 1 vol.
— Contes familiers. 1 vol.
— Grave et gai. Rose et Gris. 1 v.
— Lectures enfantines. 1 vol.
— Contes pour le 1er âge. 1 vol.

BERNARDIN DE SAINT-PIERRE. Paul et Virginie. Chaumière indienne. 1 vol.

BERQUIN. Ami des enfants. 1 vol.
— Sandford et Merton. 1 vol.
— Le petit Grandisson. 1 vol.
— Théâtre choisi. 1 vol.

BOCHET. Le premier livre des enfants. Alphabet illustré. 1 vol.

BOISGONTIER. Choix de nouvelles, DE GENLIS. BERQUIN. 1 vol.

BOUILLY. (Œuvres de J.-N.). 7 v.
— Contes à ma fille. 1 vol.
— Conseils à ma fille. 1 vol.
— Les Encouragements de la jeunesse. 1 vol.
— Contes populaires. 1 vol.
— Contes aux enfants de France. 1 vol.
— Causeries et nouvelles causeries. 1 vol.
— Contes à mes petites amies. 1 v.

BUFFON (Le petit) illustré. Histoire et description des animaux. 1 fort v.

CAMPE Histoire de la découverte de l'Amérique. 1 vol.

COZZENS (S. W.) Voyage dans l'Arizona, traduction. 1 vol.
— Voyage au Nouveau Mexique. Traduction de W. BARTIER. 1 vol.

DEMESSE (Henri). Zizi, histoire d'un moineau de Paris. 1 vol.

DESBORDES-VALMORE. Contes et scènes, vie de famille. 2 vol.
— Les poésies de l'enfance. 1 vol.

DU GUESCLIN (La Vie de). D'après la chanson et la chronique. Texte rajeuni par MOLAND. 2 vol.

FÉNELON. Aventures de Télémaque. 1 vol.

FLORIAN. Fables. 1 vol.

— Don Quichotte de la jeunesse. 1 vol.

FOÉ (de). Aventures de Robinson Crusoé. 1 vol.

FOURNIER. Animaux historiques. 1 vol.

GENLIS. Veillées du Château. 2 v.

GRIMM. Contes. 1 vol. illustré.

HÉRICAULT et L. MOLAND. La France guerrière. 4 v.

— Vercingétorix à Duguesclin. 1 vol.

— Jeanne d'Arc à Henri IV. 1 vol.

— Louis XIV à la République. 1 v.

— Rivoli à Solférino. 1 vol.

HÉRODOTE Récits historiques, extraits par M. L. HUMBERT, 1 vol.

HERVEY. Petites histoires. 1 vol.

JACQUET (l'abbé). L'Année chrétienne, la vie d'un saint pour chaque jour, approuvée de NN. SS. les Archevêques et Évêques. 2 vol.

LA FONTAINE. Fables. 1 vol.

LAMBERT. Lectures de l'enfance. 1 vol.

LE PRINCE DE BEAUMONT. Le Magasin des enfants 2 vol.

LOIZEAU DU BIZOT. Cent petits contes pour les enfants. 1 vol.

MAISTRE (de). Œuvres complètes. Voyage autour de ma chambre. Cité d'Aoste. La Jeune Sibérienne, etc. 1 v.

MANZONI. Les Fiancés. Histoire milanaise. 2 vol.

MONTGOLFIER. Mélodies du Printemps. 1 vol.

MONTIGNY (Mlle de). Grand'Mère chérie. 1 vol.

— Mille et une Nuits des Familles (Les). 2 vol.

— Les Mille et une Nuits de la jeunesse. 1 vol.

NODIER. Neuvaine de la Chandeleur. g. nie Bonhomme. 1 vol.

PELLICO (Silvio). Mes prisons, suivi des Devoirs des hommes. 1 v.

PERRAULT, Mme D'AULNOY. Contes des fées. 1 vol.

PLUTARQUE. Vie des Grecs célèbres, par M. L. HUMBERT. 1 vol.

SACHOT. Inventeurs et Inventions. 1 vol.

SCHMID. Contes. 4 vol. se vendant séparement.

SÉVIGNÉ. Lettres choisies. 1 vol.

SWIFT. Voyages de Gulliver. 1 v.

THÉATRE DE L'ENFANCE ET DE LA JEUNESSE. 1 vol.

CONTES ET HISTORIETTES. Par un PAPA. 1 volume illustré, *gros caractères*.

VAULABELLE. Ligny, Waterloo. 1 vol.

WISEMAN. Fabiola. Trad. 1 vol.

WYSS. Robinson Suisse. 2 vol.

COLLECTION DE

43 BEAUX VOLUMES ILLUSTRÉS

GRAND IN-8 RAISIN, 7 FR. 50

Demi-reliure en maroquin, plats toile, doré sur tranche, le volume, 11 fr.

Toile dorée, fers spéciaux, 10 fr.

Cette charmante collection se distingue non seulement par l'excellent choix des auteurs et l'élégance du style, mais encore par un grand nombre de gravures dans le texte et hors texte, exécutées par les premiers artistes. Jamais livres édités à ce prix n'ont offert autant de belles illustrations.

ANDERSEN. Contes Danois. Traduit du danois par M. L. MOLAND et E. GRÉGOIRE. 1 vol.

— Nouveaux Contes Danois, traduits par les mêmes. 1 vol.

— Les Souliers rouges et autres contes. trad. par les mêmes. 1 vol.

BAYARD. La très joyeuse, plaisante et récréative histoire du Gentil (seigneur de), composée par Le Loyal Serviteur. Introduct. par L. MOLAND. 1 vol.

BELLOC. Le fond du sac de la grand'mère. contes et histoires. 1 vol.

— La tirelire aux histoires. Lectures choisies. 1 vol.

J.-R. BELLOT. Journal d'un voyage aux mers polaires à la recherche de SIR JOHN FRANKLIN. 1 vol.

Bernardin DE SAINT PIERRE. Paul et Virginie suivi de la Chaumière indienne 1 vol.

BERQUIN. L'ami des enfants. 1 v.

BERQUIN. Sandford et Merton.—
Le Petit Grandisson. — Le Re-
tour de Croisière. — Les Sœurs
de lait. — L'honnête Fermier. 1 v.
BERTHOUD Œuvres de S. Henry).
La Cassette des sept amis. 1 vol.
Les Hôtes du logis. 1 vol.
Soirées du docteur Sam. 1 vol.
Le Monde des Insectes. 1 vol.
L'homme depuis cinq mille ans.
1 vol.
Contes du docteur Sam. 1 vol.
BUFFON des familles. Histoire et
description des animaux, extraite des
Œuvres de Buffon et de Lacépède. 1 v.
CAMPE. Découverte de l'Amé-
rique. 1 vol.
COZZENS (S.-W). La contrée mer-
veilleuse, voyage dans l'Arizona
et le Nouveau Mexique, trad. de
W. Battier. 1 vol.
DESNOYERS. Aventures de Ro-
bert Robert et de son fidèle compa-
gnon Toussaint Lavenette. 1 vol.
DU GUESCLIN (Histoire). Intro-
duction par L. Moland. 1 vol.
FABRE. Histoire de la Bûche.
Récits sur la vie des plantes. 1 vol.
FÉNELON. Aventures de Télé-
maque. 1 vol.
FLORIAN. Don Quichotte de la
jeunesse. 1 vol.
— Fables. 1 vol.
FOE. Aventures de Robinson
Crusoé 1 vol.
GALLAND. Les Mille et une Nuits
des familles. Contes arabes. 1 vol.

GENLIS. Les veillées du château.
1 vol.
JACQUET (l'abbé). Vie des Saints
les plus populaires et les plus
intéressants, avec l'approbation de
plusieurs archevêques et évêques. 1 v.
LE PRINCE DE BEAUMONT. Le
Magasin des enfants. 1 vol.
LEVAILLANT. Voyages dans l'in-
térieur de l'Afrique. 1 vol.
LONLAY (Dick de). Au Tonkin,
récits anecdotiques. 1 vol.
MAISTRE (de). Œuvres complè-
tes du comte Xavier. Voyage autour
de ma chambre, le Lépreux de la cité
d'Aoste, les Prisonniers du Caucase,
la Jeune Sibérienne, préface par
Sainte-Beuve. 1 vol.
NODIER. Le Génie Bonhomme. —
Séraphine. — François-les-bas-bleus.
— La Neuvaine de la Chandeleur. —
Trilbly. — Trésors des Fèves. 1 vol.
PELLICO. Mes prisons, suivi des
Devoirs des hommes. 1 vol.
PERRAULT, D'AULNOY, LE-
PRINCE DE BEAUMONT et
HAMILTON. Contes des fées. 1 v.
SCHMID. Contes. Traduction de
l'abbé Macker, la seule approuvée par
l'auteur. 2 beaux vol. Chaque volume
complet se vend séparément.
SWIFT. Voyages de Gulliver. 1 vol.
WISEMAN. Fabiola ou l'Église
des Catacombes. 1 vol.
WYSS. Robinson suisse, avec la
suite. Notice de Nodier. 1 vol.

ALBUMS POUR LES ENFANTS

In-4°, impr, en *chromo*, cartonné, dos toile, couv. chromo .... **6 fr.**
Relié toile, tranche dorée, plaque spéciale.. .... **8 fr.**

JEANNE D'ARC, texte par M. Mol-
land, dessin chromo, de Lix.
JE SERAI SOLDAT, alphabet militaire. Nombreuses gravures en
chromo, représentant tous les costumes de l'armée.
DON QUICHOTTE. Gravure chromo,
vignettes 1 vol.
VOYAGES DE GULLIVER à
Lilliput et à Brobdingnac. Ouvrage
illustré de chromotypographie.
LES HÉROS DU SIECLE. — Récits
militaires anecdotiques, par Dick de
Lonlay, dessins de Bombled. 1 vol.
NOUVEAU VOYAGE EN FRANCE
par un Papa, gravures couleurs. 1 vol.
JE SAURAI LIRE, illustré par Lix,
grav. chromo. 1 vol.

JE SAIS LIRE. — Contes et histo-
riettes, gravures chromo, par Lix. 1 v.
PETIT VOYAGE EN FRANCE.
Gravures chromo. 1 volume.
CONTES DE MADAME D'AUL-
NOY. Chromo. 1 vol.
CHOIX DE FABLES DE LA FON-
TAINE. — Illustrations, gravure
chromo, par David. 1 volume.
CONTES DE PERRAULT. — Gra-
vures chromolithographie de Lix.
Illustrations par Staal. 1 volume.
ANIMAUX SAUVAGES ET DO-
MESTIQUES. — 1 volume.
ROBINSON CRUSOÉ. — Gravures
chromolithographie. 1 volume.

CHANSONS ET RONDES ENFANTINES

Album illustré, format in-8 colombier, notices et accompagnement de piano par J.-B. WECKERLIN. Chromotypographies, par Henri PILLE. Dessins de J. Blass, Trimole, gravés par Lefman, élégamment relié étoffe, tr. dorée ...... **10 fr.**

CHANSONS ET RONDES ENFANTINES DES PROVINCES DE LA FRANCE, par J.-B. WECKERLIN. Album illustré, format in-8° colombier, avec notices et accompagnement de piano. Chromotypographies par LIX, relié étoffe riche.. **10 fr.**

NOUVELLES CHANSONS ET RONDES ENFANTINES, musique de WECKERLIN, dessins de SANDOZ, POIRSON, etc. Album in-8 colombier, illustrations. Elégamment relié étoffe, tr. dorées.... **10 fr.**

ŒUVRES DE TOPFER. — Premiers voyages en zigzag, ou excursions d'un pensionnat en vacances dans les cantons suisses, etc.

35 grands dessins par CALAME. 1 vol. grand in-8. **12 fr.** Relié. **18 fr.**

— **Nouveaux voyages en zigzag à** la Grande-Chartreuse, au Mont-Blanc, etc. 43 grav. tirées à part et 320 sujets dans le texte, par MM. CALAME, GIRARDET, DAUBIGNY. 1 vol. in-8, 12 fr. — Relié...... **18 fr.**

— **Les nouvelles génevoises.** 40 gravures hors texte, gravées par BEST, LELOIR, HOTELIN. 1 vol. in-8. **10 fr.** Relié.................... **16 fr.**

— **Albums Topfer**, *formant chacun un grand volume in-8 jésus oblong*, à .... **7 fr. 50** Relié toile, plaque spéciale, dorés sur tranche, le volume.. **10 fr. 50**

MONSIEUR JABOT .... 1 vol.	**MONSIEUR PENCIL** ...... 1 vol.
MONSIEUR VIEUX-BOIS. 1 vol.	**LE DOCTEUR FESTUS**... 1 vol.
MONSIEUR CRÉPIN ...... 1 vol.	**ALBERT**.................... 1 vol.

HISTOIRE DE M. CRYPTOGAME............. 1 vol.

ALBUMS DES PETITS ENFANTS

Richement illustrés et imprimés en couleur. Grand in-8 cart. 3 fr.; relié doré, 5 fr.

JEUX DE L'ENFANCE par un PAPA, dessins de LE NATUR. 1 vol.

ALPHABET DES ANIMAUX. Dessins de TRAVIÈS et GOBIN. 1 vol.

ALPHABET DES OISEAUX. Dessins de TRAVIÈS et GOBIN. 1 vol.

VOYAGE DU MANDARIN KALI-KO ET DE SON SEGRÉTAIRE PA-TCHOU-LI par Eugène LE MOUEL. 1 album in-4° oblong, 32 gravures chromo, relié plaque spéciale.

COLLECTION ENFANTINE

Albums in-4° imprimés en plusieurs couleurs, chaque album............. **0.50**

1er LIVRE DES PETITS ENFANTS.

2e LIVRE DES PETITS ENFANTS.

3e LIVRE DES PETITS ENFANTS.

L'ANGE GARDIEN.

LE BON FRÈRE.

LE CHAT DE LA GRAND'MÈRE.

JACQUES LE PETIT SAVOYARD.

LE CHAPEAU NOIR.

LE POLE NORD.

LES AVENTURES D'HILAIRE.

MURILLO ET CERVANTÈS.

LE DERNIER CONTE DE PERRAULT.

BIBLIOTHÈQUE PATRIOTIQUE ET INSTRUCTIVE

27 volumes in-8 carré, broché, 3 fr. 50. — Relié toile, tranches dorées, 5 fr.

FRANÇAIS ET ALLEMANDS. — Histoire anecdotique de la guerre de 1870-71, par DICK DE LONLAY.

1er volume. — Niederbronn, Wissembourg, Frœschwiller, Chalons, Reims, Buzancy, Bazeilles, Sedan. 50 dessins de l'auteur. 1 volume.

2e volume. — Sarrebruck, Spickeren, La Retraite sur Metz, Pont-à-Mousson, Borny. Dessins de l'auteur, cartes et plans de batailles. 1 vol.

3e volume. — Gravelotte, Rezonville, Vionville, Mars-la-Tour, Saint-Marcel, Flavigny. Dessins de l'auteur, cartes et plans de batailles. 1 vol.

4e volume. — Les lignes d'Amanvillers, Saint-Privat, Sainte-Marie-aux-Chênes, les Fermes de Moscou et de Leipzick, Saint-Hubert, le Point-du-Jour. Dessins de l'auteur, cartes et plans de batailles. 1 volume.

5e volume. — L'investissement de Metz, la Journée des Dupes, Servigny, Noisseville, Flanville, Nouilly, Coincy. Dessins de l'auteur, cartes et plans de batailles, 1 volume.

6e volume. — Le blocus de Metz, Peltre, Mercy-le-Haut, Ladonchamps, la Capitulation. Dessins de l'auteur, cartes et plans de batailles. 1 vol.

L'ARMÉE DE LA LOIRE, récits anecdotiques de la guerre de 1870-71, par GRENET.
1ᵉʳ volume. — Toury, Orléans, Coulmiers, Beaune-la-Rolande, Villepion, Loigny. 1 volume.
2ᵉ volume. — Beaugency, Vendôme, Le Mans, Sillé-le-Guillaume, Alençon.

L'ARMÉE DE L'EST, récits anecdotiques de la guerre de 1870-71, par GRENET.
1ᵉʳ volume. — La Bourgonce, Dijon, Nuits.
2ᵉ volume. — Villersexel, Héricourt, la Cluze.

PLUTARQUE. — Les Romains illustres, par Louis HUMBERT, professeur au lycée Condorcet. 1 vol.

JOURNAL D'UN AUMONIER MILITAIRE pendant la guerre franco-allemande par M. l'abbé DE MELBAS. 1 volume.

L'ALLEMAGNE EN 1813 par GALLI, gravures d'après les dessins de DICK DE LONLAY. 1 volume.

GALERIE DES ENFANTS CÉLÈBRES, par Louis TULOU. — Du Guesclin, Jeanne d'Arc, Turenne, Duguay-Trouin, Watteau, Mozart, Béranger, Lamartine, etc., illustré de 16 dessins hors texte, par DAVID. 1 volume

NOUVELLE GALERIE DES ENFANTS CÉLÈBRES. — V. Hugo, Vaucanson, Michel-Ange, Bayard, Newton, Mᵐᵉ Desbordes-Valmore, Rossini, etc. 1 volume in-8 carré, par F. TULOU illustré par Jules DAVID.

LES GÉNÉRAUX DE VINGT ANS, Hoche, Marceau, Joubert, Desaix, par François TULOU. 1 volume illustré de 20 gravures, dessins de DICK DE LONLAY

LES MARINS FRANÇAIS depuis les Gaulois jusqu'à nos jours, par DICK DE LONLAY. Combats, batailles. Biographie, souvenirs anecdotiques. 1 volume illustré, 110 dessins par l'auteur.

ORIGINAUX ET BEAUX ESPRITS, par SAINTE-BEUVE. — Aggrippa d'Aubigné, Voiture, Chapelle, Santeuil, de Chaulieu, Nodier. 1 volume.

LETTRES DE MADAME DE SÉVIGNÉ. — Notice par SAINTE-BEUVE, accompagnées de notes. Illustrées de vignettes et portraits. 1 vol.

DERNIERS RÉCITS, par Mᵐᵉ BELLOC. — Mathurin, Une Nuit terrible, Orléans en 1829, Malemort, Le Père Kelern, la Grève, Rosette et Joson. 1 volume.

BÊTES ET PLANTES, par SANTINI, officier d'Académie. 1 volume.

LA CASE DE L'ONCLE TOM, par Mistress BERTHER STOVE, traduit par MICHIELS, illustré par DAVID. 1 vol.

A TRAVERS LA BULGARIE. — Souvenirs de guerre et de voyage, par DICK DE LONLAY. Illustré de 20 dessins par l'auteur. 1 volume.

LES LEÇONS D'UNE JEUNE MÈRE. — Contes et récits, par Mᵐᵉ BELLOC. 1 volume.

LA RUSSIE INCONNUE. — Trois parties : 1ʳᵉ, En pleine forêt; 2ᵉ et 3ᵉ, La chasse et la pêche.

L'ARMÉE RUSSE EN CAMPAGNE. — Schipka, Lovtcha, Plevna, par DICK DE LONLAY. 1 vol. illustré de 28 dessins par l'auteur.

LES FRANÇAIS DU XVIIIᵉ SIÈCLE. par GIDEL. 1 volume illustré.

LES FRANÇAIS EN ALLEMAGNE. — Campagne de 1806, par GALLI, 1 vol. illustré de nombreux dessins par DICK DE LONLAY.

EN ASIE CENTRALE A LA VAPEUR. — De Paris à Samarkand en 43 jours. Impressions de voyage, par Napoléon NEY, préface par Pierre VÉRON, illustré de dessins de DICK DE LONLAY, 1 volume.

BIBLIOTHÈQUE CHOISIE

Collection des meilleurs auteurs français et étrangers, anciens et modernes grand in-18 (dit anglais). Cette collection est divisée par séries. La première contient des volumes à 3 fr. 50. La deuxième à 3 fr. le volume.

PREMIÈRE SÉRIE, volumes grand in-18 jésus à 3 fr. 50

ABRANTÈS (Mémoires de Mᵐᵉ d'). Souvenirs historiques sur Napoléon, la Révolution, le Directoire, le Consulat, l'Empire et la Restauration. 10 vol. in-18.
Même ouvrage, 10 vol. in-8. Le volume...................... **6 fr.**

— **Histoire des Salons de Paris**, tableaux et portraits du grand monde sous Louis XVI, le Directoire, le Consulat et l'Empire, la Restauration et le règne de Louis-Philippe, par *le même*. 4 volumes in-18.
Même ouvrage. 4 vol. in-8 cavalier.
Le volume.................. **6 fr.**

BELLOT. Voyage aux mers po laires, portrait et carte. 1 volume.
BÉRANGER (Œuvres complètes), avec gravures. 4 volumes.
— Chansons anciennes. 2 volumes.
— Œuvres posthumes. Dernières chansons (1834 à 1851. 1 volume.
— Ma Biographie. Ouvrages posthumes de Béranger. 1 volume.
BOURGOIN. Les maîtres de la critique, 1 volume.
CHARPENTIER. La Littérature française au dix-neuvième siècle. 1 volume.
DARBOY (Mgr) Les Femmes de la Bible. 1 fort volume. Gravures.
DUFAUX. Ce que les maîtres et domestiques doivent savoir. 1 v.
DUPONT (Pierre). Chansons et Poésies. 4e édition. 1 volume.
ELGET. Guide pratique des ménages, 2,000 recettes. 1 volume.
FAVRE. Conférences littér. 1 vol.
FLOURENS (Œuvres de). 10 vol.
— De l'unité de composition du Débat entre Cuvier et Saint-Hilaire. 1 volume.
Examens du livre de M. Darwin sur l'origine des espèces. 1 vol.
Ontologie naturelle. 3e édition. 1 v.
Psychologie comparée. 1 volume.
De la Phrénologie. 1 volume.
De la longevité humaine. 1 volume.
De l'instinct des animaux. 1 volume.
Histoire des travaux et des idées de Buffon. 1 volume.
Des manuscrits de Buffon. 1 vol.
FRANÇOIS DE SALES (Saint) Nouveaux choix de Lettres. 1 v.
GERUZEZ. Essai de littérature française. 2 volumes.
JAMES. Toilette d'une Romaine. 1 volume.
JOUVENCEL. Les Déluges. 1 vol.
LAMARTINE. Histoire de la Révolution de 1848. 4e édition. 2 vol.
LAMENNAIS. L'Imitation de J.-C., gravures sur acier. 1 volume.
MAROT (Œuvres choisies de). Étude sur la vie de ce poète, notes, par Voizard, docteur ès lettres. 1 vol.
MARTIN. Education des mères de famille. Ouvrage couronné par l'Académie française. 1 volume.
Mémoires militaires du baron Serrurier, colonel d'artillerie légère. 1 vol. in-18......... 3 50

Mémoires de Constant, premier valet de chambre de l'Empereur, sur la vie privée de Napoléon Ier, sa famille et sa cour. 4 volumes in-18. Le volume................ 3 50
Même ouvrage. 4 volumes in-8 cavalier. Le volume.......... 6 fr.
MENNECHET (Œuvres). 8 volumes,
Matinées littéraires. Cours de littérature moderne. 4 volumes.
Nouveau Cours de littérature grecque, revu et complété par M. Charpentier. 1 volume.
Nouveau Cours de littérature romaine, revu par le même.
Histoire de France depuis la fondation de la monarchie. 2 vol. Ouvrage couronné par l'Académie française.
NECKER DE SAUSSURE. Education progressive. 2 volumes.
OLLIVIER de l'Académie française.
Michel-Ange. 1 volume...... 3 50
1789-1889. 1 volume....... 3 50
Lamartine. 1 volume....... 3 50
Principes et conduite. 1 volume grand in-18................ 3 50
L'Eglise et l'Etat au concile du Vatican. 2 volumes........ : 8 fr.
PARDIEU (M.). Excursion en Orient, l'Egypte. 1 volume.
ROUSSEAU (J.-J.). Lettre à d'Alembert sur les spectacles, texte revu d'après les anciennes éditions, introduction, notes par M. Fontaine, à la Faculté des Lettres. 1 volume.
SAINTE-BEUVE (Œuvres de) 20 v.
Causeries du lundi. 15 volumes. Chaque volume se vend séparément.
Portraits littéraires et derniers portraits, suivis des Portraits de Femmes. Nouvelle édition. 4 volumes.
Table générale et analytique des Causeries du lundi, des Portraits littéraires et des Portraits de Femmes. 1 volume.
— Extrait des causeries du lundi, par Robert et Pichon. 1 volume.
Discours prononcé au Collège de France, cours de poésie latine. 1 volume,................ 0 75
SAINTE BIBLE, traduite par Lemaistre de Sacy. 2 forts volumes.

DEUXIÈME SÉRIE. vol. in-18 à 3 fr.

ARIOSTE. Roland furieux. Trad. par Hippeau. 2 vol.
ARISTOTE. La politique. Traduc. de Thurot, revue par Bastien. 1 vol.
— Poétique et Rhétorique. Trad.

— Relié veau, genre antique. 5 fr.

nouvelle, par Ch. Ruelle. 1 vol.
AURIAC. Théâtre de la foire. 1 vol.
BACHAUMONT Mémoires secrets revus, avec notes. 1 vol.
BARTHELEMY. Némésis. 1 vol.

BEAUMARCHAIS. Mémoires. 1 v.
— Théâtre. 1 vol.

BEECHER-STOWE. La Case de l'oncle Tom. Trad. par MICHIELS. 1 v.

BÉRANGER des familles, vignettes sur acier. 1 vol.

BERNARDIN DE SAINT-PIERRE. Paul et Virginie; LA CHAUMIÈRE INDIENNE, vign. 1 vol.

BERTHOUD. Les petites Chroniques de la Science. 10 vol.
— Légendes et traditions surnaturelles des Flandres. 1 vol.
— Les femmes des Pays-Bas et des Flandres. 1 vol.

BOILEAU (Œuvres de), notice de SAINTE-BEUVE, notes de GIDEL. 1 vol.

BOSSUET (Œuvres de). 11 vol.
— Discours sur l'histoire universelle. 1 vol.
— Elévations à Dieu, sur les mystères de la Religion. 1 vol.
— Méditations sur l'Évangile. 1 v.
— Oraisons funèbres, panégyriques. 1 vol.
— Sermons (Édition complète), 4 vol.
— Sermons choisis. Nouv. édit. 1 vol.
— Traité de la connaissance de Dieu et de soi même. 1 vol.
— Traité de la Concupiscence. Maximes et réflexions sur la comédie. La logique. Libre arbitre. 1 vol.

BOURDALOUE. Chefs-d'œuvre oratoires. 1 vol.

BRILLAT-SAVARIN. Physiologie du goût, Gastronomie par BERCHOUX. 1 vol.

BYRON (Œuvres complètes de lord). Trad. de AMÉDÉE PICHOT. 18e édition. 4 vol.

CAMOENS. Les Lusiades. Traduction nouvelle avec une étude sur la vie et les œuvres de Camoëns, par Ed. HIPPEAU. 1 vol.

CANTU. Abrégé de l'histoire universelle. Traduit par L. XAVIER DE RICARD, portrait de l'auteur. 2 vol.

CERVANTES. Don Quichotte. Trad. par DELAUNAY. 2 vol.

CHASLES (Philarète). 4 vol.
— Études sur l'Allemagne. 1 vol.
— Voyages, Philosophie et Beaux-Arts. 1 vol.
— Portraits contemporains. 1 vol.
— Encore sur les contemporains. 1 vol.

CHATEAUBRIAND. (10 vol.)
— Génie du Christianisme, suivi de la Défense du Génie du Christianisme. Avec notes. 2 vol.
— Les Martyrs ou le Triomphe de la Religion chrétienne. 1 vol.
— Itinéraire de Paris à Jérusalem. 1 vol.
— Atala. — René. — Le dernier Abencerrage. Nachez. 1 vol.
— Voyages en Amérique, en Italie et au Mont-Blanc. 1 vol.
— Paradis perdu. Littér. anglaise. 1 v.
— Etudes historiques. 1 vol.
— Histoire de France. — Les Quatre Stuarts. 1 vol.
— Mélanges historiques et politiques. Vie de Rancé. 1 vol.

CHÉNIER (ANDRÉ). Œuvres poétiques. Nouvelle édition. 2 vol.
— Œuvres en prose. 1 vol.

COLIN D'HARLEVILLE. Théâtre. Introduction par L. MOLAND. 1 vol.

CORNEILLE. Édition collationnée sur la dernière publiée du vivant de l'auteur, notes. 2 vol.
— Théâtre. 1 vol.

COURIER. Œuvres. Essai sur sa vie et ses écrits par ARMAND CARREL. 1 v.

COUSIN. Instruction publique en France. 2 vol.
— Enseignement de la médecine. 1 vol.
— Jacqueline Pascal. 1 vol.

CRÉQUY (La marquise de). Souvenirs (1718-1803) 5 vol., 10 portraits.

CYRANO DE BERGERAC. Histoire de la Lune et du Soleil. 1 vol.

DANTE. La divine Comédie. Trad. par ARTAUD DE MONTOR. 1 vol.

DASSOUCY. Aventures burlesques, avec préface et notes, 1 vol.

DELILLE (Œuvres), avec notes, 2 vol.

DEMOUSTIER Lettres à Émilie sur la mythologie. notice, 1 vol.

DÉSAUGIERS. (Théâtre choisi). Introduction par MOLAND. 1 vol.

DESCARTES. Œuvres choisies. Discours de la méthode. Méditations métaphysiques. 1 vol.

DESTOUCHES. Théâtre. Notes de MOLAND. 1 vol.

DIODORE DE SICILE. Traduction avec notes. 4 vol.

DONVILLE. Mille et un calembours et bons mots, histoire du calembour. 1 vol.

DUPONT. Muse Juvénile, vers et prose. 1 vol.

DU PUGET. Romans de famille, trad. du suédois, sur textes originaux.
— Les Voisins, par Mlle BREMER. 4e édit. 1 vol.

— Le foyer domestique, par Mlle BREMER, ou *Chagrins et joies de la famille*, 2e édit. 1 vol.

Les filles du Président, par Mlle BREMER, 3e édit. 1 vol.

La Famille H., par BREMER. 1 vol.

— **Un journal**, par Mlle BREMER. 1 v.

— **Guerre et Paix. Le voyage de la Saint-Jean**, par BREMER. 1 vol.

— **Abrégé des voyages de Bremer** dans l'ancien et le Nouveau-Monde. 1 vol.

— **La vie de la famille dans le Nouveau-Monde.** Lettres écrites pendant un séjour dans l'Amérique du Nord et à Cuba. 3 vol.

— **Les Cousins**, par Mme la baronne de KNORRING, 2e édit. 1 vol.

— **Une femme capricieuse**, par Mme CARLEN. 2 vol.

— **L'Argent et le Travail**, tableau de genre, par l'ONCLE ADAM. 1 vol.

— **La Veuve et ses Enfants**, par Mme SCHWARTZ.

— **Histoire de Gustave II Adolphe**, par A. FRYXELL. 1 vol.

— **Fleurs scandinaves**, poésies. 1 v.

— **La Suède depuis son origine** jusqu'à nos jours. 1 vol.

— **Chroniques du temps d'Erick de Poméranie**, par BERNHARD. 1 v.

DULUIS. Origines de tous les Cultes. 1 vol.

ESCHYLE. Théâtre. Trad. revue par HUMBERT. 1 vol.

FENELON. Œuvres choisies. — De l'existence de Dieu. — Lettres sur la religion, etc. 1 vol.

— **Dialogue sur l'Éloquence. —** De l'éducation des Filles. Fables. Dialogues des morts. 1 vol.

— **Aventures de Télémaque**, notes géographiques, littéraires. Grav. 1 v.

FLEURY. Discours sur l'histoire ecclésiastique. Mœurs des Israélites, etc. 2 vol.

FLORIAN. Fables, suivies de son Théâtre, notice par SAINTE-BEUVE. Illustrées par Grandville. 1 vol.

— **Don Quichotte de la Jeunesse**, vignettes, dessins de Staal. 1 vol.

FONTENELLE. Éloges, introduction et notes par P. BOUILLIER. 1 vol.

FURETIÈRE. Le Roman bourgeois. Ouvrage comique. Notice et notes, par F. TULOU. 1 vol.

GILBERT (Œuvres de). Notice historique, par Ch. NODIER. 1 vol.

GŒTHE. Faust et le second Faust, choix de poésies de Gœthe, Schiller etc. trad. par GÉRARD DE NERVAL. 1 v.

— **Werther** suivi de Herman et Dorothée. 1 vol.

GOLDSMITH. Le Vicaire de Wakefield. Texte et traduction. 1 vol.

GRESSET. Œuvres choisies. 1 v.

HAMILTON. Mémoires de Gramont. Préface par SAINTE-BEUVE. 1 v.

HÉRICAULT. Maximilien et le Mexique. L'empire Mexicain. 1 v.

HÉRODOTE. Histoire. Trad. de LARCHER, notes, commentaires, index par L. HUMBERT. 2 vol.

HOMÈRE. Iliade. Trad. DACIER. Nouvelle édition, revue. 1 vol.

— **Odyssée.** Trad. par le même, revue petits poèmes attribués à Homère. 1 v.

JACOB (P.-L.). Recueil de Farces soties et moralités du XVe siècle. Maître Pathelin. Moralité de l'Aveugle, etc. 1 volume.

LA BRUYÈRE. Les caractères de Théophraste. Notice de S.-BEUVE. 1 volume.

LAFAYETTE. Romans, nouvelles. — Zaïde. — Princesse de Clèves. — Princesse de Montpensier. 1 vol.

LA FONTAINE. — Fables. 1 vol.

LAMENNAIS. 9 vol.

— **Essai sur l'indifférence en matière de religion.** 4 vol. le 1er vol. se vend séparément.

— **Paroles d'un Croyant. —** *Le Livre du peuple.* 1 vol.

— **Affaires de Rome.** 1 vol.

— **Les Évangiles**, trad., notes et réflexions. 1 vol.

— **De l'Art et du Beau**, tiré de l'*Esquisse d'une Philosophie.* 1 vol.

— **De la Société première et de ses lois.** 1 vol.

LA ROCHEFOUCAULD. Réflexions, sentences et maximes morales. *Œuvres choisies de Vauvenargues*, notes de Voltaire. 1 vol.

LAVATER et GALL. Physiognomonie et Phrénologie. par A. YSABEAU, 150 figures. 1 vol.

LONLAY (Dick de). En Bulgarie Sistova, Tirnova, Souvenirs de guerre, 67 dessins. 1 vol. in-18.

MACHIAVEL. Le Prince. Traduction GUIBAUDET, maximes extraites des Œuvres de MACHIAVEL. Notes 1 vol.

MAHOMET. Le Koran. 1 vol.

MAISTRE (J. DE). Les Soirées de St-Pétersbourg. 2 vol.

MAISTRE (XAVIER DE). Œuvres complètes, nouv. édit. *Voyage autour de ma chambre. La jeune Sibérienne.* Préface par SAINTE-BEUVE. 1 vol., illustré.

MALEBRANCHE. De la recherche de la vérité, notes et études de François BOUILLIER. 2 vol.

MALHERBE. Œuvres poétiques, vie de MALHERBE, par RACAN. 1 vol.

MANZONI. Les Fiancés. Histoire milanaise. 2 vol illustrés.

MARCELLUS. Souvenirs de l'Orient. 3e édit. 1 vol.

MARIVAUX. Théâtre choisi. Introduction par MOLAND. 1 vol.

MARMIER. Lettres sur la Russie. 2e édit. 1 vol.
— Les Voyageurs nouveaux. 3 vol.
— Lettres sur l'Adriatique, Montenegro. 2 vol.

MAROT. Œuvres complètes. 2 vol.

MARTEL. Recueil de proverbes français. 1 vol.

MARTIN. Le Langage des Fleurs, gravures coloriées. 1 vol.

MASSILLON. Petit Carême. Sermons divers. 1 vol.

MASSILLON, FLÉCHIER. MASCARON. Oraisons 1 vol.

MAURY. Essai sur l'éloquence de la Chaire. 1 vol.

MÉNIPPÉE (La Satire). Par PICHON RAPIN, PASSERAT, GILLOT, FLORENT, CHRÉTIEN. 1 vol.

MERLIN COCCAIE. Histoire macaronique, prototype de Rabelais, plus l'horrible bataille advenue entre les mouches et les fourmis. 1 vol.

MICHEL. Tunis. L'Orient Africain. Arabes, Maures, Intérieurs, Sérails, Harems. 1 vol.

MILLE ET UNE NUITS. Contes arabes. Trad. par GALLAND. 3 vol.

MILLE ET UN JOURS. Contes arabes. 1 vol.

MILLEVOYE. Œuvres. Notice par M. Sainte-Beuve. 1 vol.

MOLIÈRE. (Œuvres complètes), avec des remarques nouvelles, par LEMAISTRE; vie de Molière, par VOLTAIRE. 3 vol.

MONTAIGNE (Essais de), notes de tous les commentateurs. 2 vol.

MONTESQUIEU. L'esprit des lois, notes de Voltaire, de La Harpe. 1 vol.
— Lettres Persanes, suivies de ARSACE et ISMÉNIE et du *Temple de Gnide*. 1 vol.

— Considérations sur les causes de la grandeur des Romains et de leur décadence. 1 vol.

MOREAU. Œuvres, *le Myosotis*. 1 v.

PARNY. Œuvres, élégies et poésies. Préface de M. SAINTE-BEUVE. 1 vol.

PASCAL. Pensées sur la Religion. Édition conforme au véritable texte de l'auteur, additions de Port-Royal. 1 vol.
— Lettres écrites à un Provincial. Essai sur les *Provinciales*. 1 vol.

PELLICO. Mes Prisons, suivies des Devoirs des hommes, 6 grav. 1 vol.

PÉTRARQUE. Œuvres amoureuses. Sonnets, triomphes, traduits en français, texte en regard. 1 vol.

PICARD. Théâtre. Note, notices, par L. MOLAND. 2 vol.

PINDARE et les lyriques grecs, traduction par M. C. POYARD. 1 vol.

PLATON L'Etat ou la République. Trad. de BASTIEN. 1 vol.

PLATON. Apologie de Socrate. — Criton-Phédon-Gorgias. 1 vol.

PLUTARQUE. Les vies des Hommes illustres. Traduites par RICARD. Vie de Plutarque, etc. 4 vol.

POÈTES moralistes de la Grèce, Hésiode, Théognis, etc. 1 vol.

RACINE. Théâtre complet, remarques littéraires, notes class. par LEMAISTRE. 1 vol.

REGNARD. Théâtre. Notes et notices. 1 vol.

REGNIER. Œuvres complètes. 1 v.

ROMANS GRECS. Les Pastorales de Longus. — Les Ethiopiennes d'Héliodore. Etude sur le roman grec, par A. CHASSANG. 1 vol.

RONSARD. Œuvres choisies. Notices, notes, par SAINTE-BEUVE. Edition revue par MOLAND. 1 vol.

RUNEBERG. Le roi Fialar. Le Porte-Enseigne Stole. — La Nuit de Noël. Traduit par VALMORE. 1 vol.

SAINT-EVREMONT, Œuvres choisies. Vie et ouvrages de l'auteur, par A.-CH. GIDEL. 1 vol.

SEDAINE. Théâtre, introduction par L. MOLAND. 1 vol.

SÉVIGNÉ. Lettres choisies. Notes explicatives sur les faits et personnages du temps et observations littéraires, par SAINTE-BEUVE. 1 vol.

SOPHOCLE. Tragédies. Traduction par L. HUMBERT. 1 vol.

SOREL. La vraie Histoire comique de Francion. 1 vol.

STAEL. Corinne ou l'Italie, observations par Mme NECKER DE SAUSSURE et SAINTE-BEUVE. 1 vol.
— De l'Allemagne, Édit. revue. 1 vol.
— Delphine. Nouv. Édit. revue 1 vol.
STERNE. Tristram Shandy. Voyage sentimental. 2 vol.
TABARIN (Œuvres de). *Aventures du Capitaine Rodomont*, la *Farce des Bossus*, pièces tabariniques. 1 vol.
TASSE. Jérusalem délivrée. Trad. de LE PRINCE LEBRUN. 1 vol.
THÉATRE DE LA RÉVOLUTION.
— Charles IX. — Les victimes cloîtrées. — Madame Angot. — Madame Angot dans le sérail, introduction, notes par M. MOLAND. 1 vol.
THIERRY (Œuvres d'Augustin). Édit. définitive revue par l'auteur. 9 v.
— Histoire de la Conquête de l'Angleterre. 4 vol.
— Lettres sur l'Histoire de France. 1 vol.
— Dix ans d'études historiques. 1 v.
— Récits des temps mérovingiens. 2 vol.
— Essai sur l'Histoire du Tiers-État. 1 vol.
THIERS. Histoire de la Révolution de 1870. 1 vol.

THUCYDIDE. Histoire. Traduction LOISEAU. 1 vol.
VADÉ. Œuvres. La Pipe cassée.
— Chansons. — Bouquets poissards etc. Notice par J. LEMER. 1 v.
VAUQUELIN DE LA FRESNAYE. (Œuvres poétiques de. Texte conforme à l'édition de 1605. 1 vol.
VILLENEUVE-BARGEMONT. Le livre des affligés. 2 vol.
VILLON. Poésies complètes, Notes par L. MOLAND 1 vol.
VOISENON. Contes et Poésies fugitives. Notice sur sa vie. 1 vol.
VOLNEY. Les Ruines. — La loi naturelle. — L'histoire de Samuel. Édition revue 1 vol.
VOLTAIRE. 11 vol.
— Le Siècle de Louis XIV. Édition revue. 1 vol.
— Siècle de Louis XV, histoire du Parlement. 1 vol.
— Histoire de Charles XII. Édition revue. 1 vol.
— Lettres choisies. Notice et notes sur les faits et sur les personnages du temps, par L. MOLAND. 2 vol.
WAREE. Curiosités judiciaires, historiques, anecdotiques. 1 vol.
YSABEAU (Docteur). Le Médecin du Foyer. *Guide médical des Familles*. 1 vol.

NOUVELLE BIBLIOTHÈQUE LATINE-FRANÇAISE

REIMPRESSION DES CLASSIQUES LATINS

75 volumes, format grand in-18 à 3 fr.

TRADUCTIONS REVUES ET REFONDUES AVEC LE PLUS GRAND SOIN

Le succès de cette collection est aujourd'hui avéré. Belle impression, joli papier, correction soignée, revision intelligente et sérieuse, rien n'a été négligé pour recommander ces éditions aux amis de la bonne littérature. La modicité du prix, jointe aux avantages d'une bonne exécution, fait rechercher nos *classiques* avec prédilection.

6 volumes à 4 fr. 50

CLAUDIEN. Œuvres complètes, traduites en français, par M. HEGUIN DE GUERLE. 1 vol.
SAINT JÉROME. Lettres choisies. texte latin revu. Trad. nouvelle et introduction par CHARPENTIER. 1 vol.
OVIDE. Les Métamorphoses. Trad. française de GROS, refondue par M. CABARET-DUPATY. Notice par M. CHARPENTIER. Édition complète en 1 volume.
TÉRENCE (Comédies). Traduction nouvelle par BERTOLAUD, docteur ès lettres de Paris. 1 fort volume.

72 volumes à 3 fr. — Chaque volume se vend séparément.

AULU-GELLE (Œuvres complètes), édition revue par CHARPENTIER et BLANCHET. 2 vol

CATULLE, TIBULLE et PROPERCE. Œuvres traduites par HEGUIN DE GUERLE, VALATOUR et GENOUILLE. 1 vol.

CESAR. Commentaires sur la Guerre des Gaules et sur la Guerre civile, trad. par M. ARTAUD. Édition revue par LEMAISTRE, notice par M. CHARPENTIER. 2 vol.

CICÉRON. (Œuvres complètes), avec la traduction française améliorée et refaite en grande partie par CHARPENTIER, LEMAISTRE, GERARD-DELCASSO, CABARET-DUPATY, etc. 20 vol.

TOME I. — Etude sur Cicéron : Vie de Cicéron par Plutarque ; Tableau synchronomique de la vie et ouvrages de Cicéron.

II. — Traité sur l'art oratoire : Rhétorique ; l'Invention.

III. — L'Orateur.

IV. — Brutus ; l'Orateur ; des Orateurs parfaits ; les Topiques ; les Partitions oratoires.

V. — Discours ; Introduction aux Verrines ; Discours pour SEXTIUS ROSCIUS D'AMERIE ; Discours pour PUBLIUS QUINTUS ; discours pour Q. ROSCIUS. le Comédien ; Discours contre Q. CECILIUS ; Première action contre VERRES ; Seconde action contre VERRES, livre premier.

VI. — Seconde action contre VERRES, livre deuxième ; Seconde action contre VERRES, livre troisième ; Seconde action contre VERRES, livre quatrième.

VII. — Seconde action contre VERRES, livre cinquième ; Discours pour A. CÉCINA ; Discours pour M. FONTEIUS ; Discours en faveur de la loi MANILIA ; Discours pour A. CLUENTIUS AVITUS ; Premier discours sur la loi agraire ; Deuxième discours sur la loi agraire ; Troisième discours sur la loi agraire ; Discours pour C. RABIRIUS.

VIII. — 1er discours contre L. CATILINA ; 2e discours contre L. CATILINA ; 3e discours contre L. CATILINA ; 4e discours contre L. CATILINA ; Discours pour L. LICINIUS MURENA ; Discours pour P. SYLLA ; Discours pour le poète A. LICINIUS ARCHIAS ; Discours pour L. FLACCUS ; Discours de CICÉRON au Sénat, après son retour ; Discours de CICÉRON au peuple.

IX. — Discours de CICÉRON pour sa maison ; Discours pour P. SEXTIUS ; Discours contre P. VATINIUS ; Discours sur la réponse des aruspices ;

Discours sur les provinces consulaires ; Discours pour L. CORNELIUS BALBUS ; Discours pour MARCUS CELIUS RUFUS.

X. — Discours contre L. CALPURNIUS PISON ; Discours pour CN. PLANCIUS ; Discours pour C. RABIRIUS POSTHUMUS ; Discours pour T. A. MILON ; Discours pour MARCUS MARCELLUS ; Discours pour QUINTUS LIGARIUS ; Discours pour le roi DEJOTARUS ; Première philippique de M. T. CICÉRON contre M. ANTOINE.

XI. — Deuxième, troisième à quatorzième philippique.

XII. — Lettres : Lettres I à CLXXXII An de Rome 685 à décembre 701.

XIII. — Lettres CLXXXIII à CCCLXXIII avril 702 à la fin d'avril 704.

XIV. — Lettres CCCLXXIV à DCLXVI, 2 mai 704 à 708.

XV. — Lettres DCLXVII à DCCCLII, 708 à 710 ; Dates incertaines des lettres DCCCLIII à DCCCLIX. Lettres à BRUTUS.

XVI. — Ouvrages philosophiques ; Académiques ; des vrais biens et des vrais maux ; Les Paradoxes.

XVII. — Tusculanes ; De l'amitié ; De la demande du consulat.

XVIII. — Des Devoirs ; Dialogue de la vieillesse ; De la nature des Dieux.

XIX. — De la Divination ; Du Destin ; De la République ; Des Lois.

XX. — Fragments ; Fragments des Discours de M. CICÉRON ; Fragments des Lettres ; Fragments du Timée, du Protagoras, de l'Economique ; Fragments des ouvrages philosophiques ; Fragments des poemes. Ouvrages apocryphes : Discours sur l'amnistie ; Discours au peuple ; Invective de SALLUSTE contre CICÉRON ; Invective de CICÉRON contre SALLUSTE. Lettre à OCTAVE ; La Consolation.

CORNELIUS NEPOS Traduct. par M. AMÉDÉE POMMIER. **EUTROPE** Abrégé de l'histoire romaine, traduit par DUBOIS 1 vol.

HORACE (Œuvres complètes). Traduction revue par LEMAISTRE. Étude sur Horace par RIGAULT. 1 vol.

JORNANDES. De la succession du royaume, origine et actes des Goths. Traduction de SAVAGNER. 1 vol.

JUSTIN (Œuvres complètes). Abrégé de l'Histoire universelle de Trogue Pompée. Trad. par PIERROT. Revue par PESSONNEAUX. 1 vol.

JUVENAL ET PERSE (Œuvres complètes), suivie des fragments de *Turnus* et de *Sulpicia*, traduction de LESSAULX, LEMAISTRE. 1 vol.

LUCAIN. **La Pharsale**. Trad. de MARMONTEL, revue par DURAND. 1 v.

LUCRÈCE (Œuvres complètes), traduction de LAGRANGE, revue par BLANCHET. 1 vol.

MARTIAL (Œuvres complètes), traduction de MM. V. VERGER, DUBOIS et J. MANGEART. Précédée des *Mémoires de Martial*, par JULES JANIN. 2 vol.

PETITS POÈTES. ARBORIUS, GALPURNIUS, EUCHARIA, GRATIUS, FALISCUS, LUPERCUS, SERVASTUS, NEMESIANUS, PENTADIUS, SABINUS, VALERIUS CATO, VESTRITIUS SPURINA et le *Pervigilium Veneris*, traduction de CABARET-DUPATY. 1 vol.

PHÈDRE (Fables) suivies des Œuvres d'Avianus, de **Denis Caton**, de **Publius Syrus**. Edition revue par M. E. PESSONNEAUX. 1 vol.

PLAUTE. Son théâtre. Traduction nouvelle de M. NAUDET, membre de l'Institut. 4 vol.

PLINE L'ANCIEN L'Histoire des animaux, traduct. de GUÉROULT. 1 v.

PLINE LE JEUNE (Lettres). Trad. par M. CABARET-DUPATY. 1 vol.

PLINE LE NATURALISTE (Morceaux extraits). Traduction de GUÉROULT. 1 vol.

QUINTE-CURCE (Œuvres complètes). Edition revue par M. B. PESSONNEAUX. 1 vol.

QUINTILIEN (Œuvres complètes). Traduction de OUISILLE. Revue par CHARPENTIER. 3 vol.

SALLUSTE (Œuvres complètes). Traduction DU ROZOIR. Revue par M. CHARPENTIER. 1 vol.

SÉNÈQUE LE PHILOSOPHE (Œuvres complètes), édition revue par CHARPENTIER et LEMAISTRE. 4 v.
— (Tragédies). Edition revue par CABARET-DUPATY. 1 vol.

SUETONE (Œuvres). Trad. refondue par CABARET-DUPATY. 1 vol.

TACITE (Œuvres complètes), traduction de DUREAU DE LA MALLE, revue par M. CHARPENTIER. 2 vol.

TITE-LIVE (Œuvres complètes), traduites. Edition revue par E. PESSONNEAUX et BLANCHET. Etude sur Tite-Live, par M. CHARPENTIER. 6 v.

VALÈRE MAXIME (Œuvres complètes), traduction de FREMION. Edition revue par M. CHARPENTIER. 2 v.

VELLEIUS PATERCULUS. traduction refondue avec le plus grand soin par M. GRÉARD. — FLORUS (Œuvres). Notice sur Florus, par M. VILLEMAIN. 1 vol.

VIRGILE. Œuvres complètes, traduites en français. Nouvelle édition, refondue par M. Félix LEMAISTRE, précédée d'une Etude sur Virgile par M. SAINTE-BEUVE. 2 vol.

Nouveau Dictionnaire complet des COMMUNES DE LA FRANCE

Algérie, Tunisie, Tonkin, et toutes les Colonies françaises

La nomenclature de toutes les communes, les châteaux, les bureaux de poste, les stations de chemins de fer, etc., par M. GINDRE DU MANCY. Nouvelle édition. 1 fort vol. gr. in-8 à 2 col., **15 fr.** ; relié 1/2 chagr. **18 fr.** — Relié toile.... **17 fr.**

BIBLIOTHÈQUE D'UTILITÉ PRATIQUE

Format in-18, avec planches, vignettes explicatives, gravures.

NOUVEAU GUIDE en AFFAIRES. Le droit usuel ou l'avocat de soi-même, par DURAND DE NANCY. 18ᵉ éd., augmentée, 1 fort vol. gr. in-18, 502 pages **4 fr 50**. — Relié **5 fr.**

TRAITÉ PRATIQUE D'ARPENTAGE, nivellement, levée de plans, par A. POUSSART, professeur de mathématiques, 1 vol. in-18 br., nombreuses figures....... **3 fr.**

Guide pratique des Gardes champêtres et des Gardes particuliers, par M. MARCEL GRÉGOIRE, sous-préfet. 1 vol in-18.......... **2 fr.**

GUIDE DES PROPRIÉTAIRES, LOCATAIRES OU FERMIERS, comprenant : 1° La solution de toutes les difficultés pouvant surgir dans leurs rapports entre eux, avec les concierges ou administrations publiques (*Expropriation, Servitudes, Voirie, Contributions directes, Enregistrement des baux*); 2º Des modèles de tous les **actes sous seing privé** relatifs aux locations, par A. DEGLOS, docteur en droit. 1 vol. br. 4 fr. 50, relié.................... **5 fr.**

MANUEL PRATIQUE des JUGES DE PAIX. Précis raisonné et complet de leurs attributions judiciaires, extra judiciaires, civiles, ouvrage entièrement neuf, par M. GEORGES MARTIN, juge de paix. 1 volume grand in-18................. **6 fr.**

LA TENUE DES LIVRES apprise sans maître, en partie simple et en partie double, mise à la portée de toutes les intelligences, par LOUIS DEPLANQUE, expert, prof. de comptabilité, 20ᵉ éd., 1 fort vol. in-8. **7 f. 50**

LA TENUE DES LIVRES rendue facile, ou méthode raisonnée pour l'enseignement de la comptabilité, par DEGRANGE. Edition revue par LEFEBVRE. 1 vol. in-8....... **5 fr.**

GUIDE POUR LE CHOIX D'UNE PROFESSION. Contenant des renseignements précis sur les professions qui exigent des préparations spéciales et sur les institutions, facultés et écoles qui préparent aux différentes carrières, par F. DE DONVILLE. 1 vol. in-18....... **3 f. 50**

LES PROFESSIONS FÉMININES, par F. TOLOU. 1 vol. in-18, 3 fr. 50

TENUE DES LIVRES rendue facile à l'usage des personnes destinées au commerce, par UN ANCIEN NÉGOCIANT. 1 vol.............. **3 fr.**

NOUVEAU MANUEL EPISTOLAIRE, en français et en anglais. Theorie, pratique, par J. MC. LAUGHLIN, Officier d'académie, professeur au collège Sainte-Barbe. 1 fort volume in-18, contenant 558 pages, broché, **3 fr. 50**. — Elégamment relié.................... **4 fr.**

NOUVEAU GUIDE de la CORRESPONDANCE COMMERCIALE, contenant 515 lettres : circulaires, offres de service, remises, traites, lettres de change, avaries, etc., par HENRI PAGE. 1 volume in-8... **6 fr.**

NOUVEAU CORRESPONDANT COMMERCIAL en français et en anglais. Recueil complet de lettres sur toutes les affaires de commerce, par M. LAUGHLIN. 1 vol. br. **3 fr.** Relié..................... **4 fr.**

LE SECRÉTAIRE COMMERCIAL par HENRI PAGE. Extrait du précédent. 1 vol. in-18.......... **3 fr.**

NOUVEAU MANUEL ÉPISTOLAIRE, en français et en anglais. Theorie, pratique, modèle de lettres,

etc. 1 fort volume de 558 pages, broché 3 fr. 50. Relié...... **4 fr.**

MANUEL DU CAPITALISTE ou Comptes faits des intérêts à tous les taux, pour toutes sommes de un jusqu'à 366 jours, ouvrage utile aux négociants, banquiers, commerçants de tous les états, etc., par BONNET. Notice sur l'intérêt, l'escompte, etc., par M. JOSEPH GARNIER, revue pour les calculs, par M. X. RYMKIEWICZ, calculateur au Crédit foncier. 1 vol. in-8, 6 fr. Relié........ ... **7 fr. 50**

GUIDE DU CAPITALISTE ou Comptes faits d'intérêts à tous les taux, pour toutes les sommes de un à 366 jours, par BONNET, 1 vol. in-18, 3 fr. Relié. .... **4 fr.**

BARÈME UNIVERSEL. Calculateur du négociant. Comptes faits des prix par pièces, mesures, nombres, kilogrammes, etc., par DONKER et HENRY, 1 vol. in-8.... **8 fr.**

LE LIVRE DE BARÊME ou Comptes faits. Comptes faits depuis 0.02 jusqu'à 100 fr. Tableau des jours écoulés et à parcourir du 1ᵉʳ janv. au 31 déc. Mesures légales, etc. Revu par PONS. 1 vol. in-18, 3 fr. Relié toile, 4 fr.

TOUS CYCLISTES ! Traité pratique et théorique de velocipédie, par PH. DUBOIS et A. VARENNES, 1 volume in-18................. **2 fr. 25**

LE CHASSEUR AU CHIEN D'ARRÊT, par ELZÉAR BLAZE, 1 v. in-18................ **3 fr. 50**

LE CHASSEUR AU CHIEN COURANT, formant avec le Chasseur au chien d'arrêt un cours complet de chasse à tir et à courre, par ELZÉAR BLAZE, 2 vol. in-18. Le volume......... **3 fr. 50**

LE CHASSEUR AUX FILETS ou chasse des dames, par LE MÊME. 1 vol .... **3 fr. 50**

LE CHASSEUR CONTEUR, ou les Chroniques de la Chasse, par le MÊME, 1 vol............ **3 fr. 50**

GUIDE DU CHASSEUR AU CHIEN D'ARRÊT sous ses rapports, théorique, pratique et juridique, par F. CASSASSOLES. 1 volume in-18 grav............. **3 fr. 50**

LE PÊCHEUR A LA MOUCHE ARTIFICIELLE ET LE PÊCHEUR A TOUTES LIGNES, par MASSAS. Edition revue, étude sur le repeuplement des cours d'eau et la pisciculture, par LARBALÉTRIER. 80 vignettes. 1 vol........... **2 fr.**

CHASSES ET PÊCHES ANGLAISES. Variétés de pêches et de chasses. 1 vol. in-18...... **0 fr.**

LA PÊCHE EN MER ET LA CULTURE DES PLAGES. Pêches côtières à la ligne et aux filets.

Pêches à pied. Grandes pêches, par
ALBERT LARBALÉTRIER. 1 vol. in-18.
Illustré, 140 gravures .... 3 fr. 50
**L'ART D'INSTRUIRE ET D'ÉLE-
VER LES OISEAUX**. Oiseaux
chanteurs, oiseaux parleurs, oiseaux
de volière, par L.-E. CHAMPAIMS.
1 vol. Nombreuses gravures 3 fr. 50
**GUIDE PRATIQUE DES MAI-
RES, DES ADJOINTS, DES
SECRÉTAIRES DE MAIRIE ET
DES CONSEILLERS MUNICI-
PAUX** : Lois, décrets, arrêtés, par
DURAND DE NANCY, édit. mise au
courant, par RUBEN DE COUDER,
conseiller à la Cour de cassation.
12e édition, 1 fort vol. in-18. 7 fr. 50
Relié................... 8 fr. 50
LOI MUNICIPALE *du 5 avril 1884
comprenant :* La circulaire minis-
térielle, 1 v. in-18. 178 p. 1 fr. 25
— **CODE DES COMMUNES**. Recueil
annoté des Lois et décrets sur
l'administration municipale; par
SOUVIRON, 1 fort vol. in-8... 5 fr.
**NOUVEAU TRAITÉ PRATIQUE
DU JARDINAGE**, par A. YSABEAU.
1 vol. in-18 .... 2 fr.
**TRAITÉ PRATIQUE DE LA
LAITERIE**. Lait, beurre, fromages,
par Albert LARBALÉTRIER, professeur
à l'école d'agriculture du Pas-de-
Calais. Orné de 73 gravures. 1 vol.
in-18................. 2 fr.
**TRAITÉ DE CHAUFFAGE ET
D'ÉCLAIRAGE DOMESTIQUES**,
propreté et économie. par LARBALÉ-
TRIER. 1 vol in-18.......... 2 fr.
**TRAITÉ PRATIQUE DES SA-
VONS ET DES PARFUMS**.
manuel raisonné du cabinet de toi-
lette, par LARBALÉTRIER, 1 volume
in-18................... 2 fr. 50
**CHEVAL DE CHASSE ET DE
SERVICE**. par le baron de FLEURY,
suivi de **Maughty boy**. dressage
d'un cheval. 1 vol. in-18. 3 fr. 50
**MANUEL PRATIQUE DE L'A-
CHAT ET DE LA VENTE DU
BÉTAIL**. Bœufs, veaux, moutons,
porcs, par Henri VILLIERS, profes-
seur vétérinaire, et Albert LARBA-
LÉTRIER, professeur d'agriculture du
Pas-de-Calais. Nombreuses gravures
1 vol. in-18............. 2 fr. 50
LES VACHES LAITIÈRES. Choix,
races, entretien, etc. Par Albert
LARBALÉTRIER, professeur à l'Ecole
pratique d'agriculture du Pas-de-
Calais. 36 figures, 1 v. in-18. 2 fr.
**LES ANIMAUX DE BASSE-
COUR**. Elevage et entretien. Par
LE MÊME 1 vol. in-18.... 3 fr. 50
**LE NOUVEAU JARDINIER
FLEURISTE**. Avec les principaux

arbres d'ornement, la nomenclature
des fleurs de parterre, de bordure,
de massif, etc., par HIPP. LANGLOIS.
258 fig. 1 fort vol. in-18. 3 fr. 50
**TARIF POUR CUBER LES BOIS
EN GRUME ET ÉQUARRIS**.
D'après les mesures anciennes, avec
leur réduction en mesures métriques,
tableau servant à déterminer les
produits en nature, par PRUGNAUX,
arpenteur forestier. Edition revue.
1 vol. in-18................. 2 fr.
**TARIF DE CUBAGE DES BOIS
ÉQUARRIS ET RONDS**. Evalués
en stères et fractions décimales du
stère, par J.-A.-FRANÇON, cubeur
juré de la ville de Lyon. 1 fort vol.
in-18................ 2 fr. 50
**DICTIONNAIRE PORTATIF DES
COMMUNES DE LA FRANCE
ET DE L'ALGÉRIE et des autres
colonies françaises**, par GINDRE
DE MANCY. Edition entièrement refaite par M. LACROIX, chef de bureau au ministère de l'instruction
publique. 1 v. de 800 p., relié. 5 fr.
**LE JARDINIER DE TOUT LE
MONDE**. Traité complet de toutes
les branches de l'horticulture, par
A. YSABEAU. 1 fort volume in-18,
illustré................. 4 fr. 50
COURS D'ARBORICULTURE.
1re *Partie*. — Principes généraux
d'arboriculture. Par DU BREUIL,
175 figures, carte en couleur. 7e édition. 1 vol. in-18,........ 3 fr. 50
Le même. 2e *Partie*. — Culture des
arbres et arbrisseaux à fruits de
table, 555 figures et 4 planches,
1 vol. in-18, 7e édition....... 8 fr.
**CULTURE DES ARBRES ET
ARBRISSEAUX D'ORNE-
MENTS**. Plantations et lignes d'ornement. — Parcs et jardins, par DU
BREUIL. 1 vol. in-18, tableaux plans,
90 figures, 7e édition........ 5 fr.
**INSTRUCTION ÉLÉMENTAIRE
SUR LA CONDUITE DES AR-
BRES FRUITIERS**. par LE MÊME.
— Ouvrage destiné aux jardiniers,
aux élèves des fermes-écoles et des
écoles normales primaires. 1 vol.
in-18, illustré, 207 figures, 9e édition................... 2 fr. 50
**TRAITÉ ÉLÉMENTAIRE D'A-
GRICULTURE**. par GIRARDIN,
directeur et professeur de chimie
agricole et industrielle de l'Ecole
supérieure des sciences, etc., et
A. DUBREUIL, professeur d'arboriculture et de viticulture. 4e édition,
995 gravures, 2 forts volumes. grand
in-18.................. 6 fr.
ÉLÉMENTS DE BOTANIQUE.
Première partie. ORGANOGRAPHIE, par

M. PAYER, de l'Institut, professeur de botanique. 1 volume in-18, 663 figures .... **4 fr.**

LES MACHINES DYNAMO-ÉLECTRIQUES, par R. V. PICOU, ingénieur des Arts et Manufactures, 1 vol. in-18 .... **3 fr. 50**

MANUEL DU POIDS DES MÉTAUX, employés dans les constructions, à l'usage de toutes les personnes s'occupant de bâtiments, par ARNOULT, vice-président de la Chambre des entrepreneurs. 1 vol. relié toile .... **2 fr. 50**

GASTON BONNEFONT. La machine à coudre. Ses principales applications, son rôle dans la famille et dans l'industrie. 1 vol. in-18, orné de nombreux dessins ... **1 fr.**

NOUVELLE FLORE FRANÇAISE. Description des plantes qui croissent spontanément en France et de celles qu'on y cultive en grand, indication de leurs propriétés, etc., par M. GILLET, vétérinaire principal de l'armée, et par M. J.-H. MAGNE, professeur de botanique. 1 beau vol. in-18, 97 planches, plus de 1,200 figures. 6ᵉ édition .... **8 fr.**

LE PETIT CUISINIER MODERNE ou les secrets de l'art culinaire, par GUSTAVE GARLIN (de Tonnerre), élève des premiers cuisiniers de Paris. 1 vol. in-8 illustré, 970 pages, relié .... **8 fr.**

LA CUISINE ANCIENNE. par GARLIN (de Tonnerre). 1 vol. in-8 illustré .... **8 fr.**

TRAITÉ PRATIQUE DE L'ÉLEVAGE DU PORC ET DE CHARCUTERIE, par AUG. VALESSERT, ancien charcutier, par ALB. LARBALETRIER, professeur d'agriculture. 1 beau volume in-18, orné de gravures .... **3 fr. 50**

CAUSERIES CHEVALINES, par GAUME, propriétaire-éleveur. 1 vol. grand in-18 .... **3 fr. 50**

LE CUISINIER EUROPÉEN. Ouvrage contenant les meilleures recettes des cuisines françaises et étrangères, par JULES BRETEUIL, ancien chef de cuisine. 1 fort vol. grand in-18, illustré 300 gravures, 748 pages, relié .... **5 fr.**

LE CUISINIER DURAND. Cuisine du nord et du midi. 9ᵉ édition, revue par C. DURAND, petit-fils de l'auteur. 1 vol. in-18 illustré, 160 figures. **6 fr.**

TRAITÉ DE L'OFFICE, par T. BERTHE, ex-officier de bouche 1 vol. in-18 .... **3 fr. 50**

TRAITÉ PRATIQUE DE LA PÂTISSERIE, contenant un aperçu des glaces, sirops et confitures, par H. GUERRE. 16 planches hors texte,

coloriées. 1 vol. in-8 broché. **6 fr.** Relié .... **7 fr.**

L'ENFANT. — Hygiène et soins médicaux pour le premier âge. A l'usage des jeunes mères et des nourrices, par ERMANCE DUFAUX DE LA JONCHÈRE. Précédé d'une introduction, par le docteur BLACHEZ. Nombreuses grav. 1 vol. in-18. **4 fr.**

LE CONSERVATEUR OU LIVRE DE TOUS LES MÉNAGES, d'après les travaux de Carême, Appert, etc., par LÉON KREBS. 150 gravures. 1 volume .... **3 fr. 50**

BOISSONS ÉCONOMIQUES ET LIQUEURS DE TABLE. Traité pratique de la fabrication des vins, cidres, bières, liqueurs, etc., par KREBS, 1 vol. in-18 .... **3 fr. 50**

GUIDE PRATIQUE DES MÉNAGES, contenant plus de 2,000 recettes sur la préparation et la conservation des aliments, etc., par le docteur ELGET 1 volume. **3 fr. 50**

RACES CHEVALINES ET LEUR AMÉLIORATION. Entretien, élevage du cheval, de l'âne et du mulet. 1 vol. in-18 .... **8 fr.**

JEUX DE SOCIÉTÉ. Jeux de salon. — Jeux d'enfants. — Jeux d'esprit et d'improvisation. — Patiences. — Jeux divers. — Rondes et danses de société, par L. de VALAINCOURT. 1 vol. illustré de nombreuses vignettes .... **3 fr. 50**

TRAITÉ DE WHIST par M. DESCHAPELLES, 1 vol. in-18 .. **3 fr. 50**

LE JEU DE TRICTRAC rendu facile pour toute personne d'un esprit juste et pénétrant. 2 vol. in-8. **8 fr.**

NOUVELLE ACADÉMIE DES JEUX. Contenant un dictionnaire des jeux anciens, le nouveau jeu de croquet, le Besigue chinois et une étude sur les jeux et paris de courses, par JEAN QUINOLA. 1 fort vol. avec figures .... **3 fr.**

ANALYSE DU JEU DES ÉCHECS par A.-D. PHILIDOR. Édition augmentée de 68 parties jouées par Philidor, du traité de Greco, des débuts de Stamme et de Ruy Lopez, par C. SENSON. 1 fort vol. in-18, plan. **5 fr.**

ENCYCLOPEDIANA. Recueil d'anecdotes anciennes, modernes et contemporaines, etc., édition illustrée de 128 vignettes. 1 vol. in-8 de 840 pages .... **6 fr.**

RACES BOVINES ET LEUR AMÉLIORATION. Entretien, multiplication, élevage, engraissement du bœuf. 1 vol. in-18 .... **5 fr.**

LE CHEVAL. Traité complet d'hypologie, suivi d'un cours complet d'équitation pour un cavalier et sa dame, par SANTINI. 1 v. in-18. **3 fr. 50**

DICTIONNAIRE DE JURISPRU-DENCE HIPPIQUE, traité des courses, par Charton de Meur, avocat. 1 vol. in-18...... 3 fr. 50

CHOIX ET NOURRITURE DU CHEVAL, ou description de tous les caractères à l'aide desquels on peut reconnaître l'aptitude des chevaux. 1 volume in-18, avec vignettes........................ 3 fr. 50

MÉDECINE VÉTÉRINAIRE RURALE. Suivie d'un Formulaire pharmaceutique, par un Vétérinaire. 1 fort volume in-18...... 4 fr. 50

TRAITÉ PRATIQUE DE MÉDECINE VÉTÉRINAIRE, art de prévenir et de guérir les maladies chez le cheval, l'âne, le mulet, le bœuf, le mouton, le porc et le chien, par H.-A. Villiers et Larbalétrier. 1 volume avec figures.... 3 fr. 50

CH. LE BRUN-RENAUD. Manuel pratique d'équitation, à l'usage des deux sexes. Ouvrage orné de 45 fig. 1 beau volume............. 2 fr.

TRAITÉ PRATIQUE DE LA FABRICATION DES EAUX-DE-VIE par la distillation des vins, cidres. marcs, etc. Fabrication des eaux-de-vie communes avec le trois-six d'industrie, etc., par Ch. Steiner, chimiste-distillateur. 50 figures dans le texte. 1 vol. grand in-18. 3 fr. 50

LES NOUVELLES MÉTHODES DE LA CULTURE DE LA VIGNE, et de vinification, par A. Bedel. 1 volume in-18, orné de nombreuses gravures.............. 3 fr. 50

TRAITÉ PRATIQUE DES ENGRAIS, origine, utilité, emploi, par A. Bedel.

NOBILIAIRE DE NORMANDIE. Publié sous la direction de de Magny. 2 vol. grand in-8......... 40 fr.

ABRÉGE MÉTHODIQUE DE LA SCIENCE DES ARMOIRIES, etc., par M. Maigne. Édit. augmentée, ill. 1 vol. in-18.... 10 fr. Imprimé à 154 exemplaires numérotés sur papier de Hollande.... 20 fr.

MANUEL PRATIQUE DE L'AMATEUR DE CHIENS. Chiens de chasse, chiens de garde, chiens de berger, chiens d'agrément. 1 volume in-18..................... 2 fr.

MEUNERIE ET BOULANGERIE, par Léon Hendoux, nombreuses vignettes explicatives. 1 vol. in-18, 20 feuilles................. 5 fr.

TRAITÉ COMPLET DE MANIPULATION DES VINS, par A. Bedel, 2e édition. 1 beau vol in-18, avec gravures.......... 3 fr. 50

L'ART DE RECONNAITRE LES FRUITS DE PRESSOIR (pommes et poires), par A. Truelle. 1 vol. in-18..................... 4 fr. Les fruits de pressoir et la fabrication du cidre et du poiré et de leurs dérivés, par Tritschler. 1 vol. in-18 .... 3 fr. 50

TRAITÉ THÉORIQUE ET PRATIQUE DE LA BRASSERIE, analyse détaillée des méthodes les plus récentes appliquées à la fabrication de la bière, par A. Bedel. 1 vol. in-18............. 3 fr. 50

ÉLÉMENTS GÉNÉRAUX DE LÉGISLATION FRANÇAISE. — Par A. Bourguignon. 1 fort volume in-18, 720 pages............. 6 fr.

TRAITÉ PRATIQUE D'AGRICULTURE, par A. Bourguignon, 1 vol. in-18 de 400 pages............ 3 fr.

GUIDE DU COMMERÇANT, par A. Roger, avocat à la Cour d'appel de Paris, 1 vol. in-18 de 450 pages. 3 fr.

L'INDUSTRIE, par Arthur Mangin. 60 gravures intercalées dans le texte. 1 volume in-18 de 460 pages. 3 fr.

LA NOUVELLE LOI MILITAIRE promulguée le 16 juillet 1889, contenant les décrets, modèles de certificats à l'usage des jeunes gens soldats ou de leurs parents, annotée et commentée par M. E. Sergent. 1 vol. in-32 d'environ 300 pages. 1 fr. 50

LOI SUR LE RECRUTEMENT DE L'ARMÉE, votée par la Chambre des députés et par le Sénat, et promulguée le 16 juillet 1889, par le Président de la République. 1 vol. de 64 pages in-32........ 0 fr. 30

LEÇONS PRIMAIRES DE LAVIS DES PLANS. Par M. Gillet-Damitte, professeur. In-12.. 75 cent.

TRAITÉ ÉLÉMENTAIRE DE TOPOGRAPHIE et de lavis des plans, illustré, planches coloriées, notions de géométrie, avec gravures, par M. Tripon, professeur de topographie. 1 vol. in-4° relié...... 10 fr.

TRAITÉ ÉLÉMENTAIRE PRATIQUE D'ARCHITECTURE

Ou étude des cinq ordres d'après Jacques Barozzio de Vignole. Ouvrage divisé en 72 planches, comprenant les cinq ordres, composé, dessiné et mis en ordre par J.-A. Leveil, architecte, gr. sur acier par Hibon................. 10 fr.

TRAITÉ THÉORIQUE ET DESCRIPTIF
DES ORDRES D'ARCHITECTURE

Ouvrage servant d'introduction développée à *l'Architecture rurale*, avec 42 planches, par SAINT-FÉLIX. 1 volume in-4 cartonné.... **15 fr.** Net **10 fr.**

LA SCIENCE DES ARMES
L'ASSAUT ET LES ASSAUTS PUBLICS — LE DUEL ET LA LEÇON DE DUEL
Par GEORGES ROBERT

PROFESSEUR D'ESCRIME AU LYCÉE HENRI IV ET AU COLLÈGE SAINTE-BARBE

Notice sur Robert aîné, par ERNEST LEGOUVÉ. Lettre de M. HEBRARD DE VILLENEUVE, président de la Société d'Encouragement de l'escrime. 1 vol. grand in-8, 7 grands tableaux .... **12 fr.**

LE CUISINIER MODERNE, ou les secrets de l'art culinaire. Suivi d'un index des termes techniques, par Gustave GARLIN (de Tonnerre.) Ouvrage complet illustré (60 planches, 330 dessins), comprenant 5.000 titres et 700 observations. 2 v. in-4. **36 fr.**

LE PATISSIER MODERNE, suivi d'un traité de confiserie d'office, par GUSTAVE GARLIN (de Tonnerre). Ouvrage illustré de 262 dessins gravés par M. BLITZ, 1 volume grand in-8, relié toile................. **20 fr.**

PRINCIPES DE GÉOLOGIE
Ou illustrations de cette science empruntés aux changements modernes que la Terre et ses habitants ont subis, par CHARLES LYELL, baronnet, traduit de l'anglais, sur la 10ᵉ édition par M. JULES GINESTOU, 2 volumes in-8 .... **25 fr.**

ÉLÉMENTS DE GÉOLOGIE
Ou changements anciens de la Terre et de ses habitants, tels qu'ils sont représentés par les monuments géologiques, par LE MÊME. Traduit de l'anglais par M. GINESTOU. 6ᵉ édition, augmentée, illustrée, 770 gravures. 2 beaux volumes in-8....... **20 fr.**

ABRÉGÉ DES
ÉLÉMENTS DE GÉOLOGIE
Par LE MÊME. Traduit par M. JULES GINESTOU. Ouvrage illustré de 644 gravures. 1 fort volume grand in-18 jésus................... **10 fr.**

GUIDE DU SONDEUR
Ou traité théorique et pratique des sondages, par MM. DEGOUSÉE et CH. LAURENT, ingénieurs civils, fabricants d'équipages de sonde, entrepreneurs de sondages. 2 forts vol. in-8. Gravures dans le texte et accompagné d'un atlas de 62 planches gravées sur acier......... **30 fr.**

COURS ÉLÉMENTAIRE
D'HISTOIRE NATURELLE
A l'usage des lycées et des maisons d'éducation, rédigé conformément au programme de l'Université. 3 forts vol. in-12, 2.000 figures intercalées dans le texte. Le cours comprend :

Zoologie, par M. MILNE EDWARDS, membre de l'Institut, professeur au Jardin des Plantes. 1 vol..... **6 fr.**

Botanique, par M. A. DE JUSSIEU, de l'Institut, professeur au Jardin des Plantes. 1 vol................ **6 fr.**

Minéralogie et Géologie, par M. F.-S. BEUDANT, de l'Institut, inspecteur gén. des études. 1 vol...... **6 fr.**

La géologie seule, 1 volume. **4 fr.**

GÉOLOGIE
Par M. E.-B. DE CHANCOURTOIS. 1 volume.................... **1 fr. 25**

COURS ÉLÉMENTAIRE DE CHIMIE
Par V. REGNAULT, de l'Institut, directeur de la manufacture nationale de Sèvres. 4 v. in-18, 700 fig., 5ᵉ éd. **20 fr.**

COURS ÉLÉMENTAIRE DE
Mécanique, Théorique et Appliquée
A l'usage des Facultés, des établissements d'enseignement secondaires, des écoles normales et des écoles industrielles, par LE MÊME. 1 vol. in-8, illustré, 551 figures, 9ᵉ édition. **8 fr.**

COURS ÉLÉMENTAIRE D'ASTRONOMIE
Concordant avec les articles du programme officiel pour l'enseignement de la cosmographie dans les lycées, par LE MÊME. 1 vol. in-18, illustré de planches en taille-douce, vignettes, 6ᵉ édition................... **7 fr. 50**

NOTIONS ÉLÉMENTAIRES DE
MÉCANIQUE RATIONNELLE
A l'usage des candidats à l'Ecole forestière et à l'Ecole navale des aspirants au baccalauréat ès sciences et au

certificat de capacité des sciences appliquées, par M. G. PINET, inspecteur des études à l'École polytechnique, 1 vol. in-18...... **2 fr.**

TRAITÉ D'ASTRONOMIE

Appliquée à la géographie et à la navigation, par EMM. LIAIS, astronome, auteur de l'*Espace céleste*, 1 fort vol. grand in-8.............. **10 fr.**

DE L'EXPLOITATION DES CHEMINS DE FER

Leçons faites à l'École nationale des ponts et chaussées, par F. JACQMIN,

directeur de la C⁰ des chemins de fer de l'Est. 2 vol. in-8 caval. 16 fr.

LES MACHINES A VAPEUR

Leçons faites à l'École nationale des ponts et chaussées, par LE MÊME. 2 forts vol. gr. in-8 cavalier.. **16 fr.**

TRAITÉ ÉLÉMENTAIRE
DES CHEMINS DE FER

Par AUGUSTE PERDONNET. 3ᵉ édition, considérablement augmentée. 4 tres forts volumes in-8, avec 1.100 figures, tableaux, etc.............. **70 fr.**

LE SAVOIR-VIVRE

Dans la vie ordinaire et dans les cérémonies civiles et religieuses

Par ERMANCE DUFAUX. 1 vol in-18. 3 fr.

Cet ouvrage est un travail neuf pour la forme et par le fond, rempli d'appréciations personnelles, et décelant à chaque page un auteur appartenant à la bonne compagnie.

DICTIONNAIRE GÉNÉRAL
DES SCIENCES THEORIQUES ET APPLIQUÉES

Comprenant les mathématiques, la physique et la chimie, la mécanique et la technologie, l'histoire naturelle et la médecine, l'économie rurale et l'art vétérinaire, par MM. PRIVAT-DESCHANEL et AD. FOCILLON, professeur des sciences physiques et naturelles, 2ᵉ édition, 2 forts volumes grand in-8°, brochés, 32 fr. Reliés 40 fr.

L'ESPACE CÉLESTE & LA NATURE TROPICALE

Description physique de l'univers, d'après des observations personnelles faites dans les deux hémisphères, par L. LIAIS, ancien astronome de l'Observatoire de Paris, avec une préface de BABINET, de l'Institut. Illustrée de dessins de YAN DARGENT. Un magnifique volume grand in-8° jésus.............. **15 fr.**

Relié demi-doré, **21 fr.** — Toile, fers spéciaux.................. **20 fr.**

CHIROMANCIE NOUVELLE EN HARMONIE AVEC LA PHRÉNOLOGIE ET LA PHYSIOGNOMONIE. **LES MYSTÈRES DE LA MAIN**, art de connaître la destinée de chacun d'après la seule inspection de la main, par A. DESBAROLLES. 17ᵉ édition, figures. 1 vol. in-18 .... **5 fr.**

GRAPHOLOGIE *ou les mystères de l'Écriture* par DESBAROLLES et JEAN HIPPOLYTE ; autographies. 1 volume in-18. .... **4 fr.**

MANUEL DU DRAINAGE par le baron VAN DER BRAKELL. 1 volume in-8, 7 cart. .... **3 fr. 50**

MANUEL DES CHAUFFEURS ET DES CONSTRUCTEURS DE MACHINES A VAPEUR, par TH. BUREAU, ingénieur des ponts et chaussées, 3ᵉ édit. 111 fig. et 5 pl. 1 volume in-18 .... **5 fr.**

LE BARREAU AU XIXᵉ SIÈCLE par M. O. PINARD, avocat (ex-ministre de l'intérieur). 2 v. in-8. **6 fr.**

SUPPLÉMENT AU DICTIONNAIRE DE LA CONVERSATION ET DE LA LECTURE

16 volumes in-8 de 500 pages ou livraisons pareilles à celles des 52 volumes, publiés de 1833 à 1839. 80 fr.

DICTIONNAIRE DE LA CONVERSATION ET DE LA LECTURE

6 volumes grand in-8, de 500 pages, à 2 colonnes, 200 fr. Net **120 fr.**

60.000 volumes complets de L'ILLUSTRATION

DIVISÉS EN QUATRE CATÉGORIES DE PRIX

1° Volumes 27, 28, 29, 30, 31, 32, 33, 34, 35, 36, 37 à 47, 56 à 60. Le volume 18 fr. Net. . . . . . . **6 fr.**

2° Série de 46 volumes, 27 à 70, 72 et 73 inclusivement, contenant les *guerres de Crimée, des Indes, de la Chine, d'Italie, du Mexique*, le vol. **13 fr.** Net. . . . . **12 fr.**

3° Les collections complètes dont il ne nous reste plus qu'un petit nombre d'exemplaires restent fixées au même prix que précédemment. 2 volumes . . . . **18 fr.**

4° Volumes 55 à 70, 72 et 73. (Le tome 71 est épuisé) à . . . . **18 fr.** Reliure et tranches dorées. Le v. **6 fr.**

Volumes grand in-18, couverture illustrée, à 2 fr.

DELORD et **HUART. Les Cosaques.** Relation charivarique, comique et véridique des hauts faits des Russes en Orient. 100 vignettes par CHAM. 1 vol.

DUNOIS (ARMAND). Le Secrétaire des Familles et des Pensions, 1 vol.

— **Le Secrétaire des compliments,** lettres de bonne année, lettres de fêtes, compliments. 1 vol.

FRAISSINET (ED.). Le Japon, Histoire et descriptions, mœurs, costumes et religion. Nouvelle édition avec une carte. 2 vol.

LAMARTINE. Raphaël. Pages de la vingtième année, 3° édition. 1 v.

MULLER (E.). La Politesse, manuel des bienséances et du savoir-vivre. 1 vol.

PHILIPON DE LA MADELAINE. Manuel épistolaire à l'usage de la jeunesse. 17° édition. 1 vol.

REGNAULT. Histoire de Napoléon I°. 4 vol.

Volumes in-32, dits Cazin, à 1 franc, net 75 cent.

CHAUVERON et S. **BERGER. Du** travail des enfants mineurs. 1 v.

CONSTANT Adolphe. 1 vol.

GODWIN. Caleb Williams. 3 vol.

EUGÈNE SUE Arthur. 4 vol.

REVEL (TH.). Manuel des Maris. 1 v.

MAITRE PIERRE. Vie de Napoléon. par MARCO DE SAINT-HILAIRE. 1 v.

SAINT-REAL. Œuvres. 2 vol.

DUCIS. Œuvres 7 vol.

Jongleurs, Tours etc. . . . . **1 fr. 50**

DESTOUCHES. Œuvres. 3 vol.

Les Allopathes et les Homœopathes devant le Sénat, par DUPIN et BONJEAN. 1 vol.

Les Mois, poème en douze chants, par ROUCHER. 2 vol.

La Natation. Art de nager appris seul, avec figures, par P. BRISSET. 1 vol.

GIRARDIN. Dossier de la guerre de 1870-1871. 1 vol.

BONJEAN. Conservation des oiseaux. 1 vol.

Volumes grand in-18, couverture illustrée, à 1 fr. 50

BARÊME OU COMPTES FAITS en francs et centimes. 1 vol. in-32 cartonné.

BOCHET. Le Livre du jour de l'An. 1 vol.

DUNOIS. Le petit Secrétaire français. 1 vol.

— **Le petit Secrétaire des compliments**, lettres de bonne année; lettres de fêtes. 1 vol.

MARTIN (Mᵐᵉ Aimé). **Le Langage des Fleurs**. 1 vol.

MULLER. Petit traité de la Politesse française. Codes de bienséances et du savoir-vivre. 1 vol.

PÉRIGORD. Le Trésor de la Cuisinière et de la Maîtresse de maison. 7ᵉ édit., revue, corr. 1 vol.

ROBERT (Gaston). **Les Tours des Cartes.** 1 vol. in-18, illustré de 50 grav.

— **Les gais et curieux tours d'escamotage anciens et modernes.** 1 vol. in-8, 74 figures explicatives.

— **Tours de physique amusants anciens et modernes.** 1 vol. in-18, 53 figures explicatives.

DICK DE LONLAY. Les Combats du général de Négrier au Tonkin. 30 gravures. 1 vol.

— **Le Siège de Tuyen-Quan,** 20 gravures, 1 vol.

— **La Marine française en Chine,** l'amiral Courbet et « le Bayard ». Souvenirs anecdotiques. — 40 gravures. 1 vol.

— **La Cavalerie française à la bataille de Rezonville.** 1 vol. in-18, dessins de l'auteur.

— **La défense de Saint-Privat,** dessins de l'auteur. 1 vol.

— **Les Zouaves à l'armée du Rhin,** dessins de l'auteur, 1 vol.

— **Souvenirs de Frédéric III** (examens critiques et commentaires), 1 v.

HUMBERT (L.). **Le Fablier de la Jeunesse.** Nombreuses vignettes. 1 v.

OUVRAGES DE JOSEPH GARNIER

MEMBRE DE L'INSTITUT

PROFESSEUR D'ÉCONOMIE POLITIQUE A L'ÉCOLE NATIONALE DES PONTS ET CHAUSSÉES
SECRÉTAIRE PERPÉTUEL DE LA SOCIÉTÉ D'ÉCONOMIE POLITIQUE, ETC.

PREMIÈRES NOTIONS D'ÉCONOMIE POLITIQUE, SOCIALE OU INDUSTRIELLE. *La Science du bonhomme Richard,* par Franklin; *l'Économie politique en une leçon,* par Frédéric Bastiat; *Vocabulaire de la science économique,* 6ᵉ édit. 1 vol. in-18 .... **2 fr. 50**

TRAITÉ D'ÉCONOMIE POLITIQUE, SOCIALE OU INDUSTRIELLE. Exposé didactique des principes et des applications de cette science, avec des développements sur le Crédit, les Banques, le Libre-Échange, la Production, l'Association, les Salaires. — 9ᵉ édition revue, fort volume gr. in-18 .... **7 fr. 50**

TRAITÉ DE FINANCES. — L'impôt en général. — Les diverses espèces d'impôts. — Le Crédit public.

— Emprunts. — Dépenses publiques. — Les Réformes financières. 4ᵉ édition. 1 vol. in-8 .... **8 fr.**

NOTES ET PETITS TRAITÉS faisant suite au *Traité d'économie politique* et au *Traité de finances* — Éléments de statistique et Opuscules divers : Notice et questions sur l'économie politique; — La Monnaie, la Liberté du travail, du Commerce; les Traités de commerce, l'Accaparement, les Changes, l'Agiotage. 3ᵉ édition augmentée. 1 vol. in-18 .... **4 fr. 50**

TRAITÉ COMPLET D'ARITHMÉTIQUE *théorique et appliquée au commerce, à la Banque, aux finances, à l'industrie.* Problèmes raisonnés, notes et notions. 3ᵉ édition. 1 vol. in-8 .... **3 fr.**

TRAITÉ ÉLÉMENTAIRE DES OPÉRATIONS DE BOURSE. Par A. Courtois fils, membre de la Société d'économie politique de Paris. 10e édition remaniée et augmentée. 1 vol. gr. in-18.. ... . 4 fr.

MANUEL DES FONDS PUBLICS ET DES SOCIÉTÉS PAR ACTIONS. Par LE MÊME. 8e édition complètement refondue et considérablement augmentée. 1 fort vol. in-8 raisin 1,300 pages...... 25 fr.

TABLEAU DES COURS DES PRINCIPALES VALEURS. Négociées et cotées aux bourses des effets publics de Paris, Lyon et Marseille, du 17 janvier 1797 (28 nivôse an V) à nos jours, par LE MÊME. 3e édition. 1 vol. gr. in-8 oblong, relié....... 15 fr.

ÉTUDES SUR LA CIRCULATION ET LES BANQUES, par M Alfred Score. 1 vol. gr. in-18... 3 fr. 50

BANQUES POPULAIRES. Associations coopératives de crédit. Par Alph. Courtois. 1 volume in-18, portrait............ ..... 3 fr 50

GUIDE COMPLET DE L'ÉTRANGER DANS PARIS. Nouvelle édition, illustrée, vignettes des monuments, plan de Paris. Description des 20 arrondissements avec un plan à chacun. 1 vol. relié...... 4 fr.

NOUVEAU GUIDE PRATIQUE DANS PARIS, à l'usage des étrangers. 1 vol. relié......... 2 fr.

GUIDE UNIVERSEL DE L'ÉTRANGER A LYON, avec les renseignements nécessaires au voyageur. Illustré. PLAN DE LYON. 1 vol. in-32 toile....... 2 fr. 50

GUIDE GÉNÉRAL A MARSEILLE. Description de ses monuments, places. Dictionnaire des rues, illustré, vues, plan. 1 vol. in-32, relié.

NOUVEAU GUIDE GÉNÉRAL EN ITALIE Sicile, Sardaigne et autres îles de la Péninsule. A l'usage des personnes qui font en ce pays un voyage d'affaires, d'agrément ou d'études. Plans et vues, carte générale des chemins de fer. 1 volume in-32, relié....... 6 fr.

ATLAS UNIVERSEL DE GÉOGRAPHIE PHYSIQUE ET POLITIQUE
Par M. L. GRÉGOIRE

Docteur ès lettres, Professeur d'Histoire et de Géographie, auteur du *Dictionnaire des Lettres et des Arts*, du *Dictionnaire d'Histoire et de Géographie*, de la *Géographie illustrée*, etc. 1 volume in-4 cartonné, contenant 110 cartes coloriées et environ 70 petites cartes ou plans en cartouches............... **12 fr. 50**

ŒUVRES DE P.-J. PROUDHON

De la Célébration du Dimanche. 1 volume............ 75 c.

Résumé de la Question sociale. Banque d'échange. 1 vol. 1 fr. 25

Intérêt et principal discussion entre *Proudhon et Bastiat*. 1 vol.. 1 fr. 50

Idée générale de la Révolution au XIXe siècle. 1 volume..... 3 fr

La Révolution sociale démontrée par le coup d'État. 1 vol. 2 fr. 50

Des Réformes à opérer dans l'exploitation des Chemins de fer et de leurs conséquences. 1 volume............... 3 fr. 50

Proposition relative à l'impôt sur le revenu. 1 volume....... 75 c.

LAMENNAIS. Essai sur l'Indifférence en matière de religion. 4 vol. in-8............... 20 fr.

— Correspondance, notes et souvenirs de l'auteur, 1818 à 1840, 1850. 2 vol. in-8............... 10 fr.

ROBERTSON, œuvres complètes, notice, par BUCHON, 2 v. gr. in-8. 20 fr.

MACHIAVEL, œuvres complètes, notices, par BUCHON, 2 v. g. in-8. 20 fr.

L'ITALIE CONFÉDÉRÉE. Histoire de la campagne de 1859, par AMÉDÉE

DE CÉSENA. 4 volumes grand in-8, illustrés................... 24 fr.

LAMARTINE. Histoire de la Révolution de 1848. 2 vol. in-8. 12 fr.

LAMARTINE. Raphaël, pages de la 20e année. 2e éd. 1 vol. in-8.. 5 fr.

— Histoire de la Russie, par LE MÊME. 2 vol. in-8......... 10 fr.

COUR MARTIALE DU SÉRASKÉRAT, procès de SULEIMAN-PACHA, portraits et cartes par A. Le Faure. 1 vol. gr. in-8. 7 fr. 50